普通高等教育"十一五"国家级规划教材

新世纪全国高等中医药院校规划教材

五官科护理学

（供护理专业用）

主　编　丁淑华（南京中医药大学）

　　　　席淑新（复旦大学附属眼耳鼻喉科医院）

副主编　汪　冰（山东中医药大学）

　　　　李志英（广州中医药大学）

中国中医药出版社

·北　京·

图书在版编目（CIP）数据

五官科护理学/丁淑华等主编. —北京：中国中医药出版社，
2005.8（2015.4 重印）

普通高等教育"十一五"国家级规划教材

ISBN 978－7－80156－686－7

Ⅰ. 五… Ⅱ. 丁… Ⅲ. 五官科学：护理学－中医学院－教材
Ⅳ. R473.76

中国版本图书馆 CIP 数据核字（2005）第 034189 号

中 国 中 医 药 出 版 社 出 版
北京市朝阳区北三环东路 28 号易亨大厦 16 层
邮政编码 100013
传真 010 64405750
北京时代华都印刷有限公司印刷
各地新华书店经销

＊

开本 850×1168 1/16 印张 31.625 字数 746 千字
2005 年 8 月第 1 版 2015 年 4 月第 5 次印刷
书 号 ISBN 978－7－80156－686－7

＊

定价 38.00 元
网址 www.cptcm.com

全国高等中医药院校护理专业教材建设

专家指导委员会

普通高等教育"十一五"国家级规划教材

新世纪全国高等中医药院校规划教材

《五官科护理学》编委会

主　编　丁淑华（南京中医药大学）

　　　　席淑新（复旦大学附属眼耳鼻喉科医院）

副主编　汪　冰（山东中医药大学）

　　　　李志英（广州中医药大学）

编　委（以姓氏笔画为序）

　　　　田　理（成都中医药大学）

　　　　肖宽林（复旦大学附属眼耳鼻喉科医院）

　　　　胡　淳（湖南中医学院）

　　　　高卫萍（南京中医药大学）

前　言

护理学是医学科学领域中重要的分支学科,在人类医疗实践中起着不可替代的重要作用。随着社会的进步,社会文明的不断提高,护理学有了更深刻的内涵、更广阔的外延,承载着更多维护人类身心健康的使命。所以,护理专业人才,尤其是高学历高素质护理人才,不管在我国还是在国外,需求量都越来越大。社会的人才需求,就是教育的人才培养目标。培养高素质、高水平护理专门人才须从教育开始,培养具有中国特色的高水平护理人才需从我国高等中医药院校护理教育开始。为此,国家中医药管理局委托全国中医药高等教育学会规划、组织编写了高等中医药院校护理专业第一套、第一版教材,即"新世纪全国高等中医药院校护理专业规划教材"。

为确保教材的科学性、先进性、公认性、权威性、教学适应性,确保教材质量,本套教材采用了"政府指导,学会主办,院校联办,出版社协办"的运作机制。即:教育部、国家中医药管理局宏观指导;全国中医药高等教育学会及全国高等中医药教材建设研究会负责调研、规划、组织编写,以及教材的审定和质量监控;全国开设护理专业的高等中医药院校,既是教材的使用单位,又是编写教材的主体,在研究会的组织下共同参加,联合编写;中国中医药出版社作为中医药行业的专业出版社,积极协助学会、研究会的组织编写出版工作,提供有关编辑出版方面的服务,并提供资金方面的支持。这个"运行机制"集四位于一体,有机地结合了各方面的力量,有效地调动了各方面的积极性,畅通了教材编写出版的各个环节,保证了本套教材按时、按要求、按计划出版。

本套教材主要为护理专业的专业课程,共 21 种。至于护理专业开设的相关医学课程,本着"一书多纲"的精神,拟采用新世纪全国高等中医药院校中医学专业相关规划教材。21 门护理专业规划教材是:《护理学导论》《护理学基础》《中医护理学基础》《健康评估》《护理科研》《护理心理学》《护理管理学》《护理伦理学》《护理教育》《护理美学》《内科护理学》《外科护理学》《妇产科护理学》《儿科护理学》《骨伤科护理学》《五官科护理学》《急救护理学》《社区护理学》《养生康复学》《营养与食疗学》《护理专业英语》。

鉴于历史原因,我国开展护理高等教育相对较晚,而中医药院校开展高等护理教育更晚,大多数中医药院校都是近几年才陆续开设本科护理教育。所以,中医药院校高等护理教育面临很多困难。如:缺乏适合的本科护理教材;护理师资力量不足,师资队伍参差不齐;尚无编写护理教材经验的专家。为使中医药院校高等护理教育尽快达到本科教育同等水平,同时又具有中医护理特色,本套教材采用双主编制,聘请医学院校具有多年高等护理专业教学、临床和编写高等护理教材经验的专家,以及具有护理专业高层次学历和一定教学经验的专家,与中医药院校具有一定护理教学经验的专家,共同主编第一版供中医药院校本科护理专业用的教材。两位主编排名不分先后,为并列主编。

真诚感谢北京大学、复旦大学、第二军医大学对这套教材的大力支持!真诚感谢三所大学参加我们这套教材编写的各位专家!正是她(他)们的参与,使这套教材体现了现代护理教育的高水平。同时也感谢高等中医药院校的护理专家,正是她(他)们的参与,使中医护理的内容在高等教育的教材中得以体现,使这套教材成为目前真正具有中国医学特色的高等护理教材。

本套教材从临床实际出发,以西医病名为主进行编写,部分西医病名难以准确涵盖的中医病证,则以中医病证进行编写。

编写具有中国特色的供中医药院校护理专业本科用的教材尚属首次,中西医护理专家共同合作编写教材也是首次,所以在组织、编写、中西医护理内容的结合等方面都缺乏经验,难免会有不少不尽如人意的地方甚至错漏之处,敬请教学人员、管理人员和学生予以指出,以便重印或再版时修改,以利不断提高教材质量,为培养高水平、高素质护理人才打好基础。谨此,我们向编写和使用本套教材的全体专家、教师和学生致以真诚的感谢!

全国中医药高等教育学会
全国高等中医药教材建设研究会
中国中医药出版社

编 写 说 明

《五官科护理学》教材是全国高等中医药院校护理专业第一版国家级规划教材。本教材遵循国家教育部提出的"教材一定要保持中医药特色，体现继承性、科学性、先进性、启发性及实用性"的原则，按照国家中医药管理局、全国中医药高等教育学会及全国高等中医药教材建设研究会的意见，以及高等中医药院校护理专业的办学思路，紧紧围绕五年制护理本科教育培养目标与教学大纲编写。本教材适用于中医护理专业、中西医结合护理专业等本科学生学习，也可作为专升本、继续教育和执业护士资格考试教材使用，还可供中西医临床护理及其他临床学科的护理人员学习参考。

本教材分为眼科护理学、耳鼻咽喉科护理学和口腔科护理学三篇，每篇分别介绍眼耳鼻咽喉及口腔的解剖生理、护理学概述、中医病证护理和疾病护理。全书共有 21 个中医病证护理，84 个疾病护理。主要内容包括病因与发病机理、护理评估、处理原则、护理诊断、护理目标、护理措施和辨证施护等。在各科疾病护理的有关章节中，重点介绍多发病、常见病、急重症的护理。通过疾病的护理知识介绍，来掌握护理程序，提高护士分析问题和解决问题的能力。同时注重疾病与护理紧密结合，突出医学模式和护理学模式的转变，充分体现以健康为中心，整体护理的现代护理理念。

编写中医护理专业本科国家级规划教材，目前尚缺乏经验借鉴。当前中医五官科在临床护理上主要以中西医结合护理较为普遍，成功的经验也不少，但在理论上有机结合的难度比较大。编写过程中我们采取凡能结合的就结合，不能结合的用合编的方法，其深度和广度以培养目标为依据，尽可能系统地体现五官科护理学的基本理论、基本知识、基本技能及其思想性、科学性、先进性、启发性、实用性，重点突出中医护理专业特点，以护理学程序为主线，以整体护理为指导思想，既有中医护理特色，又体现现代五官科学护理新知识、新技术、新进展，实现中医护理学与现代护理学的优势互补，力求使之成为符合中医护理专业本科需要的，与护理专业培养目标相适应的五官科学护理教材。

本教材编写过程中始终得到国家中医药管理局、南京中医药大学、广州中医药大学、上海复旦大学眼耳鼻喉医院各级领导的关怀支持。南京中医药大学附属医院护理部戴新娟主任等中医界护理专家对本教材的初稿提出许多建议；南京中医药大学眼科教研室高卫萍副教授、周欣硕士、左晶硕士、张璐璐硕士对本教材的校阅作了大量的工作，使教材得以顺利完成，在此一并表示诚挚的感谢。

由于编写时间仓促，加上编写水平有限，缺点和错误在所难免，敬请同道和读者在使用过程中提出宝贵意见，以便再版时进一步完善。

丁淑华　席淑新

目　录

上篇　眼科护理学

第一章　眼的解剖与生理 ·· (1)

第一节　眼球的解剖与生理 ·· (1)

一、眼球壁 ·· (1)

二、眼内容物 ·· (7)

第二节　视路 ·· (8)

一、视神经 ·· (8)

二、视交叉 ·· (9)

三、视束 ·· (9)

四、外侧膝状体 ·· (10)

五、视放射 ·· (10)

六、视皮质 ·· (10)

第三节　眼附属器的解剖与生理 ·· (10)

一、眼眶 ·· (10)

二、眼睑 ·· (11)

三、结膜 ·· (12)

四、泪器 ·· (13)

五、眼外肌 ·· (14)

第四节　眼球的血液循环与神经分布 ···································· (14)

一、血管及血液循环 ·· (14)

二、神经分布 ·· (15)

附：中西医眼部解剖名称对照表 ·· (16)

第二章　眼科护理概述 ·· (17)

第一节　眼科患者的护理评估及常用护理诊断 ···························· (17)

一、眼科患者的临床特征 ·· (17)

二、眼科患者的护理评估 ·· (18)

三、眼科患者常见的护理诊断 ·· (20)

第二节　眼科护理管理 ·· (20)

一、眼科护士的素质要求 …………………………………… (20)

二、眼科门诊的护理管理 …………………………………… (20)

三、暗室的护理管理 ………………………………………… (21)

四、眼科病房的管理 ………………………………………… (21)

第三节 眼科手术前后的常规护理 …………………………… (22)

一、外眼手术的常规护理 …………………………………… (22)

二、内眼手术的常规护理 …………………………………… (23)

第四节 眼科常用护理技术操作 ……………………………… (24)

一、滴眼药水法 ……………………………………………… (24)

二、涂眼药膏法 ……………………………………………… (25)

三、结膜囊冲洗法 …………………………………………… (25)

四、泪道冲洗法 ……………………………………………… (26)

五、球旁注射法 ……………………………………………… (27)

六、球结膜下注射法 ………………………………………… (28)

七、剪眼睫毛法 ……………………………………………… (28)

八、眼部加压包扎法 ………………………………………… (29)

九、结膜囊分泌物细菌培养法 ……………………………… (30)

十、麦粒肿切开排脓法 ……………………………………… (30)

第五节 眼科诊疗所需的基本设备 …………………………… (31)

第六节 眼科常用专科检查及护理配合 ……………………… (32)

一、视力检查法 ……………………………………………… (32)

二、眼压测量法 ……………………………………………… (33)

三、色觉检查法 ……………………………………………… (34)

四、裂隙灯显微镜检查法 …………………………………… (34)

五、直接检眼镜检查法 ……………………………………… (35)

六、视野检查法 ……………………………………………… (36)

七、眼底血管造影检查 ……………………………………… (36)

第三章 眼科病证护理 ………………………………………… (38)

第一节 目痒 …………………………………………………… (38)

第二节 白涩症 ………………………………………………… (41)

第三节 黄液上冲 ……………………………………………… (44)

第四节 血灌瞳神 ……………………………………………… (46)

第五节 云雾移睛 ……………………………………………… (50)

第六节 视瞻昏渺 ……………………………………………… (52)

第七节 暴盲 …………………………………………………… (56)

第八节 青盲 …………………………………………………… (60)

第四章 眼睑病护理 …………………………………………… (64)

第一节　睑腺炎 ……………………………………………………… (64)

第二节　睑板腺囊肿 ………………………………………………… (67)

第三节　睑缘炎 ……………………………………………………… (70)

第四节　上睑下垂 …………………………………………………… (73)

第五章　泪器病护理 ………………………………………………… (77)

第一节　溢泪 ………………………………………………………… (77)

第二节　慢性泪囊炎 ………………………………………………… (80)

第三节　急性泪囊炎 ………………………………………………… (83)

第六章　结膜和巩膜病护理 ………………………………………… (86)

第一节　急性细菌性结膜炎 ………………………………………… (86)

第二节　病毒性结膜炎 ……………………………………………… (89)

第三节　泡性角结膜炎 ……………………………………………… (92)

第四节　结膜干燥症 ………………………………………………… (95)

第五节　翼状胬肉 …………………………………………………… (98)

第六节　沙眼 ………………………………………………………… (101)

第七节　巩膜炎 ……………………………………………………… (105)

第七章　角膜病护理 ………………………………………………… (109)

第一节　单纯疱疹病毒性角膜炎 …………………………………… (109)

第二节　细菌性角膜炎 ……………………………………………… (113)

第三节　真菌性角膜炎 ……………………………………………… (116)

第四节　角膜软化症 ………………………………………………… (119)

第八章　白内障和玻璃体混浊护理 ………………………………… (123)

第一节　年龄相关性白内障 ………………………………………… (123)

第二节　先天性白内障 ……………………………………………… (127)

第三节　玻璃体混浊 ………………………………………………… (130)

第九章　青光眼护理 ………………………………………………… (134)

第一节　急性闭角型青光眼 ………………………………………… (134)

第二节　开角型青光眼 ……………………………………………… (139)

附：发育性青光眼 …………………………………………………… (143)

第十章　葡萄膜、视网膜、视神经病护理 ………………………… (147)

第一节　葡萄膜炎 …………………………………………………… (147)

第二节　视网膜动脉阻塞 …………………………………………… (152)

第三节　视网膜静脉阻塞 …………………………………………… (157)

第四节　视网膜静脉周围炎 ………………………………………… (162)

第五节　糖尿病性视网膜病变 ……………………………………… (166)

第六节　高血压性视网膜病变 ……………………………………… (172)

第七节　中心性浆液性脉络膜视网膜病变 ………………………… (176)

　第八节　视网膜脱离……………………………………………………（180）
　第九节　视神经炎………………………………………………………（184）
第十一章　斜视和弱视护理………………………………………………（189）
　第一节　共同性斜视……………………………………………………（189）
　第二节　麻痹性斜视……………………………………………………（192）
　第三节　弱视……………………………………………………………（195）
第十二章　屈光不正和老视护理…………………………………………（200）
　第一节　近视……………………………………………………………（200）
　第二节　远视……………………………………………………………（204）
　第三节　老视……………………………………………………………（207）
第十三章　眼外伤护理……………………………………………………（210）
　第一节　眼挫伤…………………………………………………………（210）
　第二节　眼球穿通伤……………………………………………………（214）
　第三节　角膜、结膜异物………………………………………………（218）
　第四节　眼内异物………………………………………………………（220）
　第五节　化学性眼部烧伤………………………………………………（224）

中篇　耳鼻咽喉科护理学

第十四章　耳鼻咽喉的解剖与生理………………………………………（229）
　第一节　耳的解剖与生理………………………………………………（229）
　　一、外耳的解剖………………………………………………………（229）
　　二、耳的生理功能……………………………………………………（234）
　第二节　鼻及鼻窦的解剖与生理………………………………………（236）
　　一、鼻及鼻窦的解剖…………………………………………………（236）
　　二、鼻及鼻窦的生理功能……………………………………………（240）
　第三节　咽的解剖与生理………………………………………………（241）
　　一、咽的解剖…………………………………………………………（241）
　　二、咽的生理功能……………………………………………………（243）
　第四节　喉的解剖与生理………………………………………………（244）
　　一、喉的解剖…………………………………………………………（244）
　　二、喉的生理功能……………………………………………………（247）
　第五节　气管、支气管及食管的解剖与生理…………………………（247）
　　一、气管、支气管的解剖与生理……………………………………（247）
　　二、食管的解剖与生理………………………………………………（249）
　　　附：中西医耳鼻咽喉解剖名称对照表……………………………（251）
第十五章　耳鼻咽喉科护理概述…………………………………………（252）
　第一节　耳鼻咽喉科患者的护理评估及常用护理诊断………………（252）

一、耳鼻咽喉科患者的临床特征 ··· (252)

二、耳鼻咽喉科患者的护理评估 ··· (253)

三、耳鼻咽喉科患者的常用护理诊断 ··· (255)

第二节　耳鼻咽喉科护理管理 ··· (256)

一、耳鼻咽喉科护士的素质要求 ··· (256)

二、耳鼻咽喉科门诊的管理 ··· (257)

三、耳鼻咽喉科病房的管理 ··· (258)

第三节　耳鼻咽喉科患者的手术前后常规护理 ····································· (258)

一、耳科患者手术前后常规护理 ··· (258)

二、鼻科患者手术前后常规护理 ··· (260)

三、咽喉科患者手术前后常规护理 ··· (260)

第四节　耳鼻咽喉科常用护理技术操作 ··· (261)

一、外耳道冲洗法 ··· (261)

二、外耳道滴药法 ··· (262)

三、鼓膜穿刺法 ··· (262)

四、耳部手术备皮法 ··· (263)

五、耳部加压包扎法 ··· (264)

六、滴耳法 ··· (264)

七、上颌窦穿刺法 ··· (265)

八、鼻腔冲洗法 ··· (267)

九、负压交替疗法 ··· (267)

十、喉部雾化吸入疗法 ··· (268)

第五节　耳鼻咽喉科检查所需的基本设备 ··· (268)

第六节　耳鼻咽喉科常用专科检查及护理配合 ····································· (270)

一、耳廓及耳周检查法 ··· (270)

二、外耳道及鼓膜检查法 ··· (270)

三、听力检查法 ··· (270)

四、前庭功能检查法 ··· (272)

五、外鼻检查法 ··· (272)

六、鼻腔检查法 ··· (273)

七、鼻窦检查法 ··· (273)

八、鼻功能检查法 ··· (273)

九、口咽检查法 ··· (273)

十、鼻咽检查法 ··· (274)

十一、喉的外部检查法 ··· (274)

十二、间接喉镜检查法 ··· (274)

十三、直接喉镜检查法 ··· (275)

十四、纤维喉镜和电子喉镜检查法·····················(275)
第十六章 耳科病证护理·····················(276)
第一节 耳痛·····················(276)
第二节 耳鸣·····················(279)
第三节 耳流脓·····················(282)
第十七章 鼻科病证护理·····················(286)
第一节 鼻塞·····················(286)
一、病因病机·····················(286)
二、护理评估·····················(286)
三、护理诊断·····················(286)
四、护理目标·····················(287)
五、护理措施·····················(287)
六、辨证施护·····················(287)
七、结果评价·····················(288)
第二节 流涕·····················(288)
一、病因病机·····················(288)
二、护理评估·····················(289)
三、护理诊断·····················(289)
四、护理目标·····················(289)
五、护理措施·····················(289)
六、辨证施护·····················(290)
七、结果评价·····················(290)
第三节 嗅觉异常·····················(290)
一、病因病机·····················(291)
二、护理评估·····················(291)
三、护理诊断·····················(291)
四、护理目标·····················(291)
五、护理措施·····················(291)
六、辨证施护·····················(292)
七、结果评价·····················(293)
第十八章 咽科病证护理·····················(294)
第一节 咽干·····················(294)
第二节 咽痛·····················(296)
第十九章 喉科病证护理·····················(300)
第一节 声音嘶哑·····················(300)
第二节 呼吸困难·····················(303)
第三节 喉痛·····················(306)

第二十章　耳科疾病护理 …………………………………………………………… (310)

　　第一节　耳廓假性囊肿 ………………………………………………………… (310)

　　第二节　外耳湿疹 ……………………………………………………………… (312)

　　第三节　外耳道疖与外耳道炎 ………………………………………………… (314)

　　第四节　耵聍栓塞 ……………………………………………………………… (317)

　　第五节　分泌性中耳炎 ………………………………………………………… (318)

　　第六节　急性化脓性中耳炎 …………………………………………………… (322)

　　第七节　慢性化脓性中耳炎 …………………………………………………… (325)

　　第八节　化脓性中耳炎并发症 ………………………………………………… (329)

　　第九节　感音神经性聋 ………………………………………………………… (333)

　　第十节　梅尼埃病 ……………………………………………………………… (337)

　　第十一节　鼓膜外伤 …………………………………………………………… (340)

第二十一章　鼻科疾病护理 ………………………………………………………… (343)

　　第一节　鼻疖 …………………………………………………………………… (343)

　　第二节　慢性鼻炎 ……………………………………………………………… (346)

　　第三节　萎缩性鼻炎 …………………………………………………………… (349)

　　第四节　变应性鼻炎 …………………………………………………………… (353)

　　第五节　急性化脓性鼻窦炎 …………………………………………………… (357)

　　第六节　慢性化脓性鼻窦炎 …………………………………………………… (360)

　　第七节　鼻出血 ………………………………………………………………… (364)

　　第八节　鼻息肉 ………………………………………………………………… (369)

　　第九节　鼻损伤 ………………………………………………………………… (371)

第二十二章　咽科疾病护理 ………………………………………………………… (375)

　　第一节　急性咽炎 ……………………………………………………………… (375)

　　第二节　慢性咽炎 ……………………………………………………………… (378)

　　第三节　急性扁桃体炎 ………………………………………………………… (382)

　　第四节　慢性扁桃体炎 ………………………………………………………… (385)

　　第五节　扁桃体周围脓肿 ……………………………………………………… (388)

　　第六节　咽异感症 ……………………………………………………………… (391)

　　第七节　鼻咽癌 ………………………………………………………………… (394)

第二十三章　喉科疾病护理 ………………………………………………………… (398)

　　第一节　急性会厌炎 …………………………………………………………… (398)

　　第二节　急性喉炎 ……………………………………………………………… (401)

　　第三节　慢性喉炎 ……………………………………………………………… (404)

　　第四节　喉阻塞 ………………………………………………………………… (406)

　　　　附：气管切开术后护理 …………………………………………………… (410)

　　第五节　喉癌 …………………………………………………………………… (413)

第二十四章 气管支气管异物、食管异物 …………………………… (419)
　第一节 气管、支气管异物 ………………………………………… (419)
　第二节 食管异物 …………………………………………………… (422)

下篇　口腔科护理学

第二十五章 口腔颌面部的解剖生理 ………………………………… (427)
　第一节 口腔应用解剖与生理 ……………………………………… (427)
　第二节 颌面部应用解剖与生理 …………………………………… (431)
第二十六章 口腔科护理概述 ………………………………………… (437)
　第一节 口腔科患者的护理评估及常用护理诊断 ………………… (437)
　　一、口腔科患者的临床特征 …………………………………… (437)
　　二、口腔科患者的护理评估 …………………………………… (437)
　　三、口腔科患者常用的护理诊断 ……………………………… (439)
　第二节 口腔科护理管理 …………………………………………… (439)
　　一、口腔科护士的素质要求 …………………………………… (439)
　　二、口腔科门诊的管理 ………………………………………… (440)
　　三、口腔科病房的管理 ………………………………………… (440)
　第三节 口腔科患者的手术前后常规护理 ………………………… (440)
　　一、手术前常规护理 …………………………………………… (440)
　　二、手术后常规护理 …………………………………………… (441)
　第四节 口腔科常用护理技术操作 ………………………………… (441)
　　一、银汞合金调制法 …………………………………………… (441)
　　二、水门汀调制法 ……………………………………………… (442)
　　三、复合树脂调制法 …………………………………………… (443)
　　四、根管充填材料调制法 ……………………………………… (443)
　　五、制取印模法 ………………………………………………… (443)
　第五节 口腔科检查常用的基本设备 ……………………………… (445)
　第六节 口腔科常用的专科治疗和护理配合 ……………………… (445)
　　一、口腔四手操作技术及护理配合 …………………………… (445)
　　二、龋齿充填术及护理配合 …………………………………… (447)
　　三、窝沟封闭及护理配合 ……………………………………… (447)
　　四、可摘局部义齿制作及护理配合 …………………………… (448)
　　五、拔牙术及护理配合 ………………………………………… (449)
第二十七章 口腔科病证护理 ………………………………………… (451)
　第一节 牙痛 ………………………………………………………… (451)
　第二节 口疮 ………………………………………………………… (454)
第二十八章 口腔科疾病护理 ………………………………………… (457)

第一节　龋病……………………………………………………（457）

第二节　牙髓炎…………………………………………………（460）

第三节　根尖周病………………………………………………（464）

第四节　牙周病…………………………………………………（467）

第五节　复发性口疮……………………………………………（470）

第六节　口腔扁平苔藓…………………………………………（474）

第七节　颌面部蜂窝织炎………………………………………（476）

附　录

一、方剂汇编……………………………………………………（480）

二、主要参考文献………………………………………………（486）

上篇

眼科护理学

第一章

眼的解剖与生理

眼是视觉器官，包括眼球、视路和眼附属器三部分。

眼球接受外界信息形成神经冲动，由视路向视皮质传递而完成视觉功能。眼附属器对眼球起到保护、运动等辅助作用。

第一节　眼球的解剖与生理

眼球近似球形，由两个不同弯曲半径的球面对合而成，正常成人的眼球为前后径24mm、垂直径23mm、横径（水平）23.5mm。

眼球位于眼眶前部，周围有眶脂肪包裹，前面有眼睑保护。眼球向前平视时，突出于外侧眶缘12~14mm，一般两眼突出度差不超过2mm。眼球的前端暴露于外，易遭受外伤。

眼球由眼球壁和眼球内容物两部分组成。临床上习惯将眼球分为眼前段和眼后段，常以晶状体后极为切面，切面以前为眼前段，其后为眼后段。

一、眼球壁

眼球壁分三层：外层为纤维膜，中层为葡萄膜，内层为视网膜（图1-1）。

（一）外层（纤维膜）

外层纤维膜由坚韧致密的纤维组织构成，前1/6为透明的角膜，后5/6为瓷白色的巩膜，二者移行处为角巩膜缘。主要功能为保护眼内组织和维持眼球形状。

图 1-1 眼球水平切面示意图

光 轴
瞳 孔
虹 膜
角 膜
巩 膜
睫状体
脉络膜
外直肌
视网膜
视乳头
黄斑中心凹
视神经

视 轴
前 房
后 房
球结膜
Schlemm管
晶状体
内直肌
赤 道
蜗静脉
玻璃体

1. **角膜** 中医曰黑睛。位于眼球前极的中央。角膜为稍向前突的透明组织，其形略呈横椭圆。成人角膜横径约为 11.5～12mm，垂直径约为 10.5～11mm。

角膜前表面的水平方向曲率半径约为 7.8mm，垂直方向曲率半径约为 7.7mm，后面曲率半径约为 6.8mm。角膜的厚度中央为 0.5～0.64mm，周边约为 1mm。

角膜的组织结构从外向内分为五层（图 1-2）。

（1）上皮细胞层 是结膜上皮的延续。由 5～6 层鳞状上皮细胞构成，排列特别整齐，表层无角化。上皮细胞再生能力极强，损伤后修复快且不遗留瘢痕。因是结膜上皮层的延续，病变时可相互影响。

（2）前弹力层 是一层无细胞成分的均质透明薄膜，终止于角膜周边部，与上皮层界限不清。前弹力层为实质层特殊分化而成，损伤后不能再生。损伤后由新生的结缔组织代替，形成较薄瘢痕组织，临床称云翳。

（3）基质层 占角膜厚度的 90%，由与角膜表面平行的胶原纤维束薄板组成。纤维薄板排列规则，屈光指数相同，该层向周围延伸至巩膜组织中，病变时多相互影响。基质层无再生能力，病变或损伤后由不透明的瘢痕组织代替。

（4）后弹力层 是一层较坚韧的透明均质膜，由胶原纤维组成，在前房角处分成细条并移行到小梁组织中。该膜由内皮细胞分泌而来，实为内皮细胞层的基底膜，损伤后可再生。

（5）内皮细胞层 由六角形单层扁平细胞构成。位于角膜最内面，紧贴后弹力层。角膜内皮细胞数随年龄的增长而逐渐减少，正常约为 $2899\pm410/mm^2$，细胞间紧密连接，具有角膜-房水屏障功能。正常情况下房水不能透过此层渗入到角膜组织里，当其损伤后房水就可透过该层渗入到角膜组织里引起基质层水肿。内皮细胞损伤后不能再生，受损后缺损区由邻近细胞扩张和移行来覆盖。如果内皮细胞失去代偿功能，角膜会发生水肿或大泡性角膜病变。

上皮细胞层
前弹力层（Bownwan膜）
基质层
后弹力层（Descemet膜）
内皮细胞层

图 1-2　角膜横切面示意图

角膜表面有一层泪膜，称角膜前泪膜。泪膜分为三层：表面为脂质层、中间为水液层、底部为黏蛋白层。主要具有润滑角膜、防止角膜干燥，供给角膜氧气等作用。

角膜富含三叉神经末梢，感觉极其灵敏。角膜透明、无血管，其营养代谢主要来自房水、泪膜和角膜缘血管网。角膜是眼球重要的屈光介质之一，总屈光力为＋43D。

2. **巩膜**　中医曰白睛。由致密的相互交错的胶原纤维组成。位于眼球的中后部分，占整个纤维膜的 5/6。巩膜前接角膜缘，外由眼球筋膜及球结膜覆盖，内面紧贴睫状体、脉络膜；其后在与视神经相交处分成内外两层，外 2/3 移行于视神经鞘膜，内 1/3 呈细小筛状孔，此处极薄，称为巩膜筛板，视神经纤维束由此穿出眼球。巩膜厚度差异较大，视神经周围最厚约 1mm，各直肌附着处较薄约为 0.3mm，巩膜筛板处最薄。因此，巩膜筛板处抵抗力弱，易受眼内压的影响，若眼压升高压迫视盘会出现生理凹陷加深、扩大的病理改变。

组织学上巩膜由表层巩膜、巩膜实质层及棕黑板层构成。

巩膜呈乳白色，不透明，质地坚韧，有弹性，且坚固。表面组织富有血管、神经，炎症时疼痛较明显；深层组织血管、神经少，代谢缓慢，病变时反应不剧烈，病程多较长。

3. **角巩膜缘**　从透明角膜嵌入不透明巩膜的过渡区域，没有十分明确的界线，宽约 1mm。组织学上多认为角巩膜缘前界起于角膜前弹力层止端，后缘为角膜后弹力层止端。角膜、巩膜和结膜三者在此处结合，是内眼手术常用切口部位或重要标志。

角巩膜缘内面是前房角组织。前房角前界的标志为 Schwalbe 线，依次有小梁网、

Schlemm 管、巩膜突、睫状体带及虹膜根部。前房角是房水排出的主要通道。

角膜缘血管网主要由表面的结膜后动脉与深部的睫状前动脉的小分支联络构成，可供给角膜营养。

（二）中层（葡萄膜）

葡萄膜具有丰富的血管及色素，故分别称之为血管膜和色素膜。由于有丰富的血管和色素，所以具有供给眼球营养、遮光和暗室的作用。

葡萄膜从前至后分三部分：虹膜、睫状体、脉络膜，其组织相互衔接。

1. **虹膜**　中医曰黄仁。位于角膜后面的圆盘状薄膜，是葡萄膜最前面部分。其周边根部与睫状体相连，直伸晶状体前面，将眼球前部腔隙隔成前房和后房两部分，虹膜悬在房水中。虹膜表面呈高低不平的放射状隆起的条纹，形成虹膜纹理和隐窝。

虹膜内缘于中央形成圆孔，称瞳孔，其直径为 2.5～4mm 左右。瞳孔大小与年龄、屈光及精神状态等因素有一定的关系。瞳孔周围有呈环行排列的瞳孔括约肌，受副交感神经支配，兴奋时瞳孔缩小；还有呈放射状排列的瞳孔开大肌，受交感神经支配，兴奋时具有扩大瞳孔的作用。通过瞳孔括约肌和瞳孔开大肌的交替及相互制约作用，瞳孔可缩小、开大，调节进入眼内的光线。当光线直接照射一眼瞳孔时，引起两眼瞳孔均缩小的现象称为瞳孔光反射。光照眼的瞳孔缩小称直接对光反射，对侧眼的瞳孔缩小称间接光反射。眼视近时瞳孔缩小，并发生调节和集合作用，称为瞳孔近反射。此系大脑皮质的协调作用：即传入路与视路伴行到视皮质，传出路为由视皮质发出的纤维经枕叶－中脑束至中脑的 E－W 核和动眼神经内直肌核，随动眼神经达瞳孔括约肌、睫状肌和内直肌，以完成瞳孔缩小、调节和集合作用。

组织学上，虹膜主要由前面的基质层和后面的色素上皮层构成。基质层是由疏松的结缔组织和虹膜色素细胞组成的框架网，神经、血管行走其间。虹膜基质内有丰富的动脉、静脉和毛细血管，被丰富的色素掩盖，正常情况下看不到血管。虹膜颜色决定于基质内色素细胞的色素含量，色素致密则虹膜呈棕色，色素较少则虹膜呈蓝色或灰色。色素上皮层分前、后两层，两层细胞中均含丰富而致密的黑色素，故虹膜后面呈深黑颜色。后层的色素上皮在瞳孔缘向前翻转为一条细窄的黑色环形花边，称瞳孔缘。

虹膜具有丰富的血管和密布的三叉神经纤维网，感觉特别敏锐。在炎症时，虹膜肿胀，纹理消失，并有剧烈的眼痛及大量的渗出，甚至出血。

2. **睫状体**　睫状体位于巩膜后，前接虹膜根部，后与脉络膜相连，是宽约 6～7mm 的环带组织（图1-3）。其色深褐，矢状面约呈三角形，基底朝向虹膜根部。前 1/3 肥厚，称睫状冠，宽约 2mm，富含血管，有 70～80 个纵行放射状突起，称睫状突；后 2/3 薄而扁平，称为睫状体扁平部（图1-4）。扁平部与脉络膜相连处呈锯齿状，称锯齿缘。睫状突上皮细胞产生房水，房水可供给眼球内组织的营养，维持眼内压。

睫状体主要由睫状肌和睫状上皮细胞组成。睫状肌由外侧的纵行、中间的放射状和前内侧的环行三组肌纤维组成，为平滑肌，受副交感神经支配。睫状体与晶状体赤道部，有纤细的晶状体悬韧带联系。睫状肌的舒缩，使晶状体起调节作用和房水外流作用，即睫状肌之环行肌纤维收缩，晶状体悬韧带松弛，晶状体借助本身弹性变凸，屈光力增加，以达到视近的目的，这一作用称为调节；其中纵行肌纤维收缩，牵引前部脉络膜，将巩膜突向后拉，使前房角开放，有利于房水的外流。此外，若睫状肌长时间收缩会出现调节过度而发生近视现象；又因牵引前部脉络膜影响锯齿缘部视网膜，可造成视网膜的囊样变性，甚至发生周边视网膜裂孔。

图 1-3 睫状体的后面观示意图   图 1-4 睫状体矢状面示意图

睫状体有来自睫状长、短神经的感觉神经，并在睫状肌中形成神经丛，分布密集，又富含血管，故炎症时眼痛、渗出明显。

3. **脉络膜** 前接睫状体扁平部的锯齿缘，向后止于视神经乳头周围，介于巩膜与视网膜之间。脉络膜由外向内分为①脉络膜上腔，为血管神经通过的要道，有睫状后长动脉、睫状后短动脉、睫状神经等从此通过；②大血管层，血管的网状条纹特别显著，是豹纹状眼底的由来；③中血管层；④脉络膜毛细血管层；⑤玻璃膜，无结构的透明组织，与视网膜的色素上皮层紧密相连。

脉络膜血液主要来自睫状后短动脉，血管极多，血容量也大，有眼球的血库之称，占眼球血液总量的 65% 左右，供给视网膜外层和玻璃体的营养。但因血流出入口均小，血流缓慢，故血中病原体易在此停留而产生病变。脉络膜毛细血管通透性高，小分子的荧光素易于渗漏，而大分子吲哚青绿不易渗漏，所以吲哚青绿能较好地显示脉络膜血管的影像。

脉络膜含有丰富的色素，有遮光作用，使眼球成暗箱，确保成像清晰。脉络膜不含感觉神经纤维，发炎时无疼痛感。

（三）内层（视网膜）

中医曰视衣。视网膜为透明膜。位于脉络膜与玻璃体之间，前界位于锯齿缘，后止于视盘周围。

视网膜由外向内分为 10 层（图 1-5）。

（1）色素上皮层 是视网膜的最外层，与脉络膜的最内层玻璃膜紧密相连。色素上皮细胞是单层六角形细胞，选择性地运送脉络膜与视网膜外层之间营养和代谢产物，能吞噬、消化光感受器外节脱落的盘膜。色素上皮细胞间有紧密连接，又称封闭小带，避免脉络膜血管正常漏出液中大分子物质进入视网膜，具有血-视网膜外屏障作用，亦称视网膜-脉络膜屏障。色素上皮细胞中含有一种色素颗粒即紫褐质，它是一种很活跃的细胞，在多种眼底病中起着重要作用。如视网膜色素变性中，色素上皮一部分增生，一部分萎缩，增生的色素上皮进入视网膜内，沉着在视网膜血管外，形成骨细胞样的色素沉着。而老年人色素上皮细胞萎缩，色素减少，在眼底可见脉络膜的血管条纹，多呈豹纹状。

图 1-5 视网膜组织示意图

(2) 视锥、视杆细胞层 又称光感受器细胞层。为光感受器内、外节组成。视锥细胞主要分布在黄斑及中心凹，感受明光，分辨颜色，具有明视觉和主管色觉的作用。视杆细胞分布在黄斑区以外的视网膜，越近黄斑区数量越少，至黄斑中心凹则无此种细胞。视杆细胞感受弱光，司暗视觉。视杆细胞的感光色素为视紫红质，它需要维生素 A 才能合成，当维生素 A 缺乏，视杆细胞功能障碍，就会产生夜盲。

(3) 外界膜 是一网状薄膜。网眼大小不一，视锥细胞经过的网眼较视杆细胞经过的网眼大。

(4) 外核层 又称外颗粒层，由光感受器细胞核组成。此层没有血管，营养来自脉络膜。

(5) 外丛状层 为疏松的网状结构，是视锥细胞、视杆细胞和双极细胞树突、水平细胞突起相连接的突触部位。

(6) 内核层 又称内颗粒层，主要由双极细胞、水平细胞的细胞核组成。水平细胞为神经胶质细胞，具有联络和支持作用。

(7) 内丛状层 主要由双极细胞与神经节细胞相互接触形成突触的部位。

(8) 神经节细胞层 由神经节细胞核组成。

(9) 神经纤维层 由神经纤维构成。神经纤维最后集中形成视神经盘。该层血管丰富。

（10）内界膜 是介于视网膜和玻璃膜间的一层透明薄膜。

光感受器为第一神经元；双极细胞为第二神经元，联系第一与第三神经元；神经节细胞是第三神经元。

视觉的形成是视信息在视网膜内形成视觉神经冲动，光感受器→双极细胞→神经节细胞，沿视路将信息传递到视中枢。

视网膜上重要组织有黄斑、视网膜的血管及视盘等。黄斑位于视盘颞侧约 3mm 处，呈横椭圆形凹陷区，正中为中心凹。中心凹为视力最敏锐的地方，中心凹处可见反光亮点，称中心凹光反射。黄斑区中央部分为无血管区，因其色素上皮细胞排列紧密，含色素较多，再加之下面脉络膜血管网特别厚，因此颜色较深。神经节细胞发出的神经纤维向视盘汇聚，黄斑区纤维分为上下、约呈水平线样弧形排列，此束纤维称黄斑乳头束。此外，黄斑部外丛状层较厚，容易吸收水分而发生水肿，又因无毛细血管，水肿时难以消退。

视网膜的血管为视网膜中央动脉和中央静脉，分为颞上支、颞下支、鼻上支和鼻下支，分布在视网膜上，静脉与同名动脉伴行。

视盘是视网膜神经节细胞发出的神经纤维汇集的部位。呈圆形或椭圆形，其色为不均匀的淡红色，直径约 1.5mm，又称视乳头。其中央或稍偏颞侧有一凹陷，称生理凹陷，中央动、静脉由此通过。视盘仅有神经纤维而无视网膜的其他各层，因此无视觉功能，即视野检查时会出现盲点，称生理盲点。视盘的血液供应其表面的神经纤维层由视网膜中央动脉的毛细血管供给，筛板和筛板前由睫状后短动脉的分支供给。

二、眼内容物

眼内容物包括房水、晶状体、玻璃体，三者均为透明体。房水、晶状体、玻璃体连同角膜一并构成眼的屈光介质，又称屈光系统，是光线进入眼内并到达视网膜的通路。

（一）房水

中医曰神水。由睫状突的上皮细胞产生，并充满后房、前房。房水循环途径：产生的房水首先进入后房，经过瞳孔到前房，从前房角小梁进入 Schlemm 管，通过房水静脉，最后流入巩膜表面睫状前静脉回到血液循环（图1-6）。此外，有少部分房水由虹膜表面吸收和从脉络膜上腔排出。其主要成分为水，另含少量乳酸、维生素 C、葡萄糖、肌醇、谷胱甘肽、尿素、钠、钾、蛋白质等。主要功能是营养角膜、晶状体和玻璃体；调节眼内压。

图 1-6 房水循环示意图

1. **前房**　角膜后面，虹膜和瞳孔前面，周围以前房角为界的空间称前房。前房内充满房水，中央深度为 2.5～3mm，周边稍浅。

2. **后房**　虹膜、瞳孔后面，睫状体前端和晶状体前面的环形腔隙称后房。其间充满房水。

（二）晶状体

中医曰晶珠。位于虹膜后面，玻璃体的前面。是富有弹性的形如双凸透镜的透明体，前面弯曲度较后面为小。前后面环行交界周称晶状体赤道部，前面的顶点为晶状体前极，后面顶点称后极，晶状体的直径约为 9mm，厚度 4～5mm。

晶状体分为晶状体囊膜、晶状体皮质、晶状体核。晶状体悬韧带是晶状体与睫状体连接的小带。

晶状体是眼屈光介质的重要组成部分，其屈光度约为 19D 的凸透镜，可滤去部分紫外线，对视网膜有一定的保护作用。通过睫状肌的舒缩，使晶状体悬韧带或松或紧，晶状体随之变凸或扁平，以完成眼的调节功能。随着年龄增长，晶状体弹性减弱，调节减退而出现老视。

晶状体无血管，营养来自房水。若晶状体受损或房水代谢发生变化，可出现混浊，临床称之为白内障。

（三）玻璃体

1. **玻璃体腔**　晶状体赤道及睫状体以后、由视网膜包绕的腔体。内由透明的胶质体填充。

2. **玻璃体**　在玻璃体腔内，占眼球内容积的 4/5。玻璃体为透明的胶质体，其中 99% 为水。玻璃体前面有一凹面，称玻璃体凹，以容纳晶状体。玻璃体其他部分与视网膜和睫状体相贴，在视盘边缘、黄斑中心凹附近及锯齿缘前 2mm 和后 4mm 区域紧密粘连。其前部表面和晶状体后囊间有圆环形粘连，以青少年时期为紧密，老年时变松弛。

玻璃体为眼重要的屈光介质之一，对视网膜和眼球壁还起着支撑的作用。玻璃体无血管，营养来自脉络膜和房水。

第二节　视　路

视路是视觉信息从视网膜光感受器到大脑枕叶视中枢的传导路径，即从视神经开始经过视交叉、视束、外侧膝状体、视放射至大脑枕叶的神经传导路径（图 1-7）。

一、视神经

视神经是从视盘起至视交叉的这段神经。总长度 42～50mm，分为眼内段、眶内段、管内段及颅内段四部分。

1. **眼内段**　眼内段是从视盘开始，视神经纤维成束穿过巩膜筛板，长约 1mm 的部分。

此段神经纤维无髓鞘，故质地透明，以后为有髓鞘神经纤维。由视网膜动脉分支和睫状后短动脉分支供血。

图 1-7　视路及其损害示意图

2. **眶内段**　从巩膜后孔到骨性神经管（孔）前端，此段长约 30mm，呈 S 形弯曲，便于眼球转动。视神经外由神经鞘膜包裹，此鞘膜从三层脑膜延续而来，鞘膜间隙与颅内同名间隙相通，内充满脑脊液。血供来自眼动脉分支和视网膜中央动脉分支。在视神经孔处，视神经被眼外肌的起端包围，其中上直肌和内直肌与神经鞘膜紧密粘连，当发生球后视神经炎时，眼球转动就可产生球后牵引疼痛。

3. **管内段**　是通过颅骨视神经管的部分，长约 5～10mm。其鞘膜与骨膜紧密粘连，使视神经得以固定。若该管外伤，或骨折时，可导致视神经损伤。其血液供应主要来自眼动脉。

4. **颅内段**　是视神经出视神经骨管进入颅内到视交叉前脚、长约 10mm 的部分，位于蝶鞍之上。由颈内动脉和眼动脉供血。

二、视交叉

位于颅内蝶鞍上方。为长方体，横径约 12mm，前后径约 8mm，厚 2～5mm 的神经组织。两眼视神经纤维在该处进行部分交叉，即来自视网膜鼻侧的纤维在此处交叉到对侧，来自两眼视网膜颞侧的纤维在此处不交叉。若邻近组织炎症影响或肿块压迫时，可见两眼颞侧偏盲。

三、视束

在视交叉后重新排列的左右各一束神经称为视束。这段神经束由一眼颞侧神经纤维与另一眼鼻侧神经纤维组成，绕大脑脚至外侧膝状体。因此，一侧视束发生病变时，可见两眼同侧盲。

四、外侧膝状体

为视觉的皮质下中枢，位于大脑脚外侧。视网膜神经节细胞发出的神经纤维在此同外侧膝状体的神经节细胞形成突触，其中的神经节细胞是视路最后的神经元。由此神经元发出的纤维形成视放射，为视分析器的低级视中枢。

五、视放射

是外侧膝状体换神经元后发出的神经纤维，向下呈扇形展开，分成三束到达枕叶。是联系外侧膝状体和大脑枕叶皮质的神经纤维结构。

六、视皮质

位于大脑枕叶皮质的距状裂上、下唇和枕叶纹状区，全部视觉纤维在此终止，是人类视觉的最高中枢。

视路中视觉纤维在各段排列不同，当中枢神经系统发生病变或受损时，可表现出特定的视野异常，从而对病变及损伤定位诊断具有十分重要的意义。

第三节　眼附属器的解剖与生理

眼附属器包括眼眶、眼睑、结膜、泪器、眼外肌五部分。

一、眼眶

眼眶是略呈四边锥形的骨腔，尖端向后，底边向前，成人深度约 4~5cm，由额骨、蝶骨、筛骨、腭骨、泪骨、上颌骨、颧骨共七块骨组成。眼眶内侧壁骨质很薄，外侧壁较厚，上方有颅腔和额窦，内侧有筛窦和鼻腔，下方有上颌窦。内侧壁前下方为泪囊窝，眶外上角有泪腺窝。

眼眶内容纳有眼球、视神经、眼外肌、泪腺、血管、神经、筋膜及眶脂肪。筋膜及脂肪共同形成软垫，可减少对眼球的震动。

眼眶骨壁的主要结构如下。

1. **视神经孔及视神经管**　视神经孔位于眶尖呈圆形，直径为 4~6mm。视神经孔后是与颅腔相通的视神经管，管长 4~9mm，视神经、眼动脉和交感神经的一些小支从此穿过。若骨折可压迫视神经，导致视神经病变。

2. **眶上裂**　在视神经孔外下方，眶上壁和眶外壁分界处，为一长形裂孔，沟通颅中窝。眼的动眼神经、滑车神经、外展神经、三叉神经的眼支、交感神经纤维丛和眼上静脉由此通过。所以此处受伤波及通过的神经和血管时，则发生眶上裂综合征。

3. **眶下裂**　在眶下壁与眶外壁之间，有三叉神经的第二支、眶下动脉及眶下神经等通过。

4. 眶上切迹 在眶上缘偏内侧，有眶上动静脉、三叉神经第一支和眶上神经经过，为眶上神经痛的压痛点。

5. 眶下孔 在眶下缘正中下方，距眶缘约 4mm 处，有眶下神经通过，是泪囊手术麻醉点之一。

此外，有一肌圆锥（又称总腱环），在眶尖前 10mm 处，此处有睫状神经节，是内眼手术球后麻醉的关键部位。

眼眶的动脉来自颈内动脉。眼眶静脉最终汇于海绵窦与颅腔静脉吻合。

二、眼睑

位于眼眶外面及眼球前面。分上睑、下睑。在上者称上睑，上以眉弓为界；在下者为下睑，下以眶骨为界。上下睑之间裂隙称睑裂。眼睑游离缘称睑缘，是皮肤和结膜联合处。睑缘有排列整齐的睫毛。上下睑缘的联合处，在外成锐角的称外眦，在内成钝角的称内眦。在上下睑缘近内眦处各有一个乳头状突起，中有一小孔，称泪点（泪小点），是泪液排泄路径的起点。内眦处结膜上有一肉状隆起，称为泪阜（图 1-8）。

图 1-8 眼睑外观示意图

组织学上眼睑从外向内分为五层。

1. 眼睑皮肤 是人体最薄的皮肤之一，富有弹性，容易成皱褶，年老时尤为显著。眼睑皮肤血液供给非常丰富，因此在外伤后，伤口愈合迅速。

2. 皮下组织 为疏松的呈蜂窝状的结缔组织，有少量脂肪。由于组织结构的特点，每当炎症、外伤时，眼睑易出现水肿、瘀血。如心肾疾病者，当皮下水肿时，眼睑水肿常常最先表现出来。

3. 肌肉层

（1）眼轮匝肌 属横纹肌。在眶部和睑部，环绕上下眼睑一周，肌纤维与睑裂平行，受面神经支配，收缩时眼睑闭合。面神经麻痹时，眼轮匝肌失去收缩作用，眼睑不能闭合，易发生暴露性结膜角膜炎。内眼手术时，从眼外眦 1cm 处进针行上下睑注射麻药，可使其麻醉，防止眼睑闭合。

（2）提上睑肌 起于眶尖视神经孔前的总腱环，沿眶上壁向前行，止于睑板前面。肌纤维呈扇形展开，前部薄而宽的腱膜穿过眶隔，部分纤维穿过眼轮匝肌止于上睑皮肤下，形成双重睑。提上睑肌由动眼神经支配，起开睑作用。若动眼神经麻痹则出现上睑下垂。

4. **睑板**　由致密的结缔组织和丰富的弹力纤维组成的半月形软骨样板，是上下睑的支架组织。两端与内外眦韧带相连，借此固定在眼眶内外侧眶缘上。睑板上有纵行排列的睑板腺，腺口开于睑缘。睑板腺分泌脂肪样物质以润滑睑缘，减少摩擦及防止泪液外溢。

5. **睑结膜**　是紧贴在睑板上面的黏膜层，起于睑缘，止于睑板内缘，不能推动，薄而透明，表面光滑，富有血管。上睑结膜距睑缘后唇约 2mm 处有一与睑缘平行的浅沟，称睑板下沟，常易存留异物。

眼睑的血管来自颈外动脉的面动脉支的浅部动脉血管丛和颈内动脉的眼动脉分支的深部动脉血管丛。浅部静脉回流到颈内、外静脉，深部静脉最后汇入海绵窦。

眼睑由三叉神经司感觉。

眼睑具有保护眼球的作用。眼睑通过瞬目使泪液润湿眼球表面，以保持角膜的光泽，同时还可清除眼球表面的灰尘及细菌。

三、结膜

是一层薄而光滑透明的黏膜。起于睑缘，止于角巩膜缘，覆盖在眼睑后面和眼球前面。按其解剖位置分为睑结膜、球结膜、穹隆结膜。这三部分结膜和角膜在眼球前面形成一个以睑裂为开口的囊状间隙，称结膜囊（图 1-9）。

图 1-9　结膜囊示意图

1. **睑结膜**　覆盖在睑板上面的结膜。
2. **球结膜**　疏松地覆盖在眼球前部的巩膜表面上，终于角巩膜缘。球结膜推之可移动，球结膜和巩膜之间为眼球筋膜。在角膜缘外宽约 3mm 范围的球结膜与其下的筋膜和巩膜组织紧密相黏。

在内眦部有一个半月形的结膜皱褶，称半月皱襞，为低等动物的第三眼睑。半月皱襞的鼻侧有泪阜，泪阜实际上是下睑皮肤的一部分。

3. **穹隆结膜**　即睑结膜与球结膜之间的结膜，是结膜组织最松弛的部分，成水平皱褶，便于眼球自由运动。

（1）结膜的分泌腺　主要有睑结膜和穹隆结膜的上皮细胞层的杯状细胞分泌黏液；穹隆结膜有副泪腺，可分泌泪液。泪液为弱碱性的透明液体，其中 98.2％为水。含少量无机盐和蛋白，还含有溶菌酶、免疫球蛋白 A、补体系统、β 溶素和乳铁蛋白。黏液和泪液滋润结膜、角膜，减少摩擦，起一定的保护作用。此外，泪液还具有杀菌和预防感染的作用。

（2）结膜血管系统　来自眼睑动脉弓和睫状前动脉，前者分布在睑结膜、穹隆结膜，走向角膜缘 4mm 外的球结膜，充血时以靠穹隆部更显著，称为结膜充血；后者在角巩膜缘 3～5mm 处分出细支，分布在角膜缘周围，组成角膜缘血管网，充血以角巩膜缘为甚，称为睫状充血；结膜充血与睫状充血同时出现时，称为混合充血。不同部位的充血对眼部病变的诊断有重要的意义。

（3）结膜的神经支配　其感觉由三叉神经支配。

四、泪器

包括分泌泪液的泪腺和排泄泪液的泪道。前者由泪腺和副泪腺组成，后者由泪小点、泪小管、泪囊和鼻泪管组成（图 1-10）。

图 1-10　泪器示意图

1. **泪腺**　位于眼眶前外上方的泪腺窝内，由结缔组织固定在额骨骨膜上。泪腺分泌泪液，排出管开口在外侧上穹隆结膜。如遇外来的物质刺激，泪腺可分泌大量泪液。大量的泪液还具有冲洗和排除微小异物的作用。

2. **泪道**　为泪液排出的通道，包括泪点、泪小管、泪囊及鼻泪管。

（1）泪小点　位于内眦上、下睑缘，呈乳头状隆起，中有一小孔，开口紧贴于眼球表面，是泪液排出的起点。

（2）泪小管　是连接泪小点与泪囊的小管，从泪小点开始垂直深约 1～2mm，然后转直角向鼻侧，全长约 8mm。上、下泪小管合并成泪总管，进入泪囊。

（3）泪囊　位于泪骨的泪囊窝内，在内眦韧带的后面。泪囊上方为圆形的盲端，下方与鼻泪管相连接。泪囊长约 12mm，前后宽约 4～7mm，左右宽约 2～3mm。

（4）鼻泪管　上接泪囊，向下开口于下鼻道的前部，全长约 18mm。鼻泪管下端开口处有一半月形瓣膜，系胚胎期的残留物，出生后若未能开放可发生新生儿泪囊炎。

（5）泪液的排出　泪液由泪腺分泌后，一部分蒸发，一部分靠瞬目运动，分布在眼球的前表面，经泪道排入鼻腔。

五、眼外肌

眼球的运动，依赖六条眼外肌。每眼有四条直肌，二条斜肌。直肌是上直肌、下直肌、内直肌和外直肌；斜肌是上斜肌和下斜肌。

下斜肌起于眼眶下壁前内侧，附着于眼球赤道部后外侧的巩膜上；其余五条眼外肌，即上直肌、下直肌、内直肌、外直肌及上斜肌都起于视神经孔前的总腱环。上斜肌的上端附着在眼球外上方的巩膜上，而四条直肌止端均附着在巩膜上，按内直肌、下直肌、外直肌、上直肌为序，它们的止端附着点与角膜缘的距离分别约为 5.5mm、6.5mm、6.9mm、7.7mm。上斜肌由滑车神经支配，外直肌由外展神经支配，其余四条眼外肌均由动眼神经支配。

内、外直肌收缩使眼球转向该肌所在的方向。上、下直肌由于肌轴与视轴呈 23°，当收缩时，主要功能使眼球上、下转动，次要功能是使眼球内转和内、外旋。上、下斜肌肌轴与视轴呈 51°，当收缩时，上斜肌主要功能是内旋，下斜肌外旋，次要作用上斜肌是下转、外转，下斜肌是上转、外转。

第四节　眼球的血液循环与神经分布

一、血管及血液循环

眼球的血液供应来自眼动脉。

（一）动脉

主要有眼动脉分出的视网膜中央动脉和睫状血管系统。

1. 视网膜中央动脉　为眼动脉眶内段的分支。在眼球后 9～12mm 处进入视神经中央，前行至视盘穿出，在视网膜分四支，即颞上支、颞下支、鼻上支、鼻下支动脉，然后逐级分为若干小支，直达锯齿缘，以营养视网膜内五层。该动脉为终末动脉，一旦发生阻塞，可导致视网膜严重损伤而影响视力。视网膜血管在检眼镜下可直接观察，因此可见视网膜血管病变及某些全身病对其血管的损害情况，有助临床判断和诊治疾病。

2. **睫状动脉** 营养除视网膜内五层和部分视神经以外的整个眼球。包括以下动脉。

(1) **睫状后短动脉** 是眼动脉的分支，分为鼻侧和颞侧两支，从视神经周围穿过巩膜进入并分布于脉络膜，在其内逐级分支，构成脉络膜各血管层。营养脉络膜和视网膜的外五层。

(2) **睫状后长动脉** 由眼动脉分出 2 支，自视神经鼻侧和颞侧穿入巩膜，经脉络膜上腔达睫状体，多数到睫状体前部及虹膜根部，与睫状前动脉吻合，组成虹膜大环，再分出小支在近瞳孔缘处形成虹膜小环。供虹膜、前部脉络膜和睫状体营养。

(3) **睫状前动脉** 是从眼直肌的动脉在肌腱止端处分支，其中 1 支在距角膜缘 3～5mm 处垂直穿入巩膜到睫状体，参与虹膜动脉大环，供虹膜和睫状体营养。未穿入巩膜的分支走行于表面巩膜，向前至角膜缘，成为结膜前动脉，并与来自眼睑的结膜后动脉吻合，构成角膜缘血管网，供角膜、结膜营养。

(二) 静脉

1. **视网膜中央静脉** 与视网膜中央动脉伴行，在视网膜动脉进入视神经处离开视神经。它收集视网膜内 5 层的静脉血液回流至眼上静脉，经眶上裂入海绵窦。视网膜动脉颜色较红，管径较细，静脉颜色较暗，管径较粗，动、静脉管径之比为 2：3。

2. **涡静脉** 在眼球赤道以后，有 4～6 条，位于各条直肌间，收集部分虹膜、睫状体和全部脉络膜的血液，通过眼上、下静脉进入海绵窦。

3. **睫状前静脉** 收集虹膜、睫状体的血液，经眼上、下静脉大部分由眶上裂进入海绵窦。

二、神经分布

眼部的神经分布十分丰富，脑神经中有 6 对与眼有关。眼球受睫状神经支配，富含感觉、交感及副交感神经纤维。

1. **睫状长神经** 为第 V 对颅神经第 I 眼神经的鼻睫状神经的分支。在眼球后视神经周围分为 2 支，从两旁穿入巩膜进球内，经脉络膜上腔，交感神经纤维则分布在睫状肌和瞳孔开大肌，主司肌肉的运动；其中所含的感觉神经司角膜感觉。

2. **睫状短神经** 共 6～10 支，来自睫状神经节，从视神经周围穿入巩膜，经脉络膜上腔到睫状体，组成神经丛。该神经丛所发出的分支到睫状体、虹膜、角膜、角膜缘的结膜和巩膜，司各组织的感觉。其中副交感纤维分布在瞳孔括约肌和睫状肌，主司肌肉的运动；而交感神经纤维至眼内血管，司血管舒缩。

3. **睫状神经节** 位于眼眶后部，在视神经外侧，距视神经孔约 10mm 处，分为节前和节后纤维。节后纤维为睫状短神经，节前纤维由长根、短根和交感根组成。长根为感觉根，由鼻睫状神经发出，其感觉神经纤维分布在角膜、虹膜和睫状体等组织，司感觉；短根为运动根，由动眼神经发出，其副交感神经纤维分布在瞳孔括约肌及睫状肌，主肌肉的运动；交感根自颈内动脉周围的交感神经丛发出，其神经纤维主要分布于眼的血管，司血管的舒缩。行内眼手术时，多施球后麻醉阻断该神经节。

附：中西医眼部解剖名称对照表

中医解剖名称	西医解剖名称
眼珠（睛珠、目珠）	眼球
白睛（白眼、白仁、白珠）	包括球结膜、球筋膜、前部巩膜
黑睛（黑眼、黑仁、黑珠、乌睛、乌珠等）	角膜
黄仁（眼帘、彩虹、睛帘）	虹膜
神水	房水
瞳神（瞳子、瞳人、瞳仁、金井）	瞳孔
晶珠（睛珠、黄精）	晶状体
神膏	玻璃体
视衣	包括脉络膜和视网膜
目系（眼系、目本）	包括视神经、包裹视神经的鞘膜及球后血管
胞睑（约束、眼胞、眼睑、睥）	眼睑
上胞（上睑、上睥）	上眼睑
下睑（下胞、下睥）	下眼睑
睑弦（眼弦、睥沿）	睑缘
睫毛	睫毛
睑裂	睑裂
内眦（大眦）	内眦
外眦（锐眦、小眦）	外眦
泪泉	泪腺
泪窍（泪堂、泪孔）	泪点
眼带	眼外肌
眼眶（目眶）	眼眶

第二章

眼科护理概述

第一节　眼科患者的护理评估及常用护理诊断

一、眼科患者的临床特征

（一）局部症状和体征明显

眼位于人体的头面部，无遮盖且功能特殊，所以眼部一旦发生病变，症状和体征都十分明显。眼部常见的症状有视力减退、视野缺损、视物变形、夜盲、虹视、雾视、复视、疼痛等，易于被患者感觉和识别；常见的体征包括眼睑红肿、眼部充血、结膜下出血、角膜水肿、瞳孔变形、前房变浅、眼压升高等，可直接观察或通过眼科常用仪器观察到。

（二）易产生多种心理障碍

眼睛是人类认识世界、交流信息、满足自我需要的主要器官，人们对眼睛的重视超过其他任何器官，因此眼部疾病会给患者带来极大的心理负担。眼睑畸形或眼部肿瘤术后形象遭到破坏，会导致人的自卑心理和自我形象紊乱，视力降低甚至失明会使人悲观忧郁，患者会感到自己已成为家庭和社会的累赘，没有自我价值可言，产生厌世轻生等念头。一些慢性病如青光眼、眼底病因反复发作或治疗不见效果，患者会情绪不稳，焦虑烦躁等。所以护士评估患者时，要根据患者的不同特点，仔细评估患者的心理反应。

（三）常伴有全身相关性疾病

许多眼病是因其他全身性疾病引起的，或是全身性疾病在眼部的一种表现。例如：糖尿病性视网膜病变是因为长期糖尿病导致的眼部并发症，高血压患者易导致结膜下血管破裂而引起结膜下出血，也可引起眼底出血。急性肾小球肾炎在眼部表现为眼睑水肿，尿毒症患者在眼部表现为视网膜弥漫性水肿、渗出，视力下降。另外，眼部疾病也可引起全身性症状，如急性闭角型青光眼发作期患者常会出现头痛、恶心、呕吐等全身症状，眼部急性炎症会引起发热、败血症等全身症状。总之，护理眼科患者时，要结合患者的全身健康状况，以整体观念来指导治疗和护理。

二、眼科患者的护理评估

(一) 评估内容

评估内容主要包括患者健康史的采集、症状和体征的评估以及心理社会评估。

1. 健康史   主要评估患者过去的健康状况，患病的经历包括发病的时间、地点、起病缓急、有无诱因和前驱症状、持续时间、诊断和治疗过程，有无外伤史、手术史，家族史及传染病患者接触史等。

2. 症状和体征

(1) 主要症状

①视力障碍   是眼科患者最敏感和最重视的症状，如视力下降、视物模糊、眼前黑影飘动、视物变形、视野缩小等。可见于眼部多种疾病如视网膜脱离、白内障、青光眼、视神经炎、视网膜中央动脉阻塞、玻璃体积血、眼外伤、角膜炎、虹膜睫状体炎等。视力障碍最易引起心理问题。

②眼部感觉异常   包括眼干、眼痒、眼痛、异物感、畏光流泪等。多见于急性结膜炎或角膜炎，结膜、角膜异物等。

③外观异常   包括眼红、眼部分泌物增多，肿胀、肿块、突眼等。可见于各种炎症或过敏反应，也可为全身疾病的眼部表现。

(2) 主要体征

①眼部充血   是眼科患者最常见的体征之一，通过肉眼或借助手电筒即可观察到，根据充血的部位和颜色不同，可分为结膜充血、睫状充血和混合充血。睑结膜、穹隆结膜和距角结膜缘 4mm 以外的球结膜的血供来自于睑动脉弓，充血时呈鲜红色，称结膜充血。而角巩膜缘 3～5mm 处的角膜缘周围血管网来自于睫状前动脉，分布于球结膜，充血时呈暗红色，称睫状充血。不同部位的充血对眼部病变的判断有重要的临床意义 (表 2-1)。

表 2-1   结膜充血和睫状充血的鉴别

	结 膜 充 血	睫 状 充 血
血管	为表层结膜血管充血，血管呈网状交错，轮廓清晰	为深层睫状前血管充血，血管自角膜缘作放射状，轮廓模糊
部位	愈近穹隆部充血愈显著	愈近角膜缘充血愈显著
颜色	鲜红色，滴肾上腺素于结膜囊内，充血即消退	呈暗红色，滴肾上腺素后充血不消退
移动性	推动球结膜时，充血的血管可随之移动	推动球结膜时，血管不随之移动
分泌物	多，为黏液性或脓性	少或无
原因	结膜炎	角膜炎、虹膜睫状体炎、急性闭角型青光眼

②视力下降   是另一常见体征，借助视力表可检查患者的视力情况，正常视力一般在 1.0 以上，当双眼视力均低于 0.05 时，患者的自理能力将受到严重影响，患者的饮食、起居、洗漱、行走均需给予照顾，否则易发生意外损伤。

③眼压升高   也是眼科患者的常见体征，可通过指压或眼压计来测量，眼压升高常见于

青光眼患者。

　　④眼科患者常见的其他体征　包括角膜上皮脱落、角膜混浊、巩膜充血、前房变浅、晶状体混浊、玻璃体积血、视网膜脱离、杯/盘比异常等等。

　　应仔细全面地评估患者的异常症状和体征，以得出正确的护理诊断，提供恰当有效的护理措施。

　　3. **心理和社会评估**　主要包括评估患者的自我观念、认知水平、情绪、情感、角色适应行为、压力应对方式、人际关系的处理方式、特殊习俗、家庭结构、家庭功能、家庭关系、家庭成员的健康状况、教育水平、生活方式、职业、经济收入、生活环境和职业环境、社会地位、社会关系等。对患者心理社会因素的评估有助于全面地了解患者的心理功能和社会适应能力，了解患者对疾病所产生的心理反应及其原因，了解患者的生活方式、家庭功能、社会环境对患者造成的影响，从而得出全面的护理诊断，制定出个性化的护理措施。如患者的认知水平不同，护士所提供的健康教育内容和方法也将不同。如果患者的悲观来自于家庭，护士提供的护理措施就应包括如何解决家庭关系给患者带来的压力。

　　心理社会评估对任何一个患者来说都至关重要，护理人员在为患者制定护理措施时，可以根据每个患者不同的心理社会特点，制定出适合的护理计划。所以在对患者进行健康评估时，不应过分强调生理评估而忽略心理社会评估，或仅仅一带而过。

　　（二）评估方法

　　1. **健康史的采集方法**　主要是通过交谈的方式采集患者的健康史。具体请参考《健康评估》第二章《健康史的采集》章节。

　　2. **症状和体征的评估方法**　症状主要通过询问患者和患者的主诉来评估，询问时应注意，如两眼均不正常，应着重询问最近发病之眼，然后再询问另一眼；在询问眼部症状时，应注意有无其他伴随症状或全身症状。

　　体征的评估方法主要包括观察、触摸等。对患者的肉眼观察主要包括观察患者的两眼是否有皮肤肿胀，是否有异常包块，皮肤颜色是否有改变，是否有分泌物，两眼睑裂大小是否对称，眼球有无突出，睑球结膜有无充血，巩膜有无黄染，角膜透明度，眼球运动有无异常等。眼科护士评估患者还要借助必要的眼科检查工具如视力表、试镜片、手电筒、裂隙灯显微镜、眼底镜、眼压计、色盲表等，对角膜的进一步检查包括角膜染色，对眼底的进一步检查需扩瞳。眼部触诊主要检查泪囊有无感染溢脓，包块的性质及眼压。

　　眼科检查时应注意：根据患者主诉应有侧重；遵从顺序，一般先右眼后左眼；检查步骤一般由外而内，从视力检查开始，再从眼外观、眼睑、泪器、结膜、虹膜、巩膜、角膜、前房、虹膜、瞳孔、晶状体、玻璃体至眼底，最后查眼肌运动、眼压、视野，必要时检查色觉，眼科护士应根据患者的情况与眼科医师配合进行患者的眼部体征评估；如患者有传染性眼病，应先检查健眼，后检查患眼，检查后双手、用过的器械、敷料应彻底消毒，以防交叉感染；除进行眼科检查外，还应注意患者的全身情况评估，如有无全身水肿，全身营养状况，有无发热，心率、心律是否正常，女性患者有无妊娠等。患者的实验室检查资料和各种辅助检查报告也是评估异常体征的重要依据，评估时不可忽视。只有对患者进行全面评估，才能推断出每个患者不同的护理诊断进而提供个性化的护理措施。

3. **心理社会因素的评估方法**　主要有观察法、会谈法、心理测量学方法等。

三、眼科患者常见的护理诊断

通过对眼科患者的全面评估，得出相应的护理诊断。眼科患者的常见护理诊断如下。

1. **感知改变**　与眼部病理改变有关。
2. **疼痛**　与眼部炎症、眼压升高、眼部手术、眼部外伤有关。
3. **自理能力缺陷**　与视力下降、术后双眼包扎或遮盖有关。
4. **有外伤的危险**　与视力下降、居住环境设计不合理、地面滑有关。
5. **有感染的危险**　与手术性组织创伤和不良用眼卫生习惯有关。
6. **功能障碍性悲哀**　与失去视觉功能，影响生活、工作、学习或重要社会角色有关。
7. **恐惧**　与眼部疼痛、视力障碍、知识缺乏有关。
8. **知识缺乏**　与缺乏疾病有关的信息有关。
9. **潜在并发症**　如切口出血、切口裂开、胃肠道功能紊乱、便秘等，与缺乏相关预防知识有关。

第二节　眼科护理管理

一、眼科护士的素质要求

1. 具有强烈的同情心和责任感。对患者和蔼亲切，文明体贴，主动关心患者的需要，可以减轻患者的紧张恐惧心理。

2. 具备熟练的专科技术操作技能。操作中处处体现"精"、"细"、"准"，动作"轻"、"柔"，例如，在进行角膜异物剔除时，要在裂隙灯显微镜下进行，动作必须准确、轻柔、细致，幅度小，用力不可过猛，以免损伤健康角膜或造成角膜穿孔。

3. 严格做好核对工作，防止差错事故发生。在执行治疗或操作时，要严格核对眼别，以防出错。在使用扩瞳或缩瞳药物时，要严格查对后方可使用。

4. 具备丰富的专科理论知识。在对患者进行健康教育或卫生宣教过程中能够将正确的知识传播给患者，对患者的疑问也能给予正确的解释，增强患者的信心。

5. 了解和掌握相关学科基本护理知识，在提供专科护理的同时，能够观察患者的全身状况，及时发现病情变化。

6. 具有严格的消毒隔离意识，防止院内交叉感染。

二、眼科门诊的护理管理

眼科门诊的护理工作主要是配合医生做好开诊前准备工作，安排好患者的就诊次序，做好眼科患者的治疗或检查工作，做好卫生宣教和自我护理指导等。门诊的护理管理主要包括以下内容。

1. **诊室的卫生管理** 保持诊室卫生、清洁、无明显障碍物、地面干燥、空气流通，每日紫外线消毒两次。

2. **诊室物品的管理** 每日开诊前准备好诊疗桌上的必备物品，包括各种文件、纸张、检查单等，洗手消毒液和消毒毛巾，根据医生的需求准备好手电筒、近视力表、地卡因滴眼液、扩瞳或缩瞳滴眼液、消炎滴眼液、消毒干棉球或眼垫等。接好裂隙灯和直接检眼镜的电源，并检查其功能好坏，使其处于备用状态。

3. **患者就诊次序的管理** 就诊患者应先做视力检查，然后根据挂号先后安排就诊，急诊或化学伤患者，应优先安排就诊或治疗。老弱残幼应优先安排就诊，同时做好其他患者的安抚工作，避免矛盾。患者就诊时，应注意每个诊室每次只能安排一个患者就诊，避免其他患者围观或旁听，以保护患者隐私权。同时维持诊室安静。

4. **检查室和治疗室的管理** 根据医嘱为患者进行各种检查和治疗，在检查和治疗过程中，要注意严格核对、操作规范、动作轻柔、无菌观念严格、服务主动、态度和蔼，操作前后要注意做好患者的健康教育工作。

5. **眼科特殊精密仪器的管理** 如前房角镜、前置镜、三面镜等仪器，体积小，价格昂贵，易损坏或丢失，所以要专人保管，使用和归还时要登记签名，使用后注意清洗消毒，以保证使用安全。

三、暗室的护理管理

暗室是对眼科患者进行进一步检查诊断的特殊房间，眼部许多专科检查需要在暗室进行，暗室内放置许多精密仪器，因此，加强暗室管理很重要。

1. 暗室内墙壁应为深灰或墨绿，窗帘应为遮光布制作，地面不反光，以保证暗室的黑暗状态，便于仪器的有效使用。

2. 保证暗室的清洁卫生，空气流通，仪器清洁干燥。

3. 暗室内常设的仪器有裂隙灯显微镜、直接眼底镜、间接眼底镜、灯光视力表、镜片箱、眼压计等，这些仪器应合理安放，电源线应靠墙边或从地下走。

4. 每日下班前，暗室应通风，清洁，关闭门窗，消毒，切断所有电源，加盖防尘罩，锁门。

5. 制订暗室管理制度，并严格执行，以保证暗室内各种精密仪器的安全使用和处于功能状态。

四、眼科病房的管理

眼科病房护理管理的任务主要是为眼科住院患者提供安全、舒适、整洁、安静的治疗和休养环境，正确及时地为患者进行各种治疗，做好手术前后的各项护理工作，为患者提供住院期间的心理护理和各种健康教育，传播自我护理知识和技能，及时观察治疗效果，病情变化，做好护理记录，为医生诊治提供准确信息，保证患者住院期间的安全。

1. **加强病区环境管理** 为防止患者意外损伤，病室、病区走廊、厕所、浴室应设置扶栏，地面清洁干燥，对视力低下者应专人看护，确保患者安全。

2. **药物管理**　尤其是扩瞳药和缩瞳药应标记明显，严防弄错。执行各种操作应严格执行"三查七对"，核对左右眼别，严防差错。

3. **手术前后患者的管理**　严格执行手术前后护理常规，以保证手术顺利进行和术后的疗效。

4. **健康教育管理**　可采用录音、健康教育手册、板报、宣讲、录像等形式向各种患者进行有针对性的健康教育，提高自理能力和对疾病的认知水平，增强战胜疾病的信心。

第三节　眼科手术前后的常规护理

一、外眼手术的常规护理

外眼手术是指不切穿眼球，在眼球外进行的手术。外眼手术包括胬肉切除术、结膜瓣遮盖术、结膜囊成形术、泪囊摘除术、鼻腔泪囊吻合术、斜视矫正术、眼睑肿瘤切除术、眼球摘除术、眶内容剜出术、上睑下垂矫正术、倒睫矫正术、睑皮肤切除术、巩膜冷冻外加压环扎术等。

（一）外眼手术术前护理

1. **心理护理**　根据不同手术目的，向患者做好解释安慰工作，减少患者的紧张，使之与医生配合。

2. **局部准备**　主要是清洁局部，尽最大可能消除污染源。

（1）根据医嘱，局部滴抗生素滴眼液，如行口唇黏膜移植者应予漱口水漱口。

（2）眼眶手术者，应剃去眉毛及备皮，注意勿伤及皮肤。

（3）如发现眼部炎症如结膜炎、睑缘炎、慢性泪囊炎等，应通知医生，暂缓手术。

（4）手术当天早晨，术眼用3%的硼酸水和生理盐水冲洗结膜囊，用消毒眼垫封眼。如需扩瞳或缩瞳，按医嘱滴入相应药物。等待进入手术室。注意严格核对眼别。

3. **全身准备**　主要是针对可能影响手术结果或引起并发症的全身情况进行必要的处理。

（1）检查各种常规检查是否齐全，结果是否正常，如血常规、尿常规、肝肾功能、血糖、血脂、胸片、心电图等，如发现异常，及时与医生联系。

（2）术中可能需输血者，术前要做好定血型和备血等准备工作。整形手术根据需要拍照。

（3）术日晨测体温、脉搏、血压，如发现患者血压高、感冒、发热、咳嗽、女患者月经来潮，应与医生联系，暂缓手术。

（4）术前一天做好个人卫生工作。手术日晨取下假牙、手表、戒指、角膜接触镜等物品。

（5）局部麻醉者术日晨进少食，干食，防止过饱引起术中恶心、呕吐，全麻者按全麻常规禁食。

（6）按医嘱予术前用药。

（二）外眼手术术后护理

1. 按病情需要予以分级护理。

2. 注意观察局部切口有无出血、渗血，绷带包扎松紧是否适宜，有无松脱，并及时报告医生，必要时重新包扎。

3. 如患者出现发热、头痛、眼痛、恶心、呕吐等症状，应及时与医生联系处理。

4. 按医嘱局部或全身用药。根据病情做好相应的术后宣教工作。

5. 如为门诊手术患者，术后应休息观察 30 分钟左右，如无出血或其他不适，应告知回家后的注意事项和随访安排，方可离院。

二、内眼手术的常规护理

内眼手术是指需切穿眼球壁，在眼球内进行的手术。包括穿透性角膜移植术、白内障手术、人工晶体植入术，虹膜切除术、小梁切开术、小梁切除术、阀门管植入术、眼内异物取出术、非穿透性小梁切除术、晶体切割术、玻璃体切割术、硅油取出术等等。

（一）内眼手术术前护理

1. **心理护理**　根据手术目的和麻醉方式向患者解释术前、术中、术后的注意事项，术中可能出现的不适以及如何应对，使患者有充分的思想准备，缓解紧张和焦虑。

2. **局部准备**

（1）～（4）同外眼局部准备。

（5）内眼手术术前应剪去术眼睫毛，但对于穿孔伤患者，为避免对眼球施加压力，一般不剪眼睫毛。

（6）用生理盐水冲洗双眼泪道，并将泪道冲洗的结果及时报告医生。

3. **全身准备**　同外眼手术全身准备。

（二）内眼手术术后护理

1. 术后根据医嘱予以单眼包扎或双眼包扎，将患者扶至轮椅或推床上，注意保护头部和眼部勿受撞击，送患者返回病房。

2. 根据病情和医嘱选择合适体位，如一般青光眼手术、白内障手术等选择平卧位，局麻者数小时后可选择自由体位。而视网膜手术或玻璃体手术则要根据裂孔位置和手术方法不同采用不同的体位，有俯卧位、半卧位、侧卧位等。如玻璃体腔内注入气体，则术后采取的卧位应使视网膜裂孔的位置处于最高点。如玻璃体腔内注入硅油，则术后采取俯卧位，以顶压视网膜，防止再脱离。

3. 根据病情予分级护理。

4. 全麻患者按全麻术后护理常规。

5. 密切观察病情变化，注意倾听患者主诉，如患者主诉切口疼痛，可给予安慰解释，如患者疼痛剧烈，无法忍受，或伴有头痛、恶心、呕吐，要及时报告医师处理。

6. 注意局部包扎有无松动脱落或渗血，如有应及时更换。

7. 按医嘱局部或全身用药。

8. 避免对眼部施加任何压力，必要时戴眼罩加以防护。

9. 做好术后健康教育，使患者做好自我保护，便于术后顺利康复。

（1）嘱患者安静休养，勿用力挤眼、揉眼、咳嗽、大声说话，防止眼压升高，切口裂开。

（2）注意用眼卫生，不要弄湿、污染或自行拆开眼垫，不要用毛巾用力擦术眼或使不洁水进入眼内，防止切口感染。

（3）饮食应注意多吃水果蔬菜，保持大便通畅，如大便干结，不可用力，防止眼压升高，切口裂开。

（4）不要弯腰低头取重物或剧烈运动，避免碰撞术眼，以利切口愈合。

10. 患者出院前应根据病情和用药做好出院健康指导。

第四节 眼科常用护理技术操作

一、滴眼药水法

（一）目的
用于治疗、检查、防治及协助诊断眼部疾病。

（二）用物准备
治疗盘内放眼药水、消毒棉球、10%碘伏消毒液或快速手消毒剂、擦手纱布及污物杯。

（三）操作步骤

1. 患者取仰卧位或坐位，头略后仰，眼向上注视，医务人员站在患者头侧或对面。操作人员用左手拇、食两指将上、下眼睑轻轻分开，两手指分别固定于上下眶缘，暴露下穹隆部。

2. 右手持眼药水滴管，距眼约3cm，药液滴于下结膜囊内1~2滴。

3. 将上睑轻轻提起，使结膜囊内充盈药液，用消毒棉球拭去外溢药液。

4. 嘱患者闭眼1~2分钟。

5. 用10%碘伏消毒液洗手，或用快速手消毒剂消毒手。

（四）注意事项

1. 滴眼前必须洗净双手，防止交叉感染。

2. 滴眼前检查药水有无变色、沉淀，注意玻璃滴管有无破损。

3. 严格执行核对制度，仔细核对瓶签、姓名及眼别。特殊药物必须贴上醒目标签，以示鉴别。特别注意散瞳剂与扩瞳剂、腐蚀性药物，切忌滴错，以免造成严重后果。

4. 滴眼药时注意滴管口或药水瓶口不要触及眼睑、睫毛或手指，以免污染。

5. 滴毒性药物，如阿托品、毒扁豆碱等，应用消毒棉球按压泪囊部2~3分钟，以防药物经泪道及鼻黏膜吸收中毒，儿童更应注意。

6. 同时滴数种药液时，先滴刺激性弱的药物，再滴刺激性强的药物。眼药水与眼药膏同时用时先滴眼药水后涂眼药膏，每次每种药需间隔1～2分钟。

7. 滴混悬液时，应摇匀后使用，以免影响疗效。

8. 定期更换消毒眼药水及盛器，避免细菌污染。

9. 如有传染性眼病者应行床旁隔离，眼药水专用。用过的敷料物品等均单独处理。

10. 操作时拇指、食指分别固定于上下眶缘，不可压在眼球上。

二、涂眼药膏法

（一）目　的

1. 使药物停留眼内时间较长，延长药效，以达到消炎、镇痛、扩瞳或缩瞳的目的。

2. 用于术后或眼部受伤，需要包眼的患者。

3. 用于眼睑闭合不全的患者，睡眠时涂用眼药膏可以保护眼球，防止结膜、角膜干燥或损伤。

（二）用物准备

治疗盘内放眼药膏、消毒棉球、手消毒液、擦手纱布及污物杯。

（三）操作步骤

1. 患者取坐位或仰卧位，头稍后仰。

2. 以左手拇指及食指分开上、下眼睑，暴露下结膜囊，嘱患者向上看，右手持眼药膏与睑裂平行挤入下穹隆部，将上、下睑提起闭合，使眼药膏涂于结膜囊内。

3. 用棉球轻轻按摩眼睑3分钟，使眼药膏散开，用棉球拭去外溢眼药膏。

（四）注意事项

1. 用眼药前必须洗净双手。

2. 软管口部不可触及眼睑及睫毛。

3. 操作时动作要轻，切勿压迫眼球，尤其是角膜溃疡患者更应注意。

4. 如系外伤、角膜溃疡、内眼手术后，涂眼药膏后禁止按摩。

三、结膜囊冲洗法

（一）目　的

1. 清除结膜囊内的分泌物和异物，保持结膜囊清洁。

2. 眼部化学伤时，清除及中和化学物质。

3. 眼部手术前清洁消毒。

（二）用物准备

洗眼壶（或冲洗用吊瓶）、受水器、洗眼液（生理盐水或3%硼酸洗眼液、2%碳酸氢钠液）、消毒棉签、干棉球、消毒眼垫。

（三）操作步骤

1. 核对、解释。

2. 患者取坐位头稍后仰或仰卧位，头偏向冲洗侧。

3. 嘱患者持受水器紧贴于冲洗侧颊部，颧骨凸下方；若取仰卧位，受水器应紧贴颞侧颊部。

4. 操作者左手轻轻分开患者上下眼睑，右手持洗眼壶或吊瓶冲洗头，冲洗壶嘴或冲洗头距眼 2～3cm，用冲洗液冲洗结膜囊，冲洗时嘱患者转动眼球，以便冲洗结膜囊各部；然后将上睑翻转，充分冲洗上部结膜囊。

5. 冲洗完毕用干棉球、眼垫擦干眼睑及面颊，根据需要用滴眼液或消毒眼垫。

（四）注意事项

1. 冲洗前应向患者说明目的和方法，取得患者配合。

2. 冲洗前应先以少量液体冲洗颊部或眼睑皮肤，待患者适应后再冲洗结膜囊。

3. 冲洗时冲洗液不可直接冲在角膜上。

4. 化学伤冲洗应充分暴露上下穹隆部，反复多次冲洗，以防化学物质残留。如有大块异物不易冲去，可用消毒棉签擦去。冲洗液应足够，冲洗时间不少于 10 分钟。

5. 冬天冲洗液适当加温，冷热适中。

6. 眼球穿孔伤或接近穿孔的角膜禁忌冲洗。

四、泪道冲洗法

（一）目的

1. 检查泪道有无狭窄或阻塞。

2. 清除泪囊内分泌物，注入药液，治疗慢性泪囊炎。

3. 眼内手术前准备。

（二）用物准备

无菌注射器（5ml），泪道冲洗针头，1％地卡因溶液，生理盐水或抗生素溶液，消毒棉签及棉球。

（三）操作步骤

1. 向患者说明操作目的和方法，取得配合。

2. 患者取坐位，头部稍后仰并固定；如为小儿不能配合，可强行固定。

3. 冲洗前先用手压迫泪囊，排除泪囊内脓液和黏液。

4. 用 1％地卡因棉签置于上下泪小点之间，嘱患者闭眼 2～3 分钟，达到局部麻醉目的。

5. 抽吸冲洗液，连接冲洗针头。

6. 左手向下轻拉下睑，暴露下泪小点，右手持抽有冲洗液的注射器，将针头垂直插入泪小点约 1.5mm（若泪小点狭窄或闭塞，先用泪点扩张器扩张），然后将针头朝内眦部方向转为水平插入泪小管约 5～6mm。

7. 一手固定针头，另一手缓慢推注冲洗液，同时询问患者有无液体流入鼻腔或咽喉部，并观察泪小点处有无冲洗液返流或脓液流出，分析泪道情况并做记录。根据冲洗通畅程度和返流情况，可判断为以下几种情况。

（1）冲洗液能顺畅到达前鼻孔或咽喉部，为泪道通畅。

（2）冲洗液部分从上泪小点返流，部分进入咽喉部，为鼻泪道部分阻塞，即鼻泪管狭窄。

（3）冲洗液全部从上泪小点返流，为鼻泪管阻塞。

（4）冲洗液从原泪小点返流，说明泪小管或泪总管阻塞。

（5）若伴有大量黏液或脓液从上下泪小点返流，为慢性泪囊炎。

8. 冲洗毕，用棉球擦净面部和眼睑。

（四）注意事项

1. 有慢性泪囊炎者，冲洗前应先挤压泪囊部，排出分泌物。

2. 冲洗时注意针头不要顶住泪小管内侧壁，以免推入液体时不易流出而误认为泪道阻塞。

3. 进针时要顺着泪小管方向前进，以免刺破泪小管壁而致假道。

4. 泪道冲洗针头要光滑，操作要细致轻巧，避免用锐利针头冲洗，以免人为损伤泪道。

五、球旁注射法

（一）目的

1. 使局部组织内达到较高的药物浓度。

2. 能起到较好的消炎与抗感染的效果。

（二）用物准备

治疗盘、2ml 注射器、$5\frac{1}{2}$ 号针头、注射药物、安尔碘、消毒棉签、无菌持物钳。

（三）操作步骤

1. 向患者作好解释，减少恐惧心理，配合治疗。

2. 患者取坐位或仰卧位，嘱患者头略后仰，眼睛向内、向上方注视。

3. 注射部位为眼眶的颞下侧，眶下缘外、中 1/3 交界处，因为此处无颅神经和大血管通过，且组织较疏松，操作方便。注射部位用安尔碘消毒。

4. 用食指或棉签定位进针点，经皮肤刺入眶内，紧靠眶下壁垂直刺入约 10mm 左右，固定好针头，轻轻抽吸见无回血，方可将药液缓慢推入。

5. 左手固定好针旁皮肤，缓慢拔针，用消毒棉签压住针眼至无出血为止。

（四）注意事项

1. 进针拔针时速度要慢，进针时用力不宜过大，如遇到阻力，不可强行进针，稍稍拔出针头，略改变方向再进针。

2. 禁用一次性针头，针头的斜面应向上，不宜损伤眼球，切忌针头在眶内上下左右捣动，以免损伤血管和神经。

3. 注射过程中要观察眼部情况，如有眼睑肿胀、眼球突出，提示有出血症状，应立即拔针，采取加压包扎止血或用数块大纱布或眼垫用手按压至止血为止；必要时全身用止血药。

六、球结膜下注射法

（一）目的

1. 使药物集中于球结膜下，易于进入眼内组织，直接作用于眼部病变部位，收效迅速。

2. 注射后局部产生刺激，能促进眼内组织新陈代谢、消炎和瘢痕组织的吸收。

（二）用物准备

治疗盘、1～2ml 无菌注射器、$4\frac{1}{2}$～$5\frac{1}{2}$号针头、1‰地卡因溶液、注射药物、消毒棉球、棉签、抗生素眼药水。

（三）操作步骤

1. 患者取坐位或仰卧位，解释操作目的和方法，取得配合。

2. 用 1‰地卡因滴入结膜囊作表面麻醉 2 次，每次间隔 2～3 分钟。

3. 操作者用左手拇指与食指分开上、下眼睑，并嘱患者眼向上方注视，充分暴露下方球结膜，然后将注射针头与睑缘平行成 10°～15°角挑起注射部位的球结膜（颞侧近穹隆部的结膜），缓慢注入药液，结膜呈鱼泡样隆起。根据治疗需要，亦可注入其他部位的球结膜。

4. 注射完毕退出针头，滴抗生素滴眼液，嘱患者闭眼数分钟，观察有无出血等情况，必要时涂抗生素眼药膏或用眼垫包眼。

（四）注意事项

1. 注射时嘱患者头部和眼球均不要转动，以防刺伤眼球，对眼球颤动不能固视者，可用无菌镊固定眼球后再作注射，儿童更为重要。

2. 进针时针头斜面向上，避开血管，如有出血可以用消毒棉签压迫止血。

3. 注射时距离角膜缘 5～6mm，针尖切忌朝向角膜，以防刺伤角膜。

4. 如需多次注射，必须更换部位，以免结膜硬化、粘连。

5. 注射量一般为 0.1～0.5ml，最多不超过 1ml。

6. 注射可的松混悬液时针头用 $5\frac{1}{2}$号，注射速度宜快，以免注射时针头阻塞。

7. 对儿童进行操作时，需助手协助固定患儿头部，必要时用拉钩拉开眼睑。

七、剪眼睫毛法

（一）目的

内眼手术前常规准备，使术野清洁，便于术中操作。

（二）用物准备

消毒盘或碗、眼科弯头小剪刀、棉签、金霉素眼药膏、棉球、眼垫、抗生素滴眼液。

（三）操作步骤

1. 核对患者姓名、眼别，向其解释操作目的及方法，取得配合。
2. 病员取坐位，头部稍后仰固定。
3. 剪刀两页用棉签涂金霉素眼药膏。
4. 操作者左手指轻压上睑和下睑，使睑缘呈轻度外翻状态，右手持剪刀由外眦向内眦（左眼）或由内眦向外眦（右眼）自睫毛根部完整剪除睫毛。
5. 将剪除的睫毛用棉球或纱布擦拭干净。
6. 检查有无睫毛落入结膜囊内或留于眼睑，若落入结膜囊内可用眼药水冲掉或用浸有眼药水的棉签轻轻擦出。

（四）注意事项

1. 剪睫毛前告知患者眼睫毛剪后有轻度不适感。
2. 妥善固定头部，嘱患者不可转动头部。
3. 操作时剪刀弯头朝向操作者，勿伤及睑缘皮肤、结膜、角膜等。
4. 剪上睑睫毛时，嘱患者向下注视；剪下睑睫毛时，嘱患者向上注视。

八、眼部加压包扎法

（一）目的

1. 使包扎敷料固定牢固。
2. 局部加压，起到止血作用。
3. 对于术后浅前房者，局部加压包扎，促进前房形成。
4. 预防角膜溃疡穿孔。
5. 部分眼部手术以后，减少术眼活动，减轻局部反应。

（二）用物准备

20cm纱条1根（双眼加压包扎不必）、绷带1卷、眼垫、眼药水及眼药膏、胶布、剪刀。

（三）操作步骤

1. 患者取坐位或仰卧位。
2. 患眼或双眼滴好滴眼液，涂眼药膏后，放消毒眼垫以胶布固定。
3. 单眼包扎者，在健眼眉中心部置一条长约20cm的绷带纱条，绷带头端向健眼，经双耳上方由前额向后绕至枕骨粗隆下方，绕头2周后再经患眼由上而下斜向患侧耳下，绕过枕骨至额部。再如上述绕眼数圈，最后将绷带绕头1~2周后用胶布固定，结扎眉中心部的短绷带纱条。
4. 如为双眼包扎，则绷带按"8"字形包扎双眼。起端如以右侧为起点（左侧也可），耳上部绕1~2周后，然后经前额向下包左眼，由左耳下方向后经枕骨粗隆绕至右耳上方，经前额至左耳上方，向后经枕骨粗隆下方至右耳下方，向上包右眼，成"8"字形状。如此连续缠绕数周后再绕头 2 圈，用两根胶布上下平行固定。

（四）注意事项

1. 包封患眼时根据需要加以 2～4 块消毒纱布眼垫，使其略高于眼眶缘。

2. 绷带不可过紧过松，过紧易引起头痛不适，过松易脱落，以患者能忍受为限。

3. 绷带不可压迫耳廓和健眼。

九、结膜囊分泌物细菌培养法

（一）目的

1. 了解结膜感染的病原。

2. 做药物敏感试验，指导选择敏感抗生素。

（二）用物准备

无菌结膜囊培养管、酒精灯、火柴、生理盐水、砂轮。

（三）操作步骤

1. 核对医嘱。

2. 向患者解释操作目的方法，取得配合。

3. 患者取坐位或卧位，头部固定。

4. 点燃酒精灯，打开生理盐水。

5. 抽出培养管中棉拭子，蘸取生理盐水。暴露结膜下穹隆部，嘱患者向上看，将拭子从内眦部擦向外眦部。将试管口在酒精灯上烧一下，迅速将拭子插入试管。按紧，送检验科培养。

（四）注意事项

1. 此操作一般在清晨做，嘱患者操作前不要洗脸。

2. 操作时拭子不要碰到眼睑皮肤、睫毛。

3. 拭子进出不要碰到试管口。

十、麦粒肿切开排脓法

（一）目的

麦粒肿成熟后切开引流，排除脓液，促进炎症消退。

（二）用物准备

消毒弯盘、尖头刀（11 号刀片）、眼科无齿镊、橡皮引流条、酒精棉球、棉签、敷料、胶布、抗生素眼药水和眼药膏、1%地卡因溶液。

（三）操作步骤

1. 外麦粒肿切开引流

（1）向患者解释说明，取得配合。

（2）患者取坐位，用酒精棉球消毒皮肤。

（3）用尖头刀在眼睑皮肤脓头处作与睑缘平行切口。

（4）用棉签将脓液轻轻排出，切勿挤压。若脓液较多，一次不能排尽时，可在脓腔内置橡皮引流条一根，然后滴抗生素眼液，涂眼药膏，包扎。

2. 内麦粒肿切开排脓

（1）患者取坐位，滴1‰地卡因溶液于结膜囊内作表面麻醉，共两次，每次间隔2～3分钟。

（2）翻开眼睑暴露睑结膜，用尖头刀在睑结膜脓头处作与睑缘垂直的切口。

（3）用无齿镊扩大切口，使脓液排尽，用棉签擦净脓液。

（4）滴抗生素眼液，涂眼药膏，包扎患眼。

（四）注意事项

1. 一定要在脓肿成熟软化，有波动感和脓头时才能切开。

2. 排脓时切勿挤压，以免炎症扩散，引起眼眶蜂窝织炎、海绵窦栓塞或败血症等。

第五节　眼科诊疗所需的基本设备

眼科诊疗室应有足够的光线或照明度，以便于医生对患者进行一般诊治，但需要时可以立即达到暗室要求，所以应配备遮光窗帘。

眼科诊疗室常用的基本器械包括带有聚光灯泡的手电筒、近视力表、裂隙灯显微镜（图2-1）、直接检眼镜（图2-2）、间接检眼镜、前置镜、前房角镜、三面镜等。

诊疗台上应准备常用药物如地卡因、1‰荧光素钠等，以及纱布、棉球、棉签、手消毒剂等。

图 2-1　裂隙灯显微镜　　　　　图 2-2　直接检眼镜

第六节 眼科常用专科检查及护理配合

一、视力检查法

视力（visual acuity）分为远、近视力，是测量分辨二维物体形状和位置的能力，代表黄斑中心凹的视觉敏锐度。正常人视力一般在 1.0 或以上，世界卫生组织规定较好眼的矫正视力低于 0.3 为低视力，低于 0.05 为盲。

图 2-3 对数
视力表

（一）目的

1. 了解视网膜黄斑中心凹处的视觉敏锐度。

2. 辅助眼科疾病诊断。

（二）用物准备

对数视力表（图 2-3）、标准近视力表或 Jaeger 近视力表（近视力测量）、平面镜、遮眼罩、视标指示棒。

（三）操作步骤

1. 远视力测量法

（1）受检者取坐位，距离视力表正对面 5m，如空间小可用平面镜反射，距离 2.5m。先右后左，用遮眼罩或空心手掌遮好非检测眼。

（2）检测者由上而下指点视标，受检者应在 3 秒内说出视标"E"开口方向，记录其最后能辨清的视标字号为视力数值。

（3）最低视力 0.1 不能辨认，嘱其向前靠近视力表，直至能辨认 0.1 为止。记录方法以实际距离折算，如在离视标 3m 处能辨认，则视力为 $0.1 \times 3/5 = 0.06$，依此类推。

（4）若在离视标 1m 处仍不能辨认 0.1 者，则改测"数手指"，距离从 1m 开始，记录能辨认指数的最远距离，如"30cm 数指"。

（5）若在 5cm 距仍不能辨指数，则改测"手动"，记录在眼前摆动手掌的距离，如"眼前手动"。

（6）若眼前手动也无法辨认，则到暗室内用烛光或手电筒光照射眼睛，如能察觉，记为"光感"。如有光感，还应判断其定位能力，即光定位，通常用 9 个方位测定，呈"米"字型，记录时应标出各方位。

（7）如各方位光感均消失，记为"无光感"。

2. 近视力测量法

在充足照明下，将近视力表放在距眼 30cm 处检查，如在 30cm 处不能看见最大字符，也可移近检查，记录时需标明实际距离。临床上用 J_1-J_7 表示近视力的好坏，J_1 最好，J_7 最差。如果病人在 10cm 处能看清 J_1，则记录为 J_1/10cm。

（四）注意事项

1. 视力表应挂在光线充足，照明度稳的地方。或使用合格的视力箱。

2. 被检者眼应与 1.0 视标在同一高度。

3. 戴镜者应先测裸眼视力，然后再测戴镜视力和记录矫正眼镜度数。

4. 遮挡眼睛时避免压迫眼球。

5. 被检者应正视前方，不要歪头、斜眼、眯眼或偷看等。

二、眼压测量法

眼压是眼球内容物作用于眼球内壁的压力。正常眼压范围在 10～21mmHg 之间。眼压测量法（tonometry）包括指测法和眼压计测量法。

（一）指测法

1. **目的**　定性估计眼压的情况。

2. **方法**　检查者洗净双手，位于被检查者前方。嘱被检查者两眼向下注视，检查者将中指、无名指固定在患者额部，两手食指尖放在上睑皮肤上，两指交替轻压眼球，像检查波动感一样感觉眼球张力，估计眼球的硬度。

3. **注意事项**

（1）此方法只用于粗略估计眼压，且需要大量临床经验为基础，所以需精确描述时，应用眼压计测量。

（2）初学者可触压自己的前额、鼻尖和嘴唇，粗略感受高、中、低三种眼压。

（3）记录一般以 Tn 代表眼压正常，用 T_{+1}～T_{+3} 表示眼压增高的程度，用 T_{-1}～T_{-3} 表示眼压降低的程度。

（4）不可用力猛压眼球。如眼球角膜或巩膜破裂，不可用此法触压眼球。

（二）眼压计测量法

眼压计分为压陷式、压平式和非接触式三类。

1. Schiotz **眼压计测量法**

（1）目的　协助青光眼的诊断，观察青光眼的治疗效果。

（2）用物准备　Schiotz 眼压计、1％地卡因溶液、75％酒精棉球、干棉球、抗生素眼液、抗生素眼药膏。

（3）操作步骤　向受检者说明检查目的，取得合作。受检者取低枕仰卧位，测量前滴 1％地卡因溶液作表面麻醉，1～2 分钟点一次，共两次。将眼压计调整至"0"位，使用前用 75％酒精棉球消毒底盘，待充分干燥后再使用。嘱受检者两眼向正上方注视一固定目标或自己手指。检查者用左手拇指和食指分开被检查者的上、下睑，固定于上下眼眶，右手持眼压计把手，将眼压计垂直向下，底盘轻轻放于角膜中央。读出眼压计指出的刻度数，按换算表计算出眼压值（mmHg）。认为不准确时可再测量一次。当指针读数在 1 和 3 之间时应更换重量大一级的砝码。测量完毕，滴抗生素眼液，防止感染。同时嘱受检者 2 小时内不用手揉眼，以防角膜上皮脱落。若有角膜上皮损伤，可涂抗生素眼药膏。

（4）注意事项　急性结膜炎、角膜溃疡、穿孔伤者禁忌测量眼压。测量时切勿加压于眼球，以免影响准确性。同一眼不可反复多次测量，否则影响准确性，且易损伤角膜。严格执行操作步骤，保持眼压计清洁，防止交叉感染。眼压计消毒后，必须待充分干燥后再使用，以免残留酒精损伤角膜上皮。

2. 非接触式眼压计（noncontact tomometer，NCT）**测量法**

（1）操作方法　患者取坐位，头置于头架上，前额紧靠头架，不需表面麻醉。嘱患者放松，睁大睑裂，注视仪器内的红色指示点。检查者调整仪器操纵杆，通过目镜观察指示红点，使之位于瞄准靶圈之内，按动操纵杆前方的气体触发器，显示屏上即出现眼压读数。连续测量3次，每次间隔时间不少于5秒，记录平均值，即为眼压测量值。

（2）注意事项　对高度散光、角膜混浊、角膜移植术后以及固视不良者不宜用此方法测量眼压。检查前要先告知患者检查过程中有气流冲击眼球，略有不适，但无疼痛，使患者放松并配合。如果显示屏不显示数字，说明气流方向与被测眼的光轴不在一准线上，可能是因为注视不准、泪液过多或瞬目等原因。应调整后重新测量。

3. 其他方法　眼科临床上经常使用的眼压计还有Goldmann压平眼压计、Perkins手持式压平眼压计等。其测量原理为以可变的重量压平一定面积的角膜，根据所需的重量来测量眼压。

三、色觉检查法

色觉（color vision）为人眼的辨色能力。从事许多工作如交通运输、美术、医学、化学、军事工作等必须具备正常的色觉。色觉异常分为先天性即遗传得来和后天性即某些眼病或颅脑疾病所致。色觉异常根据其轻重可分为色盲和色弱。最常见的色盲为红绿色盲。色觉检查有假同色图即色盲本检查、色相排列法和色觉镜。下面介绍假同色图检查法。

1. 目的

（1）判断人眼辨色能力是否正常。

（2）白内障患者术前检查，可以测定锥细胞功能，估计术后效果。

2. 用物准备　《色盲检查图》。

3. 操作步骤

在明亮的自然光线或日光灯下，被检查者距离《色盲检查图》40～80cm，先用示教图，教以正确方法，再依次检查，作出诊断。一般要求在5秒钟内读出图中的图形或数字。一般双眼同时检查，必要时双眼分别检查。按每图的说明判断患者为正常或异常，若为异常，进一步分辨其为全色盲、绿色盲、红色盲、红绿色盲或色弱。

4. 注意事项

（1）检查光线以自然光线为好，避免阳光直射。

（2）每图辨认时间不超过5秒。

（3）检查图应保持清洁、完好，污染或褪色不能使用。

四、裂隙灯显微镜检查法

裂隙灯（slit-lamp）显微镜为眼科常用的检查工具，协助眼科医生诊断或治疗眼病。

1. **目的**

（1）检查眼前节改变，如结膜、角膜、前房、虹膜、晶状体和前部玻璃体。

（2）另加不同透镜可检查眼前房角、眼底、玻璃体。

（3）激光治疗眼病的主要器械。

2. **用物准备**　裂隙灯显微镜、电源，各种轴助的镜，如前房角镜、前置镜、三面镜等。

3. **操作步骤**

（1）使患者头部舒适地固定于颌架上，嘱患者先闭眼。

（2）调整仪器，右手调节显微镜的手柄、裂隙的宽度和隔板的孔洞，使光线束来自患眼的颞侧，光线角度与显微镜约成40°，也可随检查的需要调整角度，调节光线使之在上睑皮肤上聚焦清晰。

（3）嘱患者睁开双眼，左手撑开患者眼睑进行检查。

（4）检查完毕，关闭电源，拭净裂隙灯显微镜上的泪液和药液，戴上防尘罩。

4. **注意事项**

（1）在暗室内使用。

（2）避免长时间用强光照射患眼引起患者不适。

（3）不可长时间持续使用，以免裂隙灯灯泡过热烧坏。

（4）注意保持仪器清洁，下巴托垫尽量使用一次性，防止交叉感染。

（5）注意患者的安全，防止被电线绊倒。

五、直接检眼镜检查法

1. **目的**　用于检查玻璃体和视网膜病变。

2. **用物准备**　直接检眼镜（direct ophthalmoscope），电源。

3. **操作步骤**

（1）向患者说明检查的目的，取得配合。

（2）扶患者至暗室，取坐位。必要时先散大瞳孔。

（3）检查右眼时，检查者站在被检查者的右侧，用右手持检眼镜，右眼观察。检查左眼时相反。

（4）先将镜片拨到+8～+10D，距被检眼10～20cm，将检眼镜灯光射入瞳孔，嘱患者上下左右转动眼球，检查屈光间质有无混浊。然后让患者双眼平视前方，尽量将检眼镜靠近被检眼前，将镜盘拨到0处，如有屈光不正，调拨镜片至看清眼底为止。

（5）检查完毕，关闭电源。扶患者离开暗室。

4. **注意事项**

（1）检查时注意所站位置是否正确。

（2）按一定顺序检查眼底，以防遗漏。

（3）保持检眼镜清洁，完好。

（4）注意患者的安全。

六、视野检查法的护理配合

视野（visual field）是指眼向前固视时所见的空间范围。与中心视力相比而言，它反映了周边视力，是非常重要的视功能之一。距注视点30°以内的范围称为中心视野，30°以外的范围成为周边视野。和视力一样，视野对工作和生活有很大影响，视野狭小者不能从事驾车或其他较大范围活动的工作。世界卫生组织规定视野小于10°者，即使中心视力正常也属于盲。视野检查属于心理物理学检查，反映的是受试者的主观感觉。视野检查的种类有对比法、平面视野计法、弧形视野计法、Amsler方格Goldmann视野计和自动视野计。

（一）目的

用于青光眼的早期诊断及判断疾病发展情况。也适用于其他眼病如黄斑疾病、神经系统疾病等的协助诊断。

（二）护理配合

1. 检查前告诉患者检查的目的，使患者理解。

2. 告诉患者不同的检查方式需要不同的配合，在检查过程中要注意跟随检查者的指令，提高检查结果的准确性。

七、眼底血管造影检查的护理配合

眼底血管造影是将造影剂从肘静脉注入，利用特定滤光片和眼底照相机，拍摄随血液在眼底血管内流动及其灌注的过程。分为荧光素血管造影（fundus fluorescence angiography，FFA）及吲哚青绿血管造影（indocyanine green angiography，IGGA）两种。前者以荧光素钠为造影剂，主要反映视网膜血管的情况；后者以吲哚青绿为造影剂，反映脉络膜血管的情况。

（一）目的和意义

1. **目的** 协助眼底疾病如眼底血管病变、糖尿病视网膜病变、黄斑病变等疾病的诊断。

2. **意义** 为临床诊断和科研提供有价值的客观依据。看到眼底镜无法看到的东西，包括提供眼底血管动态的内在的情况；看到毛细血管水平的细微结构，如毛细血管扩张或闭塞等；可以看到血管功能上的改变，如血管渗漏情况等。

（二）护理配合

1. 造影之前向患者解释检查的目的和意义、基本过程和注意事项，取得理解和配合，减轻紧张情绪。

2. 检查前详细询问过敏史。

3. 造影前应对患者做全身检查，包括测量血压、心电图、肝肾功能等，避免出现意外情况。

4. 少数患者注射荧光素后会出现恶心、呕吐、荨麻疹等过敏反应，告诉患者不要紧张，一般时间很短，稍作休息，常可恢复。

5. 操作室应备氧气、吸引器、抢救车等基本的抢救物品，以备极个别患者发生过敏性休克、晕厥等严重反应时使用。

　　6. 荧光素不被人体吸收，24 小时内从体内完全排出，因此，如患者尿液颜色有改变，是正常现象，不必紧张。

第三章
眼 科 病 证 护 理

第一节 目 痒

目痒是以眼部发痒为主症的眼病。古代有眼"痒极难忍"、"痒若虫行"的记载。

临床上细菌性结膜炎、衣原体性结膜炎、病毒性结膜炎、免疫性结膜炎以及干眼病等均可见到此症。

一、病因病机

1. 风邪外袭，上攻睑眦腠理之间而发痒。
2. 脾胃内蕴湿热，复感风邪，风热湿邪上壅于目所致。
3. 肝虚血少，血虚风动而作痒。

二、护理评估

（一）健康史

评估患者有无细菌性结膜炎、衣原体性结膜炎、病毒性结膜炎、免疫性结膜炎以及干眼病等病史。评估发病时间、诊治过程。

（二）临床表现

目痒，或两眦作痒，或眼内灼痒，或眼内奇痒难忍，眵多胶黏，或眼痒势轻、时发时止，视力正常。

（三）辅助检查

1. 结膜囊分泌物细菌培养，或病毒分离。
2. 结膜囊分泌物涂片找嗜酸性粒细胞和嗜酸性粒细胞结节。
3. 结膜刮片行 Giemsa 染色。

（四）心理社会评估

注意评估患者的年龄、文化层次、工作环境、生活环境及职业环境，患者的卫生习惯，对病证的认识和焦虑的程度。

三、护理诊断

1. **舒适改变**　与结膜、角膜炎症反应及变态反应有关。
2. **焦虑**　与病程长，担心疾病预后有关。
3. **知识缺乏**　与缺乏目痒的防治知识有关。
4. **潜在并发症**　青光眼、角膜感染，与糖皮质激素治疗的不良反应有关。

三、护理目标

1. 目痒、充血等症状减轻或消失。
2. 患者能表达引起焦虑等心理障碍的原因。
3. 能说出目痒的防治知识，积极配合治疗。
4. 能够陈述预防青光眼、角膜感染等并发症的措施。

四、护理措施

1. 心理护理
(1) 正确进行心理疏导，帮助患者增强积极治疗疾病的信心。
(2) 本证预后好，一般不影响视力，消除患者精神紧张。

2. 休息与饮食
(1) 室内保持清洁、安静、空气流通、光线柔和，避免强光直射患眼。
(2) 治疗期间少用目力，保证充足的睡眠。
(3) 平素饮食宜清淡、易消化。保持大便通畅。
(4) 少食或不食辛辣刺激及腥膻之品，以免加重病情。

3. 病情观察
(1) 注意观察眼痒的性质、程度。
(2) 观察黑睛的变化，如发现患者黑睛有翳障，应及时报告医生。
(3) 观察眼珠有无胀痛、眼压增高等迹象。

4. 治疗护理
(1) 滴用清热解毒滴眼液，如熊胆滴眼液或鱼腥草滴眼液，每日3～4次。
(2) 对于免疫性结膜炎可配合色甘酸钠滴眼液或糖皮质激素滴眼液滴眼。
(3) 白睛病变累及黑睛者，局部滴用抗生素滴眼液。
(4) 中药汤剂宜饭后温服。
(5) 针刺治疗，常取承泣、光明、外关、合谷等穴位。

5. 健康教育
(1) 有明显致病因素者，应避免使用接触致敏物质。在发病季节戴有色眼镜，减少花粉、阳光和灰尘的刺激。
(2) 注意个人卫生，不要用脏手、脏手帕揉擦眼睛，不要用公共面具洗脸。
(3) 教育患者不要乱揉眼部，防止造成眼组织局部损伤，继发感染，导致严重后果。

（4）消除诱因，配戴角膜接触眼镜，应选择质量合格的护理液。

五、辨证施护

1. 风邪外袭

证候　两眦或胞睑或眼内作痒难忍，羞明流泪，视力正常；舌淡红，苔薄白，脉浮数。

治法　祛风止痒。

方药　驱风一字散加减。

护理

（1）注意气候变化，避免风尘刺激。

（2）局部冷敷，每日 2 次。

2. 风热壅目

证候　眼内灼痒，白睛红赤，睑内颗粒累累，眵泪黏结，遇热则重；舌淡红，苔薄黄，脉浮数。

治法　祛风清热。

方药　银翘散加减。

护理

（1）发病季节避免风热刺激。

（2）注意清洁卫生，防止继发感染。

（3）患病时，不到公共场所活动，以免传染他人。

（4）饮食宜清淡，多食蔬菜、水果。

3. 湿热夹风

证候　眼奇痒难忍，泪多眵稠呈黏丝状，胞睑重坠，睑内颗粒累累，白睛污黄，黑白睛交界处呈胶样结节隆起；舌质红，苔黄腻，脉数。

治法　清热除湿，祛风止痒。

方药　除湿汤加减。

护理

（1）饮食宜清淡，用决明子、菊花等泡茶代饮，大小便要保持通畅。

（2）避免外界刺激因素，防止风邪再袭。

（3）保持室内通风、干燥，避免潮湿。

4. 血虚生风

证候　眼痒势轻，时作时止，眼干涩，白睛微赤；面色少华或萎黄；舌淡，脉细。

治法　养血熄风止痒。

方药　万应蝉花散加减。

护理

（1）调理脾胃，加强营养。

（2）锻炼身体，增强体质。保持心情舒畅。

六、结果评价

眼痒、充血等症状是否减轻或消失；焦虑等心理障碍是否减轻或消失；对目痒防治知识的掌握程度；有无青光眼、角膜感染等并发症发生。

第二节 白涩症

白涩症是指白睛不红不肿而自觉眼部干涩不舒，病情缓慢迁延的外障眼病。病名首见于《审视瑶函》，又名白眼痛、目涩候等。《审视瑶函》指出："白涩症，不肿不赤，爽快不得，沙涩昏蒙，名曰白涩"。常为双眼发病，与性别、年龄和季节无明显关系。西医学的浅层点状角膜炎、慢性结膜炎、沙眼、角结膜干燥症、视疲劳等疾病均可出现此症。

一、病因病机

1. 肺阴不足，目失濡润。
2. 肝肾不足，阴血亏损。
3. 饮食不节，嗜烟酗酒，或偏食辛辣炙煿之品，使脾胃运化失常，蕴积湿热，气机不畅，目窍失养。
4. 暴风客热、天行赤眼、天行赤眼暴翳治疗不彻底，余邪未清，隐伏肺脾之络所致。
5. 屈光不正或矫正眼镜的度数不合适。
上述因素致目珠缺乏津液濡润，致目内干涩不舒。

二、护理评估

（一）健康史

评估患者有无浅层点状角膜炎、慢性结膜炎、沙眼、角结膜干燥症、屈光不正、视疲劳等疾病，评估发病的时间，有无明显诱发因素，症状持续的时间以及诊治过程。

（二）临床表现

患眼干涩不爽，频频瞬目，灼热微痒，白睛不红不肿，或赤脉隐隐，无眵，或眵少色白如泡沫状。

（三）辅助检查

部分患者裂隙灯显微镜检查可见黑睛有细小点状上皮脱落，荧光素染色阳性。

（四）心理社会评估

评估患者受教育的水平、性格、生活方式和环境，对白涩症的认识及心理障碍的程度。

三、护理诊断

1. **舒适改变** 与白涩症所致的眼干涩不爽，频频瞬目，灼热微痒有关。

2. **焦虑** 与药物治疗难以速效、反复发作有关。

3. **知识缺乏** 与缺乏白涩症的防治知识有关。

四、护理目标

1. 眼干涩不爽，频频瞬目，灼热微痒等症状减轻或消失。

2. 能够描述引起焦虑心理障碍的原因，积极配合治疗及护理。

3. 能够掌握白涩症的基本常识。

五、护理措施

1. 心理护理

解释白涩症病因，较具体地介绍治疗与护理方案，消除其心理障碍，增强治疗信心，使之配合治疗。

2. 休息与饮食

(1) 居室安静，室内光线柔和，避免强光、尘埃刺激。

(2) 指导患者能自觉调整和控制饮食。宜多食富含维生素 A 的食品，如动物肝脏、禽蛋类、胡萝卜等。

3. 病情观察

(1) 观察眼干涩不爽，频频瞬目，灼热微痒等变化。

(2) 观察白睛赤脉隐隐的改变。

4. 治疗护理

选用珍珠明目滴眼液或熊胆滴眼液滴眼。

5. 健康教育

(1) 让患者认识白涩症的治疗过程，需长期采用综合治疗措施，坚持治疗，方能奏效。

(2) 养成良好的生活习惯，起居有时，适时增减衣被，避免过度疲劳，积极参加有益于身心健康的文娱体育活动，以增强机体抵抗力，防止外邪入侵。

(3) 饮食有节，食宜清淡，忌肥甘厚味、辛辣刺激，煎炸炙煿之品，禁烟酒。

(4) 积极配合治疗，定期检查，注意眼部症状的变化。

(5) 指导有屈光不正的患者及时进行医学验光，配戴度数合适的眼镜。

(6) 注意用眼卫生。

六、辨证施护

1. 肝肾阴虚

证候 眼内干涩不舒，双目频眨，羞明怕光，白睛隐隐淡红，久视后症状加重，或黑睛有细点星翳；常伴口干少津，腰膝酸软，头晕耳鸣，夜寐梦多；舌质红，舌苔薄，脉细。

治法 补益肝肾，滋阴养血。

方药 杞菊地黄丸加减。

护理

（1）夜寐梦多者要合理安排作息时间，生活有规律。睡前不宜过饱，禁喝浓茶、咖啡等刺激性饮料。

（2）头晕耳鸣者宜注意休息。房间宜温暖向阳，通风时注意防寒保暖，避免噪音。

（3）口苦少津者宜多喝开水，或用杭州白菊花泡水代茶饮。

（4）腰膝酸软者不宜过度疲劳，节制房事，修身养性。

（5）饮食宜清淡，少吃辛辣动火之品。可用药膳配合治疗。

生地麦冬饮　生地黄 30g，麦冬 30g。麦冬去心，与生地黄同入锅内，加清水 1500ml，煎至 500ml。分 3 次饮用。

2. 肺阴不足

证候　眼干涩不舒，不耐久视，白睛如常或稍见赤脉，黑睛有细点星翳，反复难愈；或伴有干咳少痰，咽干便秘；苔薄少津，脉细无力。

治法　滋阴润肺。

方药　养阴清肺汤加减。

护理

（1）居室冷暖适中，温湿度适宜，空气流通。

（2）劳逸结合，起居有常，节制房事，勿过用目力。

（3）饮食以清淡易消化为宜，多吃新鲜水果蔬菜及养阴滋润之品，如蜂蜜、罗汉果、雪梨、白木耳等。可用药膳配合治疗。

玉竹粥　鲜玉竹 50g，粳米 50g。先将玉竹去须洗净，切细，加水煎汤取汁，入粳米煮成粥，根据口味，加入适量的食盐或冰糖。分 2 次服用。

（4）中药煎剂宜饭后温服。通便药应在清晨或睡前空腹服用。

3. 脾胃湿热

证候　眼内干涩隐痛，眦部见黄白色泡沫状眼眵，白睛赤脉隐隐，病程缠绵难愈；伴有口黏口臭，大便秘结，小便短赤；舌苔黄腻，脉濡数。

治法　清热利湿，宣畅气机。

方药　三仁汤加减。

护理

（1）观察大小便的时间、次数、颜色、质和量，有无腹胀等兼症。每日清晨饮凉开水 500ml，或平素用菊花泡水代茶喝。

（2）多吃高纤维、低脂肪、低蛋白的食品，营养合理搭配，忌食辛辣炙煿之品。

（3）中药汤剂宜饭后温凉服。薏苡仁淡渗下行，脾虚便难及孕妇慎用。

4. 邪热留恋

证候　暴风客热、天行赤眼或天行赤眼暴翳未愈，轻度畏光流泪、少许眼眵，干涩不爽，白睛时有赤丝细脉；舌质红，舌苔薄黄，脉数。

治法　清热利肺。

方药　桑白皮汤加减。

护理

（1）保持大便通畅，便时避免用力。若大便干结，睡前服蜂蜜水 200ml，或晨起空腹饮淡盐水 50ml，以润肠通便。

（2）可用药膳配合治疗。

桑白皮粥　桑白皮 15g，地骨皮 15g，粳米 50g。桑白皮用布包好，加入粳米，同煮成粥，加入食盐适量，每日分 2 次食用。

七、结果评价

眼干涩不爽，频频瞬目，灼热微痒等症状是否减轻或消失；是否能够描述引起焦虑心理障碍的原因，积极配合治疗及护理；患者对白涩症防治知识的掌握程度。

第三节　黄液上冲

黄液上冲是黑睛与黄仁之间积聚黄色脓液的急重眼病。黄液上冲病名首见于《目经大成》，又名黄膜上冲（《世医得效方·眼科》）。多属凝脂翳、瞳神紧小等病的并发症，类似于西医学的前房积脓。

一、病因病机

1. 嗜食辛辣炙煿，膏粱厚味，酿成脾胃积热，复感风热邪毒，内外合邪，以致火毒上燔，灼伤黄仁，煎熬神水而成。

2. 素体肝肾阴虚，或热甚伤阴，又夹胃热上承，蒸灼黄仁，灼伤神水，脓液内聚而致。

二、护理评估

（一）健康史

评估有无凝脂翳、瞳神紧小、外伤史及发病时间和诊治过程。

（二）临床表现

患眼疼痛，或头目剧痛，眼睑难睁，怕光流泪，抱轮红赤，或白睛混赤；黑睛与黄仁之间积聚黄色脓液，量多者可遮掩整个瞳神。

因凝脂翳等引起者，极易穿破黑睛，变为蟹睛等恶候；若有瞳神紧小，极易造成瞳神干缺、瞳神膜闭，以致变证丛生；若脓攻全珠，病情险恶，易致眼珠塌陷而失明。

（三）辅助检查

因凝脂翳等引起者，需进行角膜溃疡表面刮片检查，分泌物做细菌培养。若有瞳神紧小者，做眼部 B 型超声检查。

（四）心理社会评估

注意评估患者的文化层次、工作环境、对疾病的认识及焦虑的程度。

三、护理诊断

1. **感知改变**　与黄液上冲或瞳神膜闭等引起的视力下降有关。
2. **疼痛**　与凝脂翳、瞳神紧小有关。
3. **焦虑**　与视力下降、可能发生严重并发症、担心疾病预后有关。
4. **知识缺乏**　与缺乏黄液上冲的防治知识有关。
5. **潜在并发症**　蟹睛、脓攻珠内、瞳神干缺、瞳神膜闭等，与病情严重或治疗不及时有关。

四、护理目标

1. 黄液上冲吸收，视力稳定或提高。
2. 眼部疼痛减轻或消失。
3. 能够表达引起焦虑等心理障碍的原因，情绪稳定。
4. 患者能说出黄液上冲的防治知识，积极配合治疗。
5. 能陈述预防蟹睛、脓攻珠内、瞳神干缺及瞳神膜闭等并发症的措施。

五、护理措施

1. **心理护理**　关心体贴患者，耐心讲解疾病的治疗、发展、预后等情况，消除患者焦虑等心理，调畅情绪，帮助患者树立信心，积极配合治疗。

2. **休息与饮食**
（1）保持环境安静，注意休息，户外活动时需戴有色眼镜，避免强光刺激。
（2）注意饮食调理，忌食辛辣刺激性食物，禁烟酒，以免加重病情。

3. **病情观察**
（1）注意抱轮红赤和白睛混赤的程度。
（2）观察黄液上冲的多少，用药后脓液有无减少。
（3）注意瞳孔大小，有无黄仁后粘连。
（4）若有黑睛溃陷应注意观察溃陷大小。
（5）患者若有一股"热流"从眼内流出，立即用绷带包扎患眼，报告医生。

4. **治疗护理**
（1）选用广谱或敏感的抗生素滴眼液，高浓度频点，如0.3%氧氟沙星滴眼液、0.3%妥布霉素滴眼液，每小时1～3次，病情控制后渐减次数。睡前涂抗生素眼药膏。
（2）病情严重者，可用抗生素作球结膜下注射，如庆大霉素2万单位球结膜下注射，每日或隔日1次。
（3）局部使用1%阿托品滴眼液或眼药膏，每日3次，以防瞳神干缺等并发症，点滴眼液后需压迫泪囊5分钟，避免引起不良反应。
（4）可用内服药渣煎水先熏，待微温，澄清过滤后洗眼，每日1次。冲洗时，谨防冲洗液流入健眼，或溅入医护人员眼中。治疗操作时动作宜轻。

（5）局部湿热敷，每日 3 次，每次 15～20 分钟。

5. 健康指导

（1）向患者介绍如何注意用眼卫生，不要用手揉眼及不洁物品擦眼，面巾、脚布定期消毒，不与他人合用脸盆。

（2）本病急而重，应经常定期复诊，按时服药，正确使用滴眼液。

（3）勿用力揉眼、咳嗽、打喷嚏、提重物，应避免一切能引起眼球震动的动作。

（4）加强劳动保护，避免眼外伤，若有眼外伤应立即就诊。

（5）注意锻炼身体，营养均衡，增强机体抵抗力。

六、辨证施护

1. 热毒炽盛

证候　头目剧痛，羞明流泪，抱轮红赤或白睛混赤，瞳神紧小，黄液上冲；口渴喜饮，大便秘结；舌红苔黄，脉数。

治法　清热泻火解毒。

方药　通脾泻胃汤或四顺清凉饮子加减。

护理

（1）饮食宜清淡，多食蔬菜、水果，多饮开水，保持大便通畅，便秘者用番泻叶代茶。

（2）若有黑睛溃陷，应注意勿对眼球施加压力，防止黑睛穿孔。

2. 阴虚内热

证候　畏光较轻，反复发作，黄液量少清稀，抱轮红赤；口干唇燥，舌红少苔，脉细数。

治法　滋阴清胃。

方药　玉女煎加减。

护理

（1）增强体质，提高机体抗病能力。

（2）注意休息，少用目力。

七、结果评价

黄液上冲是否减轻或消失；视力是否稳定或提高；眼部疼痛是否减轻或消失；焦虑等心理障碍是否减轻或消失；对黄液上冲防治知识的掌握程度；有无黑睛穿孔、瞳神膜闭等并发症的发生。

第四节　血灌瞳神

血灌瞳神是指眼内出血，血液灌于黑睛和黄仁之间或灌入金井之内为主要临床表现的眼病，严重者可致失明。血灌瞳神病名首见于《证治准绳·杂病·七窍门》，又名血灌瞳人

（《圣济总录·眼目门》）。其中，血灌黑睛与黄仁之间，类似于西医学的前房积血；血灌金井之内，类似于西医学的玻璃体积血。多见于眼外伤、虹膜睫状体炎、视网膜静脉周围炎、视网膜静脉阻塞、糖尿病性视网膜病变、年龄相关性黄斑病变等。

一、病因病机

1. 肝胆蕴热，热伤血络，血溢络外，灌入瞳神。

2. 肝肾阴亏，虚火上炎，血不循经，溢于络外。

3. 心脾两虚，气不摄血，致血溢络外，血灌神膏。

4. 撞击伤目或手术创伤，损伤眼内脉络，血溢络外，致血灌瞳神、神膏。

二、护理评估

（一）健康史

评估患者有无瞳神紧小、络损暴盲、消渴目病、视瞻昏渺、撞击伤目、眼部手术史及发病时间和诊治过程。

（二）临床表现

血液灌于黑睛和黄仁之间者，视力不同程度下降，严重时，视力可为光感。或有眼部胀痛，甚至连及头额，羞明泪热。

血液灌入金井之内者，自觉眼前骤见黑影飘动，继之视力急降。症轻者，视物如笼烟雾，或见红光；症重者，视物不见。

（三）辅助检查

眼部 B 型超声检查、视觉电生理检查、眼底荧光素血管造影。

（四）心理社会评估

注意评估患者的年龄、文化层次、工作环境、对疾病的认识及焦虑的程度。

三、护理诊断

1. **感知改变** 与严重血灌瞳神引起的眼前黑影飘动、视力下降有关。

2. **疼痛** 眼部胀痛，与眼压升高有关。

3. **焦虑** 与双眼包封及视力下降、害怕手术、担心疾病预后有关。

4. **有外伤的危险** 与治疗期间双眼包封有关。

5. **知识缺乏** 与缺乏血灌瞳神的防治知识有关。

6. **潜在并发症** 角膜血染、继发性青光眼，与血灌瞳神日久不吸收有关；视衣脱离，与玻璃体积血机化牵拉有关。

四、护理目标

1. 视力稳定或提高。

2. 眼部胀痛减轻或消失。

3. 能够表达引起焦虑等心理障碍的原因，并采取适当的应对措施。

4. 无意外损伤。

5. 患者能说出血灌瞳神的防治知识，积极配合治疗。

6. 能够说出预防角膜血染、继发性青光眼、视衣脱离等并发症的措施。

五、护理措施

1. **心理护理** 做好心理护理，耐心讲解疾病的发生、治疗、预后等情况，消除患者的焦虑、恐惧心理。

2. **休息与饮食**

（1）室内保持清洁安静、空气流通、光线柔和。

（2）饮食以软食，易消化为宜，忌食辛辣刺激性食物，禁烟酒，保持大便通畅。大便干结者，每日食芭蕉1～2根；或蜂蜜30ml，加入温开水100ml，睡前服；或晨起空腹饮淡盐水150ml。

（3）避免突然翻身、坐起、大声说笑、咳嗽、弯腰，不要挤压眼球。新鲜出血者，包封双眼，半坐卧位，避免震动头部的动作。

3. **病情观察**

（1）注意观察视力和眼压的变化。

（2）有无眼珠胀痛。

（3）观察血灌瞳神的程度。

4. **治疗护理**

（1）应用活血祛瘀药，如三七粉，每次2g，每日2次。

（2）术前应用抗生素滴眼液点眼，每日3～6次。

（3）术后应用糖皮质类固醇类药物，需观察用药后反应，若有不良反应，报告医生及时处理。

（4）对玻璃体积血，经3个月以上药物治疗不吸收，明显影响视力；或因机化牵拉引起视网膜脱离者，应尽早行玻璃体切割术。对前房积血不吸收，且眼珠胀痛甚者，可行前房穿刺术。术后每日换药，应注意眼局部反应、切口愈合等情况。

5. **预防意外损伤** 双眼包封时，活动时需有人陪伴，要注意安全。协助患者完成各项检查及治疗。

6. **健康教育**

（1）指导患者不要用力揉眼及使用不洁物品擦眼，防止碰撞术眼。

（2）正确服药及点滴眼液。

（3）按时复诊，一旦发现视力下降及时就诊。

（4）少看电视、少阅书报，避免过度使用目力。

六、辨证施护

1. 血热妄行

证候　眼珠胀痛，抱轮红赤，前房积血鲜红；或眼前骤见黑花，或见红光，随之视力急降；视网膜静脉迂曲、扩张，血管周围视网膜上出血、量多而色鲜红，甚或玻璃体积血，眼底不能看见；兼烦躁易怒，口苦咽干，溲赤便秘；舌红苔黄，脉弦数。

治法　清热凉血止血。

方药　十灰散加减。

护理

（1）调畅情志，避免烦躁、暴怒等不良情绪。

（2）不饮烈酒及浓茶、咖啡等兴奋性饮料。

（3）中药汤剂宜温凉服，观察服药后的效果及反应，尤其注意前房积血量的多少。

2. 虚火伤络

证候　前房沉积鲜红血液；全身可有头晕耳鸣，心烦失眠，口苦咽干；舌红苔少，脉细数。

治法　滋阴凉血止血。

方药　宁血汤或生蒲黄汤加减。

护理

（1）注意休息，保证睡眠充足。

（2）可食用有滋阴作用的食物，如银耳、西瓜、梨等，多饮水。

3. 心脾亏损

证候　视力急降，眼底不能窥见，或可见眼底出血；全身可兼有面色萎黄，心悸健忘，食少腹胀，倦怠乏力；舌淡苔白，脉细无力。

治法　养心健脾，益气补血。

方药　归脾汤加减。

护理

（1）饮食宜清淡且富有营养的食物，如禽蛋、肉类、乳类。平时常吃桂圆、红枣以利养心脾。

（2）病室环境安静，减少对患者的干扰，保证睡眠充足，少用目力，勿劳累伤气，加重病情。

4. 瘀血内停

证候　血灌瞳神，瘀久不消，舌有瘀斑，脉弦紧或涩。

治法　行气活血化瘀。

方药　血府逐瘀汤加减。

护理　在出血静止后，选用三七、丹参、红花、川芎等药液作眼部电控离子导入，以促进瘀血消散。

七、结果评价

眼前黑影飘动是否减轻或消失；视力是否稳定或提高；患者焦虑等心理障碍是否减轻或消失；有无意外损伤发生；对血灌瞳神防治知识的掌握程度；有无角膜血染、视衣脱离等并发症的发生。

第五节　云雾移睛

云雾移睛是指患眼外观端好，自觉眼前有蚊蝇蛛丝或云雾样飘浮物的眼病。又名蝇翅黑花、眼风黑花等，病名见于《证治准绳·杂病·七窍门》。可单眼或双眼发病。类似于西医学的玻璃体混浊，是由玻璃体液化变性，胶原纤维凝结收缩；眼内炎性渗出物进入玻璃体；外伤、视网膜、脉络膜出血进入玻璃体内等引起。

一、病因病机

1. 肝肾亏损，或气血亏虚，目窍失养。
2. 痰湿内蕴，郁久化热，湿热浊气上泛于目。
3. 气滞血瘀，血溢络外，滞于神膏。

二、护理评估

（一）健康史
评估患者有无高度近视、葡萄膜炎、视网膜静脉周围炎、高血压、动脉硬化、糖尿病、眼外伤及手术史。评估发病时间和诊治过程。

（二）临床表现
外眼端好，眼前有蚊蝇蛛丝或云雾样物飘动，视物可正常或有不同程度障碍。

（三）辅助检查
眼部 B 型超声检查、眼底荧光素血管造影、视觉电生理检查。

（四）心理社会评估
注意评估患者的年龄、文化层次、工作环境、对云雾移睛的认识及焦虑的程度。

三、护理诊断

1. **感知改变**　与神膏混浊致眼前黑影飘动、视力下降有关。
2. **焦虑**　与视力下降、害怕手术、担心疾病预后有关。
3. **知识缺乏**　与缺乏云雾移睛的防治知识有关。
4. **潜在并发症**　视衣脱离，与玻璃体后脱离或玻璃体积血机化牵拉有关。

四、护理目标

1. 眼前黑影飘动减轻，视力稳定或提高。
2. 能表达引起焦虑等心理障碍的原因，情绪稳定。
3. 说出云雾移睛的防治知识，积极配合治疗。
4. 能够陈述预防视衣脱离等并发症的措施。

五、护理措施

1. **心理护理**　耐心讲解疾病的发生、治疗、预后等情况，帮助患者转移注意力，进行自我调节，消除患者的焦虑心理，保持乐观情绪，积极配合治疗。

2. **休息与饮食**

（1）室内保持清洁安静、空气流通、光线柔和，避免强光直射患眼。

（2）治疗期间少用目力，保证充足的睡眠。

（3）忌食刺激性食物，禁烟酒，保持大便通畅。大便干结者，每日食芭蕉 1～2 根；或蜂蜜 30ml，加入温开水 100ml，睡前服。

3. **病情观察**

（1）注意观察眼前黑影飘动及视力变化等情况，如患者视力急剧下降，应及时报告医生。

（2）注意神膏混浊的程度。

4. **治疗护理**

（1）用安妥碘针剂作肌肉注射，口服沃丽汀或钙剂。

（2）玻璃体积血久不吸收者，选用三七、丹参等药液作眼部电控离子导入，每日 1 次。有新鲜出血时，应避免使用。

（3）对玻璃体混浊严重，经 3 月以上药物治疗不吸收，明显影响视力，或因机化膜牵引起视网膜脱离者，应尽早行玻璃体切割术。术后每日换药，注意眼局部反应、切口愈合等，以及黑睛有无混浊、瞳神大小、眼压等情况。

5. **健康教育**

（1）注意休息，避免突然翻身、坐起、大声说笑、咳嗽、弯腰等引起头部震动的动作，不要挤压眼球，防止碰撞术眼。

（2）忌看电视、少阅书报，少用目力。

（3）正确服药，按时复诊，一旦发现视力下降，及时就诊。

六、辨证施护

1. **肝肾亏损**

证候　眼前黑影飘动，如蚊蝇蛛丝，或伴闪光感，可伴近视，视物昏朦，眼干涩，易疲劳；全身可见头晕耳鸣，腰酸腿软；舌红苔薄，脉细。

治法　补益肝肾。

方药　明目地黄汤加减。

护理

（1）可予菊花、枸杞子等泡水代茶饮。

（2）黑芝麻、粳米适量煮粥，早餐或晚餐时服用。

2. 气血亏虚

证候　自觉视物昏花，眼前黑影飘动，时隐时现，不耐久视，眼珠涩痛；全身伴有面白无华，头晕心悸，少气懒言；唇淡舌嫩，脉细。

治法　益气补血。

方药　八珍汤加减。

护理

（1）注意休息，避免劳累与用眼过度。

（2）多食水果、蔬菜及营养丰富之品，如禽蛋、肉类、乳类、海带、紫菜。

（3）可食山药粥，或黄芪粥。

3. 湿热蕴蒸

证候　自觉眼前黑影浮动，多呈尘状、絮状混浊，视物昏矇；胸闷纳呆，头重；苔黄腻，脉滑。

治法　宣化畅中，清热除湿。

方药　三仁汤加减。

护理　勿食刺激性食物，禁烟酒。

4. 气滞血瘀

证候　自觉眼前黑花，呈絮状、块状红色混浊，视力不同程度下降；或有情志不舒，胸胁胀痛；舌有瘀斑，脉弦涩。

治法　行气活血。

方药　血府逐瘀汤加减。

护理

（1）玻璃体积血者应卧床休息。取半卧位，不宜仰卧，以免出血积于视网膜黄斑部。

（2）避免震动头部的动作。

（3）对新鲜的出血，应及时用止血药物控制，如三七粉，吞服，每次 2g，每日 2 次；亦可予止血敏、安络血等。

七、结果评价

眼前黑影飘动是否减轻；视力是否稳定或提高；焦虑等心理障碍是否减轻或消失；对云雾移睛防治知识的掌握程度；有无视衣脱离等并发症的发生。

第六节　视瞻昏渺

视瞻昏渺是指眼外观正常，而出现视力减退，以致视物模糊不清的内障眼病。病名首见于《证治准绳·杂病·七窍门》。《证治准绳》认为本症"谓目内外别无证候，但自视昏眇，蒙昧不清也。有神劳，有血少，有元气弱，有精亏而昏昧者，致害不一"。可发生于不同性别的任何年龄。西医学的中心性浆液性视网膜脉络膜病变、球后视神经炎、年龄相关性黄斑变性、后部葡萄膜炎等疾病均可出现此症。

一、病因病机

1. 湿热痰浊内蕴，上犯清窍。
2. 情志不舒，气滞血瘀，玄府不利。
3. 肝肾不足，精血耗损；或心脾两虚，气血不足，目失所养，神光衰微。

上述因素致目窍受阻，神光无以发越，渐至视物模糊不清。

二、护理评估

（一）健康史

评估患者有无中心性浆液性视网膜脉络膜病变、球后视神经炎、年龄相关性黄斑变性、后部葡萄膜炎等疾病，评估发病的时间，有无明显诱发因素，症状持续的时间以及诊治过程。

（二）临床表现

患眼外观端好，或眼部隐痛，视物如遮隔轻纱薄雾，朦胧不清，或视物变形，或眼前见黑花飞舞，或偶有闪光，或见眼前中央有团状黄褐色或暗灰色阴影。

（三）辅助检查

可进行眼底荧光素血管造影、视觉电生理、结核菌素皮内试验、类风湿因子、循环免疫复合体测定、血沉等检测，以明确本症归属于西医学何种疾病。

（四）心理社会评估

评估患者受教育的水平、性格、生活方式和环境，对视瞻昏渺的认识及心理障碍的程度。

三、护理诊断

1. **感知改变**　与视力低下有关。
2. **舒适改变**　与视物模糊不清、眼部隐痛有关。
3. **焦虑**　与视力下降、头晕、眼部隐痛以及疾病治疗效果有关。
4. **自理缺陷**　与视物模糊不清有关。
5. **有外伤的危险**　与视物模糊不清有关。
6. **知识缺乏**　与缺乏视瞻昏渺的防治知识有关。
7. **潜在性并发症**　青盲或暴盲，与病情严重或治疗不及时有关。

四、护理目标

1. 视力稳定或提高。

2. 视物模糊，眼部隐痛等症状缓解或消除。

3. 能够描述引起焦虑等心理障碍的原因，症状缓解，能够配合治疗护理。

4. 生活能够自理或在他人协助下完成日常生活。

5. 能够描述预防有外伤的危险发生的措施。

6. 掌握视瞻昏渺的有关防治知识。

7. 能够陈述预防青盲或暴盲等潜在并发症发生的措施。

五、护理措施

1. 心理护理

鼓励患者表达焦虑和悲观的原因和症状，耐心倾听其诉说，建立良好的护患关系。讲解情志与本病的密切关系，使之能自觉调整和控制情绪。增强治疗信心，使之配合治疗。

2. 休息与饮食

（1）提供良好的休养环境，室内光线柔和，避免外界的干扰。户外活动宜戴有色眼镜。病室物品的设置要定点定位，方便使用。注意病区地面干洁，防止滑倒。

（2）饮食有节，食宜清淡，多吃新鲜水果蔬菜，忌肥腻厚味、辛辣刺激、煎炸炙煿及生冷之品。

3. 病情观察

（1）观察视力和视觉的变化。

（2）观察眼球隐痛的程度和视力、头晕的情况。

4. 治疗护理

（1）协助患者完成各项检查，外出要有专人陪护。

（2）眼部电控药物离子导入。

5. 健康教育

（1）讲解视瞻昏渺的病因、临床表现、容易反复发作和预后等特点，让患者了解本病综合治疗及护理措施，可取得较好的疗效和减少复发。

（2）养成良好的生活习惯，起居有时，适时增减衣被，保证充足睡眠，避免过度疲劳，积极参加文娱体育活动，如散步、广播操、太极拳、交谊舞等，以增强机体抵抗力，防止外邪入侵。

（3）做好眼卫生保健，避免过用目力，注意视觉的改变，发现异常症状及时诊治。

六、辨证施护

1. 痰湿蕴结

证候　自觉视物昏朦，或见黑花飞舞，或视瞻有色，视大为小，视直为曲，视网膜脉络膜有黄白色软性渗出物，或黄斑部水肿渗出，中心光反射消失；兼头重胸闷，食少口苦，小便黄短；舌黄腻，脉濡数。

治法　清热利湿，祛痰化浊。

方药　温胆汤合三仁汤加减。

护理

（1）卧室宜通风清爽，注意防寒保暖。

（2）饮食宜清热除湿类食物，多吃新鲜水果蔬菜。忌辛辣炙煿、肥甘厚味、生冷之品，如狗肉、虾蟹、鹅鸭、公鸡等。

（3）针刺睛明、光明、三阴交、足三里、血海、四白、合谷、天枢等穴。

2. 肝气郁结

证候　眼珠隐痛，视力逐渐下降，或眼前中央有带颜色的暗影遮挡，视物变形，黄斑部暗红，有渗出物及色素沉着，小血管迂曲，中心光反射消失；兼见情志不舒，头晕胁痛，口苦咽干；脉弦细数。

治法　清热疏肝，行气活血。

方药　丹栀逍遥散加减。

护理

（1）避免过度使用目力。

（2）多吃具有疏肝活血行气作用的萝卜、陈皮、韭菜、香菇、桃子、小茴香等食品；也可适当服用菊花茶、绿豆汤、荷叶粥等配合治疗。少食白薯，马铃薯、南瓜、土豆、山芋、碳酸饮料等壅阻气机之食物。戒烟酒，忌辛辣烤熏及甜腻之品。保持大便畅通，若大便干结，可睡前服用蜂蜜水 200ml，或晨起空腹饮淡盐水 150ml，以润肠通便。

（3）可用热敷眼眉部的方法活血行气止痛，热敷时要防止烫伤。或选用睛明、膈俞、肝俞、大椎、百会、合谷、承泣、丰隆等穴针刺。

（4）中药煎剂空腹温服。方药中的薄荷需后下。

3. 肝肾阴虚

证候　眼内干涩，视瞻昏朦，或视物变形，眼底可无异常，或见脉络膜视网膜色素沉着，或见新旧相兼的渗出斑，或黄斑部水肿；兼见头晕耳鸣，夜寐多梦，腰膝酸软；舌红少苔，脉细数。

治法　滋养肝肾。

方药　杞菊地黄丸加减。

护理

（1）头晕耳鸣者注意休息。卧室宜温暖向阳，通风时注意防寒保暖，避免噪音。

（2）夜寐多梦者要合理安排作息时间，生活有规律。睡前不要过饱、忌饮浓茶、咖啡等刺激性饮料；可用热水泡脚，或按摩肾俞、涌泉穴。

（3）针刺睛明、肾俞、肝俞、光明、涌泉、太溪、太冲、三阴交、血海、足三里、四白等穴。

（4）饮食以易消化低脂肪、低蛋白，营养合理为原则。可用补益肝肾，固精明目的食疗方配合治疗。

枸杞粥　枸杞子 30g，粳米 100g，清水 1500ml，文火熬至 250ml，温服。每日 1 次。

4. 气血亏虚

证候　眼症同前；全身症见面色无华，头晕心悸，食少神疲；舌质淡，脉细弱。

治法　益气补血。

方药　人参养荣汤加减。

护理

(1) 头晕心悸、神疲者注意休息。卧室温暖向阳，通风时注意防寒保暖，避免噪音。

(2) 饮食宜清淡，用益气补血、养心安神的食疗方配合治疗。

洋参炖猪心　西洋参 50g，新鲜猪心 100g，将炖料放炖盅内，加入清水 300ml，加盖密封，文火炖 60 分钟，待温，喝汤吃肉。

(3) 针刺睛明、肾俞、肝俞、光明、百会、三阴交、命门等穴。

(4) 中药汤剂宜饭后温热服。

七、结果评价

视力是否稳定或提高；视物模糊，眼部隐痛等症状是否减轻或消失；是否能够描述引起焦虑等心理障碍的原因；是否能够配合治疗及护理；生活是否能够自理或在他人协助下完成日常生活；是否能够描述预防有外伤的危险的措施；对视瞻昏渺防治知识的掌握程度；是否能够陈述预防潜在并发症发生的措施。

第七节　暴　盲

暴盲是指平素眼无他病，外观端好，猝然一眼或两眼视力急剧下降，甚至失明的内障眼病。暴盲病名首见于《证治准绳·杂病·七窍门》。又名落气眼（《抄本眼科》）。《证治准绳·杂病·七窍门》谓："暴盲，平日素无他病，外不伤轮廓，内不损瞳神，倏然盲而不见也"。《抄本眼科》书中说"不害疾，忽然眼目黑暗，不能视见，白日如夜"。

暴盲作为一种症状，其范围关系到西医学中可以引起暴盲症状的多种眼底疾病，最常见的有急性视神经炎、视网膜中央血管阻塞、视网膜静脉周围炎及视网膜脱离等。

一、病因病机

1. 暴怒惊恐，气机逆乱，气血上壅，血络瘀阻。

2. 嗜好烟酒，恣食甘肥，痰热内生，上壅目窍。

3. 外感热邪或五志过极，肝火内盛，循肝经上扰，灼伤目系。

4. 肝肾阴亏，阳亢动风，风阳外旋；或阴虚火旺，上扰清窍。

5. 久病体虚，或素体虚弱，或产后血亏，气血亏虚，目系失养。

二、护理评估

(一) 健康史

评估患者有无急性视神经炎、视网膜中央血管阻塞、视网膜静脉周围炎、视网膜脱离、高度近视、高血压、动脉硬化、糖尿病、眼外伤及手术史。评估发病时间、诊治过程。

（二）临床表现

外眼端好，猝然一眼或两眼视力急剧下降，甚至盲无所见。

（三）辅助检查

1. 眼底荧光素血管造影。

2. 视觉电生理检查。

3. 眼部 B 型超声检查。

（四）心理社会评估

注意评估患者的年龄、文化层次、工作环境、对疾病的认识及焦虑的程度。

三、护理诊断

1. **感知改变**　与视网膜血管阻塞或视神经损害引起视力下降或丧失有关。

2. **焦虑**　与视力突然下降或视野遮挡有关。

3. **自理缺陷**　与双眼视力突然下降有关。

4. **有外伤的危险**　与双眼视力障碍有关。

5. **知识缺乏**　与缺乏暴盲的防治知识有关。

6. **潜在并发症**　玻璃体积血、增殖性玻璃体视网膜病变、新生血管性青光眼，与病情严重或新生血管的形成有关。

四、护理目标

1. 视力稳定或提高，视野不再缩小或扩大。

2. 能陈述引起焦虑等心理障碍的原因。

3. 生活可自理。

4. 治疗期间避免意外性损伤发生。

5. 了解暴盲的防治知识，积极配合治疗。

6. 能够陈述预防玻璃体积血、增殖性玻璃体视网膜病变、新生血管性青光眼等并发症的措施。

五、护理措施

1. **心理护理**

因视力骤降，患者易产生紧张、恐惧、恼怒等不良情绪。医护人员要注意言行，主动关心患者，做好解释工作，如疾病的发展、转归、治疗等。解除思想顾虑，生活上给以照顾。

2. **休息与饮食**

（1）室内保持清洁、安静、空气流通、光线柔和，注意休息，保证睡眠。

（2）嘱患者减少震动头部的运动，咳嗽、打喷嚏动作要轻。

（3）饮食宜清淡、易消化，忌烟、酒，忌辛辣及膏粱厚味，多食富含维生素的食物，多饮水。

3. 预防意外损伤

（1）协助患者进行各项检查，外出有专人陪护。

（2）病房的物品要定点定位，教会患者使用床边的传呼器；保持病区地面的干燥清洁，防止患者滑倒。

4. 病情观察

（1）密切观察患眼视力和视觉变化。

（2）观察眼部和全身有无并发症。如出现头痛、呕吐、眼胀痛等症状，应及时报告医师。

5. 治疗护理

（1）中药汤剂每日2次，宜饭后温服。

（2）暴盲为急性内障眼病，一旦明确诊断后应抓紧时机，采取中西医结合治疗方法。具体内容参照本书其他章节相关疾病。

6. 健康教育

（1）指导患者正确用药。

（2）治疗过程中如视力再次下降，应及时去医院诊治，以免延误病情。

六、辨证施护

1. 气血瘀阻

证候　视力骤丧，眼底可见视乳头苍白，视网膜动脉显著变细，后极部视网膜灰白混浊，黄斑部呈樱桃红点；或视力在几天内迅速下降，眼底可见视乳头充血、水肿、边界模糊，视网膜静脉高度迂曲、怒张、呈腊肠状，视网膜火焰状出血和水肿；病起于情志不舒或暴怒之后，全身可见头晕头痛，胸胁胀痛；脉弦或涩。

治法　活血通窍。

方药　通窍活血汤或血府逐瘀汤加减。

护理

（1）注意精神护理，保持情志平和，切忌暴怒忧虑。

（2）针刺治疗，主穴取鱼腰、攒竹、球后；配穴取合谷、太冲、翳风。每天1次，平补平泻，留针20～30分钟，远端配穴左右交替。

2. 痰热上壅

证候　眼症同前。全身伴有头晕头重、胸闷烦躁，痰稠口苦，食少恶心；舌苔黄腻。

治法　涤痰通络，活血开窍。

方药　涤痰汤加减。

护理　针灸治疗，主穴取睛明、风池、球后；配穴取外关、合谷、光明。每天1次，平补平泻，留针20～30分钟，远端配穴左右交替。

3. 肝风内动

证候　眼症同前。头痛眼胀或眩晕时作，急躁易怒，面时潮红，少寐多梦，口苦咽干；舌红，苔黄，脉弦。

治法　平肝潜阳，活血通络。

方药　天麻钩藤饮加减。

护理　针灸治疗，主穴取风池、大椎、攒竹；配穴取合谷、阳白、内关。每日1次，平补平泻，留针20～30分钟，远端配穴左右交替。

4. 肝火亢盛

证候　视力急降甚至失明，常伴眼球胀痛或转动时珠后疼痛；眼底可见视盘充血肿胀，边界不清，视网膜静脉扩张，视盘周围网膜有水肿、渗出、出血等，或眼底无异常；全身兼见头痛耳鸣，胁痛口苦；舌红苔黄，脉弦数。

治法　清肝泻火。

方药　龙胆泻肝汤加减。

护理　针刺太阳、攒竹、球后、睛明、合谷、足三里、肝俞、肾俞、三阴交等。每次选用眼周穴位与远端穴位各2个，中刺激，不留针。

5. 肝郁气滞

证候　眼症同前。情志抑郁或妇女月经不调，喜叹息，常胸胁疼痛，脘闷食少，头晕目眩，或前额、眼球后隐痛，口苦咽干；舌质暗红，苔薄白，脉弦细。

治法　疏肝解郁，行气活血。

方药　逍遥散或柴胡疏肝散加减。

护理
避免悲观和急躁情绪，使病人身心愉快，避免忧虑悲伤影响疗效、加重病情。

6. 阴虚火旺

证候　眼症同前。头晕目眩，五心烦热，颧赤唇红，口干；舌红苔少，脉细数。

治法　滋阴降火。

方药　知柏地黄丸加减。

护理　忌食辛辣助火之品，宜多食新鲜蔬菜、水果；便秘者宜用蜂蜜等润燥之品，勿施峻下法。

7. 气血两虚

证候　病久体弱，或失血过多，或产后哺乳期发病；或视物模糊，兼面白无华或萎黄，爪甲唇色淡白，少气懒言，倦怠神疲；舌淡嫩，脉细弱。

治法　补益气血，通脉开窍。

方药　人参养荣汤加减。

护理　加强饮食调补，避免偏食及暴饮暴食；若为哺乳期妇女应断乳。

六、结果评价

视力是否稳定或提高；视野是否不再缩小或扩大；焦虑等心理障碍是否减轻或消失；生活是否能自理；治疗期间是否发生意外性损伤；对暴盲防治知识的掌握程度；有无并发症的发生。

第八节 青 盲

青盲是指眼外观正常，唯视力逐渐下降，或视野缩小，甚至失明的内障眼病。病名首见于《神农本草经》。《诸病源候论》认为："青盲者，谓眼本无异，瞳子黑白分明，直不见物耳"。可发生于不同性别的任何年龄。类似于西医学的视神经萎缩，大部分是由视网膜色素变性、青光眼、视神经炎、缺血性视神经病变、Leber 遗传性视神经病变等疾病演变而来，也可由颅内肿瘤、恶性贫血、奎宁中毒等全身性疾病或头部创伤引起。

一、病因病机

1. 先天禀赋不足；或肝肾两亏，精气不能上荣于目；或脾肾阳虚，水谷不化，目失温养，致目窍萎闭，郁遏不畅。

2. 肝郁气滞，脉络阻塞，目窍郁闭；或暴怒伤肝，气机紊乱，痰浊内阻，蒙蔽窍道。

3. 头部创伤，目系受损；或颅脑肿瘤，压迫目系，脉道瘀阻。

上述因素均可致目之玄府闭塞，神光无以发越，渐至目视不明，甚至盲无所见。

二、护理评估

（一）健康史

评估患者有无视网膜色素变性、青光眼、视神经炎、缺血性视神经病变、Leber 遗传性视神经病变、颅内肿瘤、恶性贫血、奎宁中毒、头部外伤等病史；评估发病的时间及诊治过程，有无家族遗传病史等。

（二）临床表现

患眼外观如常，唯视力逐渐下降，终致失明。

（三）辅助检查

可行视野、眼底荧光素血管造影、视觉电生理、颅脑 CT 或 MRI、基因等检测，以明确本症归属于西医何种疾病。

（四）心理社会评估

评估患者受教育的程度，生活方式和环境，劳保与社会保险的状况，对青盲的认识及心理障碍的程度。

三、护理诊断

1. **感知改变** 与视力下降甚至丧失有关。

2. **悲哀** 与视力逐渐下降、病程漫长、担心疾病预后和目盲、失去生活自理能力等有关。

3. **自理缺陷** 与环境陌生、目盲有关。

4. **角色紊乱** 与视力障碍引起角色改变，适应不良有关。

5. **知识缺乏**　与缺乏青盲的知识有关。

6. **有外伤的危险**　与视力障碍和视野缺损相关。

四、护理目标

1. 视力稳定或提高。

2. 能够描述引起焦虑和悲观等心理障碍的原因。

3. 生活自理能力提高，或在他人帮助下完成日常生活，能够积极配合治疗。

4. 能够适应角色功能的转变。

5. 掌握青盲的基本常识。

6. 能够描述预防有外伤的危险发生的措施。

五、护理措施

1. **心理护理**

鼓励患者表达悲观的原因和症状，耐心倾听其诉说，讲解情志与本病的密切关系，使之能自觉调整和控制情绪。

2. **休息与饮食**

（1）提供良好的休养环境，室内光线柔和，避免外界的干扰。

（2）饮食宜清淡。忌肥腻厚味、辛辣刺激，煎炸炙煿之品，忌大葱、大蒜、生姜、胡椒、芥末、烟、酒等。

3. **病情观察**

（1）观察视力的变化，视力与光线强弱的关系。

（2）观察全身伴随的症状。

4. **预防意外损伤**

（1）协助患者完成各项检查，外出有专人陪护。

（2）保持地面干洁，防止滑倒。病室床位的物品定点定位，方便使用，教会患者使用床边的传呼器。

5. **治疗护理**　眼部电控药物离子导入。

6. **健康教育**

（1）使患者认识到本病的预后较差，必须长期采用综合治疗措施，坚持治疗，方能奏效。

（2）养成良好的生活习惯，起居有时，避免过度疲劳，积极参加文娱体育活动。

（3）按医嘱治疗、服药，定期检查，注意视力变化。

（4）指导家属给予家庭护理的支持和帮助。

六、辨证施护

1. **气血不足**

证候　眼干涩不舒，视物昏朦，眼底可见视神经萎缩；伴头晕心悸，面色无华，失眠健忘；舌质淡，苔薄白，脉沉细。

治法　补益气血，宁神开窍。

方药　人参养荣汤加减。

护理

（1）头晕心悸者要注意休息。居室宜温暖向阳，通风时注意防寒保暖，避免噪音。

（2）失眠健忘者要合理安排作息时间，生活有规律。睡前不宜过饱、禁饮浓茶、咖啡等刺激性饮料；用热水泡脚，或按摩涌泉穴。居室保持安静，光线宜柔和，避免强光刺激及外界干扰。

（3）偏于血虚者，选用温补气血的食品，如鸡肉、鱼肉、兔肉、鸽子肉及动物肝脏；偏于气虚者，选用补气食物，常吃粳米、糯米、小米、山药、大枣之类。慎用峻补之鹿肉、羊肉、狗肉、鹅肉、鸭肉等。

（4）针刺睛明、光明、三阴交、足三里、血海、四白、合谷、天枢等穴。

（5）中药煎剂宜温热服。方中的肉桂不宜与赤石脂同用，生姜后下药效更佳。

2. 肝气郁结

证候　目视不明，眼底有视神经萎缩之病变；伴情志郁结，头晕目胀，胸胁满闷，口苦咽干；舌质红，苔薄黄，脉弦或弦数。

治法　疏肝解郁，开窍明目。

方药　丹栀逍遥散加减。

护理

（1）说明情志郁结容易导致气机不畅，加重目胀，胸胁满闷等症状，要保持乐观情绪。及时向患者反馈治疗信息，使之了解病情，增强信心。

（2）口苦咽干者宜多喝开水。

（3）悲伤郁怒后不宜立刻进食。多吃有疏肝行气作用的萝卜、芹菜、香菇等；也可用菊花茶、绿豆汤、荷叶粥等配合治疗。少食白薯、马铃薯、南瓜、土豆、山芋、汽水等壅阻气机之食物。戒烟酒，忌辛辣熏烤及甜腻之品。

（4）针刺太冲、阳白、肝俞、睛明、肾俞、胆俞、风池等穴。

（5）中药宜温凉服。方药中的薄荷需后下。

3. 肝肾不足

证候　视力渐降，甚至失明，视神经萎缩；兼见头晕耳鸣，腰膝酸软；舌质淡，苔薄白，脉细。

治法　补益肝肾，开窍明目。

方药　明目地黄丸或驻景丸加减方加减。

护理

（1）观察头晕耳鸣发作的时间、程度和伴随症状。发作时宜卧床休息，闭目养神，减少头部活动。避免过度疲劳。

（2）观察腰膝酸软发作的时间、程度和伴随症状。嘱患者不宜长期过度疲劳，紧张；节制房事，修身养性。

（3）饮食以清淡易消化，低脂肪、低蛋白，营养合理为原则。可用以下食疗方配合治疗。

枸杞粥　枸杞子 30g，粳米 100g，清水 1500ml，文火熬至 250ml，温服。每日 1 次。

（4）针刺睛明、肾俞、肝俞、风池、光明、涌泉、太溪、太冲、三阴交、血海、足三里、四白等穴。

4. 气滞血瘀

证候　头部创伤后，视力渐丧，视神经萎缩；伴头晕头痛，健忘多梦；舌质瘀暗，脉细涩。

治法　行气活血，化瘀通络。

方药　通窍活血汤加减。

护理

（1）注意休息，避免劳累。保持大便通畅，便时避免用力。大便干结者，睡前服用蜂蜜水 200ml，或晨起空腹喝淡盐水 200ml。

（2）饮食不可过饱或过咸。多吃蔬菜水果，配以理气温经活血之品，如桃仁、油菜、慈姑、黑大豆等，忌生冷油腻，禁烟慎酒。

（3）针刺睛明、膈俞、肝俞、大椎、百会、合谷、承泣、丰隆等穴。

5. 肾阳不足

证候　视力渐降，甚至失明，眼底可见视神经萎缩的改变；兼见形寒肢冷，腰膝酸软，阳痿尿频；舌质淡，脉沉。

治法　温补肾阳。

方药　右归丸加减。

护理

（1）形寒肢冷者，应注意保暖，防止感受外邪。

（2）腰膝酸软者不宜过度劳累，节制房事。指导患者自我按摩肾俞、涌泉等穴。

（3）针刺睛明、肾俞、肝俞、光明、百会、三阴交、命门等穴。

（4）可用以下食疗方配合治疗。

鲫鱼汤　鲫鱼 500g，去肠杂，用大蒜头 1 个，川椒目 10 个，置于鱼腹内，加水至 1000ml，用文火煮至 200ml，不加盐，喝汤吃鱼肉。

七、结果评价

视力是否稳定或提高；是否能够描述引起焦虑和悲观等心理障碍的原因；生活自理能力是否提高，或能在他人的帮助下完成日常生活，能够积极配合治疗；是否能够适应角色功能的转变；是否能够陈述预防有外伤的危险发生的措施；有无意外损伤发生；对青盲防治知识的掌握程度。

第四章

眼睑病护理

第一节 睑 腺 炎

睑腺炎（hordeolum）又称麦粒肿，俗称"偷针眼"，本病为化脓性细菌侵入眼睑腺体而引起的急性炎症。根据感染腺体部位的不同，分为外睑腺炎和内睑腺炎两种。前者为眼睑皮脂腺或汗腺被感染，后者为睑板腺被感染。本病类似于中医学的针眼。

一、病因与发病机理

（一）中医病因病机

本病的发生多为外感风热，客于胞睑，风热煎灼津液，变生疮疖；或过食辛辣刺激之品，脾胃积热，火热毒邪上攻胞睑，局部酿脓。或余邪未清，热毒蕴伏；或脾气虚弱，卫外不固，复感风热之邪，致本病反复发作。

（二）西医病因及发病机制

本病大多由葡萄球菌，特别是金黄色葡萄球菌感染眼睑腺体而引起。

二、护理评估

（一）健康史

评估患者有无体弱、营养不良、屈光不正、睑缘及结膜的慢性炎症，有无糖尿病病史。

（二）临床表现

1. **症状** 患部有红、肿、热、痛的急性炎症的症状表现。

2. **体征** 外睑腺炎的炎症反应集中在睫毛根部的睑缘部，初期局部红肿，疼痛，有硬结，压痛明显。病重者，同侧耳前淋巴结肿大。如病变位于外眦部，会引起反应性球结膜水肿。2～3 天后局部皮肤出现黄白色脓点，硬结软化，可自行溃破排出脓液。溃脓后红肿迅速消退，症状缓解。多数在一周左右痊愈。亦可不经穿破排脓，而自行吸收消退。内睑腺炎一般范围较小，局部有硬结、疼痛和压痛。病变区睑结膜充血、肿胀，2～3 日后其中心形成黄白色脓点，大多可自行穿破睑结膜而痊愈。儿童、年老体弱及有慢性消耗性疾病等抵抗力低下者，炎症可在眼睑皮下组织间蔓延扩散，形成眼睑蜂窝织炎。严重者可引起海绵窦脓毒血栓或败血症而危及生命。

（三）辅助检查

结膜囊细菌培养和药物敏感试验可协助病因诊断和选择敏感药物。

（四）心理社会评估

因眼睑红肿疼痛，从而产生恐惧不安的心理。注意评估患者的年龄、文化层次、工作环境、卫生习惯，对疾病的认识及心理状态。

三、处理原则

（一）中医处理原则

未成脓者，退赤消肿，促其消散；已成脓者，促其溃脓或切开排脓，使其早愈。

（二）西医处理原则

未化脓以前，局部热敷，有助于炎症消散；病情重者，口服抗生素；当脓点形成时，切开排脓。

四、护理诊断

1. **疼痛**　与睑腺炎症有关。
2. **体温过高**　与病情严重，全身中毒症状有关。
3. **知识缺乏**　与缺乏睑腺炎的防治知识有关。
4. **潜在并发症**　全身化脓性感染、败血症、眼睑蜂窝织炎、海绵窦脓毒血栓等，与机体抵抗力低下、清热解毒药或抗生素应用不足或不敏感及局部处理方法不当等因素有关。

五、护理目标

1. 疼痛缓解或消失。
2. 体温下降或恢复正常。
3. 能说出睑腺炎的防治知识，积极配合治疗。
4. 能够陈述预防全身化脓性感染、败血症、眼睑蜂窝织炎、海绵窦脓毒血栓等并发症的措施。

六、护理措施

1. **心理护理**
嘱患者保持心情舒畅，解释疾病发展、转归，使患者积极配合治疗。
2. **休息与饮食**
（1）注意休息，保证睡眠充足，防止过度疲劳。
（2）饮食应有规律，宜清淡，易消化，禁食葱、蒜、辣椒、韭菜及腥发食物。
（3）可用银花、野菊花泡茶饮。保持大便通畅。

3. 病情观察

观察局部疖肿皮色、结膜肿胀、眼球转动及全身情况，如出现头痛高热、烦躁或嗜睡等，应及时报告医生，采取措施。

4. 治疗护理

(1) 患眼滴熊胆滴眼液或抗生素滴眼液，每日 3～4 次。晚上临睡时可涂抗生素眼药膏。

(2) 中药汤剂宜温凉服，每日 2 次。

(3) 局部已成脓者，应行切开排脓术。外睑腺炎在眼睑皮肤面切开，切口与睑缘平行，脓腔大者放置引流条，每日换药至愈；内睑腺炎则在睑结膜面切开，切口与睑缘垂直。本病在脓成前、脓成后或切开排脓时，严禁挤压，以防脓毒扩散变生他症。

5. 健康教育

(1) 注意个人卫生，勿用脏手或不干净纸揉眼。切忌挤压。

(2) 饮食有节，平素少食辛辣、肥甘及海腥食物，多食蔬菜、水果。小儿要注意营养。保持大便通畅。

(3) 锻炼身体，增强体质。

(4) 注意用眼卫生，避免用眼过度，如有屈光不正者应验光配镜，矫正屈光不正。

(5) 室内光线应适中，生活起居要有规律。

七、辨证施护

1. 风热外袭

证候 病初起，胞睑局限红肿痒痛，可扪及硬结，压痛；全身可伴有头痛，发热等症；舌苔薄黄，脉浮数。

治法 疏风清热，消肿散结。

方药 银翘散加减。

护理

(1) 局部湿热敷，以助消散。每日 3 次，每次 15～20 分钟，注意温度不能过高或过低，一般 40℃左右。

(2) 用醋调雄黄粉，涂敷局部皮肤，注意敷药处保持湿润，药液勿进入眼内，药干则再涂。

(3) 用内服中药渣煎水，过滤后熏洗患眼。

(4) 针刺用泻法为主。常用太阳、风池、合谷、丝竹空等穴，以疏风清热、消肿止痛。疼痛较剧者，可耳尖放血，或针刺合谷、攒竹、四白等穴。

2. 热毒壅盛

证候 胞睑局部红肿灼热，硬结较大，疼痛拒按；全身伴有口渴喜饮，便秘溲赤；舌红苔黄，脉数。

治法 清热解毒，消肿止痛。

方药 仙方活命饮加减。

护理

（1）室内宜通风、凉爽。平卧休息时，可揉眉间，每日2次。

（2）高热者，多饮开水，用冰块冷敷额部。

（3）保持大便通畅，大便干结者睡前双手交叉按摩腹部或给予通便剂，以引热下行。

（4）针刺睛明、攒竹、血海、太冲等穴，以清热解毒，消肿散结。

（5）局部红肿硬结已化脓者，尽早切开排脓。

3. 脾虚夹实

证候 针眼反复发作，诸症不重，或见面色无华，神倦乏力；舌淡，苔薄白，脉细数。

治法 健脾益气，扶正祛邪。

方药 托里消毒散加减。

护理

（1）反复发作者，可配合做挑治疗法，即在背脊部肺俞穴附近皮肤面找出一个或数个红点。消毒后用针挑破，挤出黏液或血水。

（2）锻炼身体，增强机体抗病能力。

八、结果评价

眼睑疼痛是否减轻或消失；体温是否下降或恢复正常；对睑腺炎防治知识的掌握程度；是否有并发症发生。

第二节　睑板腺囊肿

睑板腺囊肿（chalazion）又称霰粒肿。为睑板腺及其周围组织的一种炎性肉芽肿，外围有一完整的纤维结缔组织包裹，囊内含有睑板腺分泌物及慢性炎症细胞浸润。本病类似中医学的胞生痰核。

一、病因及发病机理

（一）中医病因病机

多因脾失健运，湿痰内聚，上阻胞睑脉络，与气血混结而成本病；或由于恣食炙煿厚味，脾胃蕴结湿热，灼湿生痰，痰热相结，阻滞脉络，以致气血与痰热混结于睑内，隐隐起核，发为本病。

（二）西医病因及发病机制

由于慢性结膜炎或睑缘炎的长期刺激，睑板腺分泌过盛或上皮增生，导致睑板腺管口阻塞，腺体的分泌物潴留，刺激周围组织所致。皮脂腺和汗腺分泌功能旺盛或因维生素A缺乏，造成腺体上皮组织过度角化，从而使睑板腺排除管阻塞。

二、护理评估

（一）健康史

1. 评估患者有无慢性结膜炎、睑缘炎病史。
2. 评估患者的饮食习惯、发病时间和诊治过程，有无外伤、手术史。

（二）临床表现

小的睑板腺囊肿可无明显自觉症状，多偶然发现，常因异物感或无痛性肿块而就医。本病病程缓慢，上睑较为多见，单个或多发，亦有反复发作者。病变区眼睑皮下有圆形硬结，与皮肤不粘连，无触压痛，囊肿较大时可使局部皮肤隆起，囊肿较小者，外观正常。睑结膜面上可见局限性紫红色隆起，小的囊肿可自行吸收消失，多数长期不变或逐渐增大，变软，最后自行破溃，在睑结膜面形成蘑菇状肉芽肿块，肉芽亦可经睑板腺排出管道，到达睑缘开口处，形成乳头状增生。如有继发感染，形成急性化脓性炎症时，临床表现与内睑腺炎相同。

（三）心理社会评估

注意评估患者的年龄、文化层次、生活方式、饮食习惯、工作环境、对疾病的认识及焦虑的程度。

三、处理原则

（一）中医处理原则

肿核小者，一般无须治疗，可自行消散；较大或有溃破趋势者，宜手术治疗。内服中药主要在于清热化痰散结。

（二）西医处理原则

囊肿较小时可试作热敷，一般均需手术刮除。对于老年睑板腺囊肿患者，若手术切除后在原部位复发，应将切除标本送病理检验，以排除睑板腺癌的可能性。

四、护理诊断

1. **舒适改变**　与睑板腺囊肿较大引起的不适、异物感有关。
2. **知识缺乏**　与缺乏睑板腺囊肿的防治知识有关。
3. **潜在并发症**　继发感染，与病情严重、抵抗力下降有关。

五、护理目标

1. 睑板腺囊肿缩小，异物感减轻。
2. 说出睑板腺囊肿的防治知识，积极配合治疗。
3. 能够陈述预防继发感染等并发症的措施。

六、护理措施

1. **心理护理** 介绍本病的有关知识和治疗意义，嘱患者保持心情舒畅。

2. **休息与饮食**

（1）注意休息，保证睡眠充足，防止过度疲劳。

（2）忌食辛辣刺激、肥甘之品，以防痰热内生。

（3）宜多食海带、紫菜、山楂等软坚活血之品。

3. **病情观察**

（1）注意观察囊肿的大小变化。

（2）观察胞睑有无红肿、疼痛等并发症。

4. **治疗护理**

（1）若睑内紫红或有肉芽时，可点抗生素滴眼液，每日 4～6 次。

（2）局部按摩或湿热敷，适用于本病初起，可促其消散。

（3）对于肿核大或已溃破形成肉芽肿者，宜在局部麻醉下行霰粒肿刮除术。即用霰粒肿夹夹住肿核部位，翻转眼睑，在睑内面作与睑缘相垂直的切口，切开睑结膜及囊肿内壁，刮出囊肿内容物，并向两侧分离囊肿壁，将囊壁摘出。若已在睑内面自溃生肉芽者，先剪除肉芽肿后，再摘出囊壁。

5. **健康教育**

（1）注意个人用眼卫生，勿用脏手或不洁手帕揉眼。

（2）饮食有节，不偏食，忌肥甘及腥膻食物，多食蔬菜、水果，保持大便通畅。小儿要注意营养。

（3）锻炼身体，增强体质。

七、辨证施护

1. **痰湿阻结**

证候 胞睑内生硬结，皮色如常，按之不痛，与皮肤无粘连，若大者硬结隆起，胞睑有重坠感，睑内呈灰蓝色隆起；舌苔薄白，脉缓。

治法 化痰散结。

方药 化坚二陈汤加减。

护理

（1）局部按摩、理疗或湿热敷，每日 3 次，每次 15～20 分钟，促其气血畅行，以利消散。

（2）生南星加冰片少许研末，用醋调糊状，调匀涂敷患部皮肤，以行气通络，化痰散结。注意不要将药误入眼内。

2. **痰热蕴结**

证候 胞睑生硬结同上证，睑内面呈紫红色隆起；舌苔黄，脉滑数。

治法 清热散结。

方药　清胃汤加减。

护理

发生感染者，应先按内睑腺炎治疗，炎症消退后再行睑板腺囊肿刮除术。

八、结果评价

睑板腺囊肿是否缩小或消失；对睑板腺囊肿防治知识的掌握程度；有无感染的发生。

第三节　睑　缘　炎

睑缘炎（blepharitis）为睑缘部的睫毛毛囊及睑板腺的开口处，因细菌感染而发生的炎症，临床上称之为睑缘炎。包括鳞屑性睑缘炎、溃疡性睑缘炎、眦部睑缘炎三种类型。本病类似于中医学的睑弦赤烂。

一、病因及发病机理

（一）中医病因病机

本病的发生多由于脾胃蕴热，复受风邪，风热合邪触染睑缘，伤津化燥；或脾胃湿热，外感风邪，风、湿、热三邪相搏，循经攻于睑缘而发病；或心火内盛，风邪犯眦，引动心火，风火上炎，灼伤睑眦。

（二）西医病因及发病机制

1. **鳞屑性睑缘炎**　多由于睑板腺分泌过盛所致。此外，屈光不正、视力疲劳、营养不良、长期使用劣质化妆品等因素也可诱发本病。

2. **溃疡性睑缘炎**　睫毛毛囊及附属腺体多因葡萄球菌感染，发生急性或慢性化脓性炎症。常见于贫血、营养不良、或全身有慢性病的儿童。

3. **眦部睑缘炎**　多为 Morax-Axenfeld 双杆菌感染所引起的外眦部的慢性炎症。好发于维生素 B_2 缺乏者。

二、护理评估

（一）健康史

1. 评估患者有无屈光不正、视力疲劳、营养不良或长期使用劣质化妆品等。

2. 评估患者的发病时间和治疗过程。

（二）临床表现

1. **症状**　患部睑缘或眦部灼热疼痛，刺痒难忍，可伴干涩畏光。

2. **体征**

（1）鳞屑性睑缘炎　睑缘充血、肿胀、睫毛及睑缘表面附有上皮鳞屑，并伴有睑缘点状皮脂溢出。除去鳞屑可见睑缘充血，不见溃疡。睫毛易脱落，但可再生。

（2）溃疡性睑缘炎　睑缘充血，睫毛根部有散在的小脓疱和痂皮覆盖，去除痂皮后，有脓液渗出，并露出小溃疡。睫毛被脓液和皮脂粘在一起呈束状，随着痂皮的剥落而脱落，睫毛脱落后不能再生，日久则睫毛稀疏或成秃睫。

（3）眦部睑缘炎　眦部睑缘和皮肤充血、肿胀、糜烂、脱鳞屑，局部伴有结膜炎症。

（三）辅助检查

细菌培养和药物敏感试验。

（四）心理社会评估

评估患者的文化层次、职业、工作环境、卫生习惯、对疾病的认识及焦虑的程度。

三、处理原则

（一）中医处理原则

风热偏重者，祛风止痒，清热凉血为主；湿热偏盛者，清热除湿，祛风止痒为主；心火上炎者，清心泻火为主。

（二）西医处理原则

病因治疗，消除各种诱因。

四、护理诊断

1. **舒适改变**　与睑缘炎症刺激有关。
2. **自我形象紊乱**　与睑缘肥厚、糜烂致面容受损有关。
3. **焦虑**　与睑缘肥厚面容受损有关。
4. **知识缺乏**　与缺乏睑缘炎的防治知识有关。
5. **潜在并发症**　角膜炎、睑外翻、泪溢、下睑湿疹等，与病情严重或治疗不及时有关。

五、护理目标

1. 痒痛、畏光、流泪症状减轻或消失。
2. 能够正确对待面容的改变。
3. 能够表达焦虑心理障碍的原因，情绪稳定。
4. 能够陈述睑缘炎的防治知识，并能正确执行。
5. 能够说出预防角膜炎、睑外翻、泪溢、下睑湿疹等并发症的措施。

六、护理措施

1. **心理护理**

关心病人，解释疾病原因，发展、转归及治疗的效果，增强其治疗的信心。

2. **休息与饮食**

（1）室内保持清洁、安静、空气流通、光线柔和，避免强光直射患眼。注意休息，勿过度疲劳。

（2）饮食均衡，合理有节，增加营养。忌辛辣、肥甘之品。

（3）保持大便通畅，减少烟酒的刺激。

3. 病情观察

（1）观察患者自觉症状，如疼痛、畏光、流泪等。

（2）观察患者分泌物的质和量。

（3）观察睑缘充血、糜烂、睫毛分布等情况。

4. 治疗护理

（1）中药汤剂宜温凉服，每日1剂，分2次服。

（2）用内服药渣再次煎水，毛巾浸泡拧干湿热敷眼部。

（3）用0.5%熊胆滴眼液、0.5%硫酸锌滴眼液或抗生素滴眼液滴眼，每日3～4次。晚上临睡时涂抗生素眼药膏。

（4）患眼清洗时，应拭去鳞屑、脓痂、已松脱的睫毛及清除毛囊中的脓液，充分暴露病损处。①可用内服药渣煎液，或选用千里光、白鲜皮、苦参、野菊花、蒲公英、蛇床子等药煎水熏洗，每日2～3次。②用0.9%生理盐水或3%硼酸溶液清洗睑缘，每日2～3次。

（5）伴有倒睫者，应及时拔除倒睫，以防损伤角膜。

5. 健康教育

（1）注意锻炼身体，增强体质。

（2）有屈光不正者，及时验光配镜，矫正屈光不正。

（3）注意个人清洁卫生，不用手及脏物揉擦眼睛，每日用无刺激的洗面奶或肥皂清洁睑缘。勿强行去除睑缘皮屑。

（4）生活要有规律，饮食宜清淡、易消化，忌辛辣海腥之品，减少烟酒的刺激，保持大便通畅。

（5）防止过度疲劳，保证睡眠充足。

（6）按医嘱使用滴眼液或洗眼，教会患者正确洗眼和使用眼药的方法。

七、辨证施护

1. 风热偏盛

证候　睑弦赤痒，灼热疼痛，干涩不舒，睫毛根部有糠皮样鳞屑；舌红苔薄，脉浮数。

治法　祛风止痒，清热凉血。

方药　银翘散加减。

护理

（1）可用鸡蛋黄油膏涂擦患处，每日3次。

（2）避免粉尘、花粉等不良的刺激。

2. 湿热夹风

证候　患眼痒痛并作，羞明流泪，睑弦红赤溃烂、出脓出血、秽浊结痂，眵泪胶黏，睫毛成束，或倒睫，或秃睫；舌质红，苔黄腻，脉濡数。

治法　清热除湿，祛风止痒。

方药　除湿汤加减。

护理

(1) 用八宝眼药粉加金霉素眼药膏，调匀涂患部。

(2) 保持眼部干燥，及时拭去眵泪。

3. **心火上炎**

证候　眦部奇痒灼热，眦部睑弦赤烂、甚至干裂出血；舌尖红，苔薄，脉数。

治法　清心泻火。

方药　导赤散或黄连解毒汤加减。

护理　少寐多梦者，用耳穴压籽，选肾、神门、内分泌等穴。

八、结果评价

痒痛、畏光、流泪症状是否减轻或消失；能否正确对待面貌的改变，保持情绪的稳定；是否能够表达引起焦虑的原因；对睑缘炎防治知识的掌握程度；能否说出预防角膜炎、睑外翻、泪溢、下睑湿疹等并发症的措施。

第四节　上睑下垂

上睑下垂（ptosis）指上睑提起受限的一种眼病。即病人向前方注视时上睑缘遮盖角膜上部超过角膜的1/5。轻者不遮盖瞳孔，重者部分或全部瞳孔被遮盖。前者只影响外观，后者如发生在幼儿，不及时矫正，会造成弱视。可单眼或双眼发病，有先天与后天之分。本病类似于中医学的上胞下垂。

一、病因及发病机理

(一) 中医病因病机

多因先天禀赋不足，命门火衰，脾阳不足，睑肌发育不全，胞睑乏力而不能上提；或脾虚中气不足，清阳不升，睑肌失养，上胞无力提举；或脾虚聚湿生痰，风邪客睑，风痰阻络，胞睑筋脉迟缓不用而下垂。

(二) 西医病因及发病机制

1. **先天性上睑下垂**　为先天发育畸形，是一种常染色体显性或隐性遗传病。主要由于动眼神经核或提上睑肌发育不良所致。

2. **后天性上睑下垂**　病因主要有动眼神经麻痹、提上睑肌损伤、颈交感神经麻痹、重症肌无力、上睑新生物或炎症等。

二、护理评估

(一) 健康史

1. 评估患者发病时间、诊治过程、家族史。

2.评估患者有无相关病史和其他症状，有无外伤、眼部手术史。

（二）临床表现

1.**症状**   患眼不能将睑裂睁开到正常程度，多数患者有视力障碍，先天性上睑下垂者大部分有弱视发生。

2.**体征**

（1）睑裂较窄   先天性者多为双侧，常伴有其他先天异常，如内眦赘皮、小睑裂、眼球震颤等。

（2）仰面俯视   由于上睑提起受限，瞳孔被挡，视物困难引起的一种代偿头位。单侧下垂可引起斜颈，日久可导致脊柱畸形。

（3）额纹加重   由于瞳孔被挡，为了能看清物体，患儿常将头部后仰，并用额肌的力量抬高上睑，导致额部皮肤皱纹增多加深。下垂严重者，多伴有眼球上转运动障碍。

（4）后天性上睑下垂有相关病史或伴有相关症状   如重症肌无力，常伴有全身横纹肌疲劳现象，表现特点为晨轻暮重，注射新斯的明后症状明显改善；动眼神经麻痹者可伴其他眼外肌麻痹症状。

（5）估测提上睑肌功能的方法   用拇指置患者眉弓处，用力压住以阻断额肌的提睑作用，令其用力向上看而提睑。然后分别测定眼球极度向上，向下注视时的上睑睑缘位置。正常人应相差 8mm 以上。如前后相差不足 4mm 者，表示提上睑肌功能严重不全。

（三）辅助检查

用甲基硫酸新斯的明 0.5mg，皮下或肌肉注射，15～30 分钟后，可见上胞下垂减轻或消失者，多为重症肌无力眼睑型。

（四）心理与社会评估

评估患者的年龄、文化层次、职业、对疾病的认识及焦虑的程度。

三、处理原则

（一）中医处理原则

先天性者，若应用药物治疗效果不佳，宜行手术矫治；后天性者，在内服中药的基础上，常配合针灸治疗。

（二）西医处理原则

先天性上睑下垂以手术治疗为主，单侧性矫治宜早，以防形成弱视。后天性上睑下垂，针对病因治疗。

四、护理诊断

1.**感知改变**   与睑裂不能睁开至正常有关。

2.**自我形象紊乱**   与上睑下垂影响美容有关。

3.**焦虑**   与上睑肌功能障碍导致心理紊乱及担心手术有关。

4. **有外伤的危险** 与视力障碍有关。

5. **知识缺乏** 与缺乏上睑下垂的防治知识有关。

6. **潜在并发症** 弱视，与上睑下垂程度较重，遮挡瞳孔有关。

五、护理目标

1. 睑裂恢复至正常宽度，视力障碍减轻或消除。

2. 能够正确对待面容的改变。

3. 能够描述焦虑等心理障碍的原因，情绪稳定。

4. 能够多描述预防有外伤的危险发生的措施。

5. 掌握上睑下垂的有关防治知识，并积极配合治疗。

6. 能够陈述预防弱视发生的措施。

六、护理措施

1. **心理护理**

关心患者，向患者解释疾病的发生原因、发展、预后及治疗效果，劝其正确对待自己的疾病，鼓励其树立战胜疾病的信心，使患者情绪稳定，积极配合治疗。

2. **休息与饮食**

(1) 注意休息，保证睡眠充足，防止过度疲劳。

(2) 饮食宜清淡、易消化、富营养，忌肥甘炙煿之品。

(3) 多食蔬菜、水果，保持大便通畅。

3. **病情观察**

(1) 对于后天性上睑下垂，注意观察有无全身横纹肌疲劳现象或神经麻痹现象以及用药的疗效、对视力的影响等。

(2) 上睑下垂矫正术后，要注意观察睑裂闭合状态、角膜暴露情况，防止发生暴露性角膜炎。

4. **治疗护理**

(1) 中药汤剂每日 2 次，宜饭后温服。

(2) 先天性上睑下垂行手术矫正。根据提上睑肌功能的情况，选择额肌悬吊术或提上睑肌缩短术。

(3) 后天性上睑下垂，应积极查找病因，对因治疗。半年以上查不到原因，药物治疗无效者再考虑手术。

(4) 术后按外眼手术护理常规进行护理。

5. **健康教育**

(1) 加强优生优育，及早发现遗传病。

(2) 注意寒暖，适时添衣，避风邪入侵。

(3) 饮食宜富有营养。

(4) 积极锻炼身体，增强体质。

（5）双眼发病或视力较差者，活动时要有人陪同。

（6）嘱患者坚持治疗，定期随访，适时进行手术，以免发生弱视。

七、辨证施护

1. 先天不足

证候　自幼双眼上胞垂下，无力抬举，明显睑裂变窄，视瞻时昂首举额，扬眉张口，或以手提睑；全身可伴疲乏无力，面色无华，畏寒肢冷，小便清长；舌质暗，苔薄，脉沉细。

治法　温肾健脾。

方药　右归饮加减。

护理　针刺用补法，取攒竹、行间、涌泉、太溪等穴。每日或隔日1次，10次为1疗程。

2. 脾虚气弱

证候　上胞下垂，晨起病轻，午后加重，严重者，眼珠转动不灵，视一为二；全身常伴有神疲乏力，食欲不振，甚至吞咽困难等；舌淡苔薄，脉弱。

治法　升阳益气。

方药　补中益气汤加减。

护理

（1）观察全身横纹肌疲劳现象或神经麻痹现象，以免病情迅速发展而危及生命。

（2）针刺用补法，常用足三里、三阴交、阳白，灸神阙、气海、百会等穴。每日或隔日1次，10次为1疗程。

（3）中成药　①补中益气丸，每次5g，每日2次，口服。②黄芪注射液，每次20ml，加入生理盐水250ml，静脉滴注，每日1次。

3. 风痰阻络

证候　上胞下垂骤然发生，眼珠转动不灵，目偏视，视一为二；头晕，恶心，泛吐痰涎；舌苔厚腻，脉弦滑。

治法　祛风化痰，疏经通络。

方药　正容汤加减。

护理

（1）针刺取风池、丰隆、太冲、申脉等穴。每日或隔日1次，10次为1疗程。

（2）系统治疗半年以上无效者考虑手术治疗。

八、结果评价

睑裂是否正常；视力障碍是否减轻或消除。能否正确认识对待疾病；焦虑等心理障碍症状是否减轻或消失；意外性伤害有无发生；对上睑下垂防治知识的掌握程度，是否配合治疗；弱视是否发生。

第五章

泪器病护理

第一节　溢　泪

溢泪（epiphora）是指泪液不循常道而溢出。多见于冬春季节，可单眼或双眼患病，常见于病后体弱的妇女、老年人。本病类似于中医学的冷泪。

一、病因与发病机理

（一）中医病因病机

多因肝血不足，泪窍不密，风邪外袭；或气血亏虚，肝肾不足，不能固摄泪液，泪液失其约束；或椒疮迁延不愈，侵及泪道，致泪道阻塞而成。

（二）西医病因及发病机制

多因眼睑及泪小点位置异常，泪小点不能接触泪湖；泪小点狭窄、闭塞或缺如，泪液不能进入泪道；泪小管至鼻泪管阻塞或狭窄等，包括先天性闭锁、炎症、肿瘤、外伤、异物、药物毒性等各种因素引起泪道结构或功能不全，泪液不能通过泪道排出而致。

二、护理评估

（一）健康史

1. 评估患者是否患有沙眼、泪道外伤、慢性鼻炎、鼻窦炎、下睑外翻等病史。

2. 评估发病时间、流泪程度是否与外界环境、季节有关。

（二）临床表现

1. **症状**　流泪，或迎风流泪更甚，或在冬季、初春寒风刺激时流泪加重。

2. **体征**　泪液不时溢出，内眦皮肤潮湿；或见泪小点外翻。冲洗泪道通畅，或通而不畅，或不通，但均无黏液或脓液从泪小点返流。

（三）辅助检查

1. 可将2％荧光素钠溶液滴入患眼结膜囊内，稍后用一湿棉签擦下鼻道，观察棉签是否带荧光素钠的颜色，若有则说明泪道尚通畅；否则为不通。

2. X线碘油造影　能准确显示泪道阻塞部位。

（四）心理社会评估

评估患者的文化程度、对疾病的认识及焦虑的程度。

三、处理原则

（一）中医处理原则

治宜补虚为主。泪道阻塞者，可手术治疗。

（二）西医的处理原则

局部用药，泪道狭窄或阻塞，可手术治疗。

四、护理诊断

1. **舒适改变** 与泪液不时溢出，内眦皮肤经常浸湿有关。
2. **焦虑** 与长期溢泪不适、害怕手术及术后置管时间长有关。
3. **知识缺乏** 与缺乏溢泪的防治知识有关。
4. **潜在并发症** 睑外翻，与长期流泪、拭擦眼睑有关。

五、护理目标

1. 溢泪症状减轻或消失。
2. 能够描述引起焦虑的原因。
3. 能够说出溢泪的防治知识。
4. 能够陈述预防睑外翻等并发症的措施。

六、护理措施

1. **心理护理** 耐心向患者解释病情及治疗情况，消除患者的焦虑等心理。
2. **休息与饮食**
（1）室内保持清洁、安静、空气流通、光线柔和，避免强光直射眼部。
（2）禁食葱蒜、韭菜及腥发等刺激之物。
3. **病情观察**
（1）注意观察流泪多少，流泪与外界环境的关系。
（2）注意眼睑皮肤潮红与否。
（3）观察泪小点大小及位置，有无下睑外翻。
（4）冲洗泪道时，是否有冲洗液返流及返流多少，从何处返流。
4. **治疗护理**
（1）局部点熊胆滴眼液，或抗生素滴眼液，或硫酸锌滴眼液，每日3～4次。
（2）皮肤受泪液浸泡而出现潮红时，应涂抗生素眼药膏加以保护。
（3）泪道冲洗。
（4）泪小点狭窄者，用泪小点扩张器扩张泪小点。

(5) 泪道狭窄或阻塞，可考虑手术治疗，可行激光治疗或用泪道硅管留置治疗等。

(6) 泪道冲洗通畅者，可温针睛明穴。方法：取平卧位，将毫针置酒精灯上烧热，用棉球擦干净，稍停片刻，刺入患侧睛明穴，深约 0.5～1 寸，留针 15 分钟，取针后压迫局部 5 分钟，以防出血。

5. 健康教育

(1) 注意眼部卫生，流泪时用干净手帕擦之，切勿用脏手或脏物拭擦。

(2) 拭擦时动作宜轻，避免损伤皮肤。皮肤松弛者，宜从下向上拭擦，以防下睑外翻。

(3) 外出戴有色眼镜，避免风沙、强光刺激。

(4) 对有鼻部疾病、沙眼者，应及时治疗，防止本病发生。

七、辨证施护

1. 窍虚招风

证候　目无赤烂肿痛，遇风泪出，初起冬月重夏月轻，久则冬夏皆然。

治法　补养肝血，兼祛风邪。

方药　止泪补肝散加减。

护理　注意避风刺激，预防感冒。

2. 肝肾两虚

证候　冷泪绵绵，拭之遂出，清稀不稠；可兼头昏耳鸣，腰膝酸软；脉细。

治法　补益肝肾，收摄止泪。

方药　杞菊地黄丸加减。

护理　可食用补益肝肾的食物，如黑枣、胡桃、黑芝麻等。或用枸杞子、菊花泡水代茶。

3. 气血不足

证候　泪液常流，清冷而稀；常兼面色苍白，体倦乏力；舌淡，脉细。

治法　养血益气，固摄敛泪。

方药　八珍汤加减。

护理　饮食宜清淡、易消化、富有营养。可用以下食疗方配合治疗。

龙眼肉粥　龙眼肉 15g，红枣 3～5 枚，粳米 60g，共煮为粥，顿食之。

仙人粥　制何首乌 30～60g，粳米 60g，红枣 3～5 枚，红糖适量。先将制何首乌煎取浓汁，去渣，同粳米、红枣同入砂锅内煮粥。粥将成时，放入红糖或冰糖少许以调味，再煮一二沸即可服食。

八、结果评价

溢泪是否减轻或消失；能否陈述引起焦虑的原因；对溢泪防治知识的掌握程度；是否养成良好的卫生习惯；有无睑外翻等并发症的发生。

第二节 慢性泪囊炎

慢性泪囊炎（chronic dacryocystitis）是指泪囊及鼻泪管的慢性炎症，常有黏液或脓性分泌物自泪小点溢出为临床特征，病情顽固，多见于中老年女性。其发病与沙眼、泪道外伤、鼻炎、鼻中隔偏曲、下鼻甲肥大等有关。此外，亦有新生儿罹患本病者，称为新生儿泪囊炎。由于黏液或脓性分泌物不断溢出，对眼球的安全构成威胁，故应注意预防护理。本病类似于中医学的漏睛。

一、病因与发病机理

（一）中医病因病机

风热外袭，停留泪窍，泪道不畅，积伏日久，泪液受灼，渐变稠浊；或心有伏火，脾蕴湿热，移于窍内，湿热内聚，积聚成脓。若复感风热毒邪，或多食辛辣炙煿之物，则可演变为漏睛疮，使病情更加严重。

（二）西医病因及发病机制

多因鼻泪管狭窄或阻塞，致泪液滞留于泪囊，伴发细菌感染而致。常见致病菌为肺炎双球菌、链球菌、葡萄球菌等。新生儿泪囊炎是由于鼻泪管下端的胚胎性残膜未退化，阻塞鼻泪管下端所致。部分患者由于分泌物大量潴留，泪囊扩张，可形成泪囊黏液囊肿。

二、护理评估

（一）健康史

评估患者有无沙眼、泪道外伤、慢性鼻炎、鼻窦炎、鼻甲肥大、鼻息肉、鼻中隔偏曲等病史及发病时间、诊治过程。

（二）临床表现

1. **症状** 流泪、或有脓性分泌物外溢。
2. **体征** 指压迫泪囊区有大量黏液或脓性分泌物自泪小点溢出。严重者，内眦部位的皮肤潮湿、糜烂、粗糙肥厚及湿疹，结膜充血。

（三）辅助检查

1. **冲洗泪道** 有大量黏液或脓性分泌物自泪小点返流。
2. **分泌物检查** 可查到致病菌。

（四）心理社会评估

评估患者年龄、文化层次，对疾病的认识及焦虑的程度。

三、处理原则

（一）中医处理原则

内服药仅能改善证候，病轻者宜祛风清热，重者宜清热利湿。主要以外治为主，如点滴眼液、泪道冲洗、手术等。

（二）西医处理原则

以手术治疗为主。

四、护理诊断

1. **舒适改变**　与鼻泪管阻塞引起的溢泪有关。
2. **焦虑**　与泪小点长期有脓性分泌物溢出、害怕手术有关。
3. **知识缺乏**　与缺乏慢性泪囊炎的防治知识有关。
4. **潜在并发症**　细菌性角膜溃疡、化脓性眼内炎，与慢性泪囊炎患者发生角膜外伤及施行眼内手术，继发细菌感染有关。

五、护理目标

1. 溢泪、脓性分泌物减轻或消除。
2. 能够说出焦虑等心理障碍的原因。
3. 能够说出慢性泪囊炎的防治知识。
4. 能够说出预防角膜感染和眼内感染等并发症的措施。

六、护理措施

1. **心理护理**　关心体贴患者，耐心向患者解释病情及治疗情况，介绍手术方式，消除患者焦虑、紧张等心理状态，帮助患者以最佳心理状态接受手术。
2. **休息与饮食**
（1）室内保持清洁通风，光线宜暗，外出戴有色眼镜，以免强光与烟尘刺激。
（2）禁食葱蒜、韭菜及腥发等刺激之物，忌食油腻、厚味之品，以防引发急性泪囊炎。
（3）手术当天勿进食过热、过硬的饮食。
3. **病情观察**
（1）注意观察内眦部皮肤的情况。
（2）冲洗泪道时应注意泪小点返流出分泌物的颜色、性质及流出量。
（3）注意邻近部位的组织是否被感染，尤其是角膜的情况。
4. **治疗护理**
（1）局部点抗生素滴眼液，如 0.3% 诺氟沙星滴眼液，每日 3～6 次，点滴眼液前压迫泪囊部，应尽量将黏液或脓性分泌物挤出，使药液直达病所。
（2）用清热解毒中药液或抗生素稀释液进行泪道冲洗，冲洗前挤压泪囊部，将脓汁排出后，用棉签擦净，然后冲洗，冲洗至水清无脓液为止。

（3）日久不愈者，可采用手术治疗，常采用泪囊鼻腔吻合术、鼻泪管置管术、泪囊摘除术。泪囊切除后病灶得以消除，但仍然有溢泪。泪囊鼻腔吻合术是最常用的术式。对老年患者或无法行泪囊鼻腔吻合术者，可采用鼻泪管置管术或泪囊摘除术。

（4）泪囊鼻腔吻合手术当天用1%麻黄素液滴鼻，以收缩鼻黏膜，利于引流及预防感染。鼻腔填塞物是压迫伤口止血的，嘱患者勿牵拉填塞物及用力擤鼻。术后取半坐卧位，利于分泌物的引流。

（5）鼻泪管置管术者术后需置管1月，勿牵拉置管。

5. 健康教育

（1）保持结膜囊的清洁，分泌物多时可轻轻用棉签或干净手帕擦之。

（2）指导患者正确点滴眼液，先用手指压泪囊区，排空泪囊内的分泌物，然后用抗生素滴眼液点眼。

（3）介绍细菌性角膜炎及眼内炎等并发症的预防措施。

（4）对有鼻部疾病、沙眼者，应及时治疗，防止本病发生。

（5）术后定期复诊，按时冲洗泪道。

七、辨证施护

1. 风热停留

证候　患眼隐涩不舒，时而泪出，内眦头皮色如常，或泪囊区稍显隆起，按之不痛，但见有黏液自泪窍溢出；或见舌尖红，苔薄白，脉浮数。

治法　疏风清热。

方药　白薇丸加减。

护理　注意避风，防止感冒。

2. 心脾湿热

证候　内眦头微红潮湿，可见脓液浸渍，拭之又生，脓多且稠；按压泪囊区有脓液从泪窍溢出；或见小便黄赤；或见舌红，苔黄腻，脉濡数。

治法　清心利湿。

方药　竹叶泻经汤加减。

护理　禁食葱、蒜、韭菜及腥发等刺激之物；泪囊区红肿者，可作湿热敷，以促进炎症吸收。

八、结果评价

溢泪、脓性分泌物外溢程度是否减轻或消失；焦虑等心理障碍是否减轻或消失；对慢性泪囊炎防治知识的掌握程度；是否养成良好的卫生习惯；有无角膜感染和眼内感染等并发症的发生。

第三节 急性泪囊炎

急性泪囊炎（acute dacryocystitis）是以泪囊处突发红肿疼痛，继之溃破出脓为特征的眼病，常发生在慢性泪囊炎的基础上，亦可突然发生。本病类似于中医学的漏睛疮。

一、病因与发病机理

（一）中医病因病机

素有漏睛，邪毒存留，复感风热，内外合邪，壅阻内眦；或嗜食辛辣，心脾热毒壅盛，上乘大眦，气血瘀滞，肉腐成脓。若肉腐溃后，阴津已伤，余热未清，蒸灼腠理而成瘘管，则脓汁不尽，长久不愈。

（二）西医病因及发病机制

大多在慢性泪囊炎的基础上发生，与侵入细菌毒力强大或机体抵抗力降低有关，常见致病菌为链球菌。

二、护理评估

（一）健康史

评估有无慢性泪囊炎病史，发病前有无挤压泪囊或行泪道探通术史。

（二）临床表现

1. **症状** 泪囊区红肿、灼热、疼痛，流泪。严重者可伴恶寒、发热、头痛。
2. **体征** 泪囊区局部皮肤红肿，坚硬，压痛剧烈。严重者，炎症可扩展到眼睑、鼻根及面颊部，眼睑红肿难开，结膜充血。耳前及颌下淋巴结肿痛等。数日后红肿局限，出现脓点，脓肿自溃，脓液排出，炎症减轻。或形成泪囊瘘管，经久不愈，泪液常从瘘管溢出。

（三）辅助检查

血常规检查可见白细胞总数及中性粒细胞比例增高。

（四）心理社会评估

评估患者文化层次、对疾病的认识及恐惧的程度。

三 、处理原则

（一）中医处理原则

未成脓时，以疏风清热解毒为治法，采用内服中药、热敷、药物敷等；已成脓时，宜切开排脓。

（二）西医处理原则

早期热敷，局部和全身使用抗生素控制炎症，脓肿形成，应切开排脓。

四、护理诊断

1. **疼痛** 与泪囊区急性炎症有关。
2. **恐惧** 与局部红肿明显及害怕手术有关。
3. **知识缺乏** 与缺乏急性泪囊炎的防治知识有关。
4. **潜在并发症** 眶蜂窝织炎，与病情严重，炎症扩散有关。

五、护理目标

1. 泪囊区皮肤红肿、疼痛减轻或消除。
2. 能够稳定情绪，积极配合治疗。
3. 能够说出急性泪囊炎的防治知识。
4. 能够说出预防眶蜂窝织炎等并发症的措施。

六、护理措施

1. **心理护理** 关心体贴患者，耐心向患者解释病情及治疗情况，消除患者恐惧心理，取得他们密切配合。

2. **休息与饮食**
(1) 注意休息，保证睡眠充足。
(2) 饮食宜清淡，忌食辛辣等刺激性食物，以防病情加重。

3. **病情观察**
(1) 注意观察泪囊区红肿程度及范围，及疼痛轻重。
(2) 观察泪囊区是否已有脓肿形成。
(3) 若脓成自行溃破或切开排脓时，要注意脓出颜色、性质、量的多少。

4. **治疗护理**
(1) 点抗生素滴眼液，睡前涂抗生素眼药膏。
(2) 病情严重，全身应用抗生素。
(3) 早期宜用湿热敷、药敷，使用外用药时注意勿入眼内。
(4) 脓成者，当切开排脓，切口宜选弧形。在脓成前或切开排脓时不宜挤压。
(5) 切开排脓后，应每日换药至创口痊愈；若置有引流条，注意引流的情况，无脓液流出方可取出引流条。
(6) 炎症期间切忌冲洗泪道及泪道探通术。

5. **健康教育**
(1) 外出戴防护眼镜，避免风沙、强光刺激。
(2) 如有流泪，勿揉擦眼部，注意眼部卫生。
(3) 分泌物多时可轻轻用棉签或干净手帕擦之，保持眼部的清洁。
(4) 有慢性泪囊炎者，待急性炎症控制后，积极治疗慢性泪囊炎，防止本病发生。
(5) 介绍挤压泪囊区的危险性。

（6）锻炼身体，增强抗病能力。

七、辨证施护

1. 风热上攻

证候　患眼热泪频流，内眦部红肿疼痛，其下方隆起，可扪及肿核，疼痛拒按；头痛，或见恶寒发热；舌红苔薄黄，脉浮数。

治法　疏风清热，消肿散结。

方药　驱风散热饮子加减。

护理

（1）局部湿热敷，或热盐水敷，每次 15～20 分钟，每日 3 次。注意敷料的温度，防止烫伤皮肤。

（2）用新鲜野菊花、芙蓉叶、紫花地丁等中草药洗净捣烂外敷，或用如意金黄散和生理盐水调成糊状，纱布隔垫敷患部，以促病变吸收。注意勿令药物误入眼。

2. 里热炽盛

证候　患处红肿热痛，疼痛难忍，核硬拒按，热泪频流，甚而红肿蔓延至颜面胞睑；耳前或颌下有肿核及压痛，可兼头痛身热，心烦口渴，大便燥结，小便赤涩；舌质红，苔黄燥，脉洪数。

治法　清热解毒，消瘀散结。

方药　黄连解毒汤加减。

护理　饮食宜清淡，多食蔬菜、水果，多饮开水，大便燥结者用番泻叶代茶。

3. 正虚邪留

证候　患处微红微肿，稍有压痛，时有反复，或溃后漏口难敛，脓液稀少不绝；可伴畏寒肢冷，面色苍白，神疲食少；舌淡苔薄，脉细弱。

治法　补气养血，托里排毒。

方药　托里消毒散加减。

护理　若已成漏者，可行泪囊手术并切除瘘管。

八、结果评价

泪囊区皮肤红肿疼痛程度是否减轻或消失；恐惧等心理障碍是否减轻或消失；对急性泪囊炎防治知识的掌握程度；是否养成良好的卫生习惯；有无眶蜂窝织炎等并发症的发生。

第六章

结膜和巩膜病护理

第一节　急性细菌性结膜炎

急性细菌性结膜炎（acute　conjunctivitis），又称急性卡他性结膜炎（acute catarrhal conjunctivitis），是指细菌所致结膜急性炎症。发病急，潜伏期1～3天，具有传染性及流行性，好发于夏秋季节，双眼同时或先后发病。本病类似于中医学的暴风客热。

一、病因与发病机理

（一）中医病因病机

多因骤感风热之邪，风热相搏；或素有肺经蕴热，风热更甚，上犯白睛所致。

（二）西医病因及发病机制

常见的致病菌是肺炎双球菌、Koch-Weeks杆菌、流行性感冒杆菌和葡萄球菌、金黄色葡萄球菌等引起结膜组织的炎症。

二、护理评估

（一）健康史

评估有无与急性细菌性结膜炎患者的接触史，其生活、工作、学习环境中有无本病散发或流行史。

（二）临床表现

1. **症状**　自觉异物感、灼热感、刺痛及流泪，分泌物多。
2. **体征**　眼睑肿胀，结膜充血、水肿，结膜囊有黏液性或脓性分泌物。严重时结膜表面可覆盖一层假膜，或有结膜下出血。

（三）辅助检查

眼分泌物涂片或结膜刮片镜检见中性粒细胞和细菌。

（四）心理社会评估

因本病具有传染性及流行性，加之结膜充血明显，从而产生恐惧的心理，注意评估患者年龄、性别、恐惧的程度、卫生习惯、对疾病的认识程度。

三、处理原则

（一）中医处理原则

风重者以祛风为主，热重者以清热为主，风热并重者宜祛风清热。局部使用滴眼液、熏洗等。

（二）西医处理原则

根据致病菌选择有效抗生素滴眼液。

四、护理诊断

1. **舒适改变**　与结膜急性炎症所引起的眼部刺激症状有关。
2. **恐惧**　与本病传染性与流行性有关。
3. **知识缺乏**　与缺乏急性结膜炎的防治知识有关。
4. **潜在并发症**　角膜炎，与病情未得到及时控制及病情严重有关。

五、护理目标

1. 异物感、灼热感、眼痛程度减轻或消失。
2. 能够表达恐惧心理障碍的原因，表现出积极的应对方式。
3. 能够说出细菌性结膜炎的防治知识，注意用眼卫生，并能正确执行。
4. 能够陈述预防角膜炎等并发症的措施。

六、护理措施

1. **心理护理**　关心体贴患者，给以生活护理，耐心向患者解释病情及治疗情况，消除患者及家属的恐惧心理，保持心情舒畅。

2. **休息与饮食**

（1）室内保持清洁通风，温、湿度适宜，光线宜暗，外出戴有色眼镜，以避免强光与烟尘刺激，加重病情。

（2）如单眼患者，取患侧卧位。

（3）饮食宜清淡，多食蔬菜、新鲜水果等，忌葱、蒜等，多饮水，保持大便通畅。

3. **病情观察**

（1）注意分泌物的多少，灼热疼痛、羞明流泪的轻重程度。

（2）观察眼睑红肿、结膜充血的程度。

（3）有无假膜、结膜下出血。

4. **治疗护理**

（1）局部宜频点抗生素滴眼液，如诺氟沙星滴眼液点眼，每小时数次。

（2）及时清拭分泌物，如有假膜应一并去除。

（3）冲洗结膜囊，常用的冲洗剂有黄连液、生理盐水、3%硼酸溶液。

5. 消毒与隔离

（1）患者洗脸用具、眼部用品及滴眼液等宜单独使用，经常消毒。

（2）医护人员接触患者的手、医疗器械及污染物均需按消毒隔离常规处理，防止交叉感染。

（3）医护人员做检查、治疗时，应先检查健康眼，后检查患眼，以免传染到健眼。

6. 健康教育

（1）按时点滴眼液，分泌物多时，先用棉签轻轻拭去，然后再点滴眼液。

（2）忌包扎患眼，忌热敷，以免眼内分泌物结聚，致热毒更甚，加重病情。

（3）注意眼部卫生，不用脏手及脏手帕揉眼，保持眼部清洁，滴眼液前应洗手。

（4）宣传本病的传染性，避免患者去公共场所活动，尤应禁止去游泳，以免传播流行。

（5）患者用过的毛巾、手帕、脸盆及水源等物品，实行消毒隔离，减少传染源的传播途径。

七、辨证施护

1. 风重于热

证候　胞睑肿胀，白睛红赤，涩痒不舒，羞明多泪；全身可伴有恶寒发热，鼻塞流涕；舌苔薄白，脉浮数。

治法　疏风解表，兼以清热。

方药　银翘散加减。

护理

（1）注意气候变化，避风寒，防感冒。

（2）可用内服药渣再煎水，或桑叶、野菊花煎水，待凉后过滤洗眼，每日 1 次。

（3）可用桑叶 6g，菊花 6g，薄荷 3g，苦竹叶 30g，洗净，放入茶壶内，用开水泡 10 分钟，饮用。

2. 热重于风

证候　胞睑红肿，白睛赤痛较甚，眵多胶黏，热泪频流，灼热羞明；全身口渴烦躁，便秘溲黄；舌红，苔黄，脉数。

治法　清热泻火，兼以疏风。

方药　泻肺饮加减。

护理

（1）可饮菊花茶或决明子茶。

（2）便秘者可适当用番泻叶泡茶；或每日食芭蕉 1～2 根；或蜂蜜 30ml，加入温开水 100ml，睡前服；或晨起空腹饮淡盐水 150ml。

（3）中药汤剂宜凉服。

3. 风热并重

证候　眼睑红肿，白睛赤肿，泪多眵稠，痛痒交作，怕热畏光；全身有恶寒发热，鼻塞流涕，口渴烦躁，便秘溲赤；舌红，苔薄黄，脉浮数。

治法　祛风清热，表里双解。

方药　防风通圣散加减。

护理

（1）保持环境安静，保持情绪稳定，避免烦躁。

（2）口渴者，要多喝开水，或用菊花泡水代茶饮。

八、结果评价

异物感、灼热感、眼痛程度是否减轻或消失；恐惧等心理障碍是否减轻或消失；对细菌性结膜炎的防治知识的掌握程度；有无角膜炎的发生。

第二节　病毒性结膜炎

病毒性结膜炎（viral conjunctivitis）是由多种病毒引起的急性传染性结膜炎。潜伏期短者数小时，长者 7 天左右，可引起暴发流行，常双眼同时或先后发病，多发于夏秋季节。临床上常见流行性角结膜炎、流行性出血性结膜炎。本病类似于中医学的天行赤眼。

一、病因与发病机理

（一）中医病因病机

多因猝感疫疠之气，或肺胃积热，肺金凌木，侵犯肝经，上攻于目而发病。

（二）西医病因及发病机制

流行性角结膜炎是由腺病毒 8、19、29 和 37 型引起，传染性强，可散在或流行发病。流行性出血性结膜炎的病原体为 70 型肠道病毒，偶由 A24 型柯萨奇病毒引起。

二、护理评估

（一）健康史

评估有无与病毒性结膜炎患者接触史，其生活、工作、学习环境中有无病毒性结膜炎流行史。

（二）临床表现

1. 流行性角结膜炎

（1）症状　异物感、疼痛、畏光和流泪，或视力下降等。

（2）体征　眼睑红肿，结膜充血、水肿，睑结膜及结膜穹隆部出现大量滤泡。耳前淋巴结肿大并有压痛。偶有结膜下出血。随病程病变由轻到重，角膜出现上皮下和浅基质层点状浸润，浸润呈圆形，直径 0.5～1.5mm，数个或数十个不等，可集聚成簇位于角膜中央区。

2. 流行性出血性结膜炎

（1）症状　畏光、流泪、异物感和剧烈眼痛等。

（2）体征 眼睑红肿，结膜充血、水肿，睑结膜滤泡明显增生。球结膜下点状或片状出血。耳前淋巴结肿大。

（三）辅助检查

眼分泌物涂片或结膜刮片镜检见单核白细胞增多。

（四）心理社会评估

评估患者年龄、文化层次、卫生习惯、对疾病的认识及恐惧的程度。

三、处理原则

（一）中医处理原则

早期治以祛风清热，病重者治以泻火解毒。局部使用滴眼液、涂眼药膏、熏洗眼等。

（二）西医处理原则

以局部治疗为主，用抗病毒滴眼液点滴。

四、护理诊断

1. **感知改变** 与角膜病变引起的视力下降有关。
2. **舒适改变** 与结膜、角膜病变引起的眼痛、畏光、流泪有关。
3. **恐惧** 与本病具有传染性、结膜下出血、角膜混浊有关。
4. **知识缺乏** 与缺乏病毒性结膜炎的防治知识有关。

五、护理目标

1. 视力稳定或提高。
2. 眼痛、畏光、流泪的程度减轻或消失。
3. 能够说出恐惧心理障碍的原因。
4. 能够说出病毒性结膜炎的防治知识，注意用眼卫生，并能正确执行。

六、护理措施

1. **心理护理** 关心体贴患者，耐心向患者解释疾病的发生、发展过程及治疗情况，消除患者及家属的恐惧心理。

2. **休息与饮食**

（1）室内保持清洁通风，温、湿度适宜，光线宜暗，外出戴有色眼镜，以免强光与烟尘刺激，加重病情。

（2）如单眼患者，取患侧卧位。

（3）注意休息，少用目力。

（4）饮食宜清淡，多食蔬菜、新鲜水果等，勿吃刺激性食物，戒除烟酒；保持大便通畅。

3. **病情观察**

（1）观察眼睑、结膜充血水肿程度，有无结膜下出血。

（2）若角膜有混浊、视力下降，及时报告医生。

（3）观察耳前淋巴结肿大、压痛等情况。

4. 治疗护理

（1）局部宜频点抗病毒滴眼液，如0.1%羟苄唑滴眼液，或0.1%阿昔洛韦滴眼液。

（2）睡前涂抗病毒眼药膏。

（3）配合抗生素滴眼液滴眼，如0.3%诺氟沙星滴眼液点眼。

5. 消毒与隔离

（1）患者接触过的用具应严格消毒，滴眼液应单独使用，避免交叉感染。

（2）医护人员在接触患者之后必须洗手消毒，医疗器械及污染物均需消毒处理，以防交叉感染。

（3）医务人员作检查时，应先查健康眼，后查患眼，以免传染健眼。

6. 健康教育

（1）培养良好的卫生习惯，不用手揉眼。分泌物多时，用干净手帕拭之。

（2）分盆、分巾、流水洗脸，毛巾、手帕要勤洗、勤晒。

（3）忌包扎患眼，应保持分泌物从结膜囊顺利引流。

（4）在流行期间，加强对患者的隔离与用具的消毒，不进入游泳池、浴池等公共场所。

七、辨证施护

1. 初感疠气

证候　患眼异物感，灼热，羞明流泪，眼眵稀薄，胞睑微红，白睛红赤，点、片状溢血；发热头痛，鼻塞，流清涕，耳前、颌下可触及肿核；舌质红，苔薄黄，脉浮数。

治法　疏风清热。

方药　驱风散热饮子加减。

护理

（1）注意寒温，避免感冒。

（2）可用内服药渣再煎水，或桑叶、野菊花煎水，待凉后过滤洗眼。

2. 热毒炽盛

证候　患眼灼热疼痛，热泪如汤，胞睑红肿，白睛红赤水肿、溢血，黑睛星翳；口渴心烦，便秘溲赤；舌红，苔黄，脉数。

治法　泻火解毒。

方药　普济消毒饮加减。

护理

（1）分泌物多时，用消毒棉签轻轻除去，不要擦伤角膜，不可用手揉眼。

（2）饮食宜清淡，保持大便通畅，便秘者可适当用番泻叶泡茶。

（3）可饮菊花茶或决明子茶。

（4）中药汤剂宜凉服。

八、结果评价

眼痛、畏光、流泪程度是否减轻或消失；角膜点状混浊程度是否减轻或消退；视力是否稳定或提高；恐惧等心理障碍是否减轻或消失；对病毒性结膜炎防治知识的掌握程度。

第三节 泡性角结膜炎

泡性角结膜炎（phlyctenular keratoconjunctivitis）是以结膜角膜泡性结节为特征的结膜炎。根据病变部位不同，分为泡性结膜炎、泡性角膜炎、泡性角结膜炎。多见于营养不良、体质虚弱的儿童及青年，多为单眼为患，也可双眼同时或先后发病。本病类似于中医学的金疳。

一、病因与发病机理

（一）中医病因病机

多因肺经燥热，宣发失职，肺火偏盛，上攻于目，气血郁滞，郁而成结；或肺阴不足，虚火上炎，郁滞白睛；或脾胃失调，土不生金，肺金失养，肺气不利而致。若肺火太盛，金克肝木，可致黑睛生翳，使病情加剧。

（二）西医病因及发病机制

由于微生物导致的结膜角膜迟发性免疫反应，可能是对微生物蛋白质发生过敏所致。常见的微生物是结核杆菌、金黄色葡萄球菌，其他尚有表皮葡萄球菌、白色念珠菌、球孢子菌属及沙眼衣原体等。

二、护理评估

（一）健康史

1. 评估是否有不良卫生习惯、久居阴暗潮湿环境，是否有急性睑缘炎、细菌性结膜炎、结核等病史及发病时间和诊治过程。

2. 儿童应评估有无营养不良及体质虚弱。

（二）临床表现

1. **症状** 有异物感、流泪等刺激症状，若病灶发生在角膜，可有畏光、流泪及眼睑痉挛。

2. **体征** 球结膜出现微隆起的实性疱疹，灰红色，直径1～4mm，周围有局限性充血，顶端易溃烂形成溃疡。位于角膜缘或角膜面，疱疹常较小，呈灰白色圆形浸润，愈后可遗留瘢痕。

（三）辅助检查

部分患者结核菌素试验阳性。

（四）心理社会评估

注意评估患者年龄、卫生习惯、饮食习惯、对疾病的认识及焦虑的程度。

三、处理原则

（一）中医处理原则

肺经燥热者，治以泻肺散结；肺阴不足者，治以养阴润肺；肺脾亏虚者，可培土生金。

（二）西医处理原则

积极寻找和治疗诱因。局部用糖皮质激素滴眼液。

四、护理诊断

1. **舒适改变**　与角膜疱疹引起的眼痛、畏光、流泪有关。
2. **焦虑**　与疾病反复发作有关。
3. **知识缺乏**　与缺乏泡性角结膜炎的防治知识有关。
4. **潜在并发症**　角膜感染、继发青光眼，与糖皮质激素治疗的不良反应有关。

五、护理目标

1. 疼痛、畏光、流泪程度减轻或消失。
2. 能够说出焦虑心理障碍的原因，并采取正确的应对方式。
3. 能够说出泡性角结膜炎的防治知识。
4. 能够正确应用糖皮质激素滴眼液。

六、护理措施

1. **心理护理**　关心体贴患者，耐心向患者解释病情及治疗情况，消除患者的焦虑心理，使之情志调和，增强病人康复的信心，配合治疗。

2. **休息与饮食**
（1）居住环境要保持干燥、通风、清洁，嘱患者多接触阳光及新鲜空气，减少其诱因。
（2）饮食上宜少食辛辣之品，以防助热伤阴，适当补充多种维生素。

3. **病情观察**
（1）注意观察结膜上疱疹的大小及多少，是否破溃，周围充血程度。
（2）若发于角膜边缘，应观察是否影响角膜。

4. **治疗护理**
（1）局部点糖皮质激素滴眼液，如 0.5％醋酸可的松滴眼液或 0.025％地塞米松滴眼液，每日 3～4 次。
（2）可用抗生素滴眼液，如 0.1％利福平滴眼液，每日 3～4 次。

5. **健康教育**
（1）注意环境及眼部卫生。

（2）正确使用滴眼液。

（3）体质虚弱者要增加营养，加强锻炼，以增强体质。

七、辨证施护

1. 肺经燥热

证候 目涩痛，畏光，泪热眵结，白睛表层生小泡，隆起明显，其周围赤脉粗大；或有鼻干口渴，便结溲赤；舌质红，苔薄黄，脉数。

治法 泻肺散结。

方药 泻肺汤加减。

护理

（1）忌食辛辣之品，多饮水，保持大便通畅，便秘者可适当用番泻叶泡茶。

（2）可用鲜芦根、天冬、麦冬，或生地、玄参、花粉泡水代茶。

（3）中药汤剂宜凉服，观察服药后的效果及反应。

2. 肺阴不足

证候 隐涩微痛，眼眵干结，白睛表层生小泡，不甚高隆，周围赤脉淡红，反复发作；可有干咳咽干；舌质红，少苔或无苔，脉细数。

治法 养阴润肺。

方药 养阴清肺汤加减。

护理 可食用有滋阴作用的食物，如银耳、梨子，多饮水。也可用以下食疗方配合治疗。

天门冬膏 天门冬500g，去皮和根须，捣碎，用洁净白细布绞取汁澄清，滤过，放入瓷罐内，用文火熬成膏。每次服1匙，空心温服之。

3. 肺脾亏虚

证候 白睛小泡周围赤脉轻微，日久难愈，或反复发作；疲乏无力，食欲不振，腹胀不舒；舌质淡，苔薄白，脉细无力。

治法 益气健脾。

方药 参苓白术散加减。

护理

（1）饮食宜清淡、易消化、富有营养，忌过食生冷，以免损伤脾胃。

（2）加强锻炼，增强体质，提高机体的抗病力。

八、结果评价

异物感、眼痛、畏光、流泪程度是否减轻或消失；焦虑等心理障碍是否减轻或消失；对泡性角结膜炎防治知识的掌握程度；有无继发性青光眼等并发症发生。

第四节　结膜干燥症

结膜干燥症（keratoconjunctivitis sicca，KCS），又称干眼症（dry eye syndrome），是指各种原因引起的泪液质和量、或动力学的异常，导致泪膜不稳定和眼表组织病变的一类疾病的总称，是常见的眼表疾病。常分为泪液生成不足型和蒸发过强型两类。泪液生成不足型即为水样液缺乏性干眼症，又可分为 Sjögren 综合征所致的干眼症及不伴有 Sjögren 综合征的干眼症。蒸发过强型干眼症则包括睑板腺功能障碍、暴露及角膜接触镜等因素所导致的干眼症。本病属于中医学白涩症、神水将枯范畴。

一、病因与发病机理

（一）中医病因病机

多因肺阴不足，或阴虚湿热，或气阴两虚，不能濡养于目，而出现一系列干燥的证候。

（二）西医病因及发病机制

泪膜从外至内由脂质层、水液层及黏蛋白层构成，任何一层结构的异常均可导致干眼症。

1. **泪膜水液层异常**　多见于自身免疫性疾病（如 Sjögren 综合征），沙眼、化学腐蚀伤、黏膜天疱疮等，引起泪腺及副泪腺受损。此外，泪腺炎、泪腺先天异常等也可引起。

2. **泪膜黏蛋白层异常**　多见于眼部天疱疮、眼部化学伤、热烧伤、辐射伤，沙眼、维生素 A 缺乏、长期使用眼药的刺激等导致结膜杯状细胞受损，产生泪膜黏蛋白层异常。

3. **泪膜类脂层异常**　多见于眼睑炎及睑板腺炎、睑板腺等先天缺损。

4. **角膜上皮细胞异常**　多见于角膜溃疡及疤痕、长期使用眼药等，导致角膜上皮细胞或其微绒毛永久性损伤。

5. **其他因素**　多见于年龄 70 岁以上、绝经妇女，此外与环境污染、长期注视显示屏、戴隐形眼镜等有关。

二、护理评估

（一）健康史

1. 评估有无沙眼或戴角膜接触镜史。
2. 评估干涩持续的时间及诊治过程。

（二）临床表现

1. **症状**　眼干涩、异物感、灼热感、刺痒、畏光、视物模糊、易视疲劳等。Sjögren 综合征患者常伴有口干、关节痛等。

2. **体征**　结膜充血、角膜上皮缺损，严重者结膜、角膜干燥而无光泽，结膜产生皱褶、角膜出现灰白色混浊。

（三）辅助检查

1. **泪液分泌实验**（Schirmer test）　低于 10mm/5 分钟。

2. **泪膜破裂时间**（BUT）　＜10 秒。

3. **角膜荧光素染色**　阳性。

4. **角、结膜虎红染色**　阳性。

（四）心理社会评估

因双眼干涩、易视疲劳等，影响工作，从而产生焦虑的心理，应注意评估患者焦虑的程度、文化层次、职业、工作环境、生活条件、饮食习惯、对疾病认识的程度。

三 、处理原则

（一）中医处理原则

治疗以滋阴生津为主，辨证施治以治其本，局部用药以缓解症状治其标。

（二）西医处理原则

水样液缺乏性干眼症，应消除诱因，局部使用人工泪液等。蒸发过强型干眼症，以清洁眼睑，局部使用药物为主。

四、护理诊断

1. **舒适改变**　与泪液分泌减少及泪膜不稳定引起的眼干涩感、视疲劳有关。

2. **焦虑**　与眼干涩、影响工作有关。

3. **知识缺乏**　与缺乏干眼症的防治知识有关。

4. **潜在并发症**　角膜感染，与角膜上皮缺损有关。

五、护理目标

1. 眼干涩感、易视疲劳等程度减轻或消失。

2. 能够表达焦虑心理障碍的原因。

3. 能够说出干眼症的防治知识，注意用眼卫生。

4. 能够说出预防角膜感染的措施。

六、护理措施

1. **心理护理**

关心体贴患者，耐心向患者解释病情及治疗情况。若为老年女性患者，尤其是绝经妇女，加之眼部干涩，视疲劳，重者睁眼困难，不耐久视，大多心情焦虑烦躁，注意做好患者的思想工作，乐观对待本病。

2. **休息与饮食**

（1）室内保持清洁通风，温、湿度适宜，光线宜暗，外出戴有色眼镜，以免强光与烟尘刺激，加重病情。

（2）注意休息，少用目力。

（3）忌食辛辣煎炸，以防助热伤津，多吃水果蔬菜，保持大便通畅。

3. 病情观察

（1）观察结膜是否充血及充血程度。

（2）注意泪液分泌量的多少及泪膜的稳定性。

（3）注意有无分泌物及分泌物的性质。

（4）观察角膜是否染色及染色的范围。

（5）注意有无口干、关节疼痛等。

4. 治疗护理

（1）局部使用人工泪液，每日 3～6 次。

（2）若结膜充血明显，可配合抗生素滴眼液，每日 3 次。

（3）中药汤剂宜温服。

（4）用胶原和硅胶制作的泪小点栓子，行暂时性泪小点封闭以保留泪液。

（5）对较严重患者，在多次试用泪小点栓子、无溢泪后，可考虑行永久性泪小点封闭术。封闭的方法有激光、热烧灼、手术切除等。

5. 健康教育

（1）观察显示屏的时间要适度。

（2）不宜长期戴隐形眼镜，若有不适及时滴用滴眼液。

（3）培养良好的卫生习惯，不用手揉眼。

（4）外出应戴有色眼镜，以免强光与烟尘刺激。

（5）注意保持乐观情绪，正确对待本病。

七、辨证施护

1. 肺阴不足

证候　目珠干燥无光泽，干涩磨痛；口干鼻燥，大便干结；舌红少津，脉细数。

治法　滋阴润肺。

方药　养阴清肺汤加减。

护理

（1）针刺睛明、攒竹、丝竹空、瞳子髎、太阳、合谷等穴。

（2）可食用有滋阴作用的食物，如银耳、梨子，多饮水。可用以下食疗方配合治疗。

石斛粥　鲜石斛 30g，粳米 50g，冰糖适量。取鲜石斛加水煎半小时以上，去渣取汁入粳米、冰糖，再加水同煮，至米开粥稠，停火温服。

（3）大便干结者，每日食芭蕉 1～2 根；或蜂蜜 30ml，加入温开水 100ml，睡前服；或晨起空腹饮淡盐水 150ml，或腹部顺时针按摩 10～15 分钟，以促进肠蠕动。

2. 阴虚湿热

证候　目珠干燥无光泽，干涩疼痛，畏光，有黏丝状分泌物，视物模糊；口鼻干燥，或关节疼痛，溲黄，便干；舌红，苔薄黄，脉数。

治法 滋阴祛湿清热。

方药 甘露饮加减。

护理

（1）清洁眼睑，先热敷眼睑5～10分钟，再顺着睑板腺的走形按摩、挤压睑板腺内的分泌物，然后擦洗睑缘，清除睫毛根部的油性分泌物、菌落及碎屑。

（2）若有睑缘炎，用抗生素滴眼液及短效糖皮质激素滴眼液，每日3次。

（3）若关节疼痛，应注意关节保暖。

3. 气阴两虚

证候 目珠干燥无光泽，干涩，畏光，眼疲劳，视物模糊；口干唇裂，神疲无力；舌体瘦薄，苔少而干，脉虚数。

治法 益气养阴。

方药 生脉饮合六味地黄丸加减。

护理 唇干裂者，多饮水，食新鲜水果，如西瓜、梨子。可用以下食疗方配合治疗。

桑椹粥 鲜桑椹40g，粳米100g，蜂蜜适量。鲜桑椹浸泡片刻，洗净与粳米同入砂锅中文火煮粥，忌用铁锅，熟后加少许冰糖或蜂蜜温服。

八、结果评价

眼干涩感、易视疲劳等程度是否减轻或消失；焦虑等心理障碍是否减轻或消失；对干眼症防治知识的掌握程度；有无角膜溃疡等并发症的发生。

第五节 翼状胬肉

翼状胬肉（pterygium）是一种结膜组织增殖变性引起的病变，因其形状酷似昆虫的翅膀而得名。病变发展，可影响视力，亦可停止发展。多见于中老年人及户外工作者，男性多于女性。本病类似于中医学的胬肉攀睛。

一、病因与发病机理

（一）中医病因病机

外感风热，客于心肺之络，心肺风热，热郁血滞，脉络瘀阻；或恣食辛辣炙煿，脾胃郁热，熏蒸于目，血脉瘀滞眦部；或忧思劳怒，扰动心神，心火盛而刑金，上壅于目；或过度劳欲，心肾阴亏，虚火上炎而致。

（二）西医病因及发病机制

由于长期暴露于烟尘、风沙、日光下，结膜结缔组织变性增生，肥厚的球结膜及结膜下组织由球结膜向角膜表面侵袭，可能与紫外线照射损害角膜缘干细胞、气候干燥、接触风尘等有一定关系。

二、护理评估

（一）健康史

评估是否为户外工作者，有无风沙、日光等长期刺激史，有无睑裂斑及慢性结膜炎等病史。

（二）临床表现

1. **症状**　多无自觉症状，或仅有轻度不适。翼状胬肉遮挡瞳孔区时，可致视力下降。

2. **体征**　翼状胬肉多发生于睑裂部球结膜，伸入到角膜表面，单侧者多见于鼻侧，双侧者分别位于角膜的鼻、颞两侧。

胬肉伸入角膜内的尖端为头部，位于角膜缘表面的部分为颈部，位于球结膜的宽大部分为体部。

胬肉按其生长情况分为进行期和静止期两种。

（1）进行期　胬肉头部隆起，其附近角膜浸润混浊，体部肥厚，血管扩张充血，生长较快。

（2）静止期　头部扁平，其附近角膜混浊区小而界清，体部菲薄如膜状、无充血、表面平滑，病变静止，一般不再进展，但永不消失。

（三）心理社会评估

注意评估患者的文化层次、职业、工作环境、对疾病的认识及情绪状态。

三、处理原则

（一）中医处理原则

治疗上实火宜泻，虚火宜清，局部用眼药。若药物无效，发展较速者，当采用手术治疗。

（二）西医处理原则

如果翼状组织充血，且为进行性者，或胬肉发展将可能危及视轴时，可考虑手术切除。

四、护理诊断

1. **感知改变**　与翼状胬肉遮挡瞳孔区致视力下降有关。
2. **恐惧**　与视力下降、害怕手术及术后复发率高有关。
3. **知识缺乏**　与缺乏翼状胬肉的防治知识有关。

五、护理目标

1. 视力改善。
2. 能够说出恐惧心理障碍的原因，并采取适当的应对方式。
3. 能够说出翼状胬肉的防治知识。

六、护理措施

1. **心理护理**　关心体贴患者，耐心向患者解释病情及治疗情况，消除患者的恐惧心理。

2. **休息与饮食**

(1) 注意避免眼睛受风沙、烟尘、有害气体、强光及寒冷等因素的刺激。

(2) 注意休息，少用目力。

(3) 饮食宜清淡，忌食辛辣炙煿，禁烟酒。

3. **病情观察**

(1) 注意胬肉对视力的影响。

(2) 注意胬肉充血与否、生长速度、头部伸入角膜多少及体部厚薄。

4. **治疗护理**

(1) 局部点熊胆滴眼液或抗生素滴眼液，每日 3 次，以减轻症状，控制其发展。

(2) 若胬肉发展迅速，有遮掩瞳神，影响视力之势，可予手术治疗。术时务求彻底，以减少复发。常用手术方法有单纯胬肉切除术、胬肉埋藏术、胬肉切除结膜瓣移植术等。术后每日换药，应注意眼局部反应，缝线、结膜瓣是否在位，切口愈合等情况。

(3) 术后可局部应用糖皮质激素或丝裂霉素等，可降低复发率。

5. **健康教育**

(1) 注意眼部卫生，不用脏手及脏手帕揉眼，保持眼部清洁。

(2) 户外活动时戴防风尘及防紫外线眼镜。

(3) 有结膜充血者，要积极治疗。

七、辨证施护

1. **心肺风热**

证候　胬肉初期，白睛上瘀肉渐胀，赤脉集布，痒涩羞明，多眵多泪；舌苔薄黄、脉数。

治法　祛风清热。

方药　栀子胜奇散加减。

护理　注意避免风尘、强光刺激。

2. **脾胃实热**

证候　胬肉头高而尖，体厚而大，赤瘀如肉，生长迅速，痒涩不舒，眵多黏结；口渴欲饮，便秘尿赤；舌红，苔黄，脉洪数。

治法　泻热通腑。

方药　泻脾除热饮加减。

护理

(1) 饮食宜清淡，多食蔬菜、水果，多饮水，保持大便通畅，便秘者可适当用番泻叶泡茶。

(2) 中药汤剂宜凉服。

3. **心火上炎**

证候　胬肉体厚红赤，眦头尤甚，痒涩刺痛；伴心烦失眠，口舌生疮，小便赤热；舌尖红，脉数。

治法 清心泻火。

方药 导赤散合泻心汤加减。

护理

(1) 心烦失眠者，指导患者自我调护，避免不寐因素，睡前禁饮浓茶、咖啡和不宜过饱，或用温热水泡脚，或按摩涌泉穴等，以改善失眠。

(2) 口舌生疮者，保持口腔清洁，可用清热的中药液漱口，如野菊花液、银连漱口液等。

(3) 可用以下食疗方配合治疗。

竹叶粥 竹叶鲜者30~50g或干者15~30g或淡竹叶30~60g，生石膏45~60g，粳米30~60g，砂糖少许，先将竹叶或淡竹叶洗干净，同石膏加水煎汁，去渣，放进粳米，煮成稀粥。

4. 阴虚火旺

证候 胬肉淡红，涩痒间作，时轻时重；心中烦热，口舌干燥；舌红苔黄，脉细数。

治法 滋阴降火。

方药 知柏地黄丸加减。

护理

(1) 心中烦热者，需心境平静，稳定情绪，不可动辄恼怒。或用耳穴压籽，选肾、枕、内耳、神门、内分泌等穴。

(2) 多饮水，可食用有滋阴作用的食物，如银耳、梨子，或用菊花泡水代茶喝。

(3) 劳欲不能过度。

八、结果评价

视力改善程度；恐惧等心理障碍是否减轻或消失；对翼状胬肉防治知识的掌握程度；是否养成良好的生活习惯。

第六节 沙 眼

沙眼（trachoma）是沙眼衣原体感染引起的结膜和角膜慢性炎症性眼病。具有传染性，其传播与患者的卫生习惯、居住环境、营养状况、医疗条件等因素密切相关。双眼发病，初发时呈急性或亚急性结膜炎表现，急性期经过1~2个月之后进入慢性期。慢性沙眼可因反复感染，病程迁延几年至十几年。若有严重角膜并发症，可导致视力损害，甚至失明。本病类似于中医学的椒疮。

一、病因与发病机理

（一）中医病因病机

外感风热毒邪，内有脾胃积热，内外邪毒上壅胞睑，脉络阻滞，气血失和而成。

（二）西医病因及发病机制

由 A、B、C 或 Ba 抗原型沙眼衣原体感染结膜、角膜所致。原发感染已使结膜组织对沙眼衣原体致敏，再遇沙眼衣原体时，则引起迟发超敏反应。沙眼在慢性病程中，常有急性发作，多次的反复感染，加重原有病情。

二、护理评估

（一）健康史

评估患者有无与沙眼患者长期接触史、发病时间及诊治过程，儿童期间是否患有本病。

（二）临床表现

1. **症状**　无明显异常感觉，或微痒，稍有干涩、异物感。急性期或病情严重者，有刺痒、灼热感，畏光流泪，视物模糊。

2. **体征**　睑结膜充血，乳头增生肥大，滤泡形成。或有条状、网状瘢痕。病变早期角膜上方有血管翳，严重沙眼，其新生血管从角膜四周包围伸入角膜，甚至遍及全角膜，而严重影响视力。

（三）辅助检查

1. 分泌物涂片或结膜刮片染色检查有沙眼包涵体。

2. 荧光抗体染色、酶联免疫测定等方法检测到沙眼衣原体抗原。

（四）诊断依据

1. 上睑结膜及上穹隆部有滤泡形成、乳头增生与血管模糊。

2. 裂隙灯显微镜下可检查到角膜血管翳。

3. 上穹隆部和上睑结膜出现条状或网状瘢痕。

4. 结膜刮片发现包涵体，或荧光抗体染色、酶联免疫测定等方法检测发现沙眼衣原体抗原。

凡在上述第一项的基础上，兼有其他三项中之任何一项者，均可诊断为沙眼。

（五）沙眼的临床分期

1979 年我国制定的沙眼分期法，详见表 6-1。

表 6-1　　　　　　　　　　　　　沙眼的分期分级表

分期	依据	分级	活动性病变占上睑结膜面积
Ⅰ期（进行期）	上穹隆部和上睑结膜有活动性病变（血管模糊、乳头增生、滤泡形成）	轻（+）	<1/3
		中（++）	1/3~2/3
		重（+++）	>2/3
Ⅱ（退行期）	有活动性病变，同时出现瘢痕	轻（+）	<1/3
		中（++）	1/3~2/3
		重（+++）	>2/3
Ⅲ（完全结瘢期）	仅有瘢痕而无活动性病变		

（六）心理社会评估

评估患者的文化层次、卫生习惯、卫生环境、生活条件，对疾病的认识及情绪、情感状态。

三、处理原则

（一）中医处理原则

轻症可以局部点药为主，重症宜内治，以疏风清热，活血通络为基本治法。必要时，可采用手术治疗。

（二）西医处理原则

局部治疗为主要，严重者应全身应用抗生素治疗。对症治疗其并发症与后遗症。

四、护理诊断

1. **舒适改变**　与结膜、角膜病变引起的刺痒、灼热感、流泪有关。
2. **焦虑**　与本病病程长、视力下降有关。
3. **知识缺乏**　与缺乏沙眼的防治知识有关。
4. **潜在并发症**　睑内翻和倒睫，慢性泪囊炎，角膜溃疡，角膜血管翳，角结膜干燥症、上睑下垂、睑球粘连等，与病情严重或治疗不及时有关。

五、护理目标

1. 刺痒、灼热感、流泪等程度减轻或消失。
2. 能够说出引起焦虑心理障碍的原因。
3. 能够说出沙眼的防治知识，注意眼部卫生，并能积极配合治疗。
4. 能够说出预防睑内翻倒睫、角膜溃疡等并发症的措施。

六、护理措施

1. **心理护理**　做好心理护理，耐心向患者解释病情及治疗情况、疾病传染途径及预防措施，消除患者焦虑等心理，积极配合治疗。
2. **休息与饮食**
（1）室内保持清洁通风，温、湿度适宜，外出戴有色眼镜，以免强光与烟尘刺激。
（2）饮食宜清淡，多食蔬菜、新鲜水果等，忌葱、蒜等腥发之物，禁烟酒。
3. **病情观察**
（1）观察睑结膜乳头、滤泡的部位与范围。
（2）注意睑结膜有无瘢痕形成及程度。
（3）注意有无睑内翻倒睫、角膜血管翳、角膜溃疡等。
（4）观察分泌物的颜色及多少。

4. 治疗护理

（1）0.1％利福平滴眼液、0.1％酞丁胺滴眼液、15％磺胺醋酰钠滴眼液等，选1～2种点眼，每日3～6次，持续3～6个月。

（2）睡前涂0.5％红霉素眼药膏或四环素眼药膏。

（3）若眼珠干燥者，可点滴人工泪液。

5. 消毒与隔离

（1）医护人员接触患眼的手、医疗器械及污染物均需消毒处理，以防交叉感染。

（2）患者的洗脸用具要与健康人分开使用，养成经常洗手、不用手揉眼的良好卫生习惯。

6. 健康教育

（1）大力开展卫生宣传教育，把本病的危害性、传染途径、诊断与治疗方法向患者进行宣传。

（2）改善环境卫生和个人卫生，提倡一人一巾，提倡流水洗脸。患者的洗脸用具要与健康人分开使用，尤其是服务行业的洗脸用具，必须严格消毒后使用，以免引起交叉感染。

（3）重症沙眼患者，不宜去公共场所活动，如游泳场馆、公共浴池。

（4）注意眼部卫生，不用脏手及脏手帕揉眼，保持眼部清洁。

（5）坚持点用滴眼液，学会滴眼液的正确使用方法。

七、辨证施护

1. 风热客睑

证候 眼微痒不适，干涩有眵，胞睑内面脉络模糊、眦部红赤、有少量颗粒、色红而坚、状如花椒，或有赤脉下垂；舌尖红，苔薄黄，脉浮数。

治法 疏风清热。

方药 银翘散加减。

护理

（1）注意避免风尘、强光刺激。

（2）可采用劆洗法，方法：术眼点0.5％～1％地卡因表面麻醉后，操作者左手分别翻转上、下眼睑，暴露睑结膜病变处，用消毒之小锋针之针锋刺破颗粒，以微微渗出为度，术毕用抗生素滴眼液点眼。可以隔日1次，以愈为止。操作时须注意无菌，勿损伤角膜，病变范围较广时，可以分期分段进行。

2. 热毒壅盛

证候 眼灼热痒痛，羞明流泪，沙涩难睁，眼眵较多，睑内脉络模糊、红赤明显、颗粒丛生、并见粟样颗粒，赤脉下垂；可见舌红苔黄，脉数。

治法 清热解毒，除风散邪。

方药 除风清脾饮加减。

护理

（1）睑内颗粒累累者可采用海螵蛸棒摩擦法。

（2）中药汤剂宜凉服。

3. 血热瘀滞

证候　眼内刺痛灼热，沙涩羞明，流泪眵多，胞睑厚硬，重坠难开，睑内红赤、颗粒累累成片或有白色条纹，赤膜下垂或血翳包睛，视物不清；或见舌质暗红，苔黄，脉数。

治法　清热凉血，活血化瘀。

方药　归芍红花散加减。

护理

（1）眵泪多时，用干净手帕拭之。

（2）睑内翻倒睫者，可行睑内翻倒睫矫正术，术后每日换药，应注意眼局部反应、切口愈合等情况。

八、结果评价

刺痒、灼热感、流泪等程度是否减轻或消失；焦虑等心理障碍是否减轻或消失；对沙眼防治知识的掌握程度；是否养成良好的卫生习惯；有无睑内翻和倒睫、角膜溃疡等并发症的发生。

第七节　巩膜炎

巩膜炎（scleritis）是指巩膜组织非特异性炎症。好发于成年女性，多为单眼发病，也可双眼先后发病，病程较长，且易反复。病情严重者，常可累及邻近组织，出现角膜炎、葡萄膜炎等，影响视力，甚至失明。本病类似于中医学的火疳。

一、病因与发病机理

（一）中医病因病机

肺热亢盛，气机不利，以致气滞血瘀，滞结为疳；或心肺热毒内蕴，火郁不得宣泄，上逼白睛；或素有痹证，风湿久郁经络，郁久化热，风湿热邪循经上犯；或肺经郁热，日久伤阴，虚火上炎，上攻白睛。

（二）西医病因及发病机制

病因复杂。与结核、麻风、风湿性关节炎、痛风等疾病有关。其他原因，如外伤、附近组织炎症蔓延也可引起巩膜炎。病因很多，且不易确定，多数患者伴有全身免疫性疾病。

二、护理评估

（一）健康史

评估患者有无结核、风湿性关节炎、痛风、外伤等病史及发病时间、诊治过程。

（二）临床表现

1. **症状** 眼痛，畏光流泪，或有视力下降。

2. **体征** 巩膜呈弥漫性充血水肿，或见局限性充血、隆起而形成结节，结节呈紫红色、其形或圆或椭圆，大小不等，有压痛，不能推动，一般很少破溃。巩膜炎反复发作，病变区巩膜变薄，透见脉络膜色素，而呈蓝色，在眼压作用下，形成巩膜葡萄肿。若发生在角膜附近的巩膜炎，可呈舌状向角膜基质扩展，角膜上呈瓷白色混浊，称硬化性角膜炎。本病发展过程中常合并葡萄膜炎。

（三）辅助检查

1. **结核菌素皮内试验** 部分患者呈阳性。

2. **胸部 X 线检查** 部分见肺结核体征。

3. **血沉测定** 部分病例加快。

4. **血清尿酸测定** 部分患者血清尿酸可能升高。

5. **类风湿因子测定** 部分患者呈阳性。

6. **循环免疫复合体测定** 部分患者呈阳性。

7. **免疫球蛋白测定** 部分患者 IgA、IgG、IgM 等均可能增高。

8. **眼部 B 超、CT 扫描** 后巩膜炎者显示后部巩膜增厚。

（四）心理社会评估

注意评估患者的文化层次、年龄、性别，对疾病的认识及焦虑的程度。

三 、处理原则

（一）中医处理原则

本病以治肺为本，宜清泻肺热，可酌加活血散结之品。

（二）西医处理原则

积极寻找病因，针对病因进行治疗。根据病情选择非皮质类固醇抗炎药或糖皮质激素。

四、护理诊断

1. **舒适改变** 与巩膜炎引起的疼痛、畏光流泪有关。

2. **焦虑** 与本病病程长及易反复、视力下降、可能长期使用激素有关。

3. **知识缺乏** 与缺乏巩膜炎的防治知识有关。

4. **潜在并发症** 硬化性角膜炎、葡萄膜炎、巩膜葡萄肿等，与病情严重或治疗不及时有关。

五、护理目标

1. 疼痛、畏光流泪等程度减轻或消失。

2. 能够表达焦虑心理障碍的原因，情绪稳定，积极配合治疗。

3. 患者能说出巩膜炎的防治知识。

4. 能够说出预防硬化性角膜炎、葡萄膜炎、巩膜葡萄肿等并发症的措施。

六、护理措施

1. 心理护理　做好心理护理，耐心向患者解释病情及治疗情况，消除患者的焦虑心理，保持心情舒畅。

2. 休息与饮食

(1) 居室环境宜安静凉爽，光线宜柔和偏暗，避免噪音干扰，湿度和温度适宜，避免潮湿。

(2) 畏光、流泪明显者，外出戴有色眼镜，加以保护。

(3) 饮食宜清淡，少食辛辣刺激之品。

3. 病情观察

(1) 注意畏光、流泪、疼痛之轻重。

(2) 注意观察巩膜病变的范围、色泽情况。

(3) 观察巩膜病变对邻近角膜、葡萄膜等组织的影响。

(4) 若全身有结核性、风湿性等疾病存在，应注意相关疾病症候的变化，如全身有无咽痛、咳嗽、关节酸胀肿痛等情况。

4. 治疗护理

(1) 选用 0.5%醋酸可的松滴眼液、或 0.025%地塞米松滴眼液，每日 4～6 次。

(2) 可配合抗生素滴眼液点眼，每日 3 次。

(3) 若发现虹膜睫状体炎，应及时扩瞳，常用 1%阿托品滴眼液，每日 2～3 次，点眼后需压迫泪囊 3～5 分钟，以防引起不良反应。

(4) 可用盐水或内服药渣再煎水湿热敷，每日 2～3 次，以促进气血流畅，减轻症状。

5. 健康教育

(1) 锻炼身体，增强体质，提高抗病能力。

(2) 按时用药，若长期应用激素者要定期测眼压。

(3) 定期复诊，若发现视力下降，应及时就诊。

七、辨证施护

1. 肺热亢盛

证候　发病稍缓，患眼疼痛，羞明流泪，白睛局部紫红色结节隆起，触之痛甚；可伴口干咽痛，咳嗽便秘；舌质红，苔薄黄，脉数。

治法　泻肺利气，活血散结。

方药　泻白散加减。

护理

(1) 注意全身情况，口干咽痛者，多喝开水，忌食辛辣之品。保持口腔清洁，可用清热的中药液漱口，如野菊花液等。

（2）便秘者，可服麻仁丸，或泡服番泻叶；或食芭蕉、萝卜、梨子等。

2. 火毒蕴结

证候　发病较急，眼痛难睁，目痛拒按，羞明流泪，视物不清；白睛结节大而隆起，周围血脉紫赤怒张；伴见口苦咽干，气粗烦躁，便秘溲赤；舌红，苔黄，脉数有力。

治法　泻火解毒，凉血散结。

方药　还阴救苦汤加减。

护理　调畅情志，避免烦躁、焦虑，尽量减少对病人的干扰。

3. 风湿热邪攻目

证候　发病较急，眼珠胀闷而痛，且有压痛感，羞明流泪，视物不清；白睛有紫红色结节样隆起，周围有赤丝牵绊；常伴有骨节酸痛，肢节肿胀，身重酸楚，胸闷纳减，病程缠绵难愈；舌苔白腻，脉滑或濡。

治法　祛风化湿，清热散结。

方药　散风除湿活血汤加减。

护理

（1）室内干燥，阳光充足，注意寒温要适中，防潮湿，避风寒。

（2）骨节酸痛时，可用艾灸、隔姜灸，或拔火罐。

（3）饮食宜清淡、容易消化，忌食辛辣、生冷、坚硬、肥甘厚味之品。可用茵陈、藿香、香薷、薏苡仁、扁豆等煎水代茶。

4. 肺阴不足

证候　病情反复发作，病至后期，眼感酸痛，干涩流泪，视物欠清，白睛结节不甚高隆、色紫暗、压痛不明显；口咽干燥，或潮热颧红，便秘不爽；舌红少津，脉细数。

治法　养阴清肺，兼以散结。

方药　养阴清肺汤加减。

护理　饮食宜清淡，可用鲜芦根、天冬、麦冬，或生地、玄参、天花粉泡水代茶，多饮水。也可用以下食疗方配合治疗。

天门冬膏　天门冬500g，去皮和根须，捣碎，用洁净白细布绞取汁澄清，滤过，放入瓷罐内，用文火熬成膏。每次服1匙，空心温服之。

八、结果评价

眼痛、畏光流泪等程度是否减轻或消失；焦虑等心理障碍程度减轻或消失；对巩膜炎防治知识的掌握程度，是否配合治疗；有无硬化性角膜炎、葡萄膜炎等并发症的发生。

第七章

角膜病护理

第一节　单纯疱疹病毒性角膜炎

单纯疱疹病毒性角膜炎（herpes simplex keratitis，HSK）是由单纯疱疹病毒引起的角膜炎性病变。依据其病变形态的不同，又分别被命名为树枝状角膜炎、地图状角膜炎、盘状角膜炎。多在感冒后发生，常单眼为患，也可双眼同时或先后发生，病程长，常反复迁延。本病类似于中医学的聚星障。

一、病因与发病机理

（一）中医病因病机

外感风热，上犯于目；或素有肝经伏火，外邪入里化热，内外合邪，以致肝胆火炽，灼伤黑睛；或恣食肥甘厚味或煎炒之物，损伤脾胃，湿热内蕴，熏蒸黑睛；或素体阴虚，正气不足，或患热病后，津液耗伤，以致阴津匮乏，复感风邪引起。

（二）西医病因及发病机制

主要由单纯疱疹病毒Ⅰ型感染所致。其发病机理为：初起病毒在上皮细胞内感染、复制，损伤上皮细胞，其病变形态多呈树枝状。病变可进一步向深层发展，引起溃疡；病毒抗原和抗体在角膜实质内引起迟发性超敏反应；其复发的根源是病毒在三叉神经内潜伏，在一定条件下，病毒活化复制，沿三叉神经至角膜，引起本病复发。

二、护理评估

（一）健康史

评估有无感冒、高热、慢性疾病或劳累史，是否有明确的诱发因素。评估发病时间、次数、诊治过程。

（二）临床表现

1. **症状**　眼痛、畏光流泪、异物感，或不同程度视力下降。

2. **体征**

（1）树枝状角膜炎　初起时角膜表面有细小颗粒状小泡，小泡破溃后即相互融合形成条状溃疡，并伸出分支，呈树枝状。荧光素染色阳性。

（2）地图状角膜炎　多因树枝状角膜炎发展而来，溃疡向纵深发展，扩大融合如地图状。

（3）盘状角膜炎　角膜基质浸润水肿，后弹力层皱褶，角膜后沉着物。病变区角膜知觉减退。本病严重者，可并发虹膜睫状体炎。

（三）辅助检查

1. 角膜组织刮片作病毒分离。

2. 荧光抗体染色技术：上皮刮片荧光抗体染色及房水细胞荧光抗体染色，在被感染的细胞浆或核内可找到特殊的荧光染色区，证明有单纯疱疹病毒存在。

（四）心理社会评估

评估患者的文化层次、生活习惯、工作环境，对疾病的认识及焦虑的程度。

三 、处理原则

（一）中医处理原则

外邪者当疏散外邪，肝火者当清泻肝火，湿热者当清热化湿，阴虚夹风者需扶正祛邪。局部点滴眼液、熏洗等。

（二）西医处理原则

用抗病毒滴眼液点患眼。

四、护理诊断

1. **感知改变**　视力下降，与角膜混浊有关。
2. **舒适改变**　与角膜炎症刺激引起的疼痛、畏光流泪、异物感有关。
3. **焦虑**　与病程长、反复发作、担心预后有关。
4. **知识缺乏**　与缺乏单纯疱疹病毒性角膜炎的防治知识有关。
5. **潜在并发症**　葡萄膜炎、角膜穿孔等，与病情严重有关。

五、护理目标

1. 角膜混浊程度减轻或消失，视力稳定或提高。
2. 疼痛、畏光流泪、异物感等程度减轻或消失。
3. 能够表达焦虑等心理障碍的原因，情绪稳定。
4. 能说出单纯疱疹病毒性角膜炎的防治知识。
5. 能够说出预防葡萄膜炎等并发症的措施。

六、护理措施

1. **心理护理**　做好心理护理，劝其思想开朗，保持七情调畅，耐心向患者解释病情及治疗情况，消除患者的焦虑心理，增强其治疗的信心。

2. 休息与饮食

（1）室内光线宜暗，外出戴有色眼镜，避免强光刺激。

（2）患者宜食清淡而富有营养、富含维生素 A 的食物，忌食葱、蒜、韭菜、公鸡、鹅等辛辣刺激及腥发之物。

3. 病情观察

（1）注意角膜混浊的范围、形态、数目多少，病变深浅。

（2）观察结膜充血、睫状充血的轻重。

（3）注意畏光、流泪、疼痛的轻重，对视力的影响程度。

（4）观察房水有无混浊及瞳孔大小。如有特殊情况及时报告医生。

（5）注意全身有无恶寒发热，鼻塞咽痛，头痛便秘等情况。

4. 治疗护理

（1）选用清热解毒类中药滴眼液滴眼，如用 0.2％鱼腥草滴眼液，每日 4～6 次。

（2）局部点抗病毒滴眼液，如 0.1％无环鸟苷滴眼液或 0.05％环胞苷滴眼液，每日4～6次。

（3）晚间涂抗病毒眼药膏，如 3％无环鸟苷眼药膏或 0.05％环胞苷眼药膏。

（4）可滴用干扰素滴眼液，每日 6 次。

（5）根据病情选用 1％阿托品滴眼液，或托吡卡胺滴眼液，每日 3 次。

（6）树枝状、地图状角膜病变者，禁用糖皮质激素类制剂。

（7）用金银花、连翘、蒲公英、大青叶、薄荷、紫草、柴胡、秦皮、黄芩等水煎后湿热敷，或内服药渣煎水作湿热敷，每日 2～3 次。

（8）用鱼腥草注射液 0.5ml，球结膜下注射，每日或隔日 1 次。

5. 健康教育

（1）本病常在机体抵抗力下降的情况下发生，故注意锻炼身体，如散步、打太极拳，增强体质，以提高机体抗病能力。

（2）注意休息，少用目力，不可长时间阅读、看电视电脑等，要劳逸结合。

（3）注意寒温，预防感冒。感冒发烧时如有眼部不适，及时到医院就诊，做到早期发现，早期治疗。

（4）注意眼部清洁，流泪时用干净手帕或纱布擦之，切不可揉眼。

（5）平时要注意饮食调理适宜，多食蔬菜、水果，保持大便通畅。

七、辨证施护

1. 风热客目

证候　患眼碜痛，羞明流泪，抱轮红赤，黑睛浅层点状混浊、或多或少、或疏散或密集；伴恶风发热，鼻塞，口干咽痛；苔薄黄，脉浮数。

治法　疏风清热。

方药　银翘散加减。

护理

(1) 注意避风寒，预防感冒。

(2) 用菊花、银花沸水泡后代茶。

2. 肝胆火炽

证候　患眼碜涩疼痛，灼热畏光，热泪频流，白睛混赤，黑睛生翳，呈树枝状或地图状；或口苦咽干，溺黄；舌红苔黄，脉弦数。

治法　清肝泻火。

方药　泻青丸加减。

护理

(1) 调畅情志，避免焦急、烦躁、暴怒等不良情绪。

(2) 多食清肝之品，如枸杞藤。保持大便通畅，便秘者予通便剂，如麻仁丸、番泻叶。

(3) 医护人员检查时，动作宜轻，以防损伤角膜，加重病情。

(4) 中药汤剂宜凉服，服药后要观察效果与反应。

3. 湿热犯目

证候　患眼眵泪胶黏，抱轮红赤，黑睛生翳如地图状，或黑睛深层生翳呈圆盘状混浊、肿胀，或病情缠绵，反复发作；伴头重胸闷，口黏纳呆，便溏；舌红苔黄腻，脉濡数。

治法　清热除湿。

方药　龙胆泻肝汤加减。

护理

(1) 饮食宜清淡，食易消化之物，禁食辛辣刺激、肥甘厚味。

(2) 头重胸闷，口黏纳呆者，可用藿香、佩兰、香薷、薏苡仁、扁豆等煎汤代茶。

4. 阴虚夹风

证候　眼内干涩不适，羞明较轻，抱轮微红，黑睛生翳日久，迁延不愈或时愈时发；常伴口干咽燥；舌红少津，脉细或细数。

治法　滋阴祛风。

方药　加减地黄丸加减。

护理

(1) 饮食忌食辛辣之品，多饮水，可用菊花泡水代茶。可用以下食疗方配合治疗。

决明子粥　炒决明子 10～15g，粳米 100g，白菊花 10g，冰糖少许。

(2) 角膜荧光素染色阴性者，可局部用八宝眼药点眼，以清热退翳明目。

八、结果评价

视力是否稳定或提高；疼痛、畏光流泪、异物感等程度是否减轻或消失；焦虑等心理障碍是否减轻或消失；对单纯疱疹病毒性角膜炎防治知识的掌握程度；是否减少或阻止葡萄膜炎等并发症的发生。

第二节　细菌性角膜炎

细菌性角膜炎（bacterial　keratitis）是由细菌感染引起的急性化脓性角膜炎。起病急，发展快，变化多，愈后多遗留角膜瘢痕，影响视力。若病情严重，可造成角膜溃疡穿孔，甚至引起眼内炎或全眼球炎，最终导致眼球萎缩。临床上常见为匐行性角膜炎与绿脓杆菌性角膜炎。本病类似于中医学的凝脂翳。

一、病因与发病机理

（一）中医病因病机

多因黑睛外伤、或角膜异物剔除、或戴角膜接触镜后，或聚星障等黑睛疾病，迁延不愈，邪毒乘伤袭人；若素有漏睛，邪毒已伏，乘虚而入；或因风热外邪入里化热，或嗜食辛热炙煿，日久酿成火热，致肝胆火炽或脏腑热盛，火热上炎，蒸灼而成；或病久伤阴，无力抗邪，致正虚邪留。

（二）西医病因及发病机制

多因角膜外伤或角膜异物剔除术后感染。某些局部及全身因素，如干眼症、慢性泪囊炎、倒睫、戴角膜接触镜、糖尿病、长期使用免疫抑制剂等，使机体全身或局部抵抗力下降，一些存在于结膜囊的条件致病菌也可造成角膜感染。最常见的致病菌有葡萄球菌、链球菌、假单胞菌等。

二、护理评估

（一）健康史

1. 评估患者在发病前有无角膜外伤，如指甲刮伤、树枝擦伤、稻谷弹伤、铁屑溅入及角膜异物剔除术史。有无干眼症、倒睫、慢性泪囊炎、糖尿病、戴角膜接触镜史。

2. 评估患者发病时间、诊治过程。

（二）临床表现

1. **症状**　患眼疼痛、畏光、流泪、异物感，视力下降，伴较多脓性分泌物。

2. **体征**　眼睑水肿，球结膜水肿，睫状充血或混合充血。角膜上出现溃疡，底部污浊，有坏死组织覆盖，周围有致密浸润灶、组织水肿，常伴前房积脓。

绿脓杆菌性角膜溃疡可产生大量黄绿色黏稠分泌物，角膜溃疡呈黄白色坏死灶，前房严重积脓，数天内可致全角膜坏死穿破，眼球内容物脱出或全眼球炎。

（三）辅助检查

角膜溃疡表面刮片检查，分泌物做细菌培养可鉴定细菌类型。

（四）心理社会评估

评估患者的文化层次、职业、工作环境、对疾病的认识及恐惧的程度。

三、处理原则

(一) 中医处理原则

早期多以祛风清热为主，中期以清肝泻火、通腑泄热为主，后期常用退翳明目法以缩小和减薄瘢痕翳障。局部点滴眼液、涂眼药膏、熏洗等。

(二) 西医处理原则

选用广谱高浓度抗生素滴眼液频繁滴眼，治疗过程中应根据细菌学检查和药物敏感试验，及时调整所用的抗生素。病情急剧发展，导致溃疡穿孔，可考虑行治疗性角膜移植术。

四、护理诊断

1. **感知改变** 视力下降，与角膜混浊有关。
2. **舒适改变** 与角膜炎症刺激引起的疼痛、畏光、流泪、异物感有关。
3. **恐惧** 与视力下降及角膜溃疡穿孔，导致失明有关。
4. **知识缺乏** 与个人卫生不佳及缺乏细菌性角膜炎的防治知识有关。
5. **潜在并发症** 角膜溃疡穿孔、眼内炎或全眼球炎、眼球萎缩，与病情严重或治疗不及时有关。

五、护理目标

1. 角膜混浊减轻，视力稳定或提高。
2. 疼痛、畏光、流泪、异物感程度减轻或消失。
3. 能够表达恐惧心理障碍的原因，并采取积极的应对措施。
4. 患者能陈述细菌性角膜炎的防治知识，并能正确执行。
5. 能够说出预防角膜穿孔等并发症的措施。

六、护理措施

1. **心理护理** 关心体贴患者，耐心讲解疾病的治疗、发展、预后等情况，消除患者的恐惧心理，帮助患者树立信心。
2. **休息与饮食**
(1) 保持环境安静，嘱患者注意休息。室内光线宜暗，外出戴有色眼镜保护，避免强光刺激。
(2) 饮食宜清淡，患者应食富含维生素 A 的食品，如动物肝脏、禽蛋类、胡萝卜等。
3. **病情观察**
(1) 观察角膜溃疡的范围，分泌物的颜色和量，及时与医生联系。
(2) 注意眼部充血的程度，前房积脓的多少。
(3) 注意瞳孔大小，有无虹膜后粘连。
(4) 观察眼部疼痛、畏光、流泪、异物感的程度。

（5）患者若感觉有"热流"从眼内流出，立即报告医生。

4. 治疗护理

（1）用广谱或敏感的抗生素滴眼液，高浓度频点，如 0.3％氧氟沙星滴眼液、0.3％妥布霉素滴眼液，病情控制后渐减次数。不宜使用粉剂点眼，以免残渣药末摩擦病变处。

（2）睡前涂抗生素眼药膏。

（3）若出现虹膜睫状体炎、前房积脓时，要及时扩瞳，用1％阿托品滴眼液或眼药膏点眼，每日3次，点滴眼液后需压迫泪囊5分钟。

（4）可用内服药渣煎水先熏，待微温，澄清过滤后洗眼，每日1次。冲洗时，谨防流入健眼，或溅入医护人员眼中。冲洗时动作宜轻巧，切忌压迫眼球、或用力开睑，以免诱发角膜穿孔。

（5）局部湿热敷，每日2次，每次15～20分钟。

（6）眼部分泌物多时应及时清除或冲洗。

（7）角膜即将穿孔、或已穿孔，可施行结膜瓣遮盖术、或穿透性角膜移植术。术后每日换药，注意眼局部反应、切口愈合等，尤其注意有无排异反应。

5. 消毒与隔离　绿脓杆菌感染患者应注意消毒隔离，其滴眼液、敷料、器械要单独使用和消毒，生活用品及生活垃圾要单独处理，限制活动范围，严防交叉感染。

6. 健康教育

（1）注意用眼卫生，不要用手揉眼及不洁物品擦眼；面巾、脚巾分开，定期消毒，不与他人合用脸盆。

（2）加强劳动保护，防止稻谷、树枝等溅入眼睛，从事有铁屑等飞溅工作的工人，要戴防护眼镜。

（3）如有角膜异物，应及时到医院就诊，切勿用脏手、脏物强行剔除，滴用抗生素滴眼液。

（4）有慢性泪囊炎者，及时治疗，消除角膜感染的潜在因素。

（5）配戴角膜接触镜的患者，要教会配戴方法及注意事项，如眼睛有不适感，应停止配戴，并及时到医院诊治。

（6）患病期间，勿用力揉眼、咳嗽、打喷嚏、提重物，防止外物撞击，以防引起眼压升高，造成角膜穿孔。

（7）正确使用滴眼液，定期复诊。

（8）不可长时间阅读、看电视等，少用目力。

（9）注意锻炼身体，营养均衡，增强机体抵抗力，防止感冒。

七、辨证施护

1. 风热壅盛

证候　黑睛起翳较小，覆盖凝脂较薄，抱轮红赤，眼痛羞明，流泪眵多；舌红，苔薄黄，脉浮数。

治法　疏风清热。

方药 新制柴连汤加减。

护理 保持室内凉爽，避风寒，防感冒。

2. 里热炽盛

证候 溃疡深大，凝脂大片而厚，白睛混赤，黄液上冲，头目剧痛，羞明难睁，热泪如汤，眵多似脓；口渴便秘；舌红，苔黄，脉弦数。

治法 清热泻火解毒。

方药 龙胆泻肝汤加减。

护理

（1）禁辛辣刺激性食物，保持大便通畅，大便时勿强力努责，便秘者用番泻叶代茶。

（2）若病情严重者，用抗生素作球结膜下注射，如庆大霉素 2 万单位球结膜下注射，每日或隔日 1 次。

（3）中药汤剂宜凉服。

3. 正虚邪留

证候 溃疡较浅，凝脂较薄，但日久不敛，白睛红赤不显，眼痛轻度，微羞明流泪；舌淡，脉数。

治法 扶正祛邪。

方药 托里消毒散加减。

护理

（1）后期可用八宝眼药等点眼，每日 3 次，以退翳明目。

（2）多食富有营养的食物，以增强体质，提高抗病能力。

八、结果评价

视力是否稳定或提高；疼痛、畏光、流泪、异物感等症状是否减轻或消失；恐惧等心理障碍是否减轻或消失；对细菌性角膜炎防治知识的掌握程度；是否有角膜穿孔等并发症发生。

第三节 真菌性角膜炎

真菌性角膜炎（fungal keratitis）是由真菌所致的角膜炎。多发生于温热潮湿的气候环境及夏秋收割季节，农民发病占大多数，一旦患病，则病程长，致盲率高。本病类似于中医学的湿翳。

一、病因与发病机理

（一）中医病因病机

多因湿邪外侵，或湿郁化热，湿热上承，熏灼黑睛所致。

（二）西医病因及发病机制

多因角膜上皮被稻芒、麦秆、树枝、树叶等植物性外伤后，也可发生在其他原因所致的角膜损伤后，感染真菌所致。这些菌株存在于泥土、农作物及禽兽身上，也可在正常的结膜囊中分离出来；长期使用抗生素、糖皮质激素或免疫抑制剂，免疫功能失调，有利于真菌的生长。致病真菌有曲霉菌属、镰刀菌属、白色念珠菌属、青霉菌属等。

二、护理评估

（一）健康史

评估有无植物性眼外伤，戴角膜接触镜，或长期局部应用糖皮质激素等病史及发病时间、季节，诊治过程。

（二）临床表现

1. **症状** 眼痛、异物感、畏光流泪、视力障碍。
2. **体征** 睫状充血或混合充血。角膜溃疡为不规则形状，色呈灰白或黄白，表面隆起，浸润致密，有干燥粗糙感，如舌苔样或豆腐渣样外观。溃疡周围出现浅沟，或出现"伪足"、"卫星灶"，角膜内皮水肿增厚，伴有皱褶，角膜后可出现斑块状沉着物，可伴黏稠的前房积脓。

（三）辅助检查

病变组织真菌培养阳性。

（四）心理社会评估

评估患者的年龄、文化层次、职业、工作环境、居住条件、对疾病的认识及恐惧的程度。

三、处理原则

（一）中医处理原则

以清热除湿为法，局部用滴眼液、涂眼药膏、熏洗等。

（二）西医处理原则

局部应用抗真菌药物及阿托品散瞳。

四、护理诊断

1. **感知改变** 视力下降，与角膜混浊有关。
2. **舒适改变** 与角膜炎症刺激引起的眼痛、畏光、流泪、异物感有关。
3. **恐惧** 与病程长，治疗效果不显及担心预后有关。
4. **知识缺乏** 与个人卫生不佳及缺乏真菌性角膜炎的防治知识有关。
5. **潜在并发症** 角膜溃疡穿孔，眼内炎或全眼球炎，最终眼球萎缩，可能与病情严重或治疗不及时有关。

五、护理目标

1. 角膜混浊减轻，视力稳定或提高。
2. 疼痛、畏光、流泪、异物感程度减轻或消失。
3. 能够表达自己的感受，说出引起恐惧的原因，情绪稳定。
4. 能陈述真菌性角膜炎的防治知识，并能正确执行。
5. 能够说出预防角膜穿孔等并发症的措施。

六、护理措施

1. **心理护理**　关心体贴患者，耐心讲解疾病的治疗、发展、预后等情况，消除患者的恐惧心理，乐观对待本病。

2. **休息与饮食**

（1）室内应保持通风干燥，避免潮湿，光线宜暗，外出戴有色眼镜保护，避免强光刺激。

（2）患者应食富含维生素A的食品，如动物肝脏、禽蛋类、胡萝卜等。忌烟、酒，刺激性、肥甘油腻之品，保持大便通畅。

3. **病情观察**

（1）观察角膜溃疡的范围，溃疡周围有无浅沟或"伪足"、"卫星灶"，角膜溃疡有无穿孔。

（2）注意眼部充血的程度，前房积脓的程度。

（3）注意瞳孔大小，有无虹膜后粘连。

（4）注意疼痛、畏光、流泪、异物感的程度。

4. **治疗护理**

（1）使用抗真菌药物，常用0.2％两性霉素B滴眼液滴眼，每2小时1次。或用氟康唑、咪康唑、匹马霉素等局部滴用。严重者可静脉滴注。

（2）用1％阿托品液滴眼扩瞳，每日2～3次，保持瞳孔散大，防止虹膜后粘连。

（3）中药汤剂宜凉服。

（4）用苦参、白鲜皮、车前草、银花、龙胆草、紫草、秦皮煎水，过滤澄清，洗眼，也可先熏后洗。

（5）局部湿热敷，减轻疼痛。

（6）角膜有穿孔趋势或已穿孔者，可行结膜瓣遮盖术或角膜移植术等。术后每日换药，注意眼局部反应、切口愈合等，尤其注意有无排异反应。

5. **健康教育**

（1）尽可能避免角膜外伤。意外伤及角膜后，不可滥用抗生素、糖皮质激素及免疫抑制剂。

（2）本病忌用糖皮质激素，如果患者正在使用糖皮质激素，应在医生指导下迅速减量至停用。

（3）已发生病变的患者，需配合医生积极治疗，以防止病情进一步发展和产生严重并发症。

（4）患病期间，勿用力揉眼、咳嗽、打喷嚏、提重物，防止外物撞击，以防角膜穿孔。

（5）如有足癣者，要注意卫生，不要用毛巾或手擦脚又擦眼。

七、辨证施护

1. 湿重于热

证候　患眼畏光流泪，疼痛较轻，白睛混赤，黑睛溃疡、表面稍隆起、如豆腐渣样堆积；多伴不思饮食，口淡无味；舌苔白腻而厚，脉缓。

治法　祛湿清热。

方药　三仁汤加减。

护理　饮食宜清淡，勿食生冷寒凉之品。

2. 热重于湿

证候　患眼碜涩不适，疼痛畏光，流泪黏稠，白睛混赤，黑睛生翳、表面隆起、状如豆腐渣、外观干而粗糙，或见黄液上冲；常伴溺黄便秘；舌红苔黄腻，脉濡数。

治法　清热化湿。

方药　甘露消毒丹加减。

护理　保持大便通畅，大便时勿强力努责，便秘者用番泻叶代茶。

八、结果评价

视力是否稳定或提高；眼痛、畏光、流泪、异物感等症状是否减轻或消失；恐惧等心理障碍症状是否减轻或消失；对真菌性角膜炎防治知识的掌握程度，是否掌握用眼卫生知识；是否有角膜穿孔等并发症发生。

第四节　角膜软化症

角膜软化症（keratomalacia）是指因维生素 A 缺乏引起的上皮性角膜结膜干燥，进一步发展，可出现角膜溶化及坏死。常见于婴幼儿，多双眼发病，若病情发展，可致角膜穿破，产生多种并发症，严重影响视力，甚至可失明。本病类似于中医学的疳积上目，又称小儿疳眼、肝虚雀目。

一、病因与发病机理

（一）中医病因病机

小儿脏腑娇嫩，脾常不足，复因饮食不节，喂养不当，或病中无原则忌口，或偏嗜食物，以致脾胃虚弱，气血生化不足，肝虚血少，目失濡养。或虫积成疳，脾胃虚弱，脾病及肝，肝虚血少，肝热内生，上攻于目。或久患疳积，脾阳不振，寒凝气滞，水湿不化，水寒之气上凌于目。

（二）西医病因及发病机制

喂养不当、吸收不良、慢性腹泻或患其他消耗性疾病如麻疹、肺炎病程迁延时，导致维生素 A 严重缺乏，引起角膜溶解和坏死。

二、护理评估

（一）健康史

评估有无喂养不当、慢性腹泻、或麻疹后无原则忌口、或偏嗜食物及发病时间、诊治过程。

（二）临床表现

1. **症状** 早期症状主要是夜盲，但因幼儿不能诉述，常被忽略。随病程发展，患眼干涩羞明，频频眨眼，或双目紧闭，不愿睁眼，逐渐出现眼痛，畏光流泪，视力下降。

本病初起常伴见患儿面色萎黄，身体消瘦，毛发枯焦，皮肤粗糙，精神萎靡，掩面而卧，或烦躁不宁。若见咳嗽，声音嘶哑，频频泄泻，腹大如鼓，青筋暴露等候，则病情危重。

2. **体征** 初起眼部改变不明显。随病程发展球结膜失去正常的光泽和弹性，结膜色泽污暗，当眼球转动时，球结膜会产生许多与角膜缘平行的皱褶，角膜上皮干燥而无光泽，不能为泪液所湿润。角膜感觉迟钝，逐渐出现灰白色混浊，随后角膜上皮脱落，基质变薄、溶解、坏死，可合并继发感染，前房积脓。如不及时发现及处理，整个角膜将软化、坏死穿破，甚至眼内容物脱出。

（三）心理社会评估

评估患儿生活条件、生活方式，家长的文化层次、对疾病的认识及焦虑的程度。

三、处理原则

（一）中医处理原则

采取综合治疗，以控制病情，挽救视力。针对致疳原因辨证施治，肝脾亏虚者，治以健脾益气；脾虚肝热者，治以健脾清肝；中焦虚寒者，治以温中散寒。

（二）西医处理原则

迅速补充大量维生素 A，补充维生素 B，纠正水分及电解质失调，治疗全身疾病。

四、护理诊断

1. **感知改变** 夜盲、视力下降，与维生素 A 缺乏及角膜混浊有关。
2. **舒适改变** 与结膜、角膜干燥及角膜混浊引起的眼干涩、频频眨眼、眼痛、畏光、流泪有关。
3. **父母角色冲突** 与家长缺乏角膜软化症的防治知识及营养学知识有关。
4. **潜在并发症** 角膜软化、角膜穿孔，眼内容物脱出，可能与病情严重或治疗不及时有关。

五、护理目标

1. 角膜混浊减轻，视力稳定或提高。
2. 干涩、频频眨眼、眼痛、畏光、流泪程度减轻或消失。
3. 患者家长能陈述角膜软化症的防治知识，能积极配合治疗。
4. 家长能够说出预防角膜软化、角膜穿孔等并发症的措施。

六、护理措施

1. **心理护理**　做好心理护理，耐心讲解病症的发生、治疗、预后等情况，消除患儿家长的恐惧心理，积极配合治疗。

2. **休息与饮食**

(1) 室内应保持通风干燥，夜间室内要有照明，外出避免强光刺激。

(2) 综合饮食，应食富含维生素 A 的食品，如动物肝脏、禽蛋类、胡萝卜等。

(3) 常以羊、猪、兔、鸡等禽畜的肝脏煮食之。可用以下食疗方配合治疗。

夜明砂蒸猪肝　夜明砂 6g，新鲜猪肝 100g，蒸熟趁热服食，每日或隔日 1 次。

苍术末粥　将羊肝剖开，用苍术末掺于其内，以细线扎定，用米泔水 1 大碗，煮熟为度，先熏眼，后温服。

3. **病情观察**

(1) 观察结膜、角膜干燥程度，角膜有无溶解、坏死、继发感染。

(2) 注意前房积脓程度。

(3) 注意瞳孔大小，有无虹膜后粘连。

(4) 注意观察患儿夜盲、视力下降的程度。

(5) 注意观察患眼干涩，频频眨眼，眼痛，畏光、流泪的程度。

(6) 观察患儿面色，毛发，皮肤，身体，精神等全身情况。

4. **治疗护理**

(1) 局部用维生素 A 油剂滴眼。

(2) 眼部滴抗生素滴眼液或眼药膏，预防感染。

(3) 用 1% 阿托品滴眼液扩瞳，每日 3 次，以防止虹膜后粘连。

(4) 肌肉注射维生素 A，同时注意补充维生素 B，纠正水及电解质失调。

(5) 检查欠合作的患儿，应在表面麻醉下用眼睑拉钩拉开眼睑，切忌挤压眼球。

(6) 角膜欲穿破者，加压包扎，及时报告医生。

(7) 针灸治疗，常用中脘、天枢、足三里、气海、脾俞、胃俞、肝俞、肾俞、四缝等穴。

5. **健康教育**

(1) 普及营养学知识，保证婴幼儿的健康成长，平时要合理喂养，纠正偏食习惯，定期服鱼肝油丸。

(2) 如有脾胃功能失调，要注意调理脾胃。

（3）患有麻疹、肺炎、高热等热性病时，要及时治疗，避免无原则的忌口，适当补充营养丰富的食品。

（4）患病期间，要防止患儿用手揉擦眼部，勿用力咳嗽、打喷嚏，防止外物撞击，造成角膜穿孔。

七、辨证施护

1. 肝脾亏虚

证候　夜盲，白睛干涩，频频眨目，白睛、黑睛无光泽；多兼食少纳差，面色萎黄；舌淡红，苔薄白，脉细。

治法　健脾益气，消积明目。

方药　参苓白术散加减。

护理　食清淡、易于消化的食品，常食扁豆、山药、大枣粥。

2. 脾虚肝热

证候　头眼疼痛，畏光流泪，白睛干燥，抱轮红赤，黑睛混浊或溃烂，甚至黄液上冲，严重者可致黑睛坏死、穿破，变为蟹睛、眼球枯萎等恶候；多伴有腹胀便溏，烦躁不安；舌红苔薄，脉虚数。

治法　健脾清肝，退翳明目。

方药　肥儿丸加减。

护理

（1）虫积成疳者内服祛虫药。

（2）保持环境安静，避免烦躁不安等不良情绪。

3. 中焦虚寒

证候　头眼疼痛，畏光流泪，白睛干燥，抱轮微红，黑睛灰白混浊或溃烂；多伴面白无华，四肢不温，大便频泄；舌淡苔薄，脉细弱。

治法　温中散寒，补益脾胃。

方药　附子理中汤加减。

护理

（1）勿食生冷寒凉之品，常食扁豆、山药、大枣粥，党参、大枣煎水代茶饮。

（2）注意保暖，免受寒冷。

八、结果评价

视力是否稳定或提高；干涩、频频眨眼、眼痛、畏光、流泪程度是否减轻或消失；患者家长对角膜软化症防治知识的掌握程度，是否做到合理喂养、积极配合治疗；是否阻止角膜软化、角膜穿孔等并发症发生。

第八章
白内障和玻璃体混浊护理

第一节 年龄相关性白内障

年龄相关性白内障（age-related cataract）是指中老年开始发生晶状体混浊，视力缓慢下降的眼病。随年龄增长患病率增高且晶状体混浊加重，由于它主要发生在老年人，故又称为老年性白内障。可一眼或两眼先后或同时发病，病程长。本病类似于中医学的圆翳内障。

一、病因与发病机理

（一）中医病因病机

多因肝热上扰，晶珠逐渐混浊；或年老体弱，肝肾不足，精血亏损，不能滋养晶珠而混浊；或年老脾虚气弱，运化失健，精微输布乏力，不能濡养晶珠而混浊；或水湿内生，上泛晶珠而混浊。

（二）西医病因及发病机制

可能是环境、营养、代谢和遗传等多种因素，对晶状体长期综合作用的结果。白内障的形成可能与紫外线照射、过量饮酒、吸烟、心血管疾病、高血压、精神病等有关。一般认为，氧化损伤引起白内障的最早期变化。

二、护理评估

（一）健康史

评估有无频繁地照射红外线、营养不良、过量饮酒及吸烟、血管硬化等情况及发病时间、诊治过程。

（二）临床表现

1. **症状** 视物模糊，或视近尚明而视远模糊，或眼前可见固定不动的黑影。视力下降，与病程长短及晶珠混浊部位密切相关。

2. **体征** 老年性白内障分为皮质性、核性和后囊下三类，皮质性白内障又分为初发期、膨胀期、成熟期、过熟期。

（1）皮质性白内障 初发期晶状体混浊首先从赤道部前后皮质开始，小瞳下常不易被发现。以后在瞳孔区可见灰白色混浊逐渐发展扩大，在短期内有较多水分积聚，晶状体急剧肿胀，晶状体处于膨胀期（未成熟期）。继之晶状体逐渐全部混浊，瞳孔区呈灰白色，晶状体处于成熟期。当晶状体混浊处于过熟期，可发生晶状体诱发的葡萄膜炎，继发性青光眼，称为晶状体溶解性青光眼。过熟期白内障的晶状体悬韧带发生退行性改变，容易发生晶状体脱位。

（2）核性白内障 晶体混浊发生在成人核内，呈棕色，如进一步发展，可见晶状体核呈棕褐色盘状混浊。

（3）后囊下白内障 后囊膜下浅层皮质出现棕黄色混浊，外观似锅巴状。

（三）心理社会评估

评估患者的文化层次、年龄、生活方式、职业、工作环境、对疾病的认识及焦虑的程度。

三、处理原则

（一）中医处理原则

初发期，可用药物治疗；晶珠混浊程度较甚者，宜手术治疗。

（二）西医处理原则

视力下降，影响工作、生活时，手术治疗。

四、护理诊断

1. **感知改变** 视力下降，与晶状体混浊有关。
2. **焦虑** 与视力下降、害怕手术及术后视力是否恢复有关。
3. **自理缺陷** 与视力下降有关。
4. **有外伤的危险** 与视力下降有关
5. **知识缺乏** 与缺乏老年性白内障的防治知识有关。
6. **潜在并发症** 继发性青光眼、晶状体脱位、晶状体溶解等，与疾病发展和治疗不及时有关。

五、护理目标

1. 视力稳定或提高。
2. 能够描述引起焦虑等心理障碍的原因。
3. 生活能够自理或在他人帮助下完成日常生活。
4. 无意外性伤害的发生。
5. 能够陈述老年性白内障的防治知识，积极配合治疗。
6. 能够说出预防继发性青光眼、晶状体脱位等并发症的措施。

六、护理措施

1. 心理护理

（1）根据患者不同的文化层次、病情和心理特点，用通俗的语言进行启发、开导，进行细致关怀，使患者保持心胸开阔，情绪稳定。

（2）耐心讲解白内障的产生原因、预防措施、治疗手段及手术治疗的基本知识，消除患者的焦虑、恐惧心理，积极配合治疗。

2. 休息与饮食

（1）经常参加户外活动，外出时戴防护眼镜，避免强光刺激。

（2）注意饮食调养，多食富含营养、易于消化、健脾补肾养肝的食物，多食新鲜蔬菜、水果，注意补充维生素、蛋白质和锌。少食辛辣及高胆固醇食物、禁烟酒。

（3）平素可用核桃泥 10g，冲入 250ml 煮沸的豆浆内，后加 10ml 蜂蜜调匀服用。也可用枸杞子 20g，龙眼肉 20 枚，水煎煮服食；或用熟黑芝麻粉，每次 10g，冲到鲜豆浆或牛奶中服之。

3. 病情观察

（1）注意视力下降的程度。

（2）观察晶状体混浊程度及瞳孔有无变化。

（3）观察眼压的变化，若发生头痛、眼痛、恶心及呕吐，应立即报告医生。

（4）术前需冲洗泪道、观察泪道是否通畅，有无脓液溢出。

（5）术后观察视力、角膜有无水肿、房水是否混浊、瞳孔大小、人工晶体的位置及眼底情况。

4. 治疗护理

（1）局部滴治疗白内障的滴眼液，如白内停、障翳散、莎普爱思滴眼液等，每日 3 次。

（2）术前用抗生素滴眼液点眼，每日 3～6 次。

（3）针刺睛明、球后、攒竹、鱼腰、风池、上星、头临泣、百会、承泣、合谷、足三里、三阴交等穴。每日或隔日 1 次。适用于早期白内障。

（4）若晶体混浊，视力下降，影响日常工作、生活时，可考虑手术治疗，主要手术方法有白内障囊外摘除联合人工晶体植入术、超声乳化白内障吸出联合人工晶体植入术。术后每日换药，应注意眼局部反应、切口愈合等情况。术后 24 小时内不要低头，避免突然翻身、坐起、大声说笑、咳嗽、弯腰，不要挤压眼球。

5. 健康教育

（1）发现本病应积极治疗，以控制或减缓晶珠混浊的发展。

（2）若患有糖尿病、高血压等全身疾病者，应及时治疗全身病。

（3）起居生活要有规律，不要过于劳累，注意休息，保持充足的睡眠。

（4）注意用眼卫生，少看电视，看电视时要与电视机保持一定的距离，不要长时间地看书报，尤其是字体过小的书报，以免过用目力。在使用目力一段时间后，要注意放松调节，以免眼疲劳。

（5）经常参加户外活动，如散步、慢跑、游泳、登山、健美操、跳舞、体操等，以锻炼身体，增强体质，延缓衰老。外出戴有色眼镜，避免受红外线、紫外线的照射。

（6）平时可阅读一些眼科科普书籍，了解白内障的有关知识。

（7）手术后，正确点滴眼液，勿对眼部施加任何压力。

（8）视力明显障碍者，生活起居需专人陪伴，防止意外损伤。

七、辨证施护

1. 肝热上扰

证候　视物不清，视力缓降，晶珠混浊，目涩胀；或头昏痛，口苦咽干，便结；舌红苔薄黄，脉弦或弦数。

治法　清热平肝，明目退障。

方药　石决明散加减。

护理

（1）大便干结者，嘱患者不要用力努责，给予开塞露外用或苁蓉通便口服液内服。可每日食香蕉1～2根，或睡前服蜂蜜1匙，温水冲饮。

（2）针刺太冲、蠡沟、风池、阳白、攒竹、太阳等穴。

（3）中药汤剂宜凉服。

2. 肝肾不足

证候　视物昏花，视力缓降，晶珠混浊；或头昏耳鸣，少寐健忘，腰酸腿软，口干；舌红苔少，脉细。

治法　补益肝肾，明目退障。

方药　杞菊地黄丸加减。

护理

（1）针刺睛明、肝俞、肾俞、太溪、太冲等穴。

（2）可用沙参、黄精、熟地等煎水常服。

（3）可长期服用中成药，选用杞菊地黄丸、明目地黄丸、石斛夜光丸等。

（4）少寐健忘者，要创造安静舒适的睡眠环境，远离噪音干扰，不喝酒、不饮浓茶和咖啡等兴奋性饮料。

3. 脾气虚弱

证候　视物模糊，视力缓降，或视近尚明而视远模糊，晶珠混浊；伴面色萎黄，少气懒言，肢体倦怠；舌淡苔白，脉缓弱。

治法　益气健脾，利水渗湿。

方药　四君子汤加减。

护理

（1）宜少食多餐，忌暴饮暴食。慎食萝卜等破气之品，以免影响中药补气效果。食物要便于咀嚼，易于消化。

（2）针刺三阴交、血海、承泣、脾俞、胃俞等穴。

（3）可服龙眼肉、酸枣仁膏等，以补益心脾。

八、结果评价

视力是否稳定或提高；焦虑等心理障碍症状是否减轻或消失；是否适应目前的生活状况；有无意外伤害的发生；对老年性白内障防治知识的掌握程度；能否陈述预防并发症的措施。

第二节 先天性白内障

先天性白内障（congenital cataract）为出生时或出生后第一年内发生的晶状体混浊。表现为各种形态与部位的晶状体混浊。多为双侧，可为家族性的或散发的；可以伴发或不伴发其他眼部异常或遗传性、系统性疾病。本病类似于中医学的胎患内障。

一、病因与发病机理

（一）中医病因病机

父母遗传或先天禀赋不足，或家族遗传，脾肾两虚所致；或孕妇不慎感受风毒，或误服用某些药物，影响胎儿发育而成。

（二）西医病因及发病机制

母亲怀孕第 1～3 个月患有风疹、单纯疱疹病毒感染、腮腺炎、麻疹、糖尿病、甲状腺功能不足等；或母亲怀孕期不慎应用糖皮质激素、磺胺类药物等；或母亲怀孕期营养和维生素极度缺乏等，均可影响胎儿晶状体发育，发生先天性白内障。部分患者与遗传有关。

二、护理评估

（一）健康史

1. 评估母亲怀孕期间是否感染了风疹、单纯疱疹等病毒；或曾应用糖皮质激素、抗生素等；或患有代谢性疾病，如糖尿病、甲状腺功能不足等，有无先天性白内障的家族史。

2. 评估发病时间与诊治过程。

（二）临床表现

1. **症状** 多为婴幼儿，常依赖其父母观察才发现。多数为静止性。部分直至儿童期才影响视力。

2. **体征** 晶状体出现不同形态的混浊。先天性白内障患者常合并其他眼病或异常，如斜视、眼球震颤、先天性小眼球、视网膜脉络膜病变等。

（三）心理社会评估

评估患儿生活条件、年龄，家长的文化层次、对疾病的认识及焦虑的程度。

三、处理原则

（一）中医处理原则

以补益肝肾为主要治法。严重影响视力者，手术治疗。

（二）西医处理原则

先天性白内障，如为静止性且对视力影响不大者，一般无需治疗。对于全白内障等，明显影响视力者，一般宜在 3～6 个月手术，最迟不超过 2 岁。

四、护理诊断

1. **感知改变**　视力下降，与晶状体混浊有关。
2. **家庭运作改变**　与家长担心术后视力是否恢复有关。
3. **父母角色冲突**　与父母缺乏先天性白内障的防治知识有关。
4. **自理缺陷**　与晶状体混浊导致视力下降有关。
5. **有外伤的危险**　与视力下降有关。
6. **潜在并发症**　弱视、斜视，与视功能发育受到抑制有关。

五、护理目标

1. 视力稳定或提高。
2. 家长能够正确照顾患儿，促进患儿康复。
3. 生活能够自理或在他人的帮助下能完成日常生活。
4. 无意外性伤害的发生。
5. 家长能说出预防弱视、斜视等并发症的措施。

六、护理措施

1. 心理护理
（1）与患儿交朋友，同时争取家长支持与配合。
（2）讲解疾病的发生原因、手术治疗方法、预后等，消除患儿家长的心理障碍，积极配合治疗。

2. 休息与饮食
（1）病室内保持清洁、安静、空气流通、光线柔和。
（2）注意饮食调养，多食新鲜蔬菜、水果，补充维生素、蛋白质。

3. 病情观察
（1）注意视力下降的程度。
（2）观察晶状体混浊的部位、程度及瞳孔变化。
（3）观察眼压的变化。
（4）注意有无斜视、眼球震颤、先天性小眼球等其他眼部异常。

（5）术后观察视力、角膜有无水肿、房水是否混浊、瞳孔大小、人工晶体的位置及眼底情况。

4. 治疗护理

（1）术前点抗生素滴眼液，每日3～6次。术后点糖皮质激素滴眼液，每日3～4次。

（2）术前0.5小时使用苯巴比妥（鲁米那）、阿托品等。

（3）明显影响视力者，手术治疗。手术方式可以选择白内障吸出术、白内障囊外摘除术、超声乳化术、膜性白内障切开术加人工晶体植入术。术后每日换药，应注意眼局部反应、切口愈合等情况。术后24小时内禁止低头，术眼加盖防护眼罩，避免碰撞、揉压。

（4）先天性白内障摘除术后，可用框架眼镜或角膜接触镜矫正，提高视力，预防弱视和促进融合功能的发育。

（5）角膜接触镜适用于大多数单眼的无晶状体患儿，但经常取戴比较麻烦，容易发生角膜上皮损伤和感染。指导家长给患儿戴角膜接触镜的正确配戴方法，戴镜时注意眼部卫生，如发现患儿眼睛不适，应停止配戴，并及时到医院诊治。

5. 健康教育

（1）先天性白内障具有遗传性，应注意优生优育。

（2）对于视力极差或手术效果不佳者，应作低视力康复教育及治疗。

（3）无晶状体眼需到医院进行屈光矫正和视力训练，防治弱视，促进融合功能的发育。

（4）指导患儿家长正确点滴眼液，眼部勿施加任何压力。

七、辨证施护

1. 脾气虚弱

证候　视物不清，晶珠混浊部位不一；伴有精神倦怠，肢体乏力，面色萎黄，食少便溏；舌淡，苔白。

治法　健脾益气。

方药　参苓白术散加减。

护理　宜食易消化、富有营养的食物，如猪肝、银耳、山药、红枣。

2. 肝肾阴虚

证候　视物模糊，晶珠混浊；伴有舌红少苔，脉细数。

治法　滋补肝肾。

方药　杞菊地黄丸加减。

护理　可食用补益肝肾的食物，如黑枣、胡桃、黑芝麻。

八、结果评价

视力是否稳定或提高；家长能否正确照顾患儿，促进患儿康复；患儿能否恢复自理能力，或在他人的帮助下完成日常生活；有无意外伤害的发生；患儿家长对先天性白内障防治知识的掌握程度；能否陈述预防弱视、斜视等并发症的措施。

第三节 玻璃体混浊

玻璃体混浊（vitreous opacification）是指玻璃体内出现除正常结构之外的不透明体的一类眼病。这些不透明混浊物多为玻璃体内炎性渗出物，游走细胞，色素颗粒，类脂状物，纤维条索，出血及某些退变性产物等。其特征为外眼端好，只觉眼前有飞蚊式云雾状物飘动，严重者可影响视力。本病随着社会的老龄化，高血压、动脉硬化、糖尿病、高度近视等患者的增加，发病率亦呈上升趋势。根据玻璃体混浊程度及性质的不同，分别归属于中医学的云雾移睛、血灌瞳神范畴。

一、病因与发病机理

（一）中医病因病机

多因肝肾亏损，气血亏虚，目窍失养；或痰湿内蕴，郁久化热，湿热浊气上泛，目中清纯之气被扰；或气滞血瘀，血溢络外，滞于神膏。

（二）西医病因及发病机制

玻璃体混浊是由玻璃体液化、变性、后脱离或玻璃体积血、炎症等引起。玻璃体液化多见于老年性和高度近视眼玻璃体变性，玻璃体发生胶体脱水凝缩，形成液腔，当液腔移至后部视网膜前时，胶样玻璃体下沉并前移，形成玻璃体后脱离。玻璃体积血中的血液来源于邻近组织，如糖尿病性视网膜病变、视网膜静脉阻塞、视网膜静脉周围炎等，病变血管或新生血管大量出血进入玻璃体内。玻璃体炎症大多由邻近的视网膜、葡萄膜炎症波及玻璃体而发生。

二、护理评估

（一）健康史

评估有无虹膜睫状体炎、脉络膜炎、视网膜静脉周围炎、高血压、动脉硬化、糖尿病、高度近视等病史及发病时间、诊治过程。

（二）临床表现

1. **症状** 外眼端好，眼前有黑影飘动，视力可正常或有不同程度障碍。

2. **体征** 玻璃体内可见细尘状、絮状、团块状混浊，或为灰白色、黑色、红色等。

（1）炎症性玻璃体混浊 除玻璃体内有点状或絮状混浊浮动外，还可见到眼内其他组织的炎性病变。

（2）出血性玻璃体混浊 玻璃体内见有条状、片状、块状红色混浊，视网膜有出血斑。重者则可使眼底红光反射消失，眼底不能窥见。裂隙灯下可发现玻璃体内有棕色小点浮动。

（3）玻璃体变性 除高度近视者所见玻璃体内的黑色点状、条状或块状物漂浮外，一般以结晶沉积为主要形态，可见玻璃体内有大量雪花样白色点状物飘荡或如金币样漂浮物。

（三）辅助检查

1. 眼部 B 型超声检查，了解玻璃体混浊程度。

2. 视觉电生理检查，对无法看清眼底者可了解其视功能状况。

（四）心理社会评估

评估患者的文化层次、年龄、对疾病的认识及焦虑的程度。

三、处理原则

（一）中医处理原则

辨证内服中药，以补益、燥湿、理血为法。

（二）西医处理原则

碘剂、钙剂的应用；针对不同病因采取不同的措施；当玻璃体混浊久不吸收，伴玻璃体机化，牵拉视网膜时，可行玻璃体切割术。

四、护理诊断

1. **感知改变**　视力下降、眼前黑影飘动，与玻璃体混浊有关。

2. **恐惧**　与视力下降、害怕手术及术后视力是否恢复有关。

3. **自理缺陷**　与视力严重障碍、术后双眼包封有关。

4. **有外伤的危险**　与视力下降有关。

5. **知识缺乏**　与缺乏玻璃体混浊的防治知识有关。

6. **潜在并发症**　视网膜脱离，与病情严重或治疗不及时有关。

五、护理目标

1. 眼前黑影飘动减轻或消失，视力稳定或提高。

2. 能够描述引起恐惧的原因，并正确采取应对措施。

3. 恢复正常生活自理能力。

4. 无意外性伤害的发生。

5. 能够陈述玻璃体混浊的防治知识，积极配合治疗。

6. 能够说出预防视网膜脱离等并发症的措施。

六、护理措施

1. **心理护理**　耐心讲解病症的发生，讲解手术方法、预后等情况，消除患者的心理障碍，避免急躁、沮丧，使之情志调畅。

2. **休息与饮食**

（1）起居生活要有规律，不要过于劳累，注意休息，少用目力，保持充足的睡眠。

（2）饮食有节，宜清淡易消化的食物，忌食辛辣、煎炸食物，保持大便通畅。大便干结者，每日食芭蕉 1～2 根；或蜂蜜 30ml，加入温开水 100ml，睡前服；或晨起空腹饮淡盐水

150ml，或腹部顺时针按摩 10～15 分钟，以促进肠蠕动。

3. 病情观察

（1）注意视力下降的程度，眼前黑影飘动的多少及形态。

（2）观察玻璃体混浊程度及眼底的改变。

4. 治疗护理

（1）安妥碘针剂作肌肉注射，或口服沃丽汀或钙剂。

（2）术前应用抗生素滴眼液点眼，每日 3～6 次。

（3）术后予糖皮质激素，用药后观察用药反应，若有不良反应，报告医生及时处理。

（4）玻璃体积血者，选用三七、丹参液等作眼部电离子透入，但对新近出血所致本病者应避免使用。

（5）对玻璃体混浊久不吸收，明显影响视力，特别是形成机化膜牵引，引起视网膜脱离，应及早行玻璃体切割术治疗。术后双眼包扎，卧床休息，每日换药，应注意眼局部反应、切口愈合等情况。若玻璃体腔注气或注硅油应行面向下体位或遵医嘱行特殊体位。

5. 健康教育

（1）高度近视及出血者，应避免头部震动。

（2）眼前黑影短期内增加或"闪光"频发时，应立即就诊，防止视网膜脱离。

（3）对各种原发病如葡萄膜炎、糖尿病、高血压、视网膜静脉阻塞、视网膜静脉周围炎要及时治疗，通过对于原发病变的控制，才能防止混浊不进一步恶化。

（4）术后双眼包扎，要注意安全，活动时需有人陪伴。

（5）避免突然翻身、坐起、大声说笑、咳嗽、弯腰，不要挤压眼球，防止碰撞术眼。

（6）注意用眼卫生，少看电视，少阅书报。

（7）指导患者正确点滴眼液，定期复诊。

七、辨证施护

1. 肝肾亏损

证候　眼前似有飞蚊，逐渐增多，眼干涩，玻璃体内有点状、条状或块状混浊物漂浮，或可见玻璃体内有大量雪花样白色点状物飘荡；头晕耳鸣，腰酸遗泄，易疲劳；舌红，苔薄，脉细。

治法　补益肝肾。

方药　明目地黄汤加减。

护理

（1）可用黑芝麻 30g，粳米 60g，煮粥食用。

（2）可予菊花、枸杞子泡水代茶饮。

2. 气血亏虚

证候　自觉视物昏花，眼前黑影飘动，时隐时现，不耐久视，睛珠涩痛，玻璃体内有点状、条状或块状混浊物漂浮；或见面白无华，头晕心悸，少气懒言；舌淡，脉细。

治法　益气补血。

方药　八珍汤加减。

护理　宜食易消化、富有营养的食物，如猪肝、银耳、桂圆等益气养血之品。

3. 湿热蕴蒸

证候　自觉眼前黑影浮动，玻璃体内有尘状、絮状或团块物浮动，眼内有其他组织的炎性病变；胸闷纳呆，口苦心烦，头重；苔黄腻，脉滑数。

治法　清热除湿，化浊明目。

方药　三仁汤加减。

护理

（1）忌食生冷燥热、油腻辛辣及过甜之品，以免助湿生痰。可食藿香葛根饮、米汤、藕粉、鱼汤、瘦肉汤等。

（2）中药汤剂宜凉服。

4. 气滞血瘀

证候　自觉视力骤降或眼前黑花，玻璃体呈点状、条状、块状红色混浊，视网膜上有出血灶，重者则可使眼底的红光反射消失；或情志不舒，胸闷胁胀，口苦；舌有瘀斑或舌质紫暗，苔黄，脉弦涩。

治法　行气活血。

方药　血府逐瘀汤加减。

护理

（1）情志不舒者，可食芹菜、香菇、黄花菜等，以疏肝理气。

（2）对新鲜的出血，则必须通过止血药物加以控制，如三七粉 2g 吞服，每日 2 次。或予止血敏、安络血等。

（3）用茅根、藕节等泡水代茶饮。

（4）新鲜出血者，必须卧床休息，采用高枕侧卧。

八、结果评价

眼前黑影飘动是否减轻或消失；视力是否稳定或提高；恐惧等心理障碍是否减轻或消失；能否恢复自理能力，或在他人的帮助下能完成日常生活；有无意外伤害的发生；对玻璃体混浊防治知识的掌握程度；能否陈述预防并发症的发生措施。

第九章

青光眼护理

青光眼（glaucoma）是一组能损害视神经视觉功能，主要与眼压升高有关的临床征群或眼病，即可引起视盘凹陷扩大加深、视野缺损，最后可导致失明。青光眼性失明，就目前的治疗手段还难以逆转而恢复。因此，青光眼是致盲的重要眼病之一，是仅次于白内障的导致视力丧失的主要病因。青光眼的防盲工作很重要，若能早期发现、早期诊断和早期治疗，多数患者可避免失明。

眼压是眼球内容物作用于眼球壁的压力。统计学上的正常眼压值是 $10\sim21$mmHg，代表大多数正常人群的生理性眼压范围。正常眼压还有双眼对称、昼夜眼压相对稳定等特点，即正常双眼眼压差应≤5mmHg。24 小时眼压波动范围≤8mmHg。

青光眼中眼压升高的病理生理过程主要有三方面因素：睫状突生成房水的速度增加，房水通过小梁网路径流出的阻力增大，以及表层巩膜的静脉压增加。临床上绝大部分青光眼是因房水外流阻力增加所致。因此，对青光眼的治疗护理应针对发病机理，利用各种方法，促使房水的产生与排出恢复平衡，以达到降低眼压保存视力的目的。

眼压升高是引起视神经及视野损害的重要因素，但视神经对眼压的耐受程度有很大的个体差异。临床上，部分病人的眼压已超过统计学的正常上限，长期随访观察并不出现视神经损害及视野缺损，称高眼压症（ocular hypertension，OH）。也有部分病人的眼压在正常范围内，但却发生了青光眼视神经萎缩和视野缺损，称为正常眼压性青光眼（normal tension glaucoma，NTG）。眼压升高的水平和视神经对压力损害的耐受性，与青光眼视神经萎缩和视野缺损的发生和发展有关。

青光眼根据病因、解剖和发病机理，临床上分成三大类，即原发性、继发性和发育性。原发性又分为闭角型和开角型。

第一节　急性闭角型青光眼

急性闭角型青光眼（acute angle closure glaucoma）是一种眼压急剧升高并伴有相应症状和眼前段组织改变为特征的闭角型青光眼。为老年人常见眼病之一，多发生在 40 岁以上，$50\sim70$ 岁者最多，30 岁以下很少发病。多为双眼同时或先后发病，与遗传有关。本病类似于中医学的绿风内障。

一、病因与发病机理

（一）中医病因病机

多因肝胆火邪亢盛，热极生风，风火上攻头目，目中玄府闭塞，神水排出受阻，积于眼内所致；或情志过伤，气郁生火，气火上逆，壅塞目中玄府，神水排出不畅，蓄积于目中；或脾湿生痰，痰郁化热生风，痰火郁结，上攻于目，阻塞玄府，神水滞留目内；或肝胃虚寒，饮邪上逆，积于眼内所致。

（二）西医病因及发病机制

1. **解剖因素**　闭角型青光眼的眼球有特征的解剖结构：眼轴短，前房较浅（尤其周边前房），房角窄及瞳孔阻滞机制。

2. **促发因素**　闭角型青光眼的发生往往有内在的或外在的促发因素。如过度疲劳、情绪激动、暴饮暴食、气候突变、散瞳或暗室停留时间过长，局部或全身应用抗胆碱类药物等。

闭角型青光眼发病机制主要是周边部虹膜机械性堵塞了房角，阻断了房水的出路而致眼压急剧升高。小梁和 schlemm 管等房水排出系统功能正常。

二、护理评估

（一）健康史

1. 评估患者在发病前有无情志因素、环境因素，有无恶心、呕吐、头痛、眼胀等症状。有无遗传及家族史。

2. 评估患者有无白内障、外伤、手术等病史及发病时间、诊治过程。

（二）临床表现

1. **症状和体征**

（1）眼球剧烈疼痛，伴同侧头痛，虹视、雾视，视力明显下降，严重者仅存光感，常伴有恶心、呕吐甚至腹泻等全身症状。

（2）球结膜水肿，睫状充血或混合充血。

（3）角膜水肿，呈雾状或毛玻璃状混浊。多由于眼压升高（高达 40mmHg 以上）破坏了角膜内皮细胞调节水分的作用所致。

（4）瞳孔扩大，多呈竖椭圆形或偏向一侧，对光反应消失。由于高眼压造成虹膜供血不足，瞳孔括约肌受损和麻痹所引起。

（5）前房极浅，周边前房几乎完全消失，前房角镜检查可见房角关闭。

（6）眼压升高，眼压可高达 50mmHg 以上，甚至超过 80mmHg。此时指测眼球坚硬如石。

（7）眼压恢复后，眼前段可遗留角膜后色素沉着、虹膜节段性萎缩、晶状体前囊下点状或片状灰白色混浊（青光眼斑），临床上称为青光眼三联征。

青光眼急性发作如未能及时控制，眼压持续升高，可在数日内导致失明。部分患者可或多或少得到缓解，而转入慢性进展期。

2. 病程及分期

急性闭角型青光眼根据病程不同，临床上分为以下几期。

（1）临床前期 有家族史，或一眼被确诊为急性发作期，另一眼虽无发作，但眼部检查显示具备一定的急性闭角型青光眼的解剖特征，暗室激发试验可呈阳性表现。这些均被认为是处于临床前期，存在着急性发作的潜在危险。

（2）先兆期 为一过性或反复多次的小发作。表现有轻度眼痛头痛、视力轻度减退，但有虹视、雾视现象。轻度睫状充血，角膜轻度雾状混浊，瞳孔正常，反应略迟钝。眼压略高。经休息后可自行缓解。

（3）急性发作期 表现出典型的急性闭角型青光眼的症状和体征。

（4）间隙期 经小发作缓解后，房角重新开放，症状和体征减轻或消失。但瞳孔阻滞的病理基础尚未解除，随时有再发的可能。此期病情可得到暂时的缓解或稳定一个相当长的时期，此期的时间长者数年，短者数月即可再次发作，个别甚至数日内再发作。激发试验有助此期的诊断。

（5）慢性期 急性闭角型青光眼大发作或多次小发作后，房角关闭过久，周边虹膜与小梁网组织产生了粘连，小梁功能严重损害，表现为眼压中等度增高，视力进行性下降，视乳头和视野出现青光眼性典型损害。临床也称为慢性进展期。

（6）绝对期 眼压持续升高，眼组织特别是视神经遭到严重破坏。患者视功能完全丧失，光感消失，症状可不显或出现顽固性眼胀痛、头痛，瞳孔极度散大强直，角膜上皮水肿，知觉减退。

（三）辅助检查

1. 发作前症状多不典型，若疑为本病者可行暗室试验检查。即患者在清醒状态下，在暗室内静坐1～2小时后，暗光检查眼压，眼压升高超过8mmHg者为阳性。可进一步作青光眼排除试验。

2. 前房角镜检查或前房角活体超声检查 观察前房角是否有粘连及粘连的程度，对诊断和治疗均有重要意义。

（四）心理社会评估

评估患者的年龄、性别、文化层次、职业、工作环境、性格、对疾病的认识及情感、情绪状态。

三、处理原则

（一）中医处理原则

本病主要由风、火、痰、郁及肝之阴阳失调，引起气血失和，经脉不利，目中玄府闭塞，气滞血郁，神水瘀积所致。临证治疗时，除消除病因，治疗根本外，还应注意收缩瞳孔，开通玄府，尽快消除瘀滞，改善症状，保护视力。

（二）西医处理原则

迅速降低眼压，应用保护视神经的药物，及时选择手术治疗。

四、护理诊断

1. **感知改变**　视力下降，与眼压升高导致角膜水肿、视网膜及视神经损害有关。
2. **舒适改变**　眼胀痛伴头痛、恶心伴呕吐与眼压升高有关。
3. **焦虑**　与担心青光眼的预后有关。
4. **自理缺陷**　与视力下降有关。
5. **有外伤的危险**　与视力、视野损害有关。
6. **知识缺乏**　与缺乏急性闭角型青光眼的防治及护理知识有关。
7. **潜在并发症**　视神经萎缩，与眼压高、病程长有关。

五、护理目标

1. 视力稳定或提高、眼压恢复正常。
2. 眼胀痛及头痛、恶心呕吐等症状减轻或消失。
3. 患者能够表达焦虑的原因，情绪稳定。
4. 患者的生活能在他人的帮助下进行。
5. 减少或无意外伤害的发生。
6. 病人和家属获取有关青光眼的防治及护理知识。
7. 能够说出预防视神经萎缩等并发症的措施。

六、护理措施

1. **心理护理**

（1）关心体贴病人，给予生活护理。医护人员应主动接近病人，做好解释工作，了解其心理活动，解除其思想顾虑。

（2）给患者讲解眼胀痛的原因，帮助其放松，避免情绪紧张。并鼓励其进行一些活动来分散注意力，如听音乐、与其他人交谈等。

2. **休息与饮食**

（1）提供良好的休养环境，室内光线柔和，避免外界的干扰。取高枕位，卧床休息，保证充足睡眠。病室物品的设置要定点定位，方便使用。注意病区地面干洁，防止滑倒。使之能清心静养。

（2）饮食宜清淡、宜消化，多食蔬菜、水果，忌烟、酒、浓茶、辛辣刺激性食物。保持大便通畅。忌一次性大量饮水，每次饮水不宜超过 250ml，间隔 1～2 小时再次饮用。

3. **病情观察**

（1）注意观察眼压及瞳孔的改变。一般眼压愈高，瞳孔愈大，头痛愈剧烈，则表示病情愈严重，应及时报告医生，采取积极降压措施。

（2）观察视神经损害情况。

(3) 观察前房的深浅。

(4) 观察结膜、角膜水肿情况。

4. 治疗护理

(1) 频滴缩瞳剂　常用1％～2％毛果芸香碱滴眼液。症状严重时每5～10分钟滴患眼1次，症状缓解后，可视病情改为1～2小时1次或每日3次。注意滴药后须压迫泪囊部3～5分钟，以免药液流入鼻腔吸收中毒。

(2) 滴0.25％～0.5％噻吗洛尔滴眼液，每日2次，该药不影响瞳孔大小和调节功能。有心传导阻滞、窦房结病变、支气管哮喘者禁用。

(3) 碳酸酐酶抑制剂　可减少房水生成而降低眼压，常用的为乙酰唑胺，首次量为500mg，以后每次250mg，每日2～3次口服。此药可引起尿路结石、肾绞痛、血尿及小便困难等副作用，不宜长期服用。

(4) 高渗脱水剂　减少眼内容积。常用20％甘露醇注射液250ml，快速静脉点滴。对年老体弱或有心血管疾患者，应注意呼吸及脉搏变化，以防发生意外。

(5) 中药汤剂宜每日2次温服，如服药后出现胃脘疼痛或恶心、呕吐等，应及时报告医生。如出现泛呕，可针刺内关穴或用生姜擦舌面。

(6) 药物治疗时，定时测量眼压，眼压下降接近正常时报告医生，即可进行手术治疗。

(7) 手术患者按内眼手术前准备及术后护理。

5. 健康教育

(1) 向患者介绍有关青光眼的发病诱因、治疗及自我保健知识。

(2) 向患者介绍紧张、情绪不稳定与眼压升高的关系。

(3) 指导患者避免一些引起眼压升高的诱因：①避免一次性大量饮水及喝咖啡、浓茶；控制饮水量，避免饮水过量而引起眼压升高；②衣服衣领不宜过紧；③不宜长时间低头，不宜长时间在暗处逗留；④保持大便通畅，避免用力排便。

(4) 保证患者睡眠时间，指导患者采取一些促进睡眠的方法：①减少睡前活动量，不看刺激情绪的电视、书籍，避免情绪激动；②睡前避免喝浓茶、咖啡及饮食过饱，可喝牛奶1杯；③用热水泡脚、听轻音乐等方式帮助入睡。

(5) 教会患者用手指指腹轻轻按摩眼球，以降低眼压，缓解疼痛。

(6) 定期复查视力、眼压、视野、眼电生理等。

七、辨证施护

1. 风火攻目

证候　发病急剧，头痛如劈，目珠胀硬，视力锐减，胞睑红肿，白睛混赤肿胀，黑睛雾状水肿，前房极浅，黄仁晦暗，瞳神中等度散大，瞳内呈淡绿色，眼珠变硬，甚至胀硬如石；全身可伴有恶心、呕吐，或恶寒发热；舌红苔黄，脉弦数。

治法　清热泻火，平肝熄风。

方药　绿风羚羊饮加减。

护理

（1）疏导病人，解除心烦、急躁易怒等不良情绪，保持充足的睡眠，勿过度疲劳。

（2）头痛剧烈者，针刺太阳、攒竹、阳白、风池、合谷、三阴交等穴。恶心、呕吐者，针刺内关，中药应少量多次分服。

2. 气火上逆

证候　眼部主要症状同上。全身可见情志不舒，胸闷嗳气，恶心呕吐，口苦；舌红苔黄，脉弦数。

治法　清热疏肝解郁。

方药　丹栀逍遥散加减。伴恶心、呕吐者，加左金丸。

护理　针刺用泻法，选行间、风池、攒竹、四白、太阳等穴。

3. 痰火郁结

证候　眼部主证同风火攻目。常伴有动辄眩晕，身热面赤，呕吐痰涎；舌红苔黄，脉弦滑。

治法　降火逐痰。

方药　将军定痛丸加减。

护理

（1）针刺用泻法，选太冲、风池、昆仑、合谷、丰隆等穴。

（2）帮助患者掌握调节情绪的技巧，保持情绪稳定，如缓慢深呼吸、四肢肌肉放松、打太极拳等。

4. 肝胃虚寒

证候　头痛上及巅顶，眼珠胀痛，瞳神散大，视物昏朦；干呕吐涎，食少神疲，四肢不温；舌淡苔白，脉弦。

治法　温肝暖胃，降逆止痛。

方药　吴茱萸汤加减。

护理

（1）卧床休息，注意适当保温。

（2）频频干呕者，可针刺内关穴，中药煎剂宜少量多次热服。

（3）饮食要有规律，勿暴饮暴食，勿食生冷寒凉之品，宜少食多餐，常食山药、扁豆、红枣、大枣粥，党参、大枣煎汤代茶。

八、结果评价

眼压是否降低或恢复正常；视力是否稳定或提高；眼胀痛及头痛、恶心、呕吐等症状是否减轻或消失；焦虑等心理障碍是否减轻或消失；有无意外伤害的发生；患者和家属对青光眼防治及护理知识的掌握程度；有无视神经萎缩等并发症的发生。

第二节　开角型青光眼

原发性开角型青光眼（primary open angle glaucoma，POAG），又称慢性开角型青光眼、慢性单纯性青光眼。其特点为眼压虽然升高但房角始终是开放的，并有典型的青光眼性视神经乳头和视野损害；病程进展较为缓慢，而且自觉症状轻，不易早期发现，具有更大的危险性。本病类似于中医学的青风内障。

一、病因与发病机理

（一）中医病因病机

多因情志抑郁，肝失条达，肝郁气滞，气郁化火；或脾虚生痰，痰郁化热生风，痰火升扰；或久病肝肾亏虚，目窍失养，神水滞涩。

以上因素皆可导致气血失和，脉络不利，神水瘀滞，而酿成本病。

（二）西医病因及发病机制

开角型青光眼的眼压升高是小梁途径的房水外流排出系统病变使房水流出阻力增加所致。主要原因：①小梁组织的局部病变，如小梁网的胶原纤维及弹力纤维变性，内皮增生和水肿，小梁网增厚，小梁间隙变窄或消失；②小梁后阻滞，即房水流经小梁组织后的 Schlemm 管到集液管和房水静脉部位的病变，包括表层巩膜静脉压升高等；③血管-神经-内分泌或大脑中枢对眼压的调节失控所引起。分子生物学研究表明开角型青光眼具有多基因或多因素的基因致病的倾向性，确切的发病机制尚未阐明。

二、护理评估

（一）健康史

1. 评估患者有无青光眼家族史，有无近视眼、糖尿病、视网膜静脉阻塞等病史。
2. 评估患者的发病时间、诊断和治疗过程，有无外伤、手术史。

（二）临床表现

1. **症状** 早期几乎无任何自觉症状，病情发展到一定程度时，患者方有头痛、眼胀和视物模糊等感觉。眼压较高或眼压波动较大时，可出现眼胀痛，甚至有虹视、雾视。病变到了晚期，双眼视野损害，则出现行动不便和夜盲等。

2. **体征**

（1）眼压 最早期表现为眼压不稳定，波动大。眼压可有昼夜和季节波动，一般表现为清晨和上午较高，下午逐渐下降，至半夜最低。冬季较夏季眼压高。随着病情的发展，眼压水平逐渐升高，多为轻度和中度升高，一般不出现突然增高的急性发作，少有超过 60mmHg。

（2）眼底 早期眼底正常。但眼底出现青光眼视神经损害时，表现为视乳头凹陷的进行性扩大和加深，是青光眼发展到一定阶段后的共同特征。早期视神经乳头特征性的形态改变有视网膜神经缺损，局限性盘沿变窄以及视乳头杯凹的切迹。病程继续发展，视乳头凹陷进行性扩大加深，最终导致杯/盘比（C/D 比）的增加。晚期视神经乳头呈盂状凹陷，视乳头色泽淡白，凹陷达乳头的边缘，视网膜中央血管在越过视乳头边缘处呈屈膝或爬坡状。正常人 C/D 多在 0.3 以下，且双侧对称，若 C/D＞0.6 或两眼 C/D 差值＞0.2，多视为异常，须做进一步检查。

（3）视功能　视功能改变主要是视野缺损，是开角型青光眼的诊断和病情评估的重要指标。典型的早期视野可见孤立的旁中心暗点和鼻侧阶梯；中期可见旁中心暗点渐渐扩大，逐渐发展成弓形暗点。此时还可见周边视野向心性缩小；晚期视野仅存颞侧视岛或管状视野。

（4）房角宽而开放，房水流畅系数降低。

眼压升高、视乳头损害和视野缺损三大诊断指标，其中两项为阳性，检查房角为开角，即可确诊为开角型青光眼。临床上要注意与缺血性视乳头病变及某些颅内占位性病变导致的视神经萎缩相鉴别。

（三）辅助检查

1. 共焦激光眼底扫描系统对视盘行定量分析，判断细微的形态结构变化，更早期地做出正确诊断。

2. OCT、视神经分析仪检查。

以上两项检查可对视盘改变、盘沿面积及杯容积等视盘参数进行定量，以提供本病早期诊断依据。

3. 房角检查　房角无粘连，为宽角。可以见到睫状带，当眼压升高时，房角仍开放，即使到了病程晚期，也是如此。

4. 视野检查　包括阈值定量测定。方法需视神经纤维受损达一定程度后方能测出。

5. 眼电生理检查　P-ERG 振幅下降，P-VEP 峰潜时延迟。

（四）心理社会评估

评估患者的年龄、性别、文化层次、职业、工作环境、对疾病的认识及焦虑的程度。

三、处理原则

（一）中医处理原则

病初症轻，病势缓，极易忽视。在防治过程中，加强各项检查，随访追踪，尽早尽快确诊，以便恰当地进行中西医结合治疗。

（二）西医处理原则

尽可能地阻止青光眼的病程进展。一般是先采用药物治疗，无效时再考虑手术。

四、护理诊断

1. **感知改变**　视野改变，晚期病人视野呈管状，与视神经纤维受损有关。
2. **舒适改变**　眼痛、头痛，与眼压升高有关。
3. **焦虑**　与担心本病预后不良有关。
4. **有外伤的危险**　与视力降低、视野缺损有关。
5. **知识缺乏**　与缺乏开角型青光眼的防治知识有关。
6. **潜在并发症**　视神经萎缩，与病程长、眼压高有关。

五、护理目标

1. 减轻视神经损害，视野保持稳定。
2. 眼压下降，眼胀痛缓解。
3. 能够表达焦虑等心理障碍的原因。
4. 能够陈述预防意外损伤的措施。
5. 能够陈述开角型青光眼的防治知识。
6. 能够说出预防视神经萎缩等并发症的措施。

六、护理措施

1. 心理护理

(1) 向患者讲解眼胀痛的原因，帮助其放松，避免情绪紧张。

(2) 耐心向患者解释病情，消除其顾虑，帮助其正确对待疾病，使其能配合治疗。

2. 休息与饮食

(1) 保证充足睡眠，注意劳逸结合，防止过度疲劳。

(2) 饮食宜清淡，富含营养，多食蔬菜、水果，忌烟、酒、浓茶。一次性饮水不超过 250ml。保持大便通畅。

3. 病情观察

(1) 密切观察患者视力、眼压变化及用药反应，如在治疗过程中出现头痛、恶心、眼胀、鼻根部酸胀等眼压升高症状，应及时报告医生。

(2) 观察视神经损害情况。

(3) 观察视野损害和缺损情况。

4. 预防意外损伤 将床边桌及常用物品按方便患者使用的原则固定摆放，活动空间不留障碍物，避免下床时发生危险或跌倒。患者外出要有家人陪同。不要从事驾驶等工作。

5. 治疗护理

(1) 若用药物能将眼压控制在安全水平，视野和眼底改变不再发展，患者能配合治疗，无并发症，并能定期复查，则可选用药物治疗。

①1%～2%毛果芸香碱滴眼液滴眼，每日3次。作用机理是使睫状肌收缩，牵引巩膜突或小梁网，减少房水外流阻力，从而起到降低眼压的作用。

②0.25%～0.5%噻吗洛尔滴眼液滴眼，每日2次。作用为抑制房水生成，该药不影响瞳孔大小和调节功能。有心传导阻滞、窦房结病变、支气管哮喘者禁用。

③2%杜塞酰胺滴眼液滴眼或布林佐胺（派立明）滴眼液，每日2～3次。这是近几年研制成功的眼局部应用的碳酸酐酶抑制剂，避免全身应用碳酸酐酶抑制剂引起的不良反应。

(2) 复明片，每次5片，每日3次。中药汤剂宜每日2次温服。

(3) 激光治疗 药物治疗效果不理想者，可试用激光小梁成形术。

(4) 手术治疗 有学者主张本病一旦明确诊断，尤其是已有视神经和视野损害的病例主张积极手术治疗。主要用小梁切除术。手术患者按内眼手术前准备及术后护理。严禁散瞳孔。

5. 健康教育

（1）向患者说明用药的注意事项。嘱患者定期到医院复查。

（2）指导患者少用目力，如阅读、看电视、看电影等，以免增加双眼负担。

（3）指导患者根据身体耐受能力参加有氧活动，如跑步、做操等，有利于降低眼压。

七、辨证施护

1. 肝郁化火

证候　情志不舒，头目胀痛，心烦口苦，胸胁胀满，食少神疲；脉弦。眼底视盘 C/D 比较正常增大，或两眼视盘 C/D 比差值大于 0.2；严重时视盘苍白，可见视野缺损，甚或成管状，眼压偏高。

治法　清热疏肝。

方药　丹栀逍遥散加减。

护理　针刺太冲、中都、风池、太阳、内关等穴，以针为主，多用泻法。

2. 痰火上扰

证候　头目胀痛诸症与肝郁化火相同。常伴有食少痰多，胸闷恶心；舌苔黄腻，脉弦滑或滑数。

治法　清热祛痰，和胃降逆。

方药　黄连温胆汤加减。

护理　食少恶心，可配针刺内关止吐。痰多者嘱患者多喝开水。

3. 肝肾两亏

证候　患病时久，视物不清，瞳神稍大，视野缺损或呈管状，视盘生理凹陷扩大加深，甚至呈杯状，颜色苍白；全身可伴头晕失眠，精神倦怠，腰膝无力；舌淡苔薄，脉细沉无力。或面白肢冷，精神倦怠；舌淡苔白，脉细沉。

治法　补益肝肾。

方药　杞菊地黄丸或肾气丸加减。

护理　针刺肝俞、肾俞、太溪等穴，多针少灸，平补平泻手法。

八、结果评价

眼压是否下降或恢复正常；视力稳定或提高；焦虑等心理障碍的症状是否减轻或消失；有无发生意外损伤；对开角型青光眼防治知识的掌握程度；是否阻止或减轻视神经萎缩等并发症的发生。

附：发育性青光眼

发育性青光眼（developmental glaucoma）是胚胎期和发育期内眼球房角组织发育异常所引起的一类青光眼，多数患者在出生时异常就已存在，但不少病人到青少年期才发病，出现青光眼的症状和体征。又称先天性青光眼，分为原发性婴幼儿型青光眼，青少年型青光眼和伴有其他先天异常的青光眼三类。①婴幼儿型青光眼 6个月内发病的约有60%，1岁内出现症状的占80%，其余在1~6岁发病。婴幼儿眼球壁软弱，因受高眼压的作用而扩张，致使整个眼球不断增大，故又称为水眼。本病属遗传性疾病，多为常染色体显性、隐性或多因素遗传病。绝大多数双眼发病，常伴有其他先天异常，如虹膜结构缺损、无虹膜、先天性白内障及心脏病等。②青少年型青光眼 指在6岁以后，30岁以前发病的先天性青光眼。③伴其他先天异常的青光眼 常见的有Axenfeld异常、Rieger异常和Peters异常。患者大多在婴幼儿和儿童期发病，常伴有其他眼部先天异常。

据报道发育性青光眼的发病率在出生活婴中约为万分之一，原发性婴幼儿型青光眼的发病率约为三万分之一，双眼发病者约75%。男性较多，约占发病者的65%。

一、病因与发病机理

本病多认为是多基因遗传，有明显家族遗传史的约10%。

发育性青光眼其发病机理在病理解剖方面有三类发育异常。

1. 角膜小梁发育不良，有周边、中周边及中央部角膜的病变。周边部者，通常环绕整个角膜（透明角膜2mm内）；中周边者，多呈节段状；中央部者，表现为角膜中央基质变薄混浊；此外，还有大角膜和小角膜等。

2. 虹膜小梁网发育不良，除了小梁发育不良外，还表现为虹膜基质增生、前基质增厚；虹膜结构缺损；无虹膜；虹膜血管异常等。

3. 单纯的小梁发育不良。

总之，发育性青光眼的发生机理是由于发育的遏制，阻止了虹膜睫状体的后移，虹膜呈高位插入小梁网内，并且小梁网板层和Schlemm管的形成不全，导致房水外流阻力增加。

二、护理评估

（一）健康史

评估患者发病时间，有无家族史。

（二）临床表现

1. 婴幼儿型青光眼

（1）本病首先表现的症状是畏光、流泪和眼睑痉挛。

（2）眼球扩大，前房加深，角膜直径增大，通常直径＞12mm。角膜云雾状混浊。有时发生角膜后弹力层破裂及条状基质混浊。

（3）眼压升高，眼底可见青光眼性视乳头凹陷。

2. 青少年型青光眼

临床表现与原发性开角型青光眼相似，但眼压波动较大，有时可出现突然升高。长时期高眼压可使眼轴加长，而加重近视。早期眼底视乳头病理凹陷不典型，易被忽视，多数直到有明显视功能损害时才注意到。

3. 伴其他先天异常的青光眼 常见的有Axenfeld异常、Rieger异常和Peters异常。临床上伴有其他先天异常的患眼，只要出现眼压升高，即可诊断。

（三）辅助检查

1. 眼压测定。

2. 测量角膜直径 常以角膜水平径来判断，增大＞0.5mm者，有诊断意义。

3. 前房角检查 多数为宽角。

（四）心理社会评估

患者为婴幼儿和青少年，由于严重影响视功能，对病人身心及社会产生较大的负面影响。注意评估患者年龄、发育情况，同时评估患者父母的知识水平、对疾病的认识和心理状态等。

三、处理原则

（一）中医处理原则

应及早手术治疗，术后根据患者全身和局部症状，用中药调理。

（二）西医处理原则

应尽早手术治疗。药物治疗仅用于短期的过渡治疗，或用于其他原因不能手术的患儿。

四、护理诊断

1. 感知障碍 患者视力下降，与眼压增高，视神经损害有关。

2. 自理缺陷 与视力减退有关。

3. 家庭应对无效 与家庭成员缺乏对该病的防治知识有关。

五、护理目标

1. 视力提高或不再继续下降。

3. 恢复生活自理能力或在他人配合下完成生活需要。

4. 家庭成员获取防治该病的知识，积极配合治疗。

六、护理措施

1. 心理护理

关心病人，耐心向病人和家属解释病情和治疗情况。消除病人的焦虑、恐惧心理，使其情志调和，配合治疗。

2. 休息与饮食

（1）注意休息，避免剧烈运动。

（2）饮食宜清淡、营养丰富、易消化，多食蔬菜、水果，成人忌烟、酒、浓茶。保持大便通畅。

3. 病情观察

（1）密切观察患者视力、眼压情况。一旦发现患者眼压升高，应及时报告医生。

（2）指导患者少用目力，保护眼睛。

4. 治疗护理 发育性青光眼原则上一旦诊断应尽早手术。按内眼手术前后护理常规。

5. 健康教育

（1）介绍本病的有关防治知识。患者有眼部不适，尤其是婴幼儿有畏光、流泪及不愿睁眼症状者，应到医院检查。以便早期发现，明确诊断。

（2）对眼球明显增大的患儿，保护眼睛尤为重要，要防止意外伤害导致眼球破裂。对于青少年患者，要正确引导，做好心理护理工作，消除自卑情绪。

（3）做好卫生宣教和出院指导，向患者交代情绪、睡眠、大小便等的注意事项，以防眼压再升高。定期到医院复查，一旦发现眼部不适，应立即就诊。

七、结果评价

视力是否提高或不再继续下降；能否恢复生活自理能力；患者或家庭成员对本病防治知识的掌握程度，是否积极配合治疗。

第十章

葡萄膜、视网膜、视神经病护理

第一节　葡萄膜炎

葡萄膜炎（uveitis）是虹膜、睫状体和脉络膜炎症的总称。是发病原因复杂的自身免疫性疾病，病程缠绵，容易反复发作，是常见的致盲性眼病。按病变的解剖部位分为前部葡萄膜炎、中间葡萄膜炎、后部葡萄膜炎和全葡萄膜炎；按病因可分为结核性、病毒性、结节性、梅毒性、钩端螺旋体性、晶状体过敏性葡萄膜炎；按病程分为急性、亚急性、慢性和陈旧性葡萄膜炎；按病理改变分为化脓性、非化脓性，肉芽肿性或非肉芽肿性葡萄膜炎。部分葡萄膜炎同时伴有口腔、外生殖器黏膜溃疡，白癜风等，称为特发性葡萄膜炎。葡萄膜炎可以是单独发生在眼部的炎症，也可以是全身疾病的眼部表现。可单眼发病，也可双眼先后或同时发病。急性前葡萄膜炎好发于青壮年，无明显季节性，男性多于女性。约 $4\%\sim10\%$ 的目盲是由葡萄膜炎所致。本病根据不同阶段的证候，分别属于中医学瞳神紧小、瞳神干缺、视瞻昏渺、云雾移睛等范畴。

一、病因与发病机理

（一）中医病因病机

多为外感风、湿、热邪；或内有肝胆火盛，肝胆湿热；或素体阴虚，内蕴热邪，复感风湿，风湿之邪与热搏结于内。以上各种因素致邪热灼伤黄仁，引起黄仁肿胀，瞳神紧小，或火盛水衰，阴精损耗，引起瞳神干涩。

（二）西医病因及发病机制

原因很多，而且复杂，常见的病因有系统性红斑狼疮、Vogt-小柳-原田综合征、Behcet氏病、多发性硬化、关节强直性脊髓炎、类肉瘤病、溃疡性结肠炎等全身性疾病；结核、梅毒、麻风、腮腺炎、钩端螺旋体病、腺病毒病等全身感染性疾病；寄生虫感染、细菌感染、真菌感染、单纯疱疹病毒感染、带状疱疹病毒感染等局部感染；交感性眼炎、晶状体过敏性葡萄膜炎、人工晶状体过敏性葡萄膜炎等与免疫、过敏有关的疾病；青光眼睫状体炎综合征等与交感神经和血管功能紊乱有关的疾病。不同原因引起的葡萄膜炎，它的病理改变也不相同，一般分为肉芽肿性和非肉芽肿性炎症。主要的病理反应是血管扩张，血管通透性增加和液体渗漏，炎症细胞的游走而出现相应的眼部病变。

二、护理评估

（一）健康史

评估患者是否有相关性的全身性疾病，如眼球穿孔伤、结核性、风湿性、病毒性、结节性、梅毒性、钩端螺旋体性、晶状体过敏性等病史及内眼手术史；评估发病的时间，诱发因素，治疗经过和复发的次数。

（二）临床表现

1. **症状** 视力下降、眼睛疼痛、怕光流泪。

2. **体征** 睫状充血或混合充血，角膜后沉着物（Keratic precipitate，简称 Kp），房水混浊或纤维素性渗出，虹膜水肿、纹理不清、或后粘连，瞳孔缩小，对光反射迟缓或消失，瞳孔因虹膜后粘连而呈梅花状、梨状和不规则状等多种外观。严重者还出现前房积脓或虹膜结节，晶状体前囊有虹膜色素沉着。若后部葡萄膜炎，表现为玻璃体混浊，视网膜水肿和黄白色渗出，甚则出现视盘充血水肿。

（三）辅助检查

1. **眼底荧光素血管造影** 可见脉络膜视网膜屏障破坏，有明显的荧光素渗漏，后期视网膜呈普遍强荧光。

2. **胸部 X 线检查** 部分见肺结核体征。

3. **梅毒血清学试验** 部分患者呈阳性。

4. **结核菌素皮内试验** 部分患者呈阳性。

5. **免疫球蛋白测定** 部分患者 IgA、IgG、IgM 等均可能增高。

6. **循环免疫复合体测定** 部分患者呈阳性。

7. **HLA-B27 检测** 部分病例可有 HLA-B27 抗原。

（四）心理社会评估

由于发病急，容易反复发作，严重影响视力，使患者的生活、学习和工作受到不同程度的影响而产生焦虑和悲观等心理障碍。评估患者受教育的水平、对疾病的认识及心理障碍的程度。评估患者的年龄，性格，角色适应行为，生活方式和环境，劳保与社会保险的状况。

三、处理原则

（一）中医处理原则

关键是充分散瞳，结合全身症状和眼部体征辨证论治，以清肝泄热、除湿化浊、滋阴明目为主要治法，应用多种给药途径进行系统治疗。

（二）西医处理原则

根据不同类型的葡萄膜炎，分别予以解除睫状肌痉挛、抗炎，预防虹膜后粘连及处理并发症等治疗；积极寻找原发病因，针对病因治疗，使用免疫抑制剂、抗病毒类和抗生素类药物。

四、护理诊断

1. 感知改变　视力下降，与角膜后沉着物、房水混浊、晶状体面色素沉着、继发性青光眼、并发性白内障、玻璃体混浊和视网膜病变等有关。

2. 舒适改变　眼痛与眼部炎症有关。

3. 焦虑　与视力障碍、眼睛疼痛和疾病治疗效果有关。

4. 悲哀　与视力障碍，影响生活、学习和工作，生活不能自理、病程缠绵、反复发作和治疗效果等因素有关。

5. 自理缺陷　与视力下降、环境陌生有关。

6. 有外伤的危险　与视功能障碍有关。

7. 知识缺乏　与缺乏葡萄膜炎的防治知识有关。

8. 潜在并发症　继发性青光眼、并发性白内障、感染等，与疾病反复发作以及长期应用糖皮质激素的不良反应有关。

五、护理目标

1. 视力稳定或提高。

2. 眼痛等症状减轻或消失。

3. 能够描述引起焦虑和悲哀等心理障碍的原因，症状逐渐减轻或消失，能够积极配合治疗。

4. 生活能够自理或在他人的帮助下完成，适应患葡萄膜炎后的生活状况。

5. 能够陈述预防意外性损伤发生的措施。

6. 能够陈述葡萄膜炎的常识。

7. 能够陈述预防继发性青光眼，并发性白内障，感染等潜在并发症发生的措施。

六、护理措施

1. 心理护理

了解患者的需要，理解同情患者的感受，给予生活护理，耐心讲解心理障碍与疾病的密切关系，解释病情及治疗情况，消除焦虑悲观等心理障碍，增强信心，使之积极配合治疗。

2. 休息与饮食

（1）保持环境安静，室内光线宜柔和，户外活动戴有色眼镜，避免强光和尘埃刺激。注意气候变化，避风寒，防感冒。

（2）饮食宜清淡、富营养、易消化，多饮汤水；忌吃生冷、煎炸油腻、葱蒜虾蟹等辛辣炙煿腥发之物。禁烟酒。

3. 病情观察

（1）观察视力和视觉的变化。

（2）观察睫状充血、角膜后沉着物、房水、虹膜、晶状体、玻璃体、视网膜与视盘的变化。

（3）观察瞳孔的大小、形态及瞳孔对光反射的变化。

（4）观察使用阿托品后是否出现口干欲饮水、面色潮红、头晕心跳、烦躁不安等不良反应。

（5）注意眼压是否正常。

（6）观察使用糖皮质激素后是否出现肥胖、胃出血及骨质疏松等不良反应。

（7）观察是否出现口腔、外生殖器皮肤黏膜溃疡，白癜风，睫毛、眉毛等改变。

4. 治疗护理

（1）用1%阿托品滴眼液散瞳，每日4～6次。1%～4%阿托品眼药膏涂眼，每日1～2次。虹膜后粘连严重者可用混合散瞳剂（1%阿托品、1%可卡因、0.1%肾上腺素等量混合）球结膜下注射。

（2）选用糖皮质类激素，常用地塞米松、强的松和甲基强的松龙等。根据病情选择滴眼、口服、静脉滴注和眼局部注射等给药方式。

（3）病情严重者，可用环磷酰胺等免疫抑制剂。

（4）根据病情选用抗病毒类或广谱抗生素类药物。

（5）眼部电控药物离子导入。

（6）眼部湿热敷、干热敷、蜡疗、超短波透热理疗，或用中药熏洗、热敷。

5. 健康教育

（1）应定期检查，及时治疗原发病，消除葡萄膜炎发生的潜在因素。

（2）起居有常，寒暖适宜，睡眠充足，惜用目力，节制性生活，保持大便畅通。积极锻炼身体，增强体质，提高抗病能力。

（3）介绍葡萄膜炎预防措施和预后、用药的方法和副作用的观察。

（4）保持身心健康，避免不良情绪的影响。

七、辨证施护

1. 肝经风热

证候　起病急，眼球及眼眶疼痛，视力下降，畏光流泪，抱轮红赤，黑睛后壁沉着物，黄仁肿胀，瞳神紧小；舌红，苔薄黄，脉浮数。

治法　疏风清热。

方药　新制柴连汤加减。

护理

（1）可配合药膳治疗。

绿豆枯草饮　绿豆50g，夏枯草30g，金银花20g，3味洗净，入锅加清水1500ml，煎至300ml，待温取汁，代茶饮用，可常服。

（2）中药煎剂宜温凉服。

2. 肝胆火炽

证候 白睛混赤，黑睛后壁沉着物多，神水混浊，黄仁肿胀，瞳神紧小；头目剧痛，口苦咽干；舌红，苔黄腻，脉弦数。

治法 清肝泻胆。

方药 龙胆泻肝汤加减。

护理

（1）观察头目疼痛的性质、程度、时间和部位。指导患者自我调控，改善症状。症状重者须卧床休息。创造安静舒适的休息环境，远离噪音的干扰，保持情绪稳定，不做剧烈运动。可针刺或按摩太阳、头维、风池、合谷等穴。

（2）口苦咽干者，要多喝开水，或用菊花泡水代茶饮。

（3）龙胆泻肝丸，每次10粒，每日3次。或双黄连粉针，每次3.6g，或清开灵注射液，每次30ml，加入0.9%氯化钠注射液250ml，静脉滴注。

（4）选择疏肝解郁，行气活血，容易消化之食品，忌咖啡、浓茶、辛辣等兴奋类的食品；可用开水泡杭白菊代茶饮；用以下食疗方配合治疗。

芦根薏苡仁饮 鲜芦根150g，冬瓜仁30g，薏苡仁50g，3味洗净，入锅加清水2000ml，煎至500ml，待凉取汁，代茶饮用，可常服。

（5）中药煎剂宜偏凉服。

3. 风湿夹热

证候 瞳神紧小，黄仁肿胀，神水混浊，抱轮红赤；头痛而重，关节重着酸痛，身热不扬；舌红，苔黄腻，脉濡数。

治法 祛风除湿清热。

方药 抑阳酒连散加减。

护理

（1）居室温湿度适宜，整洁清爽，空气清新，勿让患者直接吹风。

（2）头痛而重、关节重着酸痛者，不宜劳累过度。可局部热敷，或配合针灸、按摩、梅花针等治疗。

（3）茵栀黄注射液，每次20ml，加入0.9%氯化钠注射液250ml，静脉滴注。

（4）以辛温解表、芳香化湿之清淡半流质或全流质饮食为宜，如姜露、藿香葛根饮、米汤、藕粉、鱼汤、瘦肉汤等，忌食生冷燥热、粗硬多渣、油腻辛辣及过甜之品。可配合药膳治疗。

茵陈薏苡仁饮 薏苡仁50g，绵茵陈30g，冬瓜仁15g，3味洗净，将诸药放入锅内，清水1500ml，煎至300ml，待温取汁，分2次服。

（5）中药汤剂宜午前温服。

4. 虚火上炎

证候 患病日久，反复发作，眼内干涩，视物昏朦，轻度抱轮红赤，黑睛后色素性沉着物，瞳神干缺不圆；兼心烦失眠，口燥咽干，手足心热；舌红少苔，脉细数。

治法 滋阴降火。

方药　知柏地黄丸加减。

护理

（1）观察手足心热的情况，按摩天庭、印堂、太阳穴、耳廓背沟处、手心按摩对侧涌泉穴。

（2）观察心烦失眠的情况，应保持清静的睡眠环境，指导其自我调护，避免睡前饮浓茶、咖啡和过饱等引起不寐因素。可用热水泡足，或按摩涌泉穴，或取神门、交感、心、肾等耳穴埋豆。合理安排护理工作，减少对患者睡眠的干扰。

（3）生脉注射液，每次 30ml，加入 0.9％氯化钠注射液 250ml，静脉滴注。

（4）选择补肝肾、益精血的食品。可配合药膳治疗。

枸杞炖甲鱼　枸杞子 50g，甲鱼 500g，老姜丝 5g，调和油、精盐适量。先将甲鱼宰净，去内脏，与枸杞子同入炖盅内，加入矿泉水适量，文火炖 60 分钟，加入调味品。待温，喝汤食鱼，每周 1 次。

（5）中药煎剂宜空腹或睡前温服。

八、结果评价

视力是否稳定或提高；眼痛等症状是否减轻或消失；是否能够描述引起焦虑和悲观等心理障碍的原因，是否积极配合治疗；生活是否能够自理或在他人的帮助下完成，是否适应患葡萄膜炎后的生活状况；是否能够陈述预防意外性损伤的措施；对葡萄膜炎防治知识的掌握程度；是否能够陈述预防潜在并发症发生的措施。

第二节　视网膜动脉阻塞

视网膜动脉阻塞（retinal arterial occlusion，RAO）是指视网膜中央动脉或其分支阻塞。视网膜中央血管为终末血管，动脉阻塞后，该血管供应的视网膜营养中断，视网膜发生急性缺血，导致视功能急剧损害或丧失。一般认为若视网膜缺血时间超过 90 分钟，光感受器的死亡将不可逆转。一般而言，阻塞在 1 小时以内解除者，视功能多可恢复；3～4 小时以内者，周围视力多可恢复，但中心视力大多不能恢复；阻塞时间在 4 小时以上者，恢复十分罕见。本病发病急骤，多为单眼发病，若治疗不及时，视功能难以恢复。本病类似于中医学的暴盲、络阻暴盲。

一、病因与发病机理

（一）中医病因病机

多因忿怒暴悖，气机逆乱，气血上壅，血络瘀阻；或偏食肥甘燥腻，或恣酒嗜辣，致痰热内生，遏阻脉络，血脉闭塞；或年老体弱，肝肾不足，水不涵木，肝阳上亢，气血并逆，瘀滞脉络；或心气亏虚，推动乏力，血行滞缓，血脉瘀塞。上述原因致目中脉络闭塞，神光无以发越，视力急剧下降。

（二）西医病因及发病机制

1. **血管栓塞** 常见的栓子有胆固醇栓子、血小板纤维蛋白栓子、钙化栓子、脂肪栓子等。

2. **血管改变** 包括动脉硬化、动脉粥样硬化和血管炎症。

3. **血管外部受压** 如眼压或眶压增高所致。

上述原因引起视网膜中央动脉阻塞，导致中央动脉供血区域的视网膜急性缺血、缺氧、坏死、变性，引起视功能的不可逆损害。

二、护理评估

（一）健康史

评估患者是否有高血压、高血脂、动脉粥样硬化、糖尿病、外伤、心内膜炎、颞动脉炎、肾病等病史。评估失明发生和持续的时间，有无伴随头痛眩晕，有无情绪激动、过度疲劳等诱因以及诊治的经过。

（二）临床表现

1. **症状** 自觉一眼视力突然急剧下降甚至完全失明。部分患者可先有头痛、头昏等前驱症状。

2. **体征** 视力下降，严重者仅存光感。瞳孔直接对光反射减弱或消失，间接对光反射存在。视网膜动脉显著变细，呈白色线状，部分病例见血液为节段性流动，呈串珠状。视网膜后极部水肿，呈灰白色混浊，黄斑部呈樱桃红外观，此为本病的典型体征。视盘边界模糊，颜色变淡。

（三）辅助检查

1. **眼底荧光素血管造影** 视网膜动脉无充盈或充盈迟缓，视盘低荧光。

2. **视野** 若有睫状视网膜动脉存在，可残留小部分视野。视网膜中央动脉分支阻塞产生与该分支供血区相应的绝对性缺损。

3. **其他** 血沉、出凝血时间、血常规、血小板、全血黏度、胆固醇、血脂及血糖等检查有助于分析病因。

（四）心理社会评估

评估患者的文化层次、对疾病的认识及心理障碍的程度。评估其性格和生活方式。

三、处理原则

（一）中医处理原则

以活血化瘀，通络明目为基本治法。

（二）西医处理原则

分秒必争，积极抢救，关键是扩张血管、吸氧、降低眼压和支持营养治疗。注意治疗心血管等相关的疾病。

四、护理诊断

1. **感知改变**　与视力突然下降甚至丧失有关。
2. **恐惧**　与视网膜动脉阻塞致视力突然下降甚至丧失、视野缺损有关。
3. **自理缺陷**　与视力下降甚至丧失有关。
4. **有外伤的危险**　与视力突然下降甚至丧失或视野缺损有关。
5. **知识缺乏**　与缺乏视网膜动脉阻塞的防治知识有关。
6. **潜在并发症**　视神经萎缩，与病情严重或治疗不及时有关。

五、护理目标

1. 视力恢复或部分恢复。
2. 能够描述引起恐惧等心理障碍的原因。
3. 生活能够自理，或在他人的帮助下完成日常生活，适应患视网膜动脉阻塞后的生活状况。
4. 能够描述预防外伤的措施。
5. 掌握视网膜动脉阻塞的基本知识。
6. 能够描述预防视神经萎缩等潜在并发症的措施。

六、护理措施

1. 心理护理

关怀患者，给以生活护理，耐心向患者解释病情及治疗情况，避免不良因素的刺激。消除患者的心理障碍，增强其治疗的信心，使之积极配合治疗。

2. 休息与饮食

(1) 保持环境安静，室内光线宜暗，少用目力。户外活动宜戴有色眼镜。

(2) 饮食宜清淡，低盐饮食为佳，多食蔬菜、水果，如西红柿、紫菜、淡菜、柿子等。忌食肥甘厚味及辛辣助火刺激之物，禁烟戒酒。

3. 病情观察

(1) 观察视力和视觉的变化。

(2) 注意视网膜中央动脉及其分支的改变。

(3) 注意瞳孔大小及瞳孔对光反射的变化。

(4) 观察血压和眼压是否正常。

(5) 观察视盘颜色的变化，是否有视神经萎缩的早期改变。

4. 治疗护理

(1) 对患者进行眼球按摩，并教会患者自行按摩眼球，即闭眼后用手指指腹以中等力按压眼球 5～15 分钟，然后突然放松 5～15 分钟，如此重复 10～15 次。

(2) 协助医师做前房穿刺术。

(3) 吸氧，吸入 95% 的氧及 5% 的二氧化碳混合气体，白天每小时 1 次，晚上 4 小时 1

次，每次 10 分钟。

（4）亚硝酸异戊脂 0.2ml，吸入。每隔 1～2 小时再吸 1 次，连续 2～3 次。

（5）三硝酸甘油脂片，每次 0.3～0.6mg，每日 3 次，舌下含化。

（6）妥拉苏林注射液，或 1%阿托品注射液，或 654-2 注射液，球后注射。

（7）醋氮酰胺首剂 500mg，口服，以后每日 250mg，同时服等量碳酸氢钠。

（8）高压氧治疗，每次 2 小时，每天 3 次。

（9）针刺睛明、球后、瞳子髎、承泣、攒竹、太阳、风池、合谷、内关、太冲、命门、肾俞、肝俞等穴。每次选眼部穴位 2 个，远端穴位 1 个。

（10）眼部电控药物离子导入。

5. 健康教育

（1）如有高脂血症、动脉粥样硬化、心内膜炎、糖尿病、肾病等疾病者，应定期检查，及时治疗，以消除视网膜动脉阻塞发生的潜在因素。

（2）生活有规律，保证睡眠充足，惜用目力，节制性生活，保持大便畅通。锻炼身体，增强体质。

（3）保持身心健康，避免悲观和急躁情绪，以免因病因郁而悲，由此影响疗效，甚至加重病情。

七、辨证施护

1. 气血瘀阻

证候　情志不舒或暴怒之后，突然发病，视力骤降，眼底见视网膜中央动脉阻塞的表现；兼见头晕头痛，胸胁胀痛；舌质红、有瘀点，脉弦或涩。

治法　行气活血，通窍明目。

方药　通窍活血汤加减。

护理

（1）观察头晕头痛，胸胁胀痛的时间、部位和伴随症状。保持情绪稳定，避免剧烈运动，症状重者须卧床休息。忌烟戒酒，不饮咖啡、浓茶等兴奋类的饮品以及辣椒等强烈刺激的调味品。

（2）醒脑静注射液，每次 20ml，加入 0.9%氯化钠注射液 250ml，静脉滴注。或麝香保心丸，每次 5 丸，每日 3 次。

（3）选择疏肝解郁，行气活血，容易消化之食品，多食新鲜水果、蔬菜。用开水泡杭白菊代茶饮。可用药膳配合治疗。

三七饮　三七 30g，青葙子 10g，白菊花 30g。3 味洗净，先将三七入锅加清水 1500ml，煎至 300ml，再入白菊花、青葙子，煎 15 分钟，待温取汁，分 2 次服。

（4）川芎嗪注射液穴位注射，常选睛明、球后、承泣、翳明、合谷、外关等穴。

（5）中药汤剂宜温服。汤剂中的生姜、葱白按医嘱使用。

2. 痰热上壅

证候　视力骤降，眼底见视网膜中央动脉阻塞表现；兼形体肥胖，头眩而重，胸闷烦躁，痰稠口苦，食少恶心；舌质红，舌苔黄腻，脉弦滑。

治法　涤痰通络，活血开窍。

方药　涤痰汤加减。

护理

(1) 观察头眩而重的性质、强度和持续时间，症状重者尽量避免头颈部转动和弯腰动作。

(2) 胸闷烦躁时，可艾灸。

(3) 食少恶心者，进餐前避免做治疗护理工作。可配合针刺内关穴。痰稠口苦者嘱患者多喝开水，或用银黄液漱口。

(4) 鲜竹沥口服液，每次 10ml，每日 3 次。或半夏天麻丸，每次 10g，每日 3 次。

(5) 宜给予细软、清淡、易消化的食品，如山楂、西瓜、冬瓜、海蜇、西红柿、淡菜、紫菜、鲜百合、白菜等。忌食辛辣油腻之品。用药膳配合治疗。

三仁饮　薏苡仁 50g，栝蒌仁 15g，冬瓜仁 15g，三七 15 g。4 味洗净，将诸药放入锅内，加清水 1500ml，煎至 300ml，待温取汁，分 2 次服。

(6) 中药宜少量频服，热服。

3. 肝阳上亢

证候　视力骤降，眼底见视网膜中央动脉阻塞表现；兼见头痛眼胀或眩晕时作，心悸健忘，面时潮红，烦躁易怒，少寐多梦，口苦；舌质红，舌苔黄，脉弦。

治法　滋阴潜阳，活血通络。

方药　镇肝熄风汤加减。

护理

(1) 头痛眼胀、眩晕严重者宜闭目养神，或卧床休息。改变体位时动作要缓慢，避免深低头、旋转等动作，避免晃动床铺、坐椅。素体阳盛，急躁易怒者，须调节情志，戒躁怒，多沉静。

(2) 少寐多梦者，睡前不饮浓茶、咖啡等兴奋性饮料，不看容易影响情绪的书报和电视节目。可服朱砂安神丸；按摩天庭、内关等穴。多食酸枣、百合、桂圆肉等。

(3) 饮食宜清淡、营养丰富、易于消化之食品，如胡萝卜、菠菜、芹菜等。不宜过饱，忌膏粱厚味，生痰动火之品。可用药膳配合治疗。

钩藤饮　钩藤 15g，天麻 10g，白菊花 15g，三七 15g。4 味洗净，先将天麻、钩藤、三七入锅加清水 1500ml，煎至 300ml，再放入白菊花煎 15 分钟，待温取汁，分 2 次服。

(4) 中药汤剂宜温服。若眩晕伴恶心者中药宜温凉服，或姜汁滴后服，或采用少量多次服法。

4. 气虚血瘀

证候　视力骤降，视网膜水肿，视盘颜色淡白；兼见短气乏力，面色㿠白，倦怠懒言；舌淡有瘀点，舌苔少，脉涩。

治法　补气养血，化瘀通脉。

方药　补阳还五汤加减。

护理

（1）短气乏力者宜闭目养神，多卧床休息。改变体位时动作要缓慢，避免深低头、旋转等动作。

（2）宜选用补气养血，化瘀通脉的食品。可用药膳配合治疗。

黄精黄芪炖乌鸡　黄精 15g，黄芪 30g，川芎 10g，乌鸡 500g。4 味洗净，共入炖盅内，加清水 750ml，加盖密封，文火炖 60 分钟，待温取汁，分 2 次服。

（3）中药汤剂宜温热服。

八、结果评价

视力是否稳定或提高；是否能够描述引起恐惧等心理障碍的原因，情绪稳定；是否能够自理或在他人的帮助下完成日常生活；是否能够描述预防意外损伤的措施；对视网膜动脉阻塞防治知识的掌握程度；是否能够描述预防视神经萎缩等潜在并发症发生的措施。

第三节　视网膜静脉阻塞

视网膜静脉阻塞（retinal vein occlusion，RVO）是以发病急骤，视功能损害严重，视网膜中央静脉迂曲，伴大片火焰状浅层出血及渗出为主要临床特征的视网膜血循环障碍性疾病。是常见的致盲性眼病之一。根据其不同的病理改变分为缺血型视网膜静脉阻塞和非缺血型视网膜静脉阻塞。多见于中老年人，多单眼发病。病程长。缺血型的预后较差，视网膜中央静脉主干阻塞可造成严重的视功能损害，甚至失明。本病类似于中医学的暴盲、络损暴盲。

一、病因与发病机理

（一）中医病因病机

多由情志抑郁，气机失调，致气滞血瘀，阻塞脉络；或情志所伤，肝气郁结，郁久生热，肝热上扰目窍，郁热阻络；或素体阴虚，阴不制阳，虚火上炎，灼烁目络，血络受损致血溢络外；或饮食失节及劳倦过度，伤及脾胃，致脾虚气弱，血失统摄，溢于络外所致。

（二）西医病因及发病机制

视网膜静脉阻塞的原因有血管外的压迫、静脉血流的淤滞以及静脉血管内壁的损害，致视网膜中央静脉的主干或分支发生栓塞，引起视网膜静脉血液回流障碍或中断。血管外的压迫多由于视神经内或视网膜动静脉交叉处的视网膜中央动脉或分支小动脉硬化，压迫其邻近的静脉所致，常见于高血压及动脉硬化等老年病；静脉血流的淤滞见于视网膜动脉灌注压不足或眼压增高及血液黏滞度增高，因而常发生于颈动脉供血不足、大量失血、低血压、青光眼、红细胞增多症、糖尿病、镰状细胞性贫血和血内蛋白异常等病；血管内壁的损害常由于视网膜血管炎所致，常见于糖尿病者。上述因素可互相影响。

二、护理评估

(一) 健康史

评估患者是否有高血压、高血脂、动脉粥样硬化、糖尿病、外伤、血管炎、肾炎等病史。评估视力下降发生的时间，有无伴随头痛眩晕等症状，有无情绪激动，过度疲劳等诱发因素以及诊治的经过。

(二) 临床表现

1. **症状** 视力突然下降。若属分支静脉阻塞，多表现为与阻塞静脉分布的视网膜区域相应的视野缺损，如出血未波及黄斑，则中心视力较少受到影响。

2. **体征** 视力下降，严重时仅有手动视力。视网膜静脉高度迂曲扩张、色暗红、断续、起伏于出血斑和水肿的视网膜中；动脉较细。以视盘为中心沿视网膜静脉呈放射状、火焰状及不规则分布的视网膜神经纤维层的广泛性出血，出血斑从视盘一直延续至视网膜周边部；或伴有棉绒斑；较大血管破裂所致的出血，可形成视网膜前出血或进入玻璃体内。视盘充血水肿，边界模糊，或被出血斑块遮盖。分支静脉阻塞者，视网膜出血、水肿、渗出及静脉迂曲扩张局限于阻塞静脉支分布区内。临床分缺血型和非缺血型视网膜中央静脉阻塞。主要区别见表 10-1。

表 10-1 非缺血型视网膜中央静脉阻塞与缺血型视网膜中央静脉阻塞鉴别表

		非缺血型	缺血型
眼底	视　力	正常或下降，多≥0.1	常≤0.1
	视　野	正常，或中心比较性暗点	中心暗点，周边缺损
	早　期	静脉怒张，出血较少，无棉絮状渗出斑	静脉明显怒张，出血多，有棉絮状渗出斑
	晚　期	视盘及视网膜无新生血管	视盘及视网膜新生血管形成
眼底荧光素血管造影		多无毛细血管闭塞区	可见毛细血管闭塞区
并发症		无	多并发新生血管性青光眼
预　后		视力多可恢复正常	差，约半数因并发症而失明
视网膜电图		正常	b 波降低

(三) 辅助检查

1. **眼底荧光素血管造影** 对本病的诊断和分型、治疗、预后评估有重要参考意义。

2. **视野** 根据视网膜静脉阻塞的程度有不同的视野改变。若分支静脉阻塞，为局限性扇形视野缺损。

3. **视网膜电图** 非缺血型表现正常或轻度异常。缺血型则显示 b 波振幅下降，潜时延长，b/a 波振幅比值降低，提示预后不良。

4. **其他** 血沉、出凝血时间、血常规、血小板、全血黏度、血浆黏度、血脂及血糖等检查有助于分析病因。

(四) 心理社会评估

评估患者的文化层次、对视网膜静脉阻塞的认识及心理障碍的程度。评估其年龄、性格、压力应对方式、生活方式与饮食习惯。

三、处理原则

（一）中医处理原则

早期以凉血止血为治法；中期以活血化瘀为治法。根据全身证候，兼以行气解郁、清热养阴、健脾益气等。后期以扶正为主，佐以活血养血，或补益肝肾，或养血疏肝，或健脾益气。

（二）西医处理原则

针对病因治疗。降低血压和眼压，降低血黏度，减轻血栓形成和组织水肿，促进出血的吸收，营养支持治疗。

四、护理诊断

1. **感知改变**　与视力突然下降甚至丧失、环境陌生有关。
2. **恐惧**　与视力突然下降甚至丧失、视野缺损有关。
3. **自理缺陷**　与视力下降甚至丧失有关。
4. **有外伤的危险**　与视力突然下降甚至丧失，或视野缺损相关。
5. **知识缺乏**　与缺乏视网膜静脉阻塞的防治知识有关。
6. **潜在并发症**　黄斑囊样水肿、虹膜或视网膜新生血管形成、新生血管性青光眼，与病情严重或治疗不及时有关。

五、护理目标

1. 视力恢复或部分恢复。
2. 能够描述引起恐惧等心理障碍的原因，症状逐渐缓解或消失。
3. 生活能够自理或在他人的帮助下完成，适应患视网膜静脉阻塞后的生活状况。
4. 能够描述预防有外伤的危险的措施。
5. 掌握视网膜静脉阻塞的常识。
6. 能够描述预防黄斑囊样水肿、虹膜或视网膜新生血管形成、新生血管性青光眼等潜在并发症发生的措施。

六、护理措施

1. **心理护理**

关心体贴患者，向患者解释病情及治疗情况，选播抒情浪漫的背景音乐，消除患者的心理障碍。

2. **休息与饮食**

（1）保持环境安静，室内光线宜暗。

（2）饮食宜低盐、低脂肪、低胆固醇，以细软、清淡、容易消化的素食为主。忌肥甘厚味及辛辣腥发食品。

3. 病情观察

（1）观察视力和视觉的改变。

（2）观察视网膜静脉阻塞的程度。

（3）观察视网膜出血及渗出灶吸收的情况。

（4）注意血压和眼压是否正常。

（5）注意是否有眼部新生血管及黄斑部囊样水肿形成等。

4. 治疗护理

（1）尿激酶 5000～10000 单位，加入 0.9％氯化钠注射液 250ml，静脉滴注。或用抗血小板聚集剂，如阿司匹林，每次 50～100mg，每日 3 次；潘生丁 25mg，每日 1 次。

（2）复方丹参注射液，每次 30ml，加入 0.9％氯化钠注射液 250ml，缓慢静脉滴注。

（3）眼部电控川芎嗪药物离子导入。

（4）复方当归注射液穴位注射，选睛明、球后、承泣、翳明、合谷、外关等穴，每次选眼部穴位 2 个，远端穴位 1 个，每穴注射 0.3～1.0ml，每日 1 次。

（5）针刺治疗，常用睛明、球后、瞳子髎、承泣、攒竹、太阳、风池、合谷、内关、太冲、命门、肾俞、肝俞等穴。每次选 2～4 穴，每日 1 次。

（6）激光治疗，适用于有毛细血管无灌注区、黄斑囊样水肿或视网膜新生血管等。

5. 健康教育

（1）室内环境安静整洁，空气流通，避免强光刺激。

（2）活动性出血期间不宜用热敷、热熨、艾灸等治疗方法。

（3）有高脂血症、动脉粥样硬化、心内膜炎、糖尿病等疾病者，应定期检查及时治疗，消除视网膜静脉阻塞发生的潜在因素。

（4）生活有规律，保证睡眠充足，惜用目力，节制性生活，保持大便畅通。锻炼身体，增强体质。

七、辨证施护

1. 气滞血瘀

证候 视力急剧下降，甚至仅有光感。见以视盘为中心的放射状、火焰状出血灶遍布视网膜，出血色鲜红或暗红，视网膜静脉怒张迂曲呈腊肠状，黄斑区常被出血斑块和渗出灶覆盖；兼头痛眼胀，胸胁胀痛或情志抑郁，食少嗳气，或烦躁易怒，失眠多梦；舌质红或暗红有瘀点，舌苔少，脉弦数或弦细。

治法 早期宜凉血止血，佐以活血化瘀；中、后期宜活血化瘀，行气通络。

方药 早期生蒲黄汤加减，中、后期血府逐瘀汤加减。

护理

（1）保持卧室清洁，通风透气。多卧床休息。

（2）烦躁易怒，失眠多梦者，须保持情绪稳定，切忌忿怒无常。用王不留行籽压耳穴治疗，选肾、枕、内耳、神门、内分泌等穴；睡前按摩涌泉穴。

（3）头痛眼胀、胸胁胀痛、食少嗳气者，少食壅阻气机的食物，如马铃薯、红薯、南瓜等。可食山楂、萝卜、橙子等理气活血消胀之品，症状重者可用佛手10g煎水服。

（4）饮食宜少食多餐，不应过饱。多食鱼类、水果、蔬菜等。可用药膳配合治疗。

三七炖鱼头　三七30g，鳙鱼头1个，生姜5片。3味洗净，共入炖盅，加清水500ml，加盖密封，文火炖60分钟，入精盐适量，待温服食。

2. 阴虚阳亢

证候　视盘及视网膜静脉周围出血较少或中等，但血色鲜红，静脉迂曲怒张，病程长者可伴有黄白色渗出；兼见头晕耳鸣，面时潮红，烦躁易怒，失眠多梦，腰膝酸软；舌质红，舌苔少，脉弦细。

治法　滋阴潜阳。

方药　天麻钩藤饮加减。

护理

（1）头晕耳鸣者宜卧床休息，避免突然改变体位，改变体位时动作要缓慢，起立时防止跌仆，避免深低头、旋转等动作。耳鸣时可用拇指和食指捏提耳廓30次。

（2）失眠多梦者，晚餐不宜过饱，睡前忌饮咖啡、浓茶等刺激性饮料；用温水泡足，或按摩双足涌泉穴，或针刺神门、三阴交等穴，以助睡眠。

（3）须稳定情绪，切忌生气动怒，保持良好心理状态，积极配合治疗。

（4）饮食宜选具有滋阴潜阳作用之食品。忌咖啡、浓茶等兴奋类的饮品。可用药膳配合治疗。

白芍首乌炖甲鱼　白芍15g，首乌15g，甲鱼300g，3味洗净，同入炖盅内，加清水750ml，加盖密封，文火炖60分钟，入精盐适量，待温服食，每周2次。

3. 痰瘀互结

证候　多见于本病中、后期。视网膜水肿渗出明显，或有黄斑区囊样水肿；形体肥胖，头重眩晕，胸闷脘胀；舌质有瘀斑，舌苔厚或腻，脉弦或濡。

治法　清热除湿，化瘀通络。

方药　桃红四物汤合温胆汤加减。

护理

（1）胸闷脘胀者，做好情志护理，保护心情舒畅。少食马铃薯、红薯、南瓜等壅阻气机的食物。症状重者可用陈皮10g煎水服。

（2）饮食宜清淡，可用药膳配合治疗。

土茯苓炖甲鱼　土茯苓50g，川贝10g，三七30g，甲鱼300g，生姜5片，5味洗净，共入炖盅内，加清水750ml，加盖密封，文火炖60分钟，入精盐适量，待温服食，每周2次。

（3）中药汤剂宜饭后温凉服。若眩晕伴恶心者中药宜冷服，或姜汁滴后服，或采用少量多次服法。

4. 心脾两虚

证候　眼底出血未吸收，伴黄白色渗出及点状结晶，黄斑水肿、渗出；兼面色萎黄或晄白，心悸健忘，肢体倦怠，少气懒言，纳差便溏；舌质淡胖，舌苔少，脉细弱。

治法　养心健脾，益气摄血。

方药　归脾汤加减。

护理

（1）肢体倦怠者多卧床休息，避免劳累过度，惜用目力。

（2）纳差便溏者宜合理安排治疗时间，减少对患者的干扰。不宜用过于滋补的食品。

（3）用养心健脾，益气摄血，易于消化的食品配合治疗。平时常吃桂圆、山药、百合、红枣。可用药膳配合治疗。

参芪炖鸽子　高丽参50g，黄芪50g，山药30g，鸽子1只。先将鸽子宰净，与药同入炖盅，加入清水300ml，加盖密封，文火炖60分钟，加精盐适量，待温服食。

（4）中药汤剂宜用文火久煎，饭后温热服。

八、结果评价

视力是否稳定或提高；是否能够描述引起恐惧等心理障碍的原因，保持情绪稳定；生活是否能够自理或在他人的帮助下完成；是否能够描述预防外伤的措施；对视网膜静脉阻塞常识的掌握程度；是否能够描述预防潜在并发症发生的措施。

第四节　视网膜静脉周围炎

视网膜静脉周围炎（retinal peniphlebitis）是指发生于视网膜中央静脉周围间隙或其血管外膜，以大量或反复的视网膜玻璃体出血，最终导致视功能严重损害为主要临床特征的炎性病变，又称为青年性复发性视网膜玻璃体出血。多见于20～40岁男性，约90%患者双眼先后发病，发病间隔多在1年内，易反复发作。本病类似于中医学的目衄、云雾移睛、暴盲等。

一、病因与发病机理

（一）中医病因病机

多因肝火内炽，或肝气不舒，郁久化热，或肝肾阴虚，虚火上炎，或肾阳不固，虚阳上浮，以致实火或虚火循经上扰目窍，灼烁目络；或脾虚失摄，血不循经，溢于络外所致。

（二）西医病因及发病机制

病因未明。可能与结核杆菌感染、寄生虫毒素、中耳炎及鼻窦炎等眼部邻近组织、全身炎症性病灶、糖尿病、内分泌障碍等因素有关。多认为是一种过敏反应性疾病，或属于视网膜静脉血管壁的隐匿性炎症。

二、护理评估

(一) 健康史

评估是否有结核、糖尿病、寄生虫等病史，或眼邻近组织、全身炎症性病灶等。评估视力下降发生的时间、程度、诱发因素、复发次数、诊治的过程。

(二) 临床表现

1. **症状**　早期可无自觉症状。病至中、后期则视力突然下降，甚至仅存光感。

2. **体征**　视网膜周边部小静脉扩张迂曲，或呈串珠样，静脉血管旁有白色鞘膜相伴。沿病变静脉血管分布的区域有火焰状出血灶、棉絮状渗出斑；可有玻璃体积血。

(三) 辅助检查

1. **眼底荧光素血管造影**　病变早期见视网膜静脉扩张迂曲，管腔不规则，出血性荧光遮蔽。中、后期病变静脉血管壁出现荧光素渗漏，视网膜毛细血管无灌注区，视网膜新生血管等。

2. **视网膜电图**　b 波振幅降低。

3. **结核菌素试验**　部分呈阳性。

(四) 心理社会评估

评估其年龄、性别、职业、性格、生活方式、压力应对的方式、劳保与社会保险的状况、受教育的程度、对疾病的认识及心理障碍的程度。

三、处理原则

(一) 中医处理原则

早期宜清热凉血，后期以活血化瘀，通络明目为治法。

(二) 西医处理原则

寻找病因，促进出血吸收，防止复发。

四、护理诊断

1. **感知改变**　与视力下降有关。
2. **恐惧**　与视网膜静脉周围炎视力下降甚至丧失有关。
3. **自理缺陷**　与视力下降甚至丧失有关。
4. **角色紊乱**　与视力障碍引起角色改变，适应不良有关。
5. **有外伤的危险**　与视力低下甚至丧失相关。
6. **知识缺乏**　与缺乏视网膜静脉周围炎的防治知识有关。
7. **潜在并发症**　增殖性玻璃体视网膜病变、视网膜脱离、视网膜新生血管形成、新生血管性青光眼，与治疗不及时或病情严重有关。

五、护理目标

1. 视力提高或恢复正常。
2. 能够描述引起恐惧等心理障碍的原因。情绪稳定，积极配合治疗。
3. 生活能够自理或在他人的帮助下能完成日常生活。能适应视功能损害后的生活状况。
4. 能够适应角色功能的转变。
5. 掌握视网膜静脉周围炎的常识。
6. 能够描述预防增殖性玻璃体视网膜病变、视网膜脱离、视网膜新生血管形成、新生血管性青光眼等潜在并发症发生的措施。

六、护理措施

1. 心理护理

关心体贴患者，给予生活护理，耐心向患者解释病情及治疗情况，避免不良因素的刺激。增强信心，使之配合治疗。让其客观认识疾病，根据自己实际情况，参与力所能及的工作，家属也要给予理解和支持，不要对其寄予过高的要求。

2. 休息与饮食

(1) 保持环境安静，室内光线宜暗，户外活动宜戴有色眼镜。

(2) 饮食宜食富含维生素 A 的食品，如动物肝脏、禽蛋类、胡萝卜等；忌葱、蒜、公鸡、鹅等腥发之物，禁烟酒。保持大便通畅。出血期间选用清热、凉血、收敛、止血的食品，如粟米、苦瓜、小麦、冬瓜、丝瓜等。

(3) 出血期须安静卧床，可取半坐卧位，包扎双眼。

3. 病情观察

(1) 观察视力和视觉的变化。

(2) 注意视网膜静脉病变的程度。

(3) 观察视网膜出血和渗出灶吸收的情况。

(4) 观察眼压是否正常。

(5) 注意是否有增殖性玻璃体视网膜病变、视网膜脱离、眼部新生血管或新生血管性青光眼等表现。

4. 治疗护理

(1) 对结核病患者应行抗结核治疗。说明结核治疗的目的、方法和注意事项等。

(2) 尿激酶 5000 单位，加入低分子右旋糖酐 250～500ml，静脉滴注。

(3) 应用糖皮质激素类和抗生素类药物。

(4) 川芎嗪注射液，每次 160mg，加入 0.9％氯化钠注射液 250ml，静脉滴注。

(5) 活动性出血期间不宜用热敷、热熨、艾灸等治疗方法。

(6) 眼部电控川芎嗪药物离子导入。

(7) 可用激光光凝以封闭病变血管和视网膜毛细血管无灌注区及新生血管。

(8) 对于较严重的玻璃体积血机化，药物治疗无效，在出血停止半年后可行玻璃体切割术。伴有牵引性视网膜脱离者，可行玻璃体切割联合视网膜脱离复位手术。说明手术的目的、基本程序、围手术期的注意事项。

5. **健康教育**

（1）室内环境安静整洁，空气流通，避免强光刺激。

（2）如有结核、糖尿病，眼部邻近组织或全身有炎症性病灶等，应定期检查及时治疗。消除视网膜静脉周围炎发生的潜在因素。

（3）生活有规律，保证睡眠充足，惜用目力，节制性生活，保持大便畅通。锻炼身体，增强体质。

（4）保持身心健康，避免七情过度而影响疗效。

七、辨证施护

1. **肝胆火炽**

证候　视力骤然下降，或仅存光感，眼底可见大量新鲜出血，或玻璃体积血；兼见头痛目眩，口苦咽干；舌质红，舌苔黄，脉弦数。

治法　清肝泻火，凉血止血。

方药　龙胆泻肝汤合生蒲黄汤加减。

护理

（1）头痛目眩者应减少眼球转动，不宜增加头部震动。可针刺睛明、天柱等穴。

（2）饮食宜选择具清肝泻火，凉血止血作用，容易消化的食品，忌烟戒酒，不饮咖啡、浓茶等兴奋性饮料。可用沸水泡精制杭州菊花代茶饮。用药膳配合治疗。

夏枯草饮　夏枯草30g，沸水冲泡，焖15分钟后代茶饮。

（3）中药煎剂宜凉服。

2. **阴虚火旺**

证候　病情迁延，玻璃体积血反复发作；兼少寐多梦，五心烦热，口干唇燥；舌红苔薄，脉细数。

治法　滋阴降火，凉血活血。

方药　知柏地黄汤加减。

护理

（1）少寐多梦，五心烦热者，用王不留行籽压耳穴，选肾、枕、内耳、神门、内分泌等穴；或用诱导法诱导入眠，或睡前做放松气功、或用热水泡足、或聆听轻音乐、催眠曲等。

（2）选用具有滋阴降火，凉血活血的食品。用药膳配合治疗。

麦冬三七炖鲫鱼　麦冬15g，三七15g，生地黄10g，鲫鱼400g。4味洗净，放入炖盅内，加泉水300ml，文火炖60分钟，加入精盐适量，待温，喝汤吃鱼。每周2次。

3. **心脾两虚**

证候　眼底出血反复发作；兼见面色㿠白，纳食无味，心悸失眠，神疲乏力；舌淡苔薄白，脉细弱。

治法　健脾安神，益气摄血。

方药　归脾汤加减。

护理

（1）心悸失眠、神疲乏力者宜多卧床休息，环境要安静，远离噪音，避免劳累过度。改变体位时动作要缓慢。可用诱导法诱导入眠，或睡前做放松气功、或用热水泡足、或听轻音乐、催眠曲等。

（2）选用具有健脾安神，益气摄血作用的食品。用药膳配合治疗。

莲子山药炖鱼头　莲子10g，山药30g，红枣5枚，鳙鱼头400g，生姜3片。5味洗净，放入炖盅内，加泉水350ml，文火炖60分钟，加入精盐适量，待温，喝汤吃鱼。每周2次。

（3）中药汤剂宜温热服。

八、结果评价

视力是否提高或恢复正常；是否能够描述引起恐惧等心理障碍的原因；生活是否能够自理或在他人的帮助下能完成日常生活；能否适应视功能损害后的生活状况；是否能够适应角色功能的转变；对视网膜静脉周围炎防治知识的掌握程度；是否能够描述预防潜在并发症发生的措施。

第五节　糖尿病性视网膜病变

糖尿病性视网膜病变（diabetic retinopothy）是糖尿病的严重并发症之一，糖尿病病程越长，发病率越高，且与糖尿病的控制程度有一定关系，但与性别、发病年龄及糖尿病的类型无明显关系。可造成严重的视功能损害，甚至失明，是目盲的主要原因之一。本病类似于中医学的消渴目病。

一、病因与发病机理

（一）中医病因病机

多因病久伤阴或素体阴亏，虚火内生，火性炎上，灼伤目中血络，血溢络外；或气阴两亏，目失所养，或因虚致瘀，血络不畅；或饮食不节，脾胃受损，或情志伤肝，肝郁犯脾，致脾虚失运，痰湿内生，上蒙清窍；或禀赋不足，脏腑柔弱，或劳伤过度，伤耗肾精，脾肾两虚，目失所养所致。

（二）西医病因及发病机制

糖尿病视网膜病变发生的确切机制和途径仍在探讨中。目前认为高血糖症和其引起组织缺氧是糖尿病视网膜病变发病的基础，其病理改变是微循环结构及功能上的紊乱，早期毛细血管壁周细胞丢失、微血管瘤形成及毛细血管基底膜增厚，进而视网膜屏障破裂、毛细血管闭塞和新生血管形成，在此基础上产生视网膜病变的各种病理体征。

二、护理评估

(一)健康史

评估患者是否有高血脂、高胆固醇,糖尿病病程及糖尿病其他并发症等。评估发病的时间、诊治经过和家族史。

(二)临床表现

1. **症状**　早期多无视觉异常,视网膜损害达一定程度时,视力逐渐下降,或视力突然下降。常伴有多食善饥、多饮、多尿、消瘦、神疲乏力等症。

2. **体征**　主要是视网膜的病变,包括视网膜微血管瘤、出血、渗出、静脉改变、新生血管及增殖性病变等。微血管瘤呈针帽大,圆形暗红色小点,多集中在后极部,数目较多,数月或数年不退。出血多在视网膜的深层或中层,呈圆形或不规则形,多分布在后极部,如出血量大,可突破内界膜而进入玻璃体。渗出物常出现于视网膜后极部,有边界清楚的黄白色蜡样渗出小点,可数个或数十个呈簇状堆积或融合成片,称为硬性渗出;若渗出物呈灰白色,边界不清,称为软性渗出,是神经纤维局限性缺血坏死的表现。视网膜静脉的改变主要是静脉的迂曲和扩张。视网膜新生血管多见于视盘及其附近,呈束状或网状,有的还伴有透明状膜而伸入玻璃体。新生血管破裂可发生大出血,随病程的发展而形成增殖性视网膜病变、新生血管性青光眼或视网膜脱离等。

(三)辅助检查

1. **眼底荧光素血管造影**　微血管瘤呈现点状强荧光或荧光渗漏。视网膜静脉迂曲扩张,荧光素渗漏,或呈串珠状,或有血管壁染色。视网膜毛细管血管扩张或荧光素渗漏,黄斑囊样水肿呈花瓣状或弥漫性荧光素积存。出血性荧光遮蔽。毛细血管闭塞表现为毛细血管无灌注。新生血管呈各种形态的荧光素渗漏,并可进入玻璃体。

2. **视网膜电图**　a 波和(或)b 波振幅降低;振荡电位总振幅下降,潜时延长。

3. **图形视觉诱发电位**　P_{100} 潜时延长,振幅下降。

4. **其他**　肾功能、糖化血红蛋白、糖耐量、血脂等检测有助于分析糖尿病的病情。

(四)心理社会评估

评估其年龄、生活方式、饮食习惯,角色适应行为、劳保与社会保险的状况、受教育的水平、对疾病的认识及心理障碍的程度。

三、处理原则

(一)中医处理原则

控制血糖。眼部与全身辨证相结合,认识久病必虚,久病必瘀等病理特点,注意养阴与祛瘀法的应用。

(二)西医处理原则

控制血糖。根据视网膜病变的程度给予视网膜激光光凝治疗,或玻璃体切割术。

四、护理诊断

1. **感知改变**　与视力下降甚至丧失有关。

2. **恐惧**　与糖尿病视网膜病变导致的视力下降甚至丧失、疾病治疗的时间长和担心治疗效果及预后差有关。

3. **预感性悲哀**　与视力下降甚至丧失、或疾病预后差有关。

4. **自理缺陷**　与糖尿病恶化及其并发症的出现、或视功能损害甚至丧失有关。

5. **角色紊乱**　与视力障碍引起角色改变，适应不良有关。

6. **有外伤的危险**　与糖尿病恶化及其并发症发生、或视功能损害甚至丧失有关。

7. **知识缺乏**　与缺乏糖尿病及糖尿病视网膜病变等并发症的防治知识有关。

8. **潜在并发症**　玻璃体积血、黄斑囊样水肿、虹膜和视网膜新生血管形成、新生血管性青光眼，增殖性玻璃体视网膜病变、视网膜脱离，眼运动神经麻痹等，与治疗不及时或病情严重有关。

五、护理目标

1. 视力稳定或提高。

2. 能够描述引起恐惧和悲哀等心理障碍的原因，能够向他人表述自己的感受，情绪稳定。

3. 生活能够自理或在他人的帮助下能完成。能适应视功能损害后的生活状况。

4. 能够适应角色功能的转变。

5. 能够描述有外伤的危险的预防措施。

6. 能够描述糖尿病视网膜病变的防治知识。

7. 能够描述预防玻璃体积血、黄斑囊样水肿、虹膜和视网膜新生血管形成、新生血管性青光眼，增殖性玻璃体视网膜病变、视网膜脱离、眼运动神经麻痹等潜在并发症发生的措施。

六、护理措施

1. **心理护理**

关心体贴患者，给予生活护理，耐心向患者解释病情及治疗情况及预后，增强信心，主动配合治疗，客观认识疾病，根据自己实际情况，做力所能及的事情，家属也要给予理解和支持，不要对其寄予过高的期望。

2. **休息与饮食**

（1）居室宜空气清新，环境安静，光线柔和。慎起居，适寒暑，莫劳累。

（2）活动性出血期间选用清热、凉血、收敛、止血的食品，如粟米、苦瓜、小麦、冬瓜、丝瓜等。

（3）严格按照糖尿病饮食计划安排饮食。多食洋葱、黄瓜、南瓜、茭白、西红柿等。慎食糖类、高淀粉食品，忌烟、酒、葱、蒜。

3. 病情观察

（1）观察视力和视觉的变化。

（2）观察视网膜病变的程度，视网膜渗出、出血、水肿吸收的情况。注意视网膜是否有新生血管形成、增殖性视网膜病变、黄斑部囊样水肿、视网膜脱离等。

（3）观察体重、血糖、血压、眼压，心、肝、肾功能的变化。

4. 治疗护理

（1）指导患者按时、按量、按要求使用降血糖药物。定时监测血糖，防止发生低血糖。

（2）指导患者使用降糖药物的方法，如磺胺脲类药应在饭前 30 分钟；双胍类药宜饭后服用；拜唐苹（阿卡波糖）应与餐中第一口饭同时服用。用胰岛素治疗者，指导其能够自我正确使用。严格按照无菌操作规程，经常变换注射部位。

（3）眼部电控川芎嗪液药物离子导入。

（4）激光治疗，可减少毛细血管渗漏，防止新生血管形成，阻止病情进一步恶化。

（5）针刺治疗。体针常选睛明、球后、四白、攒竹、丝竹空、风池、合谷、内关、足三里、三阴交、足光明等穴。耳针取眼、目$_1$、目$_2$、肝、胆、脾、肾、心、脑干、皮质下等穴。

5. 健康教育

（1）室内整洁，空气流通，避免强光刺激，环境安静。

（2）如有高脂血症、动脉粥样硬化、心内膜炎等疾病者应及时治疗，消除糖尿病发生的潜在因素。

（3）保持身心健康，避免不良情绪刺激。

（4）生活有规律，保证睡眠充足，惜用目力，节制性生活，保持大便畅通。锻炼身体，增强体质，根据具体情况，选择散步、打太极拳、练气功和骑自行车等，时间安排在餐后 60 分钟为宜，持续 30 分钟为好，以运动后脉搏在 120 次/分钟、不感到疲劳为度。

（5）定期复诊，对未出现糖尿病视网膜病变患者每半年至 1 年检查眼底 1 次；单纯期糖尿病视网膜病变患者 1 个月至 3 个月检查眼底 1 次，并作预防性治疗；增殖前期患者每半个月至 1 个月到眼科诊治 1 次；增殖期患者每周至半个月复诊 1 次。

七、辨证施护

1. 阴虚燥热

证候　眼症见临床表现；兼见口渴多饮，消谷善饥；或口干舌燥，腰膝酸软，心烦失眠；舌质红，苔微白，脉细数。

治法　滋阴润燥，凉血化瘀。

方药　玉泉丸合白虎加人参汤。

护理

（1）生脉注射液，每次 30ml，加入 0.9％氯化钠注射液 250ml，静脉滴注。

（2）观察口渴多饮的程度、饮水量以及尿的颜色和气味。

（3）观察消谷善饥的程度。说明控制饮食的重要性，指导患者或家属严格执行饮食计划，主食每日 300～400g，以玉米面、小米等粗粮为主，定时定量用餐，鼓励少量多餐。形体消瘦时，可适当增加瘦肉、兔肉、鸡蛋、牛奶、山药等食品。按规定进食后仍感饥饿时，可以南瓜、黄瓜、青菜充饥，不能随意增加主食量。

（4）心烦失眠、五心烦热者，保持情绪稳定。可用王不留行籽压耳穴，选肾、枕、内耳、神门、内分泌等穴。或用诱导法诱导入眠，或睡前做放松气功、用热水泡足、按摩涌泉穴等。

（5）宜选用滋阴润燥，凉血化瘀之食品，如百合、银耳、莲子、罗汉果、山药等。忌辛辣肥腻之品。可用药膳配合治疗。

枸杞地黄炖甲鱼　枸杞子 30g，生地黄 20g，玄参 10g，甲鱼 250g。将甲鱼切成小块，与药同入炖盅，加入清水 350ml，加盖密封，文火炖 90 分钟，加精盐适量，待温，喝汤食鱼。

（6）中药汤剂宜饭后温凉服。

2. 气阴两虚

证候　眼症见临床表现；兼见面色少华，倦怠乏力，少气懒言，咽干，自汗，五心烦热；舌淡，脉虚无力。

治法　益气养阴，利水消肿。

方药　六味地黄汤合生脉散加减。

护理

（1）参脉注射液，每 30ml，加入 0.9％氯化钠注射液 250ml，静脉滴注。

（2）说明情绪激动对疾病的不良影响，使之自我调控，戒怒防躁，保持乐观豁达的心理状态。

（3）观察烦渴多饮、尿频的程度、饮水量以及尿的颜色和气味。

（4）观察倦怠乏力的程度。多卧床休息，避免剧烈运动。室外活动或进行辅助检查时须专人陪伴。

（5）可用药膳配合治疗。

黄芪麦冬炖兔肉　黄芪 50g，麦冬 30g，新鲜兔肉 200g，生姜 5 片，4 味洗净，兔肉切成小块状，与药同入炖盅，加入清水 350ml，加盖密封，文火炖 45 分钟，加精盐适量，待温，喝汤吃肉。

（6）中药汤剂宜饭后温服。

3. 脾肾两虚

证候　视力减退，眼底增殖性改变；兼形体虚胖，头晕耳鸣，形寒肢冷，面色萎黄或浮肿，阳痿，夜尿频、量多清长；舌淡胖，脉沉弱。

治法　温阳益气，利水消肿。

方药　加味肾气丸加减。

护理

（1）遵医嘱给中成药肾气丸，每次 10g，每日 3 次。

（2）头晕耳鸣，形寒肢冷者，注意保温，避免当风而卧，改变体位时动作要缓慢，起立时防止跌仆。避免深低头、旋转等动作。

（3）夜尿频、量多清长者，睡前不宜过多喝水。

（4）多食桂圆、山药、核桃、羊肉、兔肉、甲鱼、鹿茸、芡实等温补脾肾之品，可用药膳配合治疗。

桂圆莲子红枣羊肉汤　桂圆肉 30g，莲子 15g，红枣 15g，羊肉 500g，生姜 5 片。5 味洗净，同入锅内，加清水 2000ml，文火煮 60 分钟，加精盐适量，待温，喝汤吃肉，每周 2 次。

（5）中药汤剂宜久煎温热服。

4. 瘀血内阻

证候　眼症见临床表现；兼见胸闷，头昏目眩，肢体麻木；舌质暗有瘀斑，脉弦或细涩。

治法　化瘀通络。

方药　血府逐瘀汤加减。

护理

（1）观察胸闷，头昏目眩的程度。宜多卧床休息，改变体位时动作要缓慢，起立时防止跌仆；避免深低头、旋转等动作。

（2）针刺足三里、阳陵泉、膝眼、委中、三阴交、血海等穴。

（3）多吃桃子、韭菜、小茴香、萝卜等活血化瘀止血之品，忌食酸辣生冷之品。可用药膳配合治疗。

三七乌鸡汤　三七 30g，乌鸡 500g，生姜 5 片。3 味洗净，同放入锅，加清水 2000ml，文火煲 60 分钟，加精盐适量，待温，喝汤吃鸡。

（4）中药汤剂宜文火煎煮，宜午后或睡前偏凉服、顿服。

5. 痰瘀阻滞

证候　眼症见临床表现；兼见形盛体胖，头身沉重，身体某部位固定刺痛，口唇或肢端紫暗；舌质紫有瘀斑，舌苔厚腻，脉弦滑。

治法　健脾燥湿，化痰祛瘀。

方药　温胆汤合桃红四物汤加减。

护理

（1）多吃赤小豆、薏苡仁、三七、白扁豆等健脾燥湿，化痰祛瘀之品，忌肥甘、厚腻、生冷之品。可用药膳配合治疗。

白扁豆三七煲鸡　白扁豆 50g，三七 30g，乌鸡 500g，生姜 2 片。4 味洗净，同放入锅，加清水 2000ml，文火煲 60 分钟，加精盐适量，待温，喝汤吃鸡。

（2）中药汤剂宜文火煎煮，温服。

八、结果评价

视力是否稳定或提高；是否能够描述引起恐惧、悲观等心理障碍的原因；生活是否能够自理或在他人的帮助下完成；是否能够适应角色功能的转变；是否能够描述有外伤的危险发生的预防措施；对糖尿病及糖尿病视网膜病变防治知识的掌握程度；是否能够描述各种潜在并发症发生的预防措施。

第六节　高血压性视网膜病变

高血压性视网膜病变（hypertensive retinopathy）是高血压病变过程主要的血管并发症。约70%的高血压患者可能发生。高血压年龄越大、病程越长，发生率越高。远视眼较近视眼的发生率高。以中老年人居多。高血压分原发性和继发性两类，原发性又分为急性和慢性两种，其中慢性进行性约占90%。本病属于中医学眩晕、视瞻昏渺、暴盲、云雾移睛等范畴。

一、病因与发病机理

（一）中医病因病机

多因肝肾功能失调，阴阳失衡，阴虚阳亢，气血逆乱；或平素喜肥甘厚味，痰浊内生，痰瘀互结，致眼内出血、渗出等脉络目系病变。

（二）西医病因及发病机制

因血压缓慢升高且持续时间长，使视网膜逐渐呈增殖性硬化和玻璃样变性，血-视网膜屏障受到破坏而出现视网膜血管改变以及视网膜水肿、渗出和出血，进一步引起视神经的病变。

二、护理评估

（一）健康史

评估有无高血脂、高胆固醇等病史和高血压的其他并发症。评估发病的时间、诊治的经过、家族史等。

（二）临床表现

1. **症状**　早期多无症状，偶然在体检时发现高血压。少数患者则出现心、脑、肾等并发症才被发现。可有头痛头晕、心悸耳鸣、失眠疲劳等症状，但并不一定与血压水平相关。当视网膜损害达一定程度时，视力逐渐下降或突然下降。

2. **体征**　高血压早期及轻度的动脉硬化，对视力无影响。若出现视网膜病变则视力可能减退。视网膜动脉痉挛时，可引起一过性黑矇。视网膜血管阻塞，可引起视力骤然丧失。动脉硬化患者虽未必患有高血压，但高血压持续过久必将引起动脉硬化，多数情况下可同时出现。

原发性高血压的眼底改变，根据 Wagener 及 Keith 的分类，分为四级。

Ⅰ级　视网膜小动脉反光带加宽，管径不规则，动静脉交叉处压迹虽不明显，但透过动脉管壁见不到其深面的静脉血柱。

Ⅱ级　动脉光带加宽，呈铜丝或银丝状外观，动静脉交叉处压迹明显，深面的静脉血管有改变。视网膜可见硬性渗出或丝状小出血。

Ⅲ级　动脉管径明显变细，视网膜水肿，可见棉绒斑及片状出血。

Ⅳ级　Ⅲ级眼底改变同时伴有视盘水肿。

（三）辅助检查

1. **心电图**　可见左心室肥大。

2. **X线检查**　可见主动脉弓迂曲延长、左室增大。

3. **动态血压监测**　用小型携带式血压记录仪自动定时测量血压，连续24小时或更长时间。可指导降压治疗和评价降压药物疗效；诊断发作性高血压或低血压。

4. **其他**　血常规、尿常规、肾功能、血糖、血脂等检查有助于分析病情。

（四）心理社会评估

评估患者年龄、性格、生活方式、饮食习惯，劳保与社会保险的状况、受教育的水平、对高血压及其高血压性视网膜病变的认识及心理障碍的程度。

三、处理原则

（一）中医处理原则

控制或降低血压。低盐饮食。以平肝潜阳，活血祛瘀为治法。

（二）西医处理原则

控制或降低血压。低盐饮食。促进眼底出血、水肿和渗出的吸收。

四、护理诊断

1. **感知改变**　与视力下降、高血压所致的眩晕有关。

2. **舒适改变**　与高血压所致的眩晕、头痛有关。

3. **焦虑**　与未能控制血压，高血压性视网膜病变的确诊、视力下降、病程长、担心疗效及预后有关。

4. **自理缺陷**　与高血压恶化及其并发症的出现、视功能损害有关。

5. **知识缺乏**　与缺乏高血压及高血压性视网膜病变等并发症的防治知识有关。

6. **有外伤的危险**　与头晕、急性低血压反应、视力模糊或意识改变有关。

五、护理目标

1. 视力稳定或提高。

2. 眩晕、头痛等症状缓解或消失。

3. 能够描述引起焦虑等心理障碍的原因。

4. 生活能够自理，或在他人的帮助下能完成日常生活。能适应视功能损害后的生活状况。

5. 能够陈述高血压性视网膜病变的防治知识。

6. 能够陈述预防有外伤的危险发生的措施。

六、护理措施

1. 心理护理

耐心向患者解释高血压及高血压视网膜病变的病情及治疗情况，消除其心理障碍，使之减少精神压力。

2. 休息与饮食

(1) 居室环境安静，空气清新，光线柔和。慎起居，适寒暑，避劳累。

(2) 严格按照高血压饮食计划安排饮食。限制钠盐摄入，每天摄入量应不超过 5g。减少膳食脂肪，多吃水果、蔬菜，补充适量蛋白质、钾、镁、钙等。戒烟酒。

3. 病情观察

(1) 观察视力和视觉的变化。

(2) 观察视网膜病变的程度。

(3) 注意视网膜渗出、出血、水肿吸收的情况；是否有视神经的改变。

(4) 注意血压、血糖和心、肝、肾功能是否正常。

4. 治疗护理

(1) 合理选择和使用降血压药物。指导患者按时、按量、按要求使用。定期监测血压。

(2) 针刺常用太冲、风池、睛明、合谷、丰隆、四神聪等穴。

(3) 活动性出血期间不宜用热敷、热熨、艾灸等治疗方法。

(4) 眼部电控川芎嗪液药物离子导入。

5. 健康教育

(1) 解释引起高血压及高血压性视网膜病变的生理、心理、社会因素。坚持饮食、运动、药物治疗，将血压控制在接近正常的水平，减少对靶器官的进一步损害。

(2) 指导患者低盐、低脂肪、低胆固醇饮食，慎食动物脂肪、内脏、鱼子、软体动物、甲壳类食物等。补充适量蛋白质，多吃新鲜蔬菜、水果，防止便秘。肥胖者控制体重，减少每日总热量摄入，养成细嚼慢咽，避免过饱，少吃零食等良好的饮食习惯。

(3) 改变不良的生活方式，劝戒烟，限饮酒，劳逸结合，保证充分的睡眠。学会自我心理调节，保持乐观情绪。家属应给患者以理解、宽容与支持。

(4) 根据病情与年龄选择快步走、慢跑、太极拳、气功等运动。当运动中出现头晕、心慌、气急等症状时应就地休息，避免竞技性运动和力量型运动，如球类比赛、举重、俯卧撑等。运动频度宜每周 3 次，时间安排在餐后 1 小时，每次持续 30～60 分钟。以运动后脉搏在 120 次/分钟而不感到疲劳为度。

(5) 告诉患者和家属有关降血压药物的名称、剂量、用法、作用和副作用，并提供书面资料。指导患者必须按剂量服药，不要随意增减药量或突然撤换药物。教会患者或家属定时测量血压并记录，定期门诊复查。若血压未能控制，或有心动过缓等不良反应时应随时就诊。

(6) 高血压性视网膜病变一旦发生，即为伴随高血压的终生并发症。应指导患者系统观察治疗和门诊随访，对未出现高血压性视网膜病变的高血压患者，每半年至 1 年检查眼底 1 次；Ⅰ级、Ⅱ级高血压性视网膜病变患者 3 个月至半年检查眼底 1 次，Ⅲ级和Ⅳ级高血压性视网膜病变患者每 1 个月至 2 个月到眼科诊治 1 次；Ⅳ级高血压性视网膜病变患者每月检查眼底 1 次。

七、辨证施护

1. 肝阳上亢

证候　视物模糊，视网膜渗出、水肿和出血；伴头晕头痛，耳鸣耳聋，健忘，腰膝酸软，烦躁易怒，肢体麻木，口苦口干；舌红，苔薄黄，脉弦。

治法　平肝潜阳。

方药　天麻钩藤饮加减。

护理

(1) 头晕耳鸣、腰膝酸软，肢体麻木者宜卧床休息。改变体位时动作要缓慢，起立时防止跌仆，避免深低头、旋转等动作。

(2) 口苦咽干者宜多喝开水，忌食辛辣之品。保持口腔清洁，可用野菊花液、银连液等漱口。

(3) 烦躁易怒者宜合理安排护理时间，减少对患者的干扰。少看情节刺激的文章、电视节目，避免参与竞技性强的运动项目。帮助患者转移注意力，排除不良情绪，遇到不良刺激时运用躲避法、转移法、释放法和理智制怒法等进行自我调节。

(4) 饮食宜清淡、易消化的食品，忌食肥甘厚味，避免暴饮暴食。可用药膳配合治疗。

海带鱼头汤　海带 50g，冬瓜 150g，鳙鱼头 500g，生姜 5 片。4 味同入锅，加清水 2500ml，文火煲 60 分钟，加精盐适量，分次服。

(5) 中药汤剂宜饭后偏凉服。

2. 痰瘀郁滞

证候　视网膜渗出、水肿明显，视物模糊；伴头昏头重，形体肥胖，胸闷纳差，失眠多梦；舌淡而有瘀点，苔白腻，脉弦滑或涩。

治法　祛痰化瘀。

方药　血府逐瘀汤合二陈汤加减。

护理

(1) 复方丹参注射液，每次 20ml，加入 0.9%氯化钠注射液 250ml，静脉滴注。

(2) 保持卧室清洁，通风透气。

(3) 观察头昏而重的性质、强度和持续时间，避免头颈部转动和弯腰动作。

(4) 睡前用热水泡足，或按摩涌泉穴。

(5) 饮食以细软、清淡、容易消化的素食为主。可食绿豆、山楂、黄瓜、冬瓜、海蜇、莴苣、淡菜、紫菜、芥菜、胡萝卜等。忌食辛辣油腻之品。可用药膳辅助治疗。

山楂木耳瘦肉汤　新鲜山楂 100g，三七 15g，黑木耳 20g，猪瘦肉 100g，4 味同入锅，加清水 3000ml，文火煲 60 分钟，加精盐适量，分次服食。

八、结果评价

视力是否稳定或提高；眩晕、头痛等症状是否缓解或消失；是否能够描述引起焦虑等心理障碍的原因；生活是否能够自理或在他人的帮助下能完成日常生活；是否能适应视功能损害后的生活状况；是否能够描述有外伤的危险的预防措施；对高血压性视网膜病变的防治知识的掌握程度。

第七节　中心性浆液性脉络膜视网膜病变

中心性浆液性脉络膜视网膜病变（central serous choroidoretinitis）简称中浆，是由于视网膜色素上皮屏障功能障碍而引起的黄斑部疾病。临床以视力下降、中心或旁中心暗影，视物变形，黄斑部水肿、渗出为主要特征。好发于 20～45 岁的青壮年或妊娠妇女，男多于女，单眼或双眼发病。有自限和复发倾向，预后好。本病属于中医学的视瞻昏渺、视惑、视瞻有色、视直为曲、视大为小、视小反大、视正反斜等范畴。

一、病因与发病机理

（一）中医病因病机

多因脾失健运，水湿内停，聚湿成痰，痰湿阻络；或湿热内蕴，痰湿化热；或情志不舒，气血瘀滞；或肝肾不足，阴精暗耗，精血不足，目失濡养所致。

（二）西医病因及发病机制

本病的病变部位在视网膜色素上皮，是由于视网膜色素上皮细胞之间的封闭小带受到损害，脉络膜与视网膜之间的屏障功能受到破坏，脉络膜毛细血管漏出的血浆经过此损害区进入视网膜神经上皮下积存，引起神经上皮脱离。但是，导致视网膜色素上皮封闭小带损害的原因尚不明确。

二、护理评估

（一）健康史

评估患者是否存在失眠、熬夜、饮食不节或情志不调等容易诱发本病的因素，评估发病的时间、复发次数和诊治的经过。

（二）临床表现

1. **症状**　视力下降，伴眼前有暗影遮挡，视大为小或视直为曲，视物变色。

2. **体征**　视力多在 0.4～0.8 之间，很少低于 0.2。黄斑部及附近视网膜呈闪烁样反光或水肿，有黄白色点状渗出。严重者黄斑区视网膜有圆形隆起的盘状脱离，中心凹光反射消失。

（三）辅助检查

眼底荧光素血管造影　多有典型的神经上皮脱离、色素上皮脱离、色素上皮缺损的荧光形态。

（四）心理社会评估

评估患者年龄、性别、生活方式、饮食习惯，劳保与社会保险的状况，受教育的水平，对中浆的认识及心理障碍的程度。

三、处理原则

（一）中医处理原则

早期以清热利湿，化痰祛瘀为主要治法，中后期以祛瘀散结，兼补益肝肾为主要治法。

（二）西医处理原则

使用扩张血管剂、营养支持等。有明显活动性渗漏者可辅以激光光凝。

四、护理诊断

1. **感知改变**　与视力下降、视物变形有关。
2. **焦虑**　与视力下降、视物变形，病情反复发作，担心治疗效果和预后有关。
3. **有外伤的危险**　与视力下降、眼前暗影遮盖、视物变形相关。
4. **知识缺乏**　与缺乏中浆的防治知识有关。

五、护理目标

1. 视力提高或恢复正常。视物变形、眼前暗影遮盖等症状减轻或消失。
2. 能够描述引起焦虑等心理障碍的原因，积极配合治疗。
3. 能够描述避免意外性损伤发生的措施。
4. 掌握中浆的基本常识。

六、护理措施

1. **心理护理**

向患者说明病情及治疗情况，避免不良因素的刺激。消除其焦虑等心理障碍，积极配合治疗。

2. **休息与饮食**

（1）保持环境安静，室内光线宜暗，注意休息，避免过度疲劳，切忌熬夜。

（2）饮食以容易消化、低脂肪、低蛋白、营养合理为原则。多食新鲜水果、蔬菜、豆制品，忌烟戒酒，不饮咖啡、浓茶等兴奋类饮料。

3. **病情观察**

（1）观察视力和视觉的变化。

（2）注意黄斑部及附近视网膜水肿是否消退。

（3）注意黄斑部中心凹光反射是否恢复。

4. 治疗护理

（1）激光光凝视网膜渗漏点。

（2）复方丹参注射液，每次 30ml，加入 0.9%氯化钠注射液 250ml，静脉滴注。

（3）眼部电控药物离子导入，导入药物可用川芎嗪液、丹参液等，属气虚者选用黄芪液。

（4）针刺常用光明、肾俞、肝俞、睛明、合谷、足三里、球后、头临泣、太阳、风池、翳明等穴位。每次取眼局部穴位 2 个，远端配穴 2 个。

（5）复方丹参注射液双侧足三里穴注射，每侧 1ml。

5. 健康教育

（1）室内环境安静整洁，空气流通，避免强光刺激。

（2）失眠、熬夜、饮食不节或情志不调是诱发本病的常见原因。要养成良好的生活习惯，起居有时，饮食有节，戒烟忌酒，节制房事，保持身心健康。此外，过度疲劳，可直接影响到中浆的发病和康复，因此，要劳逸结合，避免过度疲劳，适当参加文娱体育活动，怡情养性，可助康复和防止复发。

（3）饮食宜选新鲜蔬菜、水果等富含维生素的食品，避免过食生冷、肥腻及辛辣刺激之品。可选用健脾渗湿、补肾养肝的食品辅助治疗，如薏苡仁、扁豆、淡菜、兔肉、山楂、葡萄、核桃等。

（4）按医嘱用药，定期随访。

七、辨证施护

1. 肝郁气滞

证候　视力下降，眼前暗影遮挡，视物变形；伴有胸闷不舒，胁肋胀痛；舌有瘀点，苔薄白，脉弦。

治法　疏肝解郁。

方药　柴胡疏肝散加减。

护理

（1）指导患者采用放松术，如缓慢呼吸，全身肌肉放松等；缓慢变动体位，避免体位突然改变而加重症状。

（2）饮食宜选疏肝解郁、行气活血、容易消化之品。可用开水泡菊花代茶。可用药膳辅助治疗。

三七炖鳙鱼头　三七 10g，丹参 8g，鳙鱼头 250g。3 味洗净，放入炖盅内，加泉水 300ml，文火炖 60 分钟，加精盐适量，待温，喝汤吃鱼。每周 2 次。

2. 痰湿化热

证候　视物昏矇，或视瞻有色，视物变形，黄斑区水肿渗出，中心光反射消失；兼头重胸闷，食少口苦；舌苔黄腻，脉濡数。

治法　清热利湿，祛痰化浊。

方药　三仁汤合温胆汤加减。

护理

(1) 观察头重胸闷的性质，强度和持续时间，如症状加重，应避免头颈部转动和弯腰动作，可用艾灸。

(2) 口苦者，用金银花煎水漱口。

(3) 茵栀黄注射液，每次 40ml，加入 0.9％氯化钠注射液 250ml，静脉滴注。

(4) 可用绵茵陈、藿香、荷叶、香薷、薏苡仁、扁豆等煎水代茶。用药膳配合治疗。

薏米海带汤　薏苡仁 200g，海带 200g。2 味洗净，加清水 1500ml，煮至 250ml，加入精盐适量，待温凉饮用，每日 2 次。

3. 肝肾不足

证候　视物模糊，眼前暗影，视物变形，或缠绵不愈，或反复发作；伴头晕耳鸣，腰膝酸软；舌红苔少，脉细数。

治法　滋补肝肾，和血明目。

方药　四物五子汤加减。

护理

(1) 多食新鲜果蔬和具有滋养肝肾作用的食品，如芝麻、黑豆、枸杞子、牛奶、鲜百合、乌鸡、甲鱼、淡菜、海参等；忌食生冷肥腻煎炸之物。可用药膳配合治疗。

枸杞粥　枸杞子 30g，粳米 100g，清水 1500ml，文火熬至 250ml，温服。每日 1 次。

(2) 中药汤剂宜饭后温服。

4. 心脾两虚

证候　视物模糊，眼前暗影，视物变形，或反复发作；兼面色无华，头晕心悸，食少神疲；舌淡，脉弱。

治法　养心益脾，补血行血。

方药　人参养荣汤加减。

护理

(1) 多食鳝鱼、香菇、蜂蜜、红枣、核桃、黑芝麻、高丽参、鲜山药、莲子等养心益脾，补血行血之品；忌肥甘厚腻，辛辣腥发之物。可用益气补血、养心安神的食疗方配合治疗。

洋参炖猪心　西洋参 50g，新鲜猪心 100g，将炖料放炖盅内，加入泉水 250ml，密封炖盅，用文火炖 60 分钟，不加盐，喝汤吃肉。

(2) 中药汤剂宜饭后温热服。

八、结果评价

视力是否提高或恢复正常；是否能够描述引起焦虑和悲观等心理障碍的原因并积极配合治疗；是否能够描述避免意外性损伤的措施；对中浆防治知识的掌握程度。

第八节 视网膜脱离

视网膜脱离（retinal detachment）是指视网膜色素上皮层与神经上皮层之间潜在间隙的分离。以视力急剧下降，或视野缺损并逐渐扩大，视网膜脱离处呈灰白色，波纹状隆起，可见裂孔为主要临床特征。发病年龄多为 20～55 岁，男多于女，无眼别差异，双眼患病率约为 15%，2/3 患者有近视眼，以高度近视居多。分原发性和继发性两类，以原发性视网膜脱离多见。预后取决于手术的成功率，视力的恢复程度与病程和病变部位相关。本病属于中医学的暴盲、云雾移睛、视瞻昏渺等范畴。

一、病因与发病机理

（一）中医病因病机

多因脾肾阳虚，水湿停聚，上泛于目；或久用目力，劳伤肺肾，元气不固，视衣无以依附而脱离；或湿热蕴脾或痰湿内困，清气不升，浊气上泛，致神光无以发越，导致视力急剧下降。

（二）西医病因及发病机制

多见于高度近视眼、白内障摘除后的无晶体眼、老年人和眼外伤者，由于视网膜变性或玻璃体的牵拉，导致视网膜神经上皮层发生裂孔，液化的玻璃体经裂孔进入视网膜神经上皮与色素上皮之间隙积存，从而发生视网膜神经上皮与色素上皮分离。原发性视网膜脱离主要见于近视眼；继发性视网膜脱离多见于葡萄膜炎、眼内肿瘤、增殖性玻璃体视网膜病变等。

二、护理评估

（一）健康史

评估是否有高度近视、眼外伤、糖尿病视网膜病变、增殖性玻璃体视网膜病变、眼部手术史和家族史等。评估视力下降发生的时间、程度和诱发因素、诊治的经过。

（二）临床表现

1. **症状** 视力突然下降，眼前有黑幕样暗影遮挡。发病前可感到眼前有闪光感或有黑影，云雾遮挡。

2. **体征** 视网膜脱离处呈青灰色波浪状隆起，若视网膜全脱离，则呈漏斗状而完全掩盖视盘。发现视网膜裂孔，裂孔呈红色，形状有圆形或卵圆形，或呈马蹄形，或呈半月形的锯齿缘分离。眼压开始正常，以后逐渐降低。可伴有玻璃体混浊、玻璃体增殖性改变，后者称为增殖性玻璃体视网膜病变。

（三）辅助检查

1. **眼部超声扫描** 可见视网膜脱离声像。

2. **视野** 与视网膜脱离部位相对应的区域视野缺损。

（四）心理社会评估

评估其年龄、性别、职业、生活方式、压力应对的方式、劳保与社会保险的状况、受教育的水平、对疾病的认识及心理障碍的程度。

三、处理原则

（一）中医处理原则

术前、术后应用中药对促进视网膜下积液吸收和减少手术反应有重要的辅助作用。以渗水利湿、健脾利湿、益气固脱或补益肝肾为治法。

（二）西医处理原则

尽快寻找和确定视网膜裂孔的位置，及时手术，封闭裂孔，复位视网膜。术前、术后结合药物辅助治疗有助于提高手术成功率，促进视功能的提高。

四、护理诊断

1. **感知改变** 与视力下降有关。
2. **恐惧** 与视力突然下降甚至丧失、需要手术治疗及疾病治疗效果有关。
3. **自理缺陷** 与视力下降甚至丧失、手术后需要卧床或特殊体位有关。
4. **有外伤的危险** 与视力突然下降甚至丧失相关。
5. **知识缺乏** 与缺乏视网膜脱离的防治知识有关。
6. **潜在并发症** 眼球萎缩，与治疗不及时或病情严重有关。

五、护理目标

1. 视力提高或稳定。
2. 能够描述引起恐惧等心理障碍的原因，积极配合治疗。
3. 生活能够自理，或在他人的帮助下能完成日常生活。
4. 能够描述避免意外性损伤发生的措施。
5. 掌握视网膜脱离的基本常识。
6. 能够描述预防眼球萎缩等潜在并发症发生的措施。

六、护理措施

1. **心理护理**
关心体贴患者，给以生活护理，耐心向患者解释病情及治疗情况，消除其不良的心理障碍。
2. **休息与饮食**
（1）保持环境安静，室内光线宜暗，户外活动宜戴有色眼镜。严格按照医嘱的体位休息。
（2）饮食宜给予细软、清淡、易消化的素食为主。多吃蔬菜、水果，保持大便通畅。戒烟酒，忌食辛辣刺激性食物。

3. 病情观察

(1) 观察视力和视觉的变化。

(2) 注意视网膜脱离的程度。

(3) 注意是否有裂孔形成及其形态、大小和位置。

(4) 注意眼压是否正常。

(5) 注意视网膜色泽的变化、手术后视网膜复位和裂孔封闭的情况。

(6) 注意手术后玻璃体内注入液体或气体的吸收情况。

(7) 观察患者术后的体位是否正确。

4. 治疗护理

(1) 充分散瞳，准确记录视网膜脱离的范围、程度，视网膜裂孔的位置、数目、大小和形状。

(2) 尽早施行视网膜复位术，大多可选择巩膜扣带手术。

(3) 复杂的视网膜脱离应做玻璃体手术。术前训练患者绝对卧床，练习卧床吃饭、喝水及大小便，卧床体位应使视网膜裂孔处最低位置。

(4) 指导患者术后严格按照医嘱的体位休息，必要时用沙袋固定头位。

(5) 根据病情全身或眼局部应用糖皮质激素。

5. 健康教育

(1) 室内环境安静整洁，空气流通，避免强光刺激。

(2) 高度近视者应避免剧烈运动和水上运动，防止眼外伤，消除视网膜脱离发生的潜在因素。

(3) 起居有常，冷暖相宜，预防感冒，惜用目力，节制房事。多食富含维生素、纤维素的食物，保持大便畅通。

(4) 保持身心健康，避免不良情绪的刺激而影响疗效。

(5) 按医嘱用药，定期随访。需保持治疗性体位的患者要掌握注意事项。

七、辨证施护

1. 脾虚湿泛

证候　视力骤降，眼前有闪光感，或暗影遮挡，视物变形，视网膜脱离处呈灰白色隆起，视网膜下积液较多，可无裂孔；兼见头重体倦，胸闷泛恶；舌质淡胖有齿印，苔白，脉细或濡。

治法　健脾益气，利水化湿。

方药　补中益气汤合四苓散加减。

护理

(1) 观察头重体倦，胸闷泛恶的变化。

(2) 保持居室清爽，空气流通。

(3) 多食健脾益气，利水化湿之品，如绿豆、山楂、西瓜、冬瓜、海蜇、芹菜、淡菜、紫菜、芥菜、萝卜等。可用鲜荷叶、薏苡仁等煎水代茶饮。

（4）中药汤剂宜温凉服。

2. 脉络瘀滞

证候　头眼部外伤或术后视网膜水肿或残留视网膜下积液，白睛红赤、肿胀；伴头眼痛；舌质暗红有瘀点，脉弦。

治法　养血活血，祛风止痛。

方药　除风益损汤加减。

护理

（1）头眼疼痛者应按医嘱体位休息，注意眼压是否增高。避免精神刺激，消除抑郁恼怒，怡情放怀。

（2）宜选用养血活血，祛风止痛之品。可用药膳辅助治疗。

薏苡仁三七乌鸡汤　薏苡仁 50g，三七 15g，淡竹叶 15g，乌鸡 500g，4 味洗净，同入锅内，加清水 2000ml，文火熬至 500ml，入精盐适量，待温，喝汤吃鸡。

3. 肝肾阴虚

证候　久病失养或手术后视力无改善，眼前蚊蝇飞舞，视物变形，闪光；兼见头晕耳鸣，失眠健忘，腰膝酸软；舌质红，舌苔少，脉细。

治法　滋补肝肾。

方药　驻景丸加减方加减。

护理

（1）观察头晕耳鸣发作的时间、程度和伴随症状。发作时宜卧床休息，闭目养神，减少头部活动。

（2）观察腰膝酸软发作的时间、程度和伴随症状。嘱患者不宜长期过度疲劳，紧张；节制房事，修身养性。

（3）失眠健忘者要合理安排作息时间，睡前不宜过饱、忌饮浓茶、咖啡等刺激性饮料；可用热水泡脚，或按摩涌泉穴。

（4）选用具有滋补肝肾的食品，忌生冷肥腻。可用药膳配合治疗。

枸杞炖乳鸽　枸杞子 50g，乳鸽 1 只，生姜 2 片。3 味洗净，放入炖盅，加清水 750ml，文火炖 90 分钟，待温取汁，分 2 次服。

（5）中药汤剂要热服。

八、结果评价

视力是否提高或稳定；是否能够描述引起恐惧等心理障碍的原因，积极配合治疗；生活是否能够自理，或在他人的帮助下能完成日常生活；是否能够描述避免意外性损伤发生的措施；对视网膜脱离防治知识的掌握程度；是否能够描述预防眼球萎缩等并发症发生的措施。

第九节 视神经炎

视神经炎（optic neuritis）是指视神经的炎症、蜕变和脱髓鞘等病。根据病变部位的不同，分为球内段的视神经视盘炎及球后视神经炎。好发于儿童及青壮年，40岁以下发病者占80%，双眼发病率占90%。病变过程容易并发视神经萎缩，严重者导致失明。本病属于中医学的暴盲、视瞻昏渺等范畴。

一、病因与发病机理

（一）中医病因病机

多因外感热邪，内传脏腑，或五志过极化火，肝火上攻目系，窍道被阻；或肝肾阴亏，阳亢动风，风阳上旋；或肝虚火旺，上扰清窍；或忿怒暴悖，悲忧过度，情志抑郁，气机郁滞，肝失调达，气滞血瘀，目系光道受阻；也有素体虚弱，或久病体虚，气血亏虚，血行滞缓，脉道不充，目失所养所致。上述各种原因均可致目系猝病，神光不能上越，视力急剧下降。

（二）西医病因及发病机制

常见于全身性急性或慢性传染病，如流行性感冒、腮腺炎、脑膜炎、伤寒、麻疹、梅毒、结核等，也可继发于眼眶、鼻窦、牙齿等炎症病变的局部扩张；或营养性和代谢性障碍，如维生素缺乏、贫血、哺乳、糖尿病等；或与铅、烟、酒精、奎宁等中毒及脱髓鞘疾病等有关。国内学者认为特发性者约占1/2，认为与过敏变态反应有关。儿童常见于上呼吸道感染。然而约有近半数的病例，用目前的检查方法还不能查出病因。不同原因引起的视神经炎，其病理改变亦不相同，一般分为两类。一类是急性化脓性炎症，神经组织出现密集的细胞浸润、坏死、形成小型脓肿，此类较少见。另一类是间质性增生，首先是病变组织发生水肿，神经间隔中有密集的多形核细胞及淋巴细胞浸润，随之血管及结缔组织增生，以致间隔变厚；病变组织水肿压迫视神经纤维使之变性，萎缩。

二、护理评估

（一）健康史

评估患者是否有全身性急性或慢性传染病：如流行性感冒、腮腺炎、脑膜炎、伤寒、麻疹、梅毒、结核等，是否有眼眶、鼻窦、牙齿等炎症；是否有营养性和代谢性障碍，如维生素缺乏、贫血、哺乳、糖尿病等；或有铅、烟、酒精、奎宁等中毒及脱髓鞘疾病等病史。评估视力下降的时间、有无劳累、情绪变化等诱发因素以及诊治过程。

（二）临床表现

1. **症状** 视力突然下降，严重者可下降至光感，甚至无光感，可伴前额部、眶后部疼痛，眼球转动时疼痛加重。

2. **体征**

(1) 瞳孔变化　双眼无光感者,双眼瞳孔散大,直接或间接光反应均消失;视力严重损害者,瞳孔的光反应迟钝;对光反应不能持久,即光照射缩小,持续照射时又自行扩大,不能持续在收缩状态(临床称瞳孔颤动现象)。单眼发病者,患侧瞳孔可有 Marcns Gunn 征阳性。

(2) 眼底检查　急性视神经视盘炎者见视盘充血,边界模糊,水肿,生理凹陷消失,水肿程度一般较轻,隆起多不超过 3 个屈光度,视盘周围视网膜轻度水肿、少量片状出血灶。视网膜静脉迂曲、充盈,动脉变细,血管旁多出现黄白线条。急性球后视神经炎者,早期眼底正常,若病变接近视盘,可见视盘轻度充血,边缘模糊。晚期视神经发生继发性萎缩时,视盘颜色变淡,动脉变窄变化。

(三) 辅助检查

1. **血常规**　合并全身及眼邻近组织感染时白细胞可增加,嗜酸性粒细胞可升高。

2. **视野**　表现为中心暗点、旁中心暗点或周边视野缩小,或呈象限性缺损。

3. **视觉电生理**

(1) 视觉诱发电位　图形 VEP 的 P_{100} 潜时延长,振幅下降。

(2) 视网膜电图　图形 ERG 振幅降低,尤其是在低比度刺激时,图形 ERG 振幅明显降低或消失。

4. **眼底荧光素血管造影**　急性视神经视盘炎者,视盘表面毛细血管明显扩张,荧光渗漏,后期视盘表现为强荧光。

5. **FM-100 色彩试验、或 D-15 色盘试验**　红绿色觉异常。

6. **CT 扫描、磁共振成像、眼部超声检查**　可有视神经病变的改变。

(四) 心理社会评估

患者因视力突然下降甚至视力丧失而产生焦虑心理。评估其年龄、性格、角色适应行为、压力应对的方式、劳保与社会保险的状况、受教育的水平、对疾病的认识及心理障碍的程度。

三、处理原则

(一) 中医处理原则

早期以清肝泻火,疏肝解郁,行气活血治其标,控制病程,避免恶化。中、后期以滋阴降火、益气养血治其本,酌加活血化瘀,通络明目之品。

(二) 西医处理原则

寻找病因,针对原发病治疗。早期予足量糖皮质类激素。配合神经营养剂、血管扩张剂等辅助治疗。

四、护理诊断

1. **感知改变**　与视力急剧下降,与视神经病变有关。

2. **舒适改变** 眼痛，与视神经病变有关。

3. **焦虑** 与视力突然下降甚至丧失，或疾病治疗效果有关。

4. **自理缺陷** 与视力明显下降有关。

5. **角色紊乱** 与视力突然下降、疾病预后差引起角色改变适应不良有关。

6. **有外伤的危险** 与视力明显下降有关。

7. **知识缺乏** 与缺乏视神经病变的防治知识有关。

8. **潜在并发症** 视神经萎缩，与治疗不及时或病情严重有关。

五、护理目标

1. 视力提高，或恢复正常。

2. 眼部疼痛减轻或消失。

3. 能够描述引起焦虑等心理障碍的原因，积极配合治疗。

4. 生活能够自理，或在他人的帮助下能完成日常生活。

5. 能够适应角色功能的转变。

6. 能够描述避免意外性损伤的措施。

7. 对视神经炎的知识有所了解，能够掌握其保健知识。

8. 能够描述预防视神经萎缩等并发症发生的措施。

六、护理措施

1. 心理护理

关心体贴患者，给以生活护理，耐心解释病情及治疗情况，消除其不良的心理障碍，使之积极配合治疗。

2. 休息与饮食

（1）保持环境安静，室内光线宜柔和，户外活动宜戴有色眼镜。

（2）饮食宜清淡，选择富含维生素的食品；忌葱蒜虾蟹等腥发之物，禁烟戒酒。

3. 病情观察

（1）观察视力的变化。

（2）注意视盘充血和水肿的程度。

（3）注意瞳孔大小及对光反射的变化。

（4）观察眼部疼痛等症状变化。

（5）观察视盘颜色的变化，是否有视神经萎缩的早期改变。

（6）观察使用糖皮质激素后的不良反应。

4. 治疗护理

（1）应用糖皮质激素和抗生素。根据病情选择静脉滴注、球后注射、口服等给药方式。

（2）眼部电控药物离子导入，选用地塞米松液、川芎嗪液、丹参液等。

（3）针刺常用太阳、攒竹、球后、睛明、合谷、足三里、肝俞、肾俞、三阴交等穴。每次选用眼周穴位和远端穴位各 2 个。

（4）哺乳期妇女应停止哺乳。

5. 健康教育

（1）有全身性急性或慢性传染病，或眼眶、鼻窦、牙齿等邻近组织的病变，或营养性和代谢性障碍疾病，或中毒及脱髓鞘性等疾病者应及时治疗，消除视神经炎发生的潜在因素。

（2）起居有常，惜用目力，节制性生活，保持大便畅通。锻炼身体，增强体质。

（3）保持身心健康，避免情志过度而影响疗效或加重病情。

七、辨证施护

1. 肝经实热

证候　视力急剧下降，常伴眼球压痛或牵引样疼痛，视盘充血水肿，生理凹陷消失，边界模糊，视网膜静脉扩张，视盘附近视网膜水肿、渗出、出血；球后视神经炎者，眼底无明显改变；兼见头痛眼胀，烦躁易怒，胁痛耳鸣，口苦咽干；舌质红，舌苔黄，脉弦数。

治法　清肝泻火。

方药　龙胆泻肝汤加减。

护理

（1）观察头痛眼胀，烦躁易怒、胁痛耳鸣情况。避免噪音，合理安排护理时间，减少对患者的干扰。帮助患者转移注意力，排除不良情绪，指导遇到不良刺激时进行自我调节的方法。

（2）口苦咽干者需多喝水，保持口腔清洁，用清热的中药液漱口，如野菊花液、银连漱口液等。

（3）急性发作期，饮食宜清淡、易消化，症状缓解后合理调整膳食，可用药膳配合治疗。

葛根枯草猪瘦肉汤　葛根 100g，夏枯草 15g，新鲜猪瘦肉 200g，洗净 3 味，放入陶瓷汤煲内，加清水 2000ml，文火煲至 500ml，加入精盐适量，待温，喝汤吃肉。每周 2 次。

（4）中药汤剂宜温凉服。

2. 肝郁气滞

证候　眼底表现同上；其人平素精神抑郁，常伴胸胁胀痛，脘闷食少；舌苔白，脉弦。

治法　疏肝解郁，行气活血。

方药　柴胡疏肝散合桃红四物汤加减。

护理

（1）观察胸胁胀痛，脘闷食少情况，必要时针灸或指压中脘、气海、天枢、关元、足三里等穴。

（2）饮食宜清淡，容易消化，营养丰富的流质或半流质，可选用具有疏肝解郁、行气活血之食品。如芹菜、莴苣、香橼、木瓜等。忌荤油、糖类及黏腻食物。用药膳配合治疗。

香附郁金炖猪肝　郁金 10g，香附 10g，新鲜猪肝 200g，3 味洗净，放入炖盅内，加泉水 350ml，密封盅盖，文火炖 60 分钟，加入精盐适量，待温，喝汤。每周 2 次。

3. 阴虚火旺

证候 视力下降，眼底视盘充血水肿；兼见头晕目眩，五心烦热，唇红颧赤，口干；舌质红，脉细数。

治法 滋阴降火，活血祛瘀。

方药 知柏地黄丸加减。

护理

（1）可针刺风池、太冲、合谷或少海、曲池穴。

（2）宜选用清淡，滋阴降火，活血祛瘀之品，如紫菜、淡菜、鲜麦冬汁、鲜生地汁、银耳、大枣、海参、黑芝麻等。忌食海腥、公鸡、鹅鸭、羊肉、辛辣之品，可用药膳方配合治疗。

虫草炖童子鸡 虫草10g，海参10g，三七15g，童子鸡200g。5味洗净，放入炖盅内，加泉水350ml，文火炖60分钟，加入精盐适量，待温，喝汤吃鸡。每周2次。

（3）中药汤剂宜饭后温凉服。

4. 气血两虚

证候 视力下降，眼底视盘充血水肿或无明显异常；兼见面色无华，心悸怔忡，短气懒言，体弱无力；舌质淡，苔薄白，脉虚数或沉细。

治法 补气养血，通脉开窍。

方药 人参养荣汤加减。

护理

（1）心悸发作时针刺足三里、神门、内关等穴，或用王不留行籽压耳穴，取心、交感、皮质下、神门等。

（2）饮食宜选择补气养血，通脉开窍的食品，如菠菜、油菜、苦瓜、柑橘、慈姑等。忌辛辣、醇酒、咖啡、浓茶等兴奋动火劫阴之品。可用药膳配合治疗。

山药黄精炖猪肝 山药30g，黄精15g，黄芪30g，新鲜猪肝75g。4味洗净，放入炖盅内，加泉水300ml，密封盅盖，文火炖60分钟，待温，加入精盐适量，喝汤吃肉。每周2次。

（3）中药汤剂宜温服，服药时间应在餐前3小时。

八、结果评价

视力是否提高或恢复正常；眼部疼痛是否减轻或消失；是否能够描述引起焦虑等心理障碍的原因，积极配合治疗；生活是否能够自理，或在他人的帮助下能完成；是否能够适应角色功能的转变；是否能够描述避免意外性损伤的措施；对视神经炎防治知识的掌握程度；是否能够描述预防视神经萎缩等潜在并发症发生的措施。

第十一章

斜视和弱视护理

第一节　共同性斜视

共同性斜视（concomitant strabismus）是指眼外肌肌肉本身和支配它的神经均无器质性病变而发生的眼位偏斜，眼球运动无障碍，在各个不同方向注视或更换注视眼时，其偏斜程度均相等。常伴有屈光不正。根据斜轴偏斜的方向，共同性斜视分为内斜视、外斜视和上斜视，其中内斜视和外斜视常见，垂直性斜视少见。本病类似于中医学通睛、小儿通睛、目偏视等范畴。

一、病因与发病机理

（一）中医病因病机

多因先天禀赋不足，眼带发育不良而目偏斜与生俱来；或眼珠发育异常，致能远怯近，日久目珠偏斜；或婴幼儿期长时间迫近视物，或头部偏向一侧，视之过久致筋脉挛滞而致目偏视；也有因年幼时患目病，或热性疾病，使脑部筋脉急缩；或因惊风天吊，眼带吊转；或头面外伤，经筋受损所致。

（二）西医病因及发病机制

多因视觉形成过程中患眼病，如屈光不正、屈光间质混浊、视网膜和视神经病变等；或脑膜炎、脑炎等中枢神经疾病等，以上因素影响了双眼视觉功能的建立和发展，导致眼位偏斜，但各注视方位斜视度无明显差异。此外，共同性斜视还与遗传因素有关。

二、护理评估

（一）健康史

评估患者斜视发生的时间，是否有复视、代偿头位、头部外伤史和家族史，评估诊断与治疗的经过。

（二）临床表现

1. **症状**　多由他人发现而来就诊。
2. **体征**　眼轴不平行，一眼偏向鼻侧或颞侧，各方向注视斜视角均相等，眼球向各方向运动正常；常伴有屈光不正或弱视；斜视角测量与双眼视功能检查，部分患者有异常视网膜对应；第一斜视角与第二斜视角相等。

（三）辅助检查

包括遮盖试验、角膜映光法、三棱镜遮盖法、同视机检测等。

（四）心理社会评估

评估患者及家属受教育的水平、对共同性斜视的认识及心理障碍的程度；评估患者的生活环境和生活方式。

三、处理原则

（一）中医处理原则

以补益肝肾、舒筋通络为治法进行辅助治疗。

（二）西医处理原则

有屈光不正者应及时进行医学验光，配戴合适度数的眼镜。经保守治疗眼位不能矫正者，可手术治疗。有弱视者配合弱视治疗。

四、护理诊断

1. **感知改变**　与视力低下、弱视、眼位偏斜有关。
2. **自我形象改变**　与患者斜视、视力低下、佩戴眼镜有关。
3. **知识缺乏**　与缺乏共同性斜视的防治知识有关。
4. **潜在并发症**　弱视，可能与病情严重或治疗不及时有关。

五、护理目标

1. 裸眼视力稳定或提高，或通过验光配镜视力能够矫正至正常范围。眼位偏斜角减轻或恢复正常眼位，建立正常的双眼视功能。
2. 能正确对待自己的形象，能够积极配合治疗。
3. 能够掌握共同性斜视的常识和保健知识。
4. 能够描述预防弱视等并发症发生的措施。

六、护理措施

1. **心理护理**

耐心向患者及家属解释共同性斜视的原因、程度以及治疗情况。结合治疗成功的病例，消除患者及其家属的心理障碍，增强治疗信心，使之配合治疗。

2. **休息与饮食**

注意用眼卫生。宜食富含维生素 A 的食品，如动物肝脏、禽蛋类、胡萝卜等。

3. **病情观察**

观察视力、眼位和屈光度的变化。

4. 治疗护理

（1）矫正屈光不正　以消除调节性斜视，纠正眼位。

（2）三棱镜矫治　抑制异常视网膜对应，增强融像功能。

（3）散瞳剂治疗　用于婴幼儿内斜视，向患者家属说明应用散瞳剂的注意事项。

（4）治疗弱视。

（5）正位视训练　当弱视眼视力已经提高到 0.6 以上或双眼视力相等，但无双眼单视者，可做正位视训练，以消除抑制，增强融合功能，扩大融合范围，建立立体视功能。

（6）手术治疗　对于斜视角已经稳定，或经非手术疗法后仍有偏斜，以及有交替性注视的患者应及时手术。术后按眼外肌手术术后护理常规护理。

5. 健康指导

（1）生活有规律，保证睡眠充足，惜用目力。

（2）指导患者及其家属保持身心健康，避免悲观和急躁情绪，增强信心，配合治疗。

（3）对于使用散瞳剂或进行弱视训练的患儿，应教会家属相关注意事项，并鼓励其坚持规范训练。

七、辨证施护

1. 禀赋不足

证候　眼位偏斜与生俱来，或幼年逐渐形成，或眼球发育不良，能远怯近，视物模糊；舌淡红，苔薄白，脉弱或缓。

治法　补益肝肾。

方药　杞菊地黄丸加减。

护理　用药膳配合治疗。

山药枸杞粥　山药 30g，核桃 100g，枸杞子 15g，粳米 50g。4 味洗净，放入锅内，加清水 2000ml，文火煎粥，入精盐适量，待温服食。

2. 经络挛滞

证候　小儿长期仰卧，或长期逼近视物，或偏视灯光及亮处，眼球逐渐偏向一侧，全身舌脉无异常。

治法　舒筋通络。

方药　正容汤加减。

护理　用药膳配合治疗。

桃仁土茯苓粥　桃仁 10g，土茯苓 50g，陈皮 3g，粳米 100g。4 味洗净，先将诸药放入锅内，加清水 2500ml，煎至 1000ml，去渣取汁，再与粳米入锅内，加清水适量煮成粥，分 2 次服。

八、结果评价

裸眼视力是否稳定或提高；通过验光配镜视力是否达到正常范围；眼位偏斜角是否减轻或恢复正常眼位；是否已经建立正常的双眼视功能；是否能够正确对待自己的形象，积极配合治疗；掌握共同性斜视常识的程度；是否能够陈述预防弱视等并发症发生的措施。

第二节 麻痹性斜视

麻痹性斜视（paralytic strabismus）由于支配眼肌运动的神经核、神经或眼外肌本身器质性病变所引起。指一条或几条眼肌发生麻痹，眼球向麻痹肌作用相反的方向偏位，伴有不同程度的眼球运动障碍。本病类似于中医学的通睛、风牵偏视、目偏视等。

一、病因与发病机理

（一）中医病因病机

多由脏腑虚衰，正气不足，卫外失固，或阴血亏少，络脉空虚，风邪乘虚，使脉络受阻，筋脉失养，眼带失衡或弛缓不用而致眼位偏斜，眼珠运动失灵。

（二）西医病因及发病机制

本病分为先天性和后天性两类。先天性麻痹性斜视主要是由于先天发育异常、产伤和眼外肌缺如等。后天性麻痹性斜视可因外伤、炎症、血管疾病等引起，如由于占位性病变，因颅内病变造成颅内压增高，常引起外展神经麻痹。或由于脑膜瘤、垂体瘤和鼻咽癌通过直接压迫或浸润而引起眼球运动神经麻痹。也可以是代谢性疾病，如糖尿病所致的神经滋养血管阻塞而引起外展神经和动眼神经麻痹。

二、护理评估

（一）健康史

评估患者是否有感冒、脑炎、脑膜炎、海绵窦血栓性静脉炎、眶上裂炎症、白喉、颅底动脉瘤、眶内肿瘤、高血压、糖尿病或外伤等病史。评估斜视出现的时间，有无经过系统的诊治等。

（二）临床表现

1. **症状** 复视，常伴有眩晕、恶心、步态不稳等。

2. **体征**

（1）一眼偏向鼻侧或颞侧或其他方位。

（2）眼球运动受限 眼球斜向麻痹肌作用方向的对侧。第二斜视角大于第一斜视角，即用麻痹眼固视时出现的斜视度数大于用健眼固视时的斜视度数。

（3）代偿头位 为了避免或减轻复视的干扰，在视物时出现的一种体位。如右眼外直肌麻痹时，头常偏向右方以避免右眼球外转。

（三）辅助检查

主要包括红玻璃试验法、遮盖试验法、角膜映光法、三棱镜遮盖法、Hess屏和同视机检测法。

（四）心理社会评估

评估患者受教育的水平、性格、压力应对方式、生活方式和环境、对麻痹性斜视的认识及其心理障碍的程度。

三、处理原则

（一）中医处理原则

以活血化瘀，通络明目为治法，配合针刺治疗，效果更佳。

（二）西医处理原则

积极采取综合性治疗措施，扩张血管，恢复血循环；配合物理疗法；治疗原发病。

四、护理诊断

1. **感知改变**　与复视有关。
2. **舒适改变**　与复视、斜视代偿头位所致的眩晕、恶心、步态不稳有关。
3. **焦虑**　与突然出现复视、斜视及代偿头位、自我形象受到影响和疾病治疗效果有关。
4. **有外伤的危险**　与复视、斜视及代偿头位相关。
5. **知识缺乏**　与缺乏麻痹性斜视的防治知识有关。

五、护理目标

1. 复视、斜视症状减轻或消失，眼位恢复正常。
2. 情绪稳定，积极配合治疗。
3. 能够陈述预防有外伤的危险发生的措施。
4. 能够掌握麻痹性斜视的相关知识。

六、护理措施

1. **心理护理**

关心体贴患者，耐心解释麻痹性斜视的原因、程度及治疗情况，避免不良因素的刺激，消除患者的心理障碍，增强治疗的信心，积极配合治疗。

2. **休息与饮食**

（1）保持环境安静，室内光线宜暗，注意休息。

（2）饮食宜清淡、营养丰富、容易消化，多食富含维生素 A 的食品，如动物肝脏、禽蛋类、胡萝卜等；忌肥甘厚味、辣椒、葱蒜、韭菜、海鱼、虾蟹等辛辣腥发之物，禁烟戒酒。

3. **病情观察**

（1）观察复视和眼位的变化。

（2）注意眼球运动的改变。

（3）伴有全身疾病者须注意相应疾病病情的变化。

4. 治疗护理

（1）对原因不明者，可用抗生素类或抗病毒类药物治疗。

（2）口服或注射维生素类、辅酶A、三磷酸腺苷、肌苷等。

（3）经药物治疗6个月以上，发病原因基本消除，或无复发倾向者，但麻痹肌功能仍无恢复的可能时，可以考虑手术治疗。

（4）针刺常选睛明、承泣、四白、阳白、丝竹空、太阳、攒竹、颊车、地仓、合谷、太冲、风池等穴。

（5）穴位外贴药物，如用白附子、蝎尾各15g，僵蚕30g，共研细末，黄酒调，涂患侧合谷、风池、睛明穴。

5. 健康指导

（1）如有感冒、脑炎、脑膜炎、海绵窦血栓性静脉炎、眶上裂炎症、白喉、颅底动脉瘤、眶内肿瘤、高血压、糖尿病或外伤等疾病，应及时治疗。消除或减少麻痹性斜视发生的潜在因素。

（2）保持身心健康，生活有规律，保证睡眠充足，惜用目力，节制性生活，保持大便畅通。锻炼身体，增强体质。

（3）按医嘱坚持治疗，以保证疗效。

七、辨证施护

1. 风邪中络

证候　多突然发病，目偏视，眼珠转动失灵，倾头侧视；兼见头目眩晕，恶心呕吐，步态不稳；舌淡，脉浮。

治法　祛风散邪，活血通络。

方药　羌活胜风汤合牵正散加减。

护理

（1）醒脑静注射液，每次10ml，加入0.9％氯化钠注射液250ml中，或川芎嗪注射液，每次80mg，加入0.9％氯化钠注射液250ml中，静脉滴注。

（2）头目眩晕，恶心呕吐，步态不稳者，注意卧床休息，尽量减少起坐动作，协助患者辨认及避免潜在危险因素，如地面滑等。室外活动或进行辅助检查治疗时应有专人陪护。

（3）饮食宜清淡、松软易消化，多食具有祛风散邪，通络涤痰作用的食品，如黑豆、香菇、藕、桃子、香梨等，忌食羊肉、牛肉、鸡肉等。可用药膳配合治疗。

羌活三七炖鸡　羌活15g，三七15g，菊花10g，黑鸡500g。4味洗净，将诸药放入炖盅内，加清水750ml，加盖密封，文火炖60分钟，待温取汁，分2次服。

2. 风痰阻络

证候　眼珠突然偏斜，转动失灵；兼见胸闷欲呕，泛吐痰涎，食欲不振；舌苔白腻，脉弦滑。

治法　祛风除痰，化痰通络。

方药　正容汤加减。

护理

（1）胸闷欲呕，泛吐痰涎，食欲不振者，保持室内空气清新，环境清洁。患者宜取侧卧位或半坐卧位，平卧位时头侧向一边，吐后用温开水漱口。宜流质或半流质饮食；可配合针灸治疗。合理安排治疗护理时间，减少对患者的干扰。

（2）多食祛风除痰，化痰通络，容易消化的食品，忌食肥甘厚味之品。可用药膳辅助治疗。

菖蒲三七饮　石菖蒲 15g，三七 15g，红花 10g。3 味洗净，将诸药放入锅内，加清水 1500ml，文火煎至 300ml，待温取汁，分 2 次服。

（3）服药前后要控制患者欲呕等症状，汤药宜温凉少量多次服；或取生姜汁数滴或生姜片含服后，再服汤药。

3. 脉络瘀阻

证候　头部外伤或中风后，眼珠偏斜，视一为二；兼见半身不遂，或肢体麻木不仁，面色萎黄；舌质淡或有瘀斑，脉细涩。

治法　活血行气，化瘀通络。

方药　桃红四物汤加减。

护理

（1）复方丹参滴丸，每次 10 粒，每日 3 次，温开水送服。

（2）半身不遂，或肢体麻木不仁者，要主动协助完成日常生活，做辅助检查或治疗时应有人陪伴。

（3）饮食宜清淡、细软、少渣的食品。忌食辛辣肥腻生冷之品。多食健脾益气的食物，如扁豆、西红柿、鲜山药等。可用药膳配合治疗。

钩藤兔肉汤　钩藤 15g，黄芪 30g，三七 15g，兔肉 500g。4 味洗净入锅，加清水 1500ml，煎至 300ml，加精盐适量，待温，喝汤食肉。

八、结果评价

复视、斜视症状是否减轻或消失，眼位是否恢复正常；是否能够描述引起焦虑、恐惧和悲观等心理障碍的原因，情绪稳定，积极配合治疗护理；是否适应患麻痹性斜视后的生活状况；是否能够陈述预防有外伤的危险发生的措施，对麻痹性斜视防治知识的掌握程度。

第三节　弱　视

弱视（amblyopia）是指视觉系统发育的关键期进入眼内的视觉刺激不够充分，剥夺了形成清晰物像的机会和（或）两眼视觉输入不同引起清晰物像与模糊物像之间发生竞争所造成的单眼或双眼视力发育障碍。矫正视力≤0.8。多见于儿童，若能及时矫治，预后好，否则治疗效果不明显。本病中医文献无相应的病名记载。

一、病因与发病机理

（一）中医病因病机

多因脾气虚弱、气血生化乏源，目失濡养；或视器先天禀赋不足，目中真精亏少，以致神光无以发越，视物模糊不清。

（二）西医病因及分类

1. **斜视性弱视**　斜视患者由于物像在两眼不落到正常视网膜对应点上，引起复视和视混淆，大脑主动抑制斜视眼传入的视冲动，黄斑功能长期被抑制而形成弱视。

2. **屈光参差性弱视**　两眼屈光差别在 2.5D 以上，致两眼视网膜成像大小不等，融合困难。屈光不正较重的一眼受到抑制，功能得不到发育形成弱视。

3. **屈光不正性弱视**　多为双眼，发生在屈光不正未矫正者，视觉系统未得到清晰的视觉影像刺激，发育障碍而形成弱视。

4. **形觉剥夺性弱视**　在婴幼儿早期，由于角膜混浊、先天性或外伤性白内障，上睑下垂或遮盖一眼过久，因缺少视觉刺激，视功能发育受抑制。

5. **其他原因引起的弱视**　包括小儿眼球震颤，难产发生的新生儿视网膜、黄斑部、视路出血。

二、护理评估

（一）健康史

评估患者出生时的情况，是否足月顺产；是否有先天性白内障、远视、近视、斜视、屈光参差，或不当遮眼史；评估诊治的经过。

（二）临床表现

1. **症状**　视物不清。

2. **体征**

（1）视力不良　矫正视力达不到该年龄段的正常视力。

（2）出现拥挤现象　即对排列成行的视标分辨力较单个视标差，对比敏感度功能降低。异常固视，出现旁中心注视。

（3）双眼单视功能异常　部分患者出现斜视。弱视按程度轻重可分为三级：①轻度弱视，视力为 0.8~0.6；②中度弱视，视力为 0.5~0.2；③重度弱视，视力≤0.1。

（三）辅助检查

1. 视觉诱发电位　P-VEP 的 P_{100} 潜时延长，振幅下降。

2. 注意排除心因性、中枢性、幼稚性等类型的视功能不良。

3. 扩瞳检查眼底，排除视网膜母细胞瘤、视盘水肿等病变。

（四）心理社会评估

因患者年幼出现弱视，常伴有屈光不正，其家属常产生焦虑等心理障碍，注意评估患者家属受教育的水平、对弱视的认识及心理障碍的程度、患者的生活环境和生活方式。

三、处理原则

(一) 中医处理原则

以健脾益气，滋补肝肾为治法，但效果尚未确定。

(二) 西医处理原则

矫正屈光不正，建立双眼立体视。抓紧时机，积极应用综合物理疗法治疗。

四、护理诊断

1. **感知改变**　与弱视、未能建立双眼立体视觉有关。
2. **父母角色冲突**　与缺乏弱视的防治知识有关。
3. **有外伤的危险**　与视功能障碍有关。

五、护理目标

1. 视力稳定或提高，通过验光配镜，视力能够矫正至最佳水平。建立双眼立体视觉。
2. 患者父母能够掌握弱视的常识以及保健知识。遵医嘱对患儿进行规范的弱视训练。
3. 患儿父母能够陈述预防患儿有外伤的危险的措施。

六、护理措施

1. 心理护理

(1) 向患者家属解释病情及治疗情况，避免不良的刺激因素。消除其焦虑、恐惧的心理障碍，积极主动配合治疗。

(2) 做好患儿心理辅导，使之能够自觉配合完成弱视治疗。

2. 休息与饮食

注意用眼卫生。多食富含维生素的食品，如新鲜水果、绿叶蔬菜、动物肝脏、禽蛋类、胡萝卜等。

3. 病情观察

(1) 观察视力和屈光度的改变。

(2) 双眼固视的情况。

4. 治疗护理

(1) 矫正屈光不正。

(2) 遮盖疗法　如常规遮盖法、双眼交替遮盖法、部分时间遮盖法、不完全遮盖法等。

(3) 压抑疗法　包括近距离压抑疗法、远距离压抑疗法、全部压抑疗法、交替压抑疗法。

(4) 后像疗法　适合于旁中心注视性弱视。

(5) 海丁格刷训练。

（6）视标直接训练法。

（7）针刺常用承泣、睛明、太阳、合谷、风池、三阴交、足三里等穴。

5. 健康指导

（1）弱视的治疗比较困难，早期发现、早期治疗是治疗本病的关键，要达到预期的治疗效果，需要家长坚持不懈、持之以恒地协助配合。

（2）眼镜配好后要督促孩子坚持连续戴用。同时要选择容易被孩子接受的弱视训练方法及治疗仪，以提高孩子的兴趣，使治疗能获得好的效果。

（3）在治疗过程中要定期复诊，根据不同情况，每3个月或6个月重新验光1次，根据屈光度数的变化及弱视的矫正情况，决定是否需要更换眼镜。

（4）弱视治愈的初期，容易复发而再度引起视力下降。年龄越大或弱视较重者，越容易复发。因此，弱视治愈后最初的半年应每月复诊1次，及时掌握视力是否巩固，对反复者进行有效的处理。以后每半年复查1次，连续3年。

（5）预防弱视，关键在父母，要做好优生优育，禁止近亲结婚，避免由于遗传因素导致先天性白内障。妊娠期间不吸烟、不喝酒，尽量避免去公共场所活动；积极防治妊娠期的各种合并症；注意劳逸结合，增加营养；做好产前检查，监测胎儿的生长发育情况。分娩时慎用产钳。

（6）学龄前儿童，每年必须检查视力，及时掌握儿童的视力是否达到正常水平。必要时散瞳验光，这是早期防治弱视的有效措施。

七、辨证施护

1. 脾胃虚弱

证候　患儿双眼或单眼视力低下；可有面色萎黄，神疲乏力，纳呆，腹胀，大便稀烂；舌质淡，舌苔白，脉细。

治法　健脾益气。

方药　参苓白术散加减。

护理　多食具有健脾益气作用的食品。可用药膳辅助治疗。

山药白术粥　山药50g。白术20g，粳米50g。3味洗净，入锅，加清水适量，文火煎成粥，待温服食，每周2次。

2. 禀赋不足

证候　患儿双眼或单眼视力低下，可有眼球震颤、眼偏斜或胎患内障术后；兼见小儿夜惊，遗尿；舌质淡，脉细弱。

治法　滋养肝肾。

方药　四物五子汤加减。

护理　多食具有滋养肝肾作用的食品，可用药膳辅助治疗。

核桃脊骨汤　核桃100g，鲜猪脊骨500g，黄豆30g。3味洗净，入锅，加清水适量，文火煎成汤，加精盐适量，待温饮之，每周2次。

八、结果评价

视力是否稳定或提高；是否已经通过验光配镜，视力矫正至最佳水平；是否已经建立双眼立体视觉；是否积极配合治疗；患儿父母能否掌握弱视训练的基本知识；是否能够陈述预防患儿有外伤的危险发生的措施。

第十二章

屈光不正和老视护理

第一节　近　视

近视（myopia）是指眼在调节松弛状态下，平行光线经眼的屈光系统屈折后焦点落在视网膜之前，在视网膜上形成一个弥散环，看远处目标模糊不清。本病无性别差异，多见于儿童、青少年。近视根据屈光度数分轻、中、重三种，轻度近视指屈光度<－3.00D，中度近视指屈光度在－6.00～－3.00D 之间，<－6.00D；高度近视指屈光度≥－6.00D。本病属于中医学能近怯远、近视等范畴。

一、病因与发病机理

（一）中医病因病机

多因肝肾两虚，目中光华无以远及；或脾气虚弱，运化失司，五脏六腑之精气不能灌注于目；或过用目力，耗损气血，目失濡养，致神光衰微，不能发越于远处，致视远物模糊。

（二）西医病因及发病机制

尚未完全明确。可能与下列因素有关。

1. 遗传因素　一般认为高度近视属常染色体隐性遗传，中低度近视属多基因遗传。

2. 发育因素　婴幼儿时期眼球较小，常为生理性远视，随着年龄增长，眼轴逐渐加长趋向正视，如发育过度则形成近视。

3. 外因　青少年学生和近距离工作者中近视眼较多，表明近视的发生发展与近距离工作有密切关系，特别是照明不足、阅读姿势不良、距离过近或时间过久、字体不清或过小等都与近视的发生有关。近视眼按屈光成分分为：①轴性近视，眼的屈光力正常，因眼球前后径过长所致；②屈光性近视，眼球前后径正常，由于眼的屈光力较强所致。

二、护理评估

（一）健康史

评估患者是否有视疲劳、外斜视及家族史；用眼卫生是否正确等。评估发现近视的时间，是否经过系统的诊治，如散瞳验光、配戴眼镜矫正视力、定期检查视力和眼镜是否合适等。

（二）临床表现

1. **症状**　自觉双眼或一眼远视力减退，有明显视物重影、眼胀、头痛等视疲劳症状。

2. **体征**　视力 0.9 以下，看近时不用或少用调节，故集合功能相应减弱，容易引起眼位偏斜，表现为外隐斜或外斜视。若为高度近视者，眼轴延长而出现眼球突出，玻璃体混浊、液化和后脱离；眼底可发生程度不同的退行性改变，表现为视盘增大、斜入；视盘周围脉络膜萎缩斑形成；视网膜呈豹纹状；脉络膜萎缩甚至巩膜后葡萄肿形成；黄斑部可有出血或新生血管膜形成，或出现色素沉着呈黑色斑块，称为 Fuchs 斑；周边部视网膜格子样变性或囊样变性等视网膜脉络膜退行性改变。

（三）辅助检查

1. **验光**　根据年龄选择验光的方法。包括主观验光和客观验光，以确定屈光的度数。

2. **眼底荧光素血管造影**　高度近视者见视盘环形脉络膜毛细血管无灌注，黄斑部毛细血管拱环结构欠完整，视网膜或视网膜下新生血管形成以及荧光渗漏。

3. **视网膜电图**　震荡电位变小或消失；b 波下降或熄灭；负波型 ERG。

（四）心理社会评估

评估患者的文化层次、对疾病的认识。评估其年龄，学习、生活和工作的环境。

三、处理原则

经医学验光确定屈光度数。配戴度数合适的眼镜。宣教近视眼的保健知识。

四、护理诊断

1. **感知改变**　与视力降低有关。

2. **舒适改变**　与视力降低所致的视物重影、眼胀、头痛等视疲劳症状有关。

3. **知识缺乏**　与缺乏近视的防治知识有关。

4. **潜在并发症**　玻璃体混浊、液化和后脱离；高度近视性视网膜脉络膜退行性病变；视网膜裂孔、视网膜脱离；眼球突出、弱视等。可能与近视屈光度发展，眼轴延长有关。

五、护理目标

1. 视力稳定或提高；屈光度数稳定或减轻。

2. 视物重影、眼胀、头痛等视疲劳症状减轻或消失。

3. 能够掌握近视眼的基本常识及预防保健知识。

4. 能够陈述预防与近视眼相关的并发症发生的措施。

六、护理措施

1. **心理护理**

耐心解释近视的治疗和眼睛保健的相关知识，使之情志调和，配合治疗。

2. 休息与饮食

(1) 学习工作环境的照明要适宜。用眼 1 小时后,需闭眼休息或远眺 10 分钟。

(2) 饮食宜多食富含蛋白质、维生素、钙、磷等食品,如动物肝脏、禽蛋类、鱼类、胡萝卜等。

3. 病情观察

(1) 观察视力的变化。

(2) 监测屈光度的改变。

(3) 若高度近视者,注意是否出现高度近视性视网膜脉络膜退行性改变,或玻璃体混浊、液化和后脱离、眼底出血、视网膜脱离等征象。

4. 治疗护理

(1) 经医学验光确定屈光度数,配戴合适的眼镜。40 岁以下患者要求散瞳验光,<14 岁者宜连续 3 天用阿托品散瞳后验光;≥14 岁者用托品酰胺散瞳验光。

(2) 框架眼镜 安全、简便、经济,是目前最为广泛使用的矫正方法。框架眼镜片材料有玻璃和树脂。

(3) 角膜接触镜 对成像的放大率影响较小,视野较大且不影响外观。分硬镜和软镜。

(4) 屈光性手术 包括角膜屈光手术、眼内屈光手术和巩膜屈光手术。

(5) 放松眼的调节 用 0.5% 双星明眼液滴眼,每天晚上睡前滴眼 1 次。或用雾视疗法,适用于治疗假性近视和预防轻度近视发展。

(6) 眼部电控药物离子导入。

(7) 针刺睛明、四白、球后、翳明、鱼腰、光明等穴。

(8) 耳针治疗 ①针刺耳穴:以探测仪探测所选穴区之阳性反应点,或以探棒按压所选穴区,若出现灼痛时即为针刺穴位,每日 1 次,每次每侧 2~3 穴。②用六神丸耳穴贴压,根据近视程度及体质差异选用耳穴或探测敏感点,每次每侧选用 3~5 穴,夏季 3 天换贴 1 次,冬季 5 天换贴 1 次。嘱患者每日自行按摩贴压之药物 3~5 次,每次 5 分钟。③耳穴按摩:患者双手自我提捏耳垂,手法由轻到重,或双手按摩耳轮,直至耳轮充血发热为止。

(9) 用梅花针叩打眼眶周围及背部俞穴。

(10) 眼保健操。

5. 健康指导

(1) 生活有规律,保证睡眠充足,惜用目力,养成良好的用眼习惯,姿势端正,眼与读物距离保持 30cm,切忌在乘车、走路或卧床时阅读。用眼 1 小时应闭眼休息或远眺 10 分钟。

(2) 学习与工作环境光线要充足柔和,照明应无眩光或闪烁,黑板无反光,桌椅高度合适,勿在阳光直射或暗光下阅读。

(3) 定期检查视力,少儿患者应半年复查 1 次裸眼视力和戴镜视力,如有异常应及时处理。对验光确切的近视患者,配戴合适的眼镜可保持良好的视力及正常调节和集合。

(4) 加强体育锻炼,增强体质。

(5) 高度近视者,应避免跳水及剧烈运动,避免眼外伤,防止眼底出血或视网膜脱离的发生。

（6）眼镜的保养　戴上和摘下眼镜时要用双手扶好镜架臂；摆放眼镜时不要镜面朝下，避免磨损最重要的镜片中心部分；清洁镜片要用专用拭镜布或柔软的纸巾；镜片上沾有灰尘或沙子时，应用水冲洗后，再从内向外擦干。

（7）角膜接触镜的保健　连续戴用时间不宜过长。每日睡觉前应将角膜接触镜取下清洁、消毒。正确取戴镜片，分清眼别，取下的镜片置于专用的保存盒中，每天清洁 1 次。每次戴用前用专用消毒液清洗镜片。患有沙眼、结膜炎、慢性泪囊炎、角膜炎、青光眼、感冒、发热、过敏症等患者以及女性月经期、少年儿童、老年人不宜配戴；在风尘大、粉尘多的环境中最好不戴。

七、辨证施护

1. 气血不足

证候　视近清楚，视远模糊；全身可无明显不适，或伴神疲乏力，心悸气短；舌质淡，苔薄白，脉细弱。

治法　补血益气。

方药　当归补血汤加减。

护理

（1）保持环境安静，避免高频尖厉声响或大声喧哗的刺激。

（2）饮食宜温热，选择具有补血益气作用的食品，如海参、羊肉、鸡肉等。可用药膳配合治疗。

党参炖瘦肉　党参 50g，鲜猪瘦肉 250g，菊花 10g。3 味洗净，将其放入炖盅，加清水500ml，文火炖 90 分钟，待温取汁，分 2 次服。

（3）心悸发作时，针刺或指压神门、内关、心俞、胆俞等穴，或用耳针，取心、肾等。

2. 肝肾两虚

证候　远视力不断下降，玻璃体混浊，视网膜脉络膜退行性改变；伴有头晕耳鸣、失眠多梦，腰膝酸软；舌质淡，舌苔薄白，脉细。

治法　补益肝肾。

方药　驻景丸加减方加减。

护理

（1）杞菊地黄丸，每次 10g，每日 2 次，温开水送服。

（2）居室环境整洁，避免噪音、异味和强光刺激，空气流通。

（3）头晕耳鸣症状显著时，宜卧床休息，尽量减少头部转侧活动，平时避免做旋转动作及登高，不宜坐高速车、船。

（4）腰膝酸软者不宜劳累及用脑过度，节制房事，指导患者自我按摩肾俞、涌泉等穴的方法。

（5）选择具有养肝益肾的食品，可用以下食疗方配合治疗。

枸杞鸽子汤　枸杞子 15g，金蝉花 15g，生姜 5 片，乳鸽 1 只。将乳鸽洗净去内脏，与上药同放入锅内，加入生姜，清水适量，文火煮90分钟，入精盐适量，喝汤吃鸽。

八、结果评价

视力是否稳定或提高；屈光度数是否稳定或减轻；视物重影、眼胀、头痛等视疲劳症状是否减轻或消失；对近视的基本常识及预防保健知识的掌握程度，是否按医嘱进行医学验光和配戴合适的眼镜，以及掌握正确佩戴和保养眼镜的方法；是否能够陈述预防潜在并发症发生的措施。

第二节 远 视

远视（hyperopia）是指眼在调节松弛状态下，平行光线经眼的屈光系统屈折后在视网膜后形成焦点，在视网膜上形成一个弥散环，不能形成清晰的物像。本病无性别差异，多见于儿童、青少年。临床分轻、中、重三种，轻度远视指屈光度＜＋3.00D，中度远视指屈光度在＋3.00～＋6.00D，＜＋6.00D；高度远视指屈光度≥＋6.00D。远视属于中医能远怯近范畴。

一、病因与发病机理

（一）中医病因病机

先天禀赋不足，阳不生阴，阴精不能收敛，目失濡养则目中光华不能收敛，以致视近不能。

（二）西医病因及发病机制

1. **轴性远视** 指眼的屈光力正常，眼球前后径较正视眼短。初生婴儿眼轴短，几乎都是远视，随着发育眼轴渐渐变长，为正视眼或接近正视，如果发育过程中眼轴不能达到正常长度，即成为轴性远视。

2. **屈光性远视** 指眼球前后径正常，由于眼的屈光力较弱所致，主要原因包括眼球任何屈光面的弯曲度变小，但常因角膜的弯曲度变小、扁平角膜，或屈光间质的屈光指数降低，无晶状体眼或晶状体全脱位而致。

二、护理评估

（一）健康史

评估患者是否有视疲劳、内斜视及遗传史。评估发现的时间、诊治过程。

（二）临床表现

1. **症状** 视物模糊。严重者可出现眼球、眼眶隐痛，看书模糊，眩晕、恶心、呕吐等症状。

2. **体征** 视力在0.9以下，部分患者出现内隐斜或内斜视。眼球各部分较小，晶状体大小正常，前房浅。若为高度远视者则眼球小，眼底表现为视盘小，颜色红，边缘不清，稍隆起，但矫正视力正常。

（三）辅助检查

1. **眼底荧光素血管造影**　无明显异常荧光形态。
2. **视觉诱发电位**　P_{100}潜时和振幅正常。
3. **同视机**　检测调节与辐凑、斜视角、立体视是否正常。
4. **视野**　正常。

（四）心理社会评估

评估患者或家属的文化层次、对疾病的认识及心理障碍的程度。评估患者的年龄，学习、生活、工作的习惯和环境。

三、处理原则

经医学验光确定远视度数。配戴度数合适的眼镜。宣教远视眼的保健知识。若合并有斜视，按斜视的原则处理。

四、护理诊断

1. **感知改变**　与视力低下有关。
2. **舒适改变**　与视力低下所致的视物重影、眼胀、头痛等视疲劳症状有关。
3. **焦虑**　与视力低下或需要配戴眼镜，担心屈光度数增加，影响自我形象和今后生活、学习、就业等有关。
4. **知识缺乏**　与缺乏远视的防治常识有关。

五、护理目标

1. 视力稳定或提高；屈光度数稳定或减轻。
2. 视物重影、眼胀、头痛等视疲劳症状减轻或消失。
3. 能够描述引起焦虑等心理障碍的原因，情绪稳定；适应戴镜后的生活、学习。
4. 能够掌握远视眼的基本常识，按医嘱进行医学验光和配戴合适的眼镜，掌握正确佩戴和保养眼镜的方法。

六、护理措施

1. **心理护理**

耐心解释远视的治疗和保健知识，消除焦虑等心理障碍，使之配合治疗。

2. **休息与饮食**

（1）保持环境安静，室内光线宜明亮，学习工作环境的照明要适宜。注意用眼卫生，用眼1小时后，需闭眼休息或远眺10分钟。

（2）宜多食富含钙和维生素类的食品，如新鲜蔬菜、水果、禽蛋类、鱼类、胡萝卜等。

3. 病情观察

(1) 观察视力的变化。

(2) 监测屈光度的改变。

(3) 高度远视者须注意是否出现高度远视的眼底改变，内斜视或弱视等征象。

4. 治疗护理

(1) 验光配镜　①40 岁以下者应经医学验光确定屈光度数，配戴合适的眼镜；②轻度远视，如无视疲劳症状和内斜视者可不戴镜矫正；中度或高度远视者，应配戴眼镜以矫正视力。

(2) 指导患者选择配戴框架眼镜或角膜接触镜。

5. 健康指导

(1) 生活有规律，保证睡眠充足，惜用目力，养成良好的用眼习惯，姿势端正，眼与读物距离保持 30cm，不在乘车、走路或卧床情况下看书。用眼 1 小时后休息 10 分钟，并远眺，使调节得以松弛。

(2) 教室和工作间采光明亮，照明光线柔和，无眩光或闪烁，黑板无反光，桌椅高度合适，使眼与读物保持适当的距离，勿在阳光直射或暗光下阅读。

(3) 定期检查视力，少儿患者应半年复查 1 次裸眼视力和戴镜视力。如有异常应及时处理。经医学验光确定的远视眼，配戴合适的眼镜可矫正良好的视力及正常地调节和集合。

(4) 锻炼身体，增强体质。

(5) 注意眼镜与角膜接触镜的日常护理保养。

七、辨证施护

肝肾不足

证候　视远尚清，视近模糊，或用眼时眼球酸痛；兼见头晕耳鸣，腰膝酸软，口咽干燥；舌红少苔，脉细数。

治法　补益肝肾。

方药　地芝丸或杞菊地黄丸加减。

护理

(1) 杞菊地黄丸，每次 8 颗，每日 2 次，温开水送服。

(2) 针刺常用风池、百会、颈三段，配合肾俞、肝俞、脾俞、心俞、睛明、阳白、光明、承泣、合谷等穴。

(3) 若头晕耳鸣症状显著时，宜卧床休息，尽量减少头部转侧活动，平时避免做旋转动作及登高，不宜坐高速车、船等交通工具。

(4) 腰膝酸软者不宜劳累，用脑过度。节制房事，指导患者自我按摩肾俞、涌泉等穴。

(5) 选择具有养肝益肾的食品，可用药膳配合治疗。

桂圆炖猪肝　桂圆 30g，蝉花 10g，新鲜猪肝 100g。3 味洗净，放入炖盅内，加清水 750ml，文火炖 60 分钟，待温取汁，分 2 次服。

八、结果评价

视力是否稳定或提高；远视度数是否稳定或减轻；视物重影、眼胀、头痛等视疲劳症状是否减轻或消失；是否能够描述引起焦虑等心理障碍的原因；是否能够适应矫正视力和戴眼镜后的生活状况；是否能够描述预防有外伤的危险的措施；对远视眼防治知识的掌握程度，是否能按医嘱进行医学验光和配戴合适的眼镜，以及掌握正确佩戴和保养眼镜的方法；是否能够陈述预防弱视等并发症发生的措施。

第三节　老　视

老视（presbyopia）是指随着年龄的增长，眼的调节功能逐渐减弱，阅读或近距离工作发生困难的生理现象，不属于疾病范围。俗称"老花眼"。一般从 40 岁左右开始。本症属于中医学老暗的范畴。

一、病因与发病机理

（一）中医病因病机
随年龄增长，肾精渐亏，阴精不足，不能濡养目珠所致。

（二）西医病因及发病机制
老视属生理现象，是随年龄增长，生理性调节力逐渐减弱所致。正常情况下起调节作用的主要是晶状体和睫状肌。当人看近物时，睫状肌收缩，晶状体悬韧带放松，晶状体变膨胀，屈光力加大；看远物时，睫状肌放松，晶状体悬韧带收缩，晶状体变得较扁平，屈光力减少。由于这种调节作用，物像就能清晰地聚焦在视网膜上，因此，看近、看远时都能清楚。随着年龄增加，晶状体的可塑性逐渐降低并趋于硬化，睫状肌变薄，调节功能逐渐减弱，大约在 40～45 岁左右，近距离工作或阅读就发生困难，须将目标移远（即近点远移）方可看清。因此，这种调节力量的减弱并不是病理变化，而是一个生理过程，它随着年龄的增长而缓慢地进行，最终将目标放得很远也不能看清。

二、护理评估

（一）健康史
评估患者是否有将近距离读物移远的现象以及视疲劳症状，评估症状出现的时间和持续时间。

（二）临床表现
1. **症状**　自觉视近距离物体困难，容易产生视疲劳，或有眼干涩感。
2. **体征**　近视力低于 1.0，配戴凸透镜可以矫正视力。

（三）辅助检查

通过医学验光可获得矫正近视力所需的度数。

（四）心理社会评估

评估患者受教育的程度、职业，对老视的认识程度。

三、处理原则

（一）中医处理原则

老视属生理现象，无需服药治疗，通过验光配镜，可以矫正近视力。若老视出现过早或伴有视疲劳症状，且发展较快者，以补气血，益肝肾为基本治法。

（二）西医处理原则

验光配戴合适度数的眼镜。

四、护理诊断

1. **舒适改变**　与近视力下降所致的眼胀、眼痛、头痛等视疲劳症状相关。
2. **知识缺乏**　与缺乏老视的防治知识有关。

五、护理目标

1. 配戴眼镜后眼胀、眼痛、头痛、等视疲劳症状减轻或消失。
2. 能够掌握老视的基本知识和保健知识。

六、护理措施

1. **心理护理**
耐心向病人解释老视的原因以及矫正原则，使之配合治疗。

2. **休息与饮食**
（1）注意用眼卫生，阅读与工作环境的光线要适宜。避免长时间阅读和近距离工作。
（2）老视眼是人体开始衰老的体征之一，宜选用具有抗衰老作用的食物，如香菇、蜂蜜、蜂皇浆、花粉、首乌、莲子、核桃仁、黑芝麻、黑白木耳、红枣等。或用药膳配合缓解视疲劳症状。
参芪粥　党参20g，黄芪20g，生姜5片，粳米100g。加水煮粥，煮熟后温服。每日早上或早晚各服一次。

3. **病情观察**
观察近视力和视疲劳症状的变化。

4. **治疗护理**
（1）老视眼需用凸透镜来补偿调节力的不足，所需的镜片度数与年龄、屈光状态有关。配老视眼镜时应检查近点距离和验光。
（2）眼部电控药物离子导入。

（3）针刺选用攒竹、睛明、承泣、四白、太阳等穴。

5. 健康指导

（1）生活有规律，保证睡眠充足，惜用目力。锻炼身体，增强体质。

（2）介绍配戴眼镜的正确方法和保养的基本知识。

七、辨证施护

1. 气血亏虚

证候　视疲劳，短气懒言，面色无华，体弱无力；舌淡脉细。

治法　补益气血。

方药　十全大补丸。

护理　饮食以益气养血，富于营养，容易消化的血肉有情之品为佳，如蛋类、奶类、鱼类、红枣、桂圆等。可用药膳配合调养。

黄芪兔肉汤　黄芪100 g，黄精20g，兔肉250g。清水250ml，炖服。每周2次。

黄芪粥　黄芪50g，山药50g，粳米50g。3味洗净，入锅，加清水适量，文火煮成粥，温服。

2. 肝肾不足

证候　视疲劳，眼球或眉间酸胀不适；兼头晕目眩，心烦欲呕，休息后症状缓解；舌淡红，苔少，脉细。

治法　补益肝肾。

方药　杞菊地黄汤或六味地黄汤加减。

护理　饮食以补益肝肾，富于营养，容易消化，性味清淡之食物为佳。可用药膳配合调养。

菟杞鱼头汤　菟丝子50g，黄精20g，枸杞子50g，草鱼头500g，生姜5片。5味洗净，鱼头切块，入炖盅，加清水350ml，加盖文火炖45分钟，加精盐适量，待温服食。每周2次。

八、结果评价

配戴眼镜后近视力是否恢复，阅读与近距离工作是否方便、舒适；眼胀、眼痛、头痛等视疲劳症状是否缓解或消除；对老视防治知识的掌握程度。

第十三章

眼外伤护理

第一节 眼 挫 伤

眼挫伤（ocular contusion）是指由各种钝挫所产生的力撞击眼球及其附属器所造成的眼部组织损伤。眼钝挫伤占眼外伤总数的 1/3 以上，其症状与预后取决于致伤力的轻重、受伤的部位等因素。眼挫伤容易引起前房出血、角膜血染、继发性青光眼等并发症，严重者可致失明。本病类似于中医学振胞瘀痛、撞击伤目等。

一、病因与发病机理

（一）中医病因病机

多因球类、拳头、棍棒、石块、金属制品、皮带或橡胶带等钝性物体撞击眼部；或高压液体、气体冲击眼部；或头面部突然撞击桌椅等硬性物体；或头面部受到强烈震击等各种钝力撞击，损伤眼珠或眼部邻近组织，使气血受伤，组织受损，以致血溢络外，血瘀气滞。

（二）西医病因及发病机制

在生产、生活和体育运动中，拳头、砖块、土块等物体击伤眼部，由于外力作用使眼部组织血管发生痉挛反应性充血，渗透性增加，出现组织水肿、出血。眼球受外力撞击后有不同程度变形，眼内容物在外力作用下撞向球壁，然后回弹，使眼内容物震荡并牵连眼球壁，造成眼球各组织不同程度的损伤，甚至眼球破裂。

二、护理评估

（一）健康史

评估患者是否有眼部钝力外伤病史，评估其受伤的时间，受伤的过程和受伤时的环境；受伤后是否有昏迷，以及诊治的经过等。

（二）临床表现

1. **症状** 头眼疼痛，羞明流泪，视力下降，或复视，或视物变形。
2. **体征** 根据损伤部位的不同，可出现下列不同的表现。
（1）眼睑损伤 眼睑皮肤擦伤、撕裂、水肿，皮下气肿，皮下瘀斑，上睑下垂等。

（2）泪器损伤 泪小管断裂，泪小点移位，骨折所致的泪囊破裂和泪囊炎症。

（3）结膜损伤 结膜下出血，结膜水肿或撕裂等。

（4）巩膜损伤 巩膜破裂。裂口多见于角巩膜缘或赤道部，其表面结膜可保持完整。多伴低眼压或前房出血。

（5）角膜损伤 混合充血，角膜上皮损伤、糜烂，实质层混浊，后弹力膜皱褶和撕裂。

（6）前房损伤 前房渗出或出血，前房角后退。

（7）虹膜睫状体损伤 睫状充血，房水混浊或出血，瞳孔缩小或散大，瞳孔不圆，虹膜根部离断，虹膜内、外翻，睫状体分离、脱离。

（8）晶状体损伤 晶状体混浊、脱位或破裂，虹膜震颤，前房深浅不一，或眼压升高。

（9）玻璃体挫伤 玻璃体脱出、液化、混浊、积血，玻璃体后脱离及玻璃体疝形成。

（10）脉络膜挫伤 脉络膜出血，后极部脉络膜暗红色出血斑，或视网膜下暗红色隆起的血肿。或脉络膜脱离，呈局限性隆起。或脉络膜破裂，视盘周围同心弧或同心圆黄白色的巩膜露出。

（11）视网膜损伤 视网膜水肿、出血、血管栓塞，视网膜震荡，视网膜脱离和裂孔、视网膜坏死或萎缩。黄斑囊样变性与裂孔。

（12）视神经挫伤 可发生视神经炎、视神经萎缩、视神经断裂和裂开。眼底早期检查可正常，或有视盘出血、水肿，晚期视盘苍白。

（13）眼眶壁挫伤 触诊时，如有捻发音，或眶缘高低不平，多为眼眶壁骨折。伤后24小时出现下睑皮下出血及鼻侧球结膜下出血，合并有鼻、耳出血者，多有颅底骨折。

（14）眼外肌挫伤 可发生眼肌出血、断裂而致眼球运动障碍，部分患者见代偿头位，眼位偏斜。

（三）辅助检查

1.X线或CT扫描 眼眶受伤时，需排除是否有眶壁或颅骨骨折，或视神经孔损伤等。

2.眼部B型超声 了解玻璃体积血的程度及是否有视网膜脱离、脉络膜脱离、脉络膜出血等。

3.视觉诱发电位 了解视神经损伤的程度。

4.视野 了解视网膜及视神经损伤的程度。

（四）心理社会评估

评估患者受教育的水平、对眼外伤的认识及心理障碍的程度；评估患者的工作环境、角色适应行为、压力应对方式、劳保与社会保险的状况。

三、处理原则

（一）中医处理原则

早期以凉血止血为治法；后期以活血祛瘀为治法，适当应用软坚散结药。

（二）西医处理原则

无眼部伤口者，用药物治疗止血，减少挫伤引起的眼内组织反应，抗感染，恢复视功能，预防并发症。有眼部伤口者，尽快缝合伤口，预防并发症。

四、护理诊断

1. **感知改变** 视力下降，与眼部组织损伤有关。
2. **舒适改变** 与眼挫伤引起的疼痛、怕光、流泪，或眼压升高有关。
3. **焦虑** 与眼部组织损伤，担心形象受损或预后不良有关。
4. **知识缺乏** 与缺乏眼外伤的防治知识有关。
5. **潜在并发症** 继发性青光眼，前房、玻璃体、视网膜、脉络膜出血，视网膜脱离，视神经萎缩等，与病情严重或治疗不及时有关。

五、护理目标

1. 视力稳定或逐步提高。
2. 头眼疼痛、畏光流泪等症状减轻或消失。
3. 能够表达引起焦虑等心理障碍的原因，焦虑等不良心理得以减轻或消除，积极配合治疗护理。
4. 能够描述眼挫伤的相关防治知识。
5. 能够陈述预防继发性青光眼，前房、玻璃体、视网膜、脉络膜出血，视网膜脱离，视神经萎缩等潜在并发症发生的措施。

六、护理措施

1. **心理护理**

眼外伤属于突然的意外性损伤，容易影响视功能和眼的外形，患者对突然而来的创伤打击，大多有程度不同的焦虑和悲观等心理障碍。须耐心向患者说明病情及治疗情况，消除其心理障碍，使之配合治疗护理。

2. **休息与饮食**
(1) 保持环境安静，室内光线宜暗，多闭目静养，限制活动。
(2) 饮食宜选择容易消化的食品。忌葱蒜虾蟹等腥发之物，禁烟慎酒。

3. **病情观察**
(1) 眼挫伤可引起眼组织多部位的损伤，并发症多且严重，注意观察伤情的变化。
(2) 注意眼睑、角巩膜缘创口的情况。睫状充血及混合充血的程度。
(3) 注意角膜、前房、虹膜是否受影响。若前房出血，注意前房积血的变化。
(4) 观察瞳孔的大小及形态，有无粘连，扩瞳后瞳孔的变化。
(5) 观察头眼疼痛，眵泪，畏光等症状的变化。
(6) 观察晶状体、玻璃体、视网膜和视神经病变的情况。
(7) 注意眼压是否正常。

4. **治疗护理**
(1) 破伤风抗毒素 1500 单位，皮试后，肌肉注射。

（2）局部或全身应用抗生素类和糖皮质激素类药物。

（3）早期应用止血剂。

（4）根据病情应用散瞳剂。

（5）前房出血或玻璃体出血者，取半坐卧位，包扎双眼及限制活动。

（6）若眼压增高，及时用药物控制。

（7）眼睑损伤　①眼睑水肿或皮下出血者，早期冷敷，48小时后热敷。②眼睑皮下气肿者禁止用力擤鼻。③眼睑皮肤裂伤，予清创缝合。

（8）泪器损伤　泪小管断裂应行泪小管断裂吻合术。

（9）结膜损伤　①单纯结膜水肿、结膜下出血，用抗生素滴眼液滴眼。②结膜裂伤＞5mm者，予以缝合。

（10）角膜损伤　①角膜上皮损伤，涂抗生素眼药膏，眼垫包封。②角膜基质层水肿，用糖皮质激素。③角巩膜裂伤者，予清创缝合。

（11）虹膜睫状体损伤　①外伤性虹膜睫状体炎　用散瞳剂、糖皮质激素滴眼液滴眼。②严重虹膜根部离断　可行虹膜根部缝合术。③前房积血者，取半坐卧位，观察眼压、视力、出血吸收的变化。眼压增高者，按青光眼处理。

（12）晶状体混浊、破裂或脱位，可行手术治疗。

（13）视网膜损伤　①视网膜震荡　用糖皮质激素、高渗剂、碘剂及血管扩张剂等。②视网膜裂孔者应手术治疗。

（14）眼部电控三七液药物离子导入。

（15）高压氧疗法　用于视神经损伤者。

5. 健康教育

（1）加强劳动保护宣传教育，严格执行安全生产操作规程，做好安全防护，避免眼部外伤的发生。若发生眼外伤，应立刻到医院处理。

（2）继续按医嘱用药，定期随访。

（3）讲述眼挫伤并发症的原因、临床表现和治疗原则。嘱患者若出现原因不明的头痛眼痛、恶心呕吐、视力下降及眼部充血等症状，要及时到眼科检查，以早期发现、早期治疗可能出现的并发症。

七、辨证施护

1. 撞击络伤

证候　胞睑青紫肿胀，重坠难睁，或白睛溢血，或血灌瞳神，视盘水肿充血，边缘不清，生理凹陷消失，或视盘边缘周围出血，或视网膜静脉迂曲扩张，视网膜水肿、出血及渗出；兼见头痛眼胀，烦躁易怒，口苦咽干；舌质红，舌苔黄，脉弦数。

治法　早期止血，后期活血化瘀。

方药　早期十灰散加减。后期用祛瘀汤加减。

护理

（1）云南白药，每次3g，每日3次。

（2）观察头眼疼痛的性质，强度和持续时间，避免头颈部转动和弯腰动作。

（3）劝导烦躁易怒者切忌生气动怒。

（4）口苦咽干者宜多饮水，或用白茅根100g，煎水代茶；或饮鲜莲藕汁、西瓜汁等。

（5）多吃新鲜蔬菜、水果，如菠菜、橙、葡萄、西瓜。忌食辛辣煎炸之品。可用清热凉血的食疗方配合治疗。

莲藕马蹄菊花饮　马蹄100g，菊花15g，莲藕250g。3味洗净，入锅，用清水2000ml，煎至250ml，待温饮用。

（6）中药汤剂宜温凉服。大黄宜后下。孕妇或月经过多者忌用牡丹皮、大黄。

2. 血瘀气滞

证候　黑睛混浊，视物模糊，眼珠刺痛，或血灌瞳神，眼底出血色暗红或有血块；伴眼珠胀痛，头额疼痛，食少恶心；舌质暗红或有瘀点，脉弦。

治法　行气活血，化瘀止痛。

方药　血府逐瘀汤加减。

护理

（1）丹红化瘀口服液，每次20ml，每日3次。或血竭胶囊，每次3颗，每日3次。或复方丹参注射液，每次20ml，加入0.9%氯化钠注射液250ml中，静脉滴注。

（2）食少恶心者，尽量避免在进餐前进行治疗护理。

（3）可用行气活血的药膳配合治疗。

桃仁韭菜粥　桃仁10g，新鲜韭菜50g，粳米30g。将3味洗净，桃仁捣碎，韭菜榨汁，先将粳米、桃仁入锅，加水1500ml，文火煮成粥约250ml，加入韭菜汁，拌匀煮沸，待温服用。

（4）中药汤剂宜温服。

八、结果评价

视力是否稳定或提高；头眼疼痛，畏光流泪等症状是否减轻或消失；是否能够表达引起焦虑等心理障碍的原因，是否能够积极配合治疗；对眼挫伤防治知识的掌握程度；是否能够陈述预防潜在并发症发生的措施。

第二节　眼球穿通伤

眼球穿通伤（perforating injury of eyeball）是指由于锐器或细小金属、矿石碎片飞溅击穿眼球所致。眼球穿通伤除直接造成眼组织的损伤外，由于眼内容物的脱出、感染以及愈合过程中瘢痕收缩等产生的严重影响还可导致失明。如发生交感性眼炎则预后差。本病类似中医学物损真睛、真睛破损。

一、病因与发病机理

（一）中医病因病机

钝力冲击致真睛破损，或锐器、异物穿破真睛，致风邪乘之而入；或受伤环境污染，邪毒直接入侵眼内，热毒炽盛，化腐成脓，使目内气血、脉络和组织受损而出现胞睑肿胀、白睛混赤肿胀、神水混浊、黄液上冲、眼珠突出等症，甚至眼珠变软、塌陷；或呈突起睛高和伤感健眼等。

（二）西医病因及发病机制

异物碎片击穿眼球壁后，异物可直接损伤眼球各组织，引起眼组织的广泛破坏，甚至造成失明。部分患者并发交感性眼炎，即一眼穿孔伤后发生葡萄膜炎症，经过一段时间后，另一未受伤眼的葡萄膜也发生同样的炎症。

二、护理评估

（一）健康史

评估患者是否有眼部外伤史；评估受伤的时间，受伤的过程和受伤时环境，受伤后是否出现昏迷等全身症状，诊治的过程等。

（二）临床表现

1. **症状** 有明确眼部创伤史。自觉视力突然下降，眼部疼痛，怕光流泪。

2. **体征** 眼球有穿通伤口，穿通多位于角巩膜暴露部分。角膜混浊，虹膜嵌顿于创口；前房变浅或消失，或前房积血；瞳孔变形或消失；晶状体混浊；玻璃体混浊或积血；或眼底视网膜出血、水肿、渗出；低眼压。严重者晶状体、玻璃体脱出，眼球塌陷。

（三）辅助检查

怀疑有异物存留眼内时选用磁性试验法、电感应试验法、超声探查法、X线摄片、CT、MRI、化学分析等方法，明确是否有球内异物存留。

（四）心理社会评估

评估患者的文化层次、对眼外伤的认识及心理障碍的程度；评估患者的年龄、性别、职业、角色适应能力、压力应对方式、工作环境、劳保与社会保险的状况。

三、处理原则

（一）中医处理原则

以疏风清热，活血祛瘀为治法。用于减轻眼部症状。

（二）西医处理原则

清创缝合伤口。抗感染、抗炎、镇痛和止血。预防和处理并发症。

四、护理诊断

1. **感知障碍**　与眼球穿通伤，视力下降甚至丧失，或眼内异物及其并发症的发生有关。

2. **舒适改变**　与眼球穿通伤引起的疼痛、怕光、流泪有关。

3. **恐惧**　与眼球穿通伤、视力下降甚至丧失、或担心眼内异物及其并发症的出现和预后、担心形象的改变等有关。

4. **角色紊乱**　与视力障碍引起角色改变、适应不良有关。

5. **知识缺乏**　与缺乏眼球穿通伤及其并发症的防治知识有关。

6. **潜在并发症**　玻璃体积血、外伤性虹膜睫状体炎、化脓性眼内炎、交感性眼炎、外伤性白内障、新生血管性青光眼、增殖性玻璃体视网膜病变、视网膜脱离、眼球萎缩等，与病情严重或治疗不及时有关。

五、护理目标

1. 视力稳定或提高。

2. 疼痛、怕光、流泪等症状减轻或消失。

3. 能够表达恐惧、悲观等心理障碍的原因。

4. 能够适应角色功能的转变。

5. 能够陈述眼球穿通伤及其并发症的相关知识。

6. 能够陈述预防玻璃体积血、外伤性虹膜睫状体炎、化脓性眼内炎、交感性眼炎、外伤性白内障、新生血管性青光眼、增殖性玻璃体视网膜病变、视网膜脱离、眼球萎缩等潜在并发症发生的措施。

六、护理措施

1. **心理护理**

耐心向患者解释病情及治疗情况，消除患者的恐惧、悲观等心理障碍，使之积极配合治疗。

2. **休息与饮食**

（1）保持环境安静，室内光线宜暗，注意休息。

（2）早期宜用清热、凉血、收敛、止血的食品，如粟米、苦瓜、小麦、冬瓜、丝瓜等。忌葱、蒜、虾蟹等腥发之物，禁烟戒酒。

3. **病情观察**

（1）观察视力和视觉的变化。

（2）观察眼球创口的改变，眼部组织病变的程度及其体征的变化。

（3）注意非受伤眼的观察，以早期发现、早期治疗可能并发的交感性眼炎。

（4）观察是否有玻璃体积血、外伤性虹膜睫状体炎、化脓性眼内炎、交感性眼炎、外伤性白内障、新生血管性青光眼、增殖性玻璃体视网膜病变、视网膜脱离、眼球萎缩等并发症的临床体征。

4. 治疗护理

（1）全身和眼局部应用抗生素、糖皮质激素。

（2）破伤风抗毒素注射液 1500 单位，皮试后，肌肉注射。

（3）用 1% 阿托品滴眼液或眼药膏散瞳。

（4）眼球创口≥3mm 者须清创缝合。

（5）换药时动作轻巧，切忌挤压眼球，避免创口裂开。

5. 健康教育

（1）居室环境安静整洁，空气流通，避免强光刺激。

（2）教育患者保持身心健康，避免不良情绪的刺激，以免影响疗效或加重病情。

（3）介绍交感性眼炎的发病、临床表现、治疗原则及其预后。嘱患者一旦发现未受伤眼出现不明原因的眼部充血，视力下降及疼痛，要及时到眼科检查。对可能出现交感性眼炎的患者，应嘱其定期到医院复查，以早期发现、早期治疗。

（4）进行生活与生产安全教育，建立、健全和严格执行生产安全制度，改善劳动条件，预防眼外伤的发生。

七、辨证施护

1. 风邪乘袭

证候　伤眼疼痛，怕光流泪，视力骤降，眼珠破损，或有眼内容物脱出；舌苔薄白或薄黄，脉弦或弦数。

治法　疏风清热，活血通络。

方药　除风益损汤加减。

护理

（1）复方丹参注射液，每次 40ml，加入 0.9% 氯化钠注射液 250ml 中，静脉滴注。或三七片，每次 4 片，每日 3 次。

（2）中药汤剂宜温服。川芎煎前用清水浸泡，忌用铁器。

2. 热毒壅盛

证候　热泪频流，畏光难睁，视力骤降，胞睑肿胀，白睛混赤，眼珠破裂，创口污秽，黄液上冲，或眼珠突出；或伴头痛，口干口苦；舌质红，舌苔黄，脉弦数。

治法　清热解毒，凉血化瘀。

方药　经效散加减。

护理

（1）双黄连注射液，每次 3.6g，加入 0.9% 氯化钠注射液 250ml 中，静脉滴注。

（2）鼓励患者多喝水。可用金银花、野菊花适量煎水代茶饮，或饮西瓜汁、绿豆汤等。

3. 气滞血瘀

证候　视力剧降，眼球刺痛或胀痛，眼球破裂，或白睛溢血，或血灌瞳神，或视网膜脉络膜出血；或伴头痛；舌质红或有瘀点，舌苔黄，脉弦或弦数。

治法　行气活血，化瘀止痛。

方药　血府逐瘀汤加减。

护理

（1）丹红化瘀口服液，每次 20ml，每日 3 次。或血竭胶囊，每次 3 颗，每日 3 次。或川芎嗪注射液，每次 160mg，加入 0.9％氯化钠注射液 250ml 中，静脉滴注。

（2）观察眼珠胀痛、头额疼痛的性质、强度和持续时间，避免头颈部转动和弯腰动作。

（3）可用行气活血的食疗方配合治疗。

三七韭菜粥　三七片 10g，新鲜韭菜 50g，粳米 30g。将 3 味洗净，韭菜榨汁，先将粳米、三七片入锅，加水 2000ml，文火煮成粥约 300ml，加入韭菜汁，拌匀煮沸，待温服用。

（4）中药汤剂宜温服。

八、结果评价

视力是否稳定或提高；疼痛、怕光、流泪等症状是否减轻或消失；是否能够表达恐惧、悲观等心理障碍的原因；是否能够适应角色功能的转变；对眼外伤及其并发症防治知识的掌握程度；是否能够陈述潜在并发症发生的预防措施。

第三节　角膜、结膜异物

角膜、结膜异物（corneal conjunctival foreign body）是指飞扬性细小异物溅入眼部，黏附于角膜、结膜表层，以眼部异物感，疼痛、畏光、流泪为临床特征的常见眼外伤。若及时处理则预后好；若异物位于角膜深层或处理不当，容易继发感染，并发角膜溃疡、虹膜睫状体炎或角膜遗留瘢痕等，影响视力。本病类似中医学异物入目。

一、病因与发病机理

多因防护不慎或回避不及，致使空中飞扬的细小异物，如金属碎屑、谷壳麦芒、木屑沙尘、玻璃碎粒、火药渣、煤屑碎石、毛刺等溅入眼部，附着于结膜或角膜面，刺激三叉神经末梢，出现眼部疼痛，畏光流泪等刺激症状。

二、护理评估

（一）健康史

评估患者是否有异物溅入眼部史。评估受伤的时间和过程，受伤时的环境，诊治的过程等。

（二）临床表现

1. **症状**　眼部异物感，疼痛，畏光流泪。

2. **体征**　结膜或角膜见异物黏附。结膜异物常黏附在上眼睑睑板下沟或穹隆部，角膜上皮多有被异物划伤的痕迹。角膜异物周围可见灰白色组织浸润，严重者伴视力下降，房水混浊。

（三）心理社会评估

评估患者受教育的水平、年龄、性别，对角膜、结膜异物的认识及心理障碍的程度；评估其工作性质和环境。

三、处理原则

（一）中医处理原则

若角膜损伤显著者，以疏风清热，明目退翳为治法。

（二）西医处理原则

取出异物，预防感染。

四、护理诊断

1. **舒适改变**　与眼部疼痛、怕光流泪等有关。
2. **恐惧**　与异物溅入眼部及疼痛、怕光流泪有关。
3. **知识缺乏**　与缺乏预防异物入目的防治知识有关。
4. **潜在并发症**　化脓性角膜溃疡、虹膜睫状体炎、角膜翳，与病情严重或治疗不及时有关。

五、护理目标

1. 眼部疼痛、畏光流泪等症状减轻或消失。
2. 能够表达恐惧等心理障碍的原因，情绪稳定，积极配合治疗。
3. 能够陈述角膜、结膜异物的相关保健知识。
4. 能够陈述预防化脓性角膜溃疡、虹膜睫状体炎、角膜翳等潜在并发症发生的措施。

六、护理措施

1. **心理护理**
关心体贴患者，耐心解释病情及治疗情况，避免不良因素的刺激。解除紧张心理。

2. **休息与饮食**
保持环境安静，室内光线宜暗，户外活动戴有色眼镜加以保护。多食富含维生素的食品。

3. **病情观察**
（1）注意结膜或角膜是否有异物遗留。
（2）注意角膜创面修复的情况。
（3）观察视力的变化。
（4）注意是否有角膜感染、虹膜睫状体炎等潜在并发症的体征。

4. 治疗护理

（1）取出结膜或角膜异物。

（2）结膜囊涂抗生素眼药膏，眼垫包封。

（3）结膜下注射抗生素。

（4）嘱患者每日到医院复诊，直至角膜创面完全修复。

5. 健康教育

（1）加强宣传教育，改善劳动条件，车工必须戴防护眼镜。

（2）眼部溅入异物后，切忌揉擦眼睛和自行剔除异物，应及时到医院处理。

七、辨证施护

1. 风热壅盛

证候　黑睛出现灰白色浸润灶，边缘不清，表面污浊，抱轮红赤，怕光流泪，眼痛头痛，视力下降；舌质红，苔薄黄，脉浮数。

治法　祛风清热。

方药　新制柴连汤加减。

2. 里热炽盛

证候　胞睑红肿，白睛肿胀，白睛混赤，黑睛浸润显著、凹陷深大，前房积脓，畏光难睁，频流热泪，眵多色黄；或小便短赤，大便秘结；舌质红，苔黄厚，脉数有力。

治法　清热泻火解毒。

方药　四顺清凉饮子加减。

八、结果评价

眼部疼痛、畏光流泪等症状是否减轻或消失；情绪是否稳定，能够配合治疗护理；对角膜、结膜异物防治知识的掌握程度；是否能够陈述预防潜在并发症发生的措施，有无并发症的发生。

第四节　眼内异物

眼内异物（intraocular foreign body）是指由于异物击穿眼球壁，异物存留于眼内，具有极大危害性的严重眼外伤。当异物进入眼球时所形成的机械性损伤不仅可以破坏眼球不同部位的组织，同时，由于异物存留在眼内，增加了眼内感染的危险，还增加了交感性眼炎发生的可能。因此，必须及时取出异物，挽救视力。球内异物一般分为磁性和非磁性，无机物质和有机物质。多为单眼发病，工人发病率最高。本病类似中医学的真睛破损。

一、病因与发病机理

(一) 中医病因病机

由于锐器刺穿眼球，或高速飞溅之碎石、金属碎屑穿破眼球，异物存留于眼内，真睛破损，风邪乘虚而入，致伤物质污秽，导致邪毒直接入侵眼内，邪毒内聚，蓄腐成脓，使目内气血、脉络和组织受损，出现胞睑肿胀、白睛混赤肿胀、神水混浊、黄液上冲、眼珠突出，甚至眼珠变软、塌陷和伤感健眼等证。

(二) 西医病因及发病机制

异物碎片击穿眼球壁后，异物可直接损伤眼球各组织，重者可引起化脓性眼内炎。若铁质或铜质异物，还可以引起眼组织的化学和毒性反应。铁质异物在眼内溶解氧化，对视网膜有明显的毒性作用，可产生铁质沉着症。铜质异物在眼内组织沉着可产生铜质沉着症。

二、护理评估

(一) 健康史

评估患者是否有眼球穿通伤史，受伤的经过和受伤环境；评估眼球穿通伤的性质，属敲击金属，或非金属硬物伤、爆炸伤或崩击伤等；评估异物的性质属磁性或非磁性，或非金属性等。受伤后诊治的经过。

(二) 临床表现

1. **症状**　有眼球穿通伤史，自觉视力突然下降，伴怕光流泪等。

2. **体征**　有异物通道，且发现异物，通过裂隙灯三面镜或间接检眼镜检查可发现前房、晶状体、睫状体、前部玻璃体、眼球后段的异物。

(三) 辅助检查

眼球穿通伤，怀疑有眼内异物时，应及时进行相关检查，并根据异物的不同性质，可选用磁性试验法、电感应试验法、超声探查法、X线摄片、CT、MRI、化学分析等方法，明确是否有球内异物的存留。确诊有眼内异物时，应对异物予以定位。

(四) 心理社会评估

评估患者的职业、工作环境和受教育的程度，对疾病的认识及心理障碍的程度。评估患者的性格、压力应对的方式以及劳保与社会保险的状况。

三、处理原则

(一) 中医处理原则

及时取出眼内异物。以行气活血，清热解毒为治法辅助治疗。

(二) 西医处理原则

及时取出眼内异物。抗感染和抗炎。

四、护理诊断

1. **感知改变**　与视力突然下降甚至丧失有关。

2. **舒适改变**　与眼球穿通伤及其眼内异物存留所致的疼痛、怕光流泪有关。

3. **恐惧**　与眼球穿通伤及其眼内异物存留的确诊、视力下降甚至丧失、或担心眼内异物并发症的出现及其预后、担心形象的改变有关。

4. **知识缺乏**　与缺乏眼外伤及其并发症的防治知识有关。

5. **潜在并发症**　玻璃体积血、外伤性虹膜睫状体炎、化脓性眼内炎、交感性眼炎、外伤性白内障、铁质沉着症、铜质沉着症、视网膜新生血管形成、新生血管性青光眼、增殖性玻璃体视网膜病变、视网膜脱离、眼球萎缩，与治疗不及时或病情严重有关。

五、护理目标

1. 视力稳定或提高。

2. 疼痛、怕光、流泪等症状减轻或消失。

3. 能够描述引起恐惧和悲观等心理障碍的原因。能够正确对待意外眼外伤后眼内异物，积极配合治疗。

4. 能够掌握眼内异物及其并发症的相关知识。

5. 能够陈述预防潜在并发症发生的措施。

六、护理措施

1. **心理护理**

关心体贴患者，给以生活护理，耐心解释病情及治疗情况，消除其恐惧的心理障碍，使之积极配合治疗。

2. **休息与饮食**

（1）保持卧室清洁安静，空气清新，光线宜暗，冷暖适宜。户外活动宜戴有色眼镜。

（2）早期选用清热、凉血、收敛、止血的食品，如粟米、苦瓜、小麦、冬瓜、丝瓜等。康复期多吃富含维生素 A 的食品，如动物肝脏、禽蛋类、胡萝卜、菠菜等。

3. **病情观察**

（1）观察视力和视觉的变化。

（2）观察眼部组织病变的程度及其体征的变化。

（3）注意对非受伤眼视力、前房、瞳孔及眼底组织的观察，以早期发现、早期治疗可能发生的交感性眼炎。

（4）观察是否有前房、玻璃体积血、外伤性虹膜睫状体炎、化脓性眼内炎、交感性眼炎、外伤性白内障、铁质沉着症、铜质沉着症、视网膜新生血管形成、新生血管性青光眼、增殖性玻璃体视网膜病变、视网膜脱离、眼球萎缩等并发症的临床体征。

4. **治疗护理**

（1）全身及眼局部应用抗生素、糖皮质激素。可通过结膜囊细菌培养和药物敏感试验选择抗生素。

（2）破伤风抗毒素注射液 1500 单位，皮试后，肌肉注射。

（3）用 1％阿托品滴眼液或眼药膏散瞳。

（4）手术治疗　①及时取出眼内异物。②对已失去视力而又无法挽回的伤眼，行眼球摘除术以防止交感性眼炎的发生。如伤眼仍有视力，则千万不可贸然摘除。

6. 健康教育

（1）室内整洁，空气流通，避免强光刺激，环境安静，注意寒暖适宜，预防感冒。

（2）教育患者保持身心健康，避免不良情绪的影响。

（3）介绍眼内异物并发症的原因、临床表现和治疗原则。特别是介绍交感性眼炎的发病、临床表现、治疗原则及其预后。嘱咐患者一旦未受伤眼出现不明原因的眼部充血、视力下降及疼痛，要及时到眼科检查。对可能发生交感性眼炎的患者，应嘱其定期到医院复查。

（4）进行生活与生产安全教育，建立、健全和严格执行生产安全制度，改善劳动条件，避免眼外伤的发生。

七、辨证施护

1. 气滞血瘀

证候　视力剧降，眼球刺痛或胀痛，眼珠破裂，或白睛溢血，或血灌瞳神，或晶珠混浊；或伴头痛；舌质红或有瘀点，舌苔黄，脉弦或弦数。

治法　行气活血，平肝清热，除风益损。

方药　除风益损汤加减。

护理

（1）川芎嗪注射液，每次 160mg，加入 0.9％氯化钠注射液 250ml 中，静脉滴注。或三七片，每次 3～5 片，每日 3 次。

（2）观察头痛的性质、强度和持续时间，避免头颈部转动和弯腰动作。

（3）中药汤剂宜温服。

2. 脓毒侵袭

证候　目珠疼痛难忍，热泪频流，畏光难睁，视力剧降，胞睑红肿，白睛混赤，眼珠破损，或眼内组织脱出，创口污秽，或黄液上冲，眼珠变软，拒按；舌质红，苔黄厚，脉数。

治法　清热解毒，凉血化瘀。

方药　经效散加减。

护理

（1）双黄连粉针，每次 3.6g，加入 0.9％氯化钠注射液 250ml 中，静脉滴注。鼓励患者多喝水，可用金银花、野菊花煎汤代茶，或饮西瓜汁、绿豆汤等。

（2）忌葱、蒜、虾蟹等腥发之物，禁烟忌酒。

八、结果评价

视力是否稳定或提高；疼痛、怕光、流泪等症状是否减轻或消失；是否能够描述引起心理障碍的原因、能够正确对待疾病，配合治疗；对眼内异物及其并发症防治知识的掌握程度；是否能够陈述预防并发症发生的措施。

第五节　化学性眼部烧伤

化学性眼部烧伤（chemical injuries of the eye）是指眼部被强烈化学物质直接接触所造成的损伤。临床以强酸强碱烧伤者多见，其中70%以上属碱性烧伤。本病属眼科危急重症，其病情的轻重和预后与化学物质的性质、浓度、量的多少，以及化学物质接触眼部时间的长短、急救措施是否恰当等因素有关。碱性化学伤较酸性化学伤后果更为严重，甚至可毁坏眼睑或眼球，视功能丧失。

一、病因与发病机理

（一）中医病因病机

因化学物质进入眼部，气机逆乱，损伤脉络，风邪乘之而入，致风热邪毒肆虐，气滞血瘀而出现实热之眼部诸症。此外，石灰等化学物质属阳热火性之物，容易凝血脉，伤阴津，灼腐血肉。

（二）西医病因及发病机制

1. **碱性化学伤**　致伤物质有氢氧化钠、氢氧化钾、氢氧化钙、氨水和硫化碱等。碱性物质与眼部组织接触后，除与组织蛋白结合外，还可以与组织中的类脂质发生皂化反应而使组织脂肪溶解，向深部组织渗透，甚至引起角膜穿孔、虹膜萎缩、白内障或青光眼而失明。

2. **酸性化学伤**　致伤物质有硫酸、硝酸、盐酸，以及某些有机酸等。酸性物质与眼组织接触后，与组织蛋白发生凝固反应，可以阻挡酸性物质向深部组织渗透、扩散，因此造成的损害相对较轻。但是，若浓度高、接触时间长，同样也可造成严重损害。

强烈的化学性气体，如硫化氢、氨或染料厂、制药车间之化学性粉尘等也可以造成眼部化学性烧伤。

二、护理评估

（一）健康史

评估患者是否有化学性物质进入眼部的病史。评估化学性物质进入眼部的时间、量以及性质，有无就地自行处理或到其他医院诊治。

（二）临床表现

1. **症状**　轻者眼部灼热刺痛，怕光流泪；重者伤眼剧烈疼痛，畏光难睁，热泪如泉，视力急剧下降。

2. **体征**　轻者眼睑潮红、肿胀。结膜轻度充血、水肿，角膜点状或小片状混浊。严重者眼睑皮肤起泡、糜烂、水肿，结膜血管收缩、闭塞呈苍白色，甚者呈瓷白色坏死，角膜弥漫性灰白色混浊，前房纤维性渗出，瞳孔缩小。若治疗不及时，常可发展为角膜穿孔，睑球粘连，假性胬肉，角膜血管翳或角膜白斑，严重损害视力。

（三）辅助检查

结膜囊石蕊试纸试验可确定眼化学伤的性质，pH 值＜7 为酸性化学伤；pH 值＞7 为碱性化学伤。注意询问受伤后曾用何种溶液冲洗结膜囊，以免导致误诊。

（四）心理社会评估

评估患者的文化层次，对化学性眼损伤的认识及心理障碍的程度。评估其职业、工作环境、压力应对的方式以及劳保与社会保险的状况，

三、处理原则

（一）中医处理原则

早期以清热解毒，凉血散瘀为治法；后期以活血化瘀，退翳明目为治法。

（二）西医处理原则

迅速冲洗眼部，彻底清除眼部化学物质，减轻化学物质对眼部组织的损伤。促进血液循环，改善组织营养，促进损伤组织恢复。预防和处理并发症。

四、护理诊断

1. **感知改变** 与眼部突然受化学物质的侵害，视力下降甚至丧失，眼部刺激症状明显和疾病治疗效果有关。

2. **舒适改变** 与化学物质接触眼部导致眼痛、怕光、流泪有关。

3. **恐惧** 与眼部突然受化学物质的侵害，视力下降甚至丧失，眼部刺激症状明显，或担心自我形象改变和治疗效果有关。

4. **自理缺陷** 与视力突然下降甚至丧失，眼部刺激症状明显有关。

5. **有外伤的危险** 与视力障碍相关。

6. **知识缺乏** 与缺乏眼化学伤的防治知识有关。

7. **潜在并发症** 睑球粘连、眼睑畸形、眼睑外翻或内翻、结膜干燥症、角膜溃疡、虹膜睫状体炎、角膜瘢痕、继发性青光眼、并发性白内障、眼球萎缩等，与化学物质进入眼部的量、浓度、时间及其处理是否及时、合理有关。

五、护理目标

1. 视力稳定或提高。

2. 眼痛、怕光、流泪等眼部刺激症状减轻或消失。

3. 情绪稳定，积极配合进行治疗护理。

4. 生活能够自理，或在他人的帮助下完成日常生活，能够适应化学性眼损伤后的生活状况。

5. 能够陈述预防有外伤的危险的措施。

6. 能够掌握眼化学伤的基本常识。

7. 能够陈述预防睑球粘连、眼睑畸形、眼睑外翻或内翻、结膜干燥症、角膜溃疡、虹膜睫状体炎、角膜瘢痕、继发性青光眼、并发性白内障、眼球萎缩等潜在并发症发生的措施。

六、护理措施

1. 心理护理

关心体贴患者，耐心解释病情及治疗情况，避免不良的刺激因素。消除不良的心理障碍，使之配合治疗。

2. 休息与饮食

（1）保持环境安静，室内光线宜暗，注意卧床休息。

（2）饮食宜清淡，忌葱、蒜、虾蟹等腥发之物，禁烟戒酒。

3. 病情观察

（1）观察视力和视觉的变化。

（2）观察眼睑、结膜、巩膜、角膜、前房、虹膜和晶状体等组织病变的变化。

（3）观察瞳孔大小及瞳孔对光反射的变化。

（4）结膜囊的 pH 值是否正常。

（5）眼压是否正常。

（6）观察是否有睑球粘连、眼睑畸形、眼睑外翻或内翻、眼球干燥症、角膜瘢痕和新生血管形成。

4. 治疗护理

（1）用生理盐水充分冲洗伤眼，迅速彻底清除化学物质，特别是穹隆部与睑板下沟处。或根据致伤物性质用中和冲洗液冲洗，酸性化学伤用 3％碳酸氢钠溶液；碱性化学伤用 3％硼酸溶液；石灰烧伤用 0.37％依地酸二钠溶液。冲洗液不应少于 1000ml。

（2）如结膜角膜损伤严重，应作球结膜放射状切开，进行结膜下冲洗。对严重烧伤，角膜混浊明显者可前房穿刺放出房水。

（3）结膜下注射中和药物，酸性化学伤用 20％磺胺嘧啶钠注射液，每次 1ml；碱性化学伤用维生素 C 注射液，每次 250mg。

（4）用 1％阿托品滴眼液或眼药膏扩瞳。

（5）抗生素滴眼液滴眼，每日 6 次。或抗生素眼药膏涂结膜囊，每日 2 次。或硫酸妥布霉素注射液，每次 24 万单位，加入 0.9％氯化钠注射液 250ml 中，静脉滴注。

（6）碱性化学伤用 0.5％半胱氨酸滴眼液滴眼。石灰烧伤用 0.37％依地酸二钠滴眼液滴眼。

（7）预防和治疗睑球粘连，用玻璃棒分离上下睑球结膜和穹隆部结膜，并涂抗生素眼药膏，每日 1～2 次。

（8）球结膜下注射自体血清，每次 1ml，每周 2 次。

（9）结膜广泛坏死、角膜迅速溶解变薄将要穿孔的患者应早期清除坏死组织，用自体球结膜或唇黏膜移植、或羊膜移植，以挽救眼球。

5. 健康教育

（1）保持身心健康，避免焦虑、悲观情绪。

（2）指导患者出院后继续按医嘱用药或治疗，定期随访。

（3）认识化学性眼外伤要以预防为主。对从事化学方面工作或农村使用化肥的人员，应掌握基本的防护知识，工作时可根据具体情况，佩戴防护眼镜，规范操作，防止化学物质飞溅入眼；在生产、使用酸碱性物质的车间，应加强通风，及时排出酸碱烟雾。另外，工作场所应常备一盆清水，万一化学物质溅入眼内时能够及时冲洗眼部。

（4）指导患者及陪护人员认识化学性眼外伤最重要、最关键的处理是现场急救，一旦化学物质进入眼部，应争分夺秒就地用大量净水，如河水、井水、自来水、冷开水、或饮用蒸馏水、矿泉水等充分冲洗眼部，或用脸盆盛水，将面部浸入水中，反复开合眼睑，或拉开上下眼睑，充分暴露眼穹隆部进行冲洗。然后再送医院系统处理。

七、辨证施护

1. 风热外袭，热毒壅盛

证候　眼睛疼痛，畏光流泪，胞睑红肿，白睛混赤肿胀，黑睛混浊；舌质红，舌苔黄，脉弦。

治法　祛风止痛，清热解毒。

方药　黄连解毒汤加减或犀角地黄汤加减。

护理

（1）双黄连粉针剂，每次 3.6g，加入 0.9％氯化钠注射液 250ml 中，静脉滴注。

（2）滴疏风清热类滴眼液。如黄连西瓜霜滴眼液、10％千里光滴眼液、外障滴眼液。

2. 翳膜滞留

证候　化学伤后期，眼部红肿消退，刺激症状消失，黑睛遗留翳膜；舌红苔少，脉细或细数。

治法　退翳明目。

方药　消翳汤加减。

护理

（1）川芎嗪注射液，每次 160mg，加入 0.9％氯化钠注射液 250ml 中，静脉滴注。

（2）滴退翳明目滴眼液或珍珠明目滴眼液。

八、结果评价

视力是否稳定或提高；眼痛、怕光、流泪等症状是否减轻或消失；是否能够描述引起心理障碍的原因和自我调控的方法，是否能够配合治疗护理；生活是否能够自理，或在他人的帮助下完成日常生活，是否能够适应化学性眼损伤后的生活状况；是否能够陈述预防有外伤的危险发生的措施；对眼部化学伤防治知识的掌握程度；是否能够陈述预防并发症发生的措施。

中篇

耳鼻咽喉科护理学

第十四章

耳鼻咽喉的解剖与生理

第一节　耳的解剖与生理

一、耳的解剖

耳分外耳、中耳和内耳三部分（图 14-1）。

图 14-1　耳的解剖

（一）外耳

1. 耳廓

耳廓除耳垂由脂肪和结缔组织构成外，其余由弹性软骨组成，外覆软骨膜和皮肤。耳廓借韧带和肌肉附着于头颅和颞骨。耳廓分前、后两面，后面微凸，前面凹凸不平，标志如图14-2。

图 14-2　耳廓表面标志

2. 外耳道

外耳道起自耳甲腔底，向内直至鼓膜，成人平均长度约 2.5～3.5cm。分软骨部和骨部，软骨部位于外侧 1/3，骨部位于内侧 2/3。外耳道的软骨部和骨部交界处较窄，称外耳道峡部，外耳道异物多停留于此。

外耳道覆盖皮肤，软骨部的皮下组织有毛囊、皮脂腺及耵聍腺。耵聍腺构造与汗腺类似，能分泌耵聍。外耳道的皮肤较薄，与软骨膜和骨膜附着较紧，感染时疼痛剧烈，且可因下颌关节的运动，改变外耳道软骨的形态，使疼痛加剧。软骨部的前壁有 2～3 个裂隙，内含结缔组织，可借以增加耳廓及外耳道的活动度，外耳道或腮腺炎症也可经此裂隙互相感染。

外耳的动脉由颈外动脉的颞浅动脉和颌内动脉所供给，静脉流入颈外静脉、颌内静脉和翼静脉丛。

外耳的神经有下颌神经的耳颞支、来自颈丛的耳大神经、面神经的耳后支和迷走神经的耳支。当刺激外耳道时，常引起反射性咳嗽，这是迷走神经受刺激的缘故。

外耳的淋巴流入耳前淋巴结、耳后淋巴结、耳下淋巴结，少数流入颈浅淋巴结和颈深淋巴结。

（二）中耳

中耳包括鼓室、咽鼓管、鼓窦和乳突四部分。

1. 鼓室

位于鼓膜和内耳外侧壁之间。前面借咽鼓管与鼻咽部相通，向后借鼓窦入口与鼓窦相通，内有听骨、肌肉、韧带和神经。鼓室黏膜和咽鼓管、鼓窦黏膜相连续。

鼓室有上、下、内、外、前、后六个壁（图14-3）。

图 14-3 鼓室的六面

（1）上壁 亦称鼓室盖，是一层薄骨板，将鼓室与颅中窝分隔，向后和鼓窦盖相连。

（2）下壁 为一层薄骨板，将鼓室和颈静脉球分隔，向前和颈内动脉管的后壁相连。

（3）内壁 即内耳的外壁，中部有一隆起名鼓岬，为耳蜗的基底所在处。鼓岬的后上方有前庭窗，又称卵圆窗，镫骨底板借环状韧带将其封闭。鼓岬的后下方有蜗窗，亦称圆窗，通入耳蜗鼓阶，圆窗为一膜封闭，又称第二鼓膜，或圆窗膜。前庭窗上方有面神经水平段，少数面神经直接暴露于鼓室黏膜下，是急性中耳炎出现面神经瘫痪的原因之一。

（4）外壁 大部分为鼓膜。鼓膜约为 8mm×9mm 的椭圆形、灰白色的半透明薄膜，厚约 0.1mm，呈浅漏斗状，凹面向外，鼓膜与外耳道底约成 45°角，婴儿鼓膜的倾斜度更大。鼓膜分两部分，其上方小部分称松弛部，薄而松弛。其余大部分鼓膜称紧张部。紧张部的鼓膜分为三层：外层是复层鳞状上皮，中层由纤维组织组成，内层为黏膜层是扁平上皮。

正常鼓膜有以下标志（图14-4）。

①锤骨短突 鼓膜前上部灰白色的小突起，系锤骨短突自鼓膜深面的凸起。

②鼓膜前后皱襞 为自锤骨短突向前、后引伸的鼓膜皱襞，皱襞上面为鼓膜松弛部，下面为鼓膜紧张部。鼓膜内陷者，其前后皱襞尤为明显。

③锤骨柄 透过鼓膜表面的浅粉红色条纹状影，自短突向下微向后止于鼓脐。

④光锥 鼓脐向前下方达鼓膜边缘的三角形的反光区。

为了便于描述，将鼓膜分为四个象限（图14-5）。

（5）前壁 有咽鼓管鼓室口，鼓室借咽鼓管与鼻咽部相通。

图 14-4　鼓膜的正常标志　　　　图 14-5　鼓膜的四个象限

（6）后壁　后壁的上部有鼓窦入口，自上鼓室通入鼓窦，为中耳炎症向乳突气房扩散感染的通道。鼓室后壁为外耳道后壁的延续，有面神经垂直段通过，该垂直段位于面神经水平段交界处的后面。

鼓室内容物有听骨、肌肉、韧带和神经。

（1）听骨　即锤骨、砧骨和镫骨构成听骨链。使鼓膜与前庭窗连接（图 14-6）。

图 14-6　听小骨

（2）肌肉　即镫骨肌与鼓膜张肌。可以减低内耳的压力与损伤。

（3）韧带　听骨借韧带固定于鼓室内。

（4）鼓室神经。

2. 咽鼓管

成人全长约 35mm，内 1/3 为骨部，外 2/3 为软骨部，是沟通鼻咽腔和鼓室的管道，也是中耳感染的主要途径。咽鼓管鼓室口位于鼓室前壁，然后向前下、内通入鼻咽部侧壁。咽鼓管黏膜为纤毛柱状上皮，与鼻咽部及鼓室黏膜连续，纤毛的运动向鼻咽部，使鼓室内的分泌物得以排除。咽鼓管的鼻咽端开口在静止状态时是闭合的，在张口、吞咽、歌唱或呵欠等动作时开放，空气乘机进入鼓室，以保持鼓室内外的气压平衡。婴儿和儿童的咽鼓管较成人短而平直，口径相对较大，当鼻及鼻咽部感染时较成人易患中耳炎。

3. 鼓窦

为上鼓室后上方的一含气腔,是鼓室和乳突气房间的通道。

4. 乳突

内含许多小气房,各房彼此相通。根据气房的发育程度可将乳突分为三型:①气化型,占80%,气房发育良好,气房间隔很薄,乳突外层骨质也薄;②硬化型,气房未发育,骨质致密;③板障型,气房小而多,气房间隔较厚,外层骨质较厚,颇似头盖骨的板障构造。

(三) 内耳

内耳又称迷路,位于颞骨岩部内,外有骨壳名骨迷路(图14-7),内有膜迷路,膜迷路内含内淋巴液。膜迷路与骨迷路间含外淋巴液。

1. 骨迷路

由耳蜗、前庭和半规管组成。

图 14-7　骨迷路

(1) 耳蜗　形似蜗牛壳,为螺旋样骨管,旋绕中央的蜗轴约2周半。从蜗轴伸出的骨螺旋板延续到骨蜗管内,并由耳蜗底盘旋上升,直达蜗顶。骨螺旋板外缘有前庭膜和基底膜连接骨蜗管外壁,基底膜是与螺旋板平行延伸的薄膜,因此,骨蜗管便被基底膜和前庭膜分隔成前庭阶、鼓阶和膜蜗管三个管道。蜗管内储内淋巴,为一封闭的盲管。前庭阶和鼓阶内储外淋巴,并在蜗顶借蜗孔相交通。

(2) 前庭　位于耳蜗与半规管之间,呈椭圆形,前接耳蜗,后接三个半规管,前庭外侧壁为鼓室内侧壁的一部分,有前庭窗及蜗窗。

(3) 骨半规管　位于前庭的后上方,为三个互相垂直的半环形的骨管。根据其所在的位置分外(水平)半规管、上(垂直)半规管和后半规管。每个半规管的一端膨大部分为壶腹。由于上半规管和后半规管没有壶腹的一端合并成总脚连接前庭,所以三个半规管只有5个开孔通入前庭。头直立时,外半规管平面约比地面后倾30°角,壶腹端在前;上半规管的平面与同侧岩部的长轴垂直；后半规管的平面则与同侧岩部的长轴相平行。

2. **膜迷路**

形状与骨迷路相同，借纤维束固定于骨迷路壁上，悬浮于外淋巴液中。

（1）蜗管　为膜性螺旋管，介于前庭阶和鼓阶之间。蜗尖端为盲端，下端借连合管通入球囊，内含内淋巴液。其切面呈三角形，上壁为前庭膜；外侧壁增厚与骨蜗管的骨膜接连，名血管纹；底壁为基底膜，由支柱细胞，内、外毛细胞和胶状盖膜构成螺旋器，亦称柯蒂氏器，是耳蜗神经末梢感受器。

（2）椭圆囊和球囊　两者均在骨前庭内，囊内各有一个囊斑，其构造相同，由支柱细胞和感觉毛细胞的神经上皮所组成，毛细胞的纤毛上覆盖一层含有石灰质的胶质体，名耳石。椭圆囊斑大部分位于囊的底壁，小部分位于囊的前壁。球囊斑居于囊的内侧壁上。囊斑为重力和直线加速度运动平衡的外周感受器。

（3）膜半规管　附着于骨半规管的外侧壁，膜半规管的壶腹内各有壶腹嵴，由支柱细胞和感觉细胞的神经上皮组成，毛细胞的纤毛较长，为一胶质膜覆盖，名壶腹嵴顶，亦称终顶，为角加速度感受器。

3. **内耳血管和神经**

内耳的血管大部由基底动脉或小脑前下动脉分出的内听动脉所供给，间有耳后动脉之茎乳支供给分布于半规管。

听神经在脑桥和延髓间离开后，偕同面神经进入内耳道，在内耳道分为耳蜗和前庭二支。螺旋神经节双极细胞的中枢突经内耳道底的终板形成蜗神经，半规管壶腹嵴、球囊斑和椭圆囊斑的神经元在内耳道底部形成前庭神经，两神经支经内耳门入颅，终止于延髓与脑桥。

二、耳的生理功能

耳的功能主要有二：一司听觉，二司平衡。

（一）听觉功能

听觉是人的主观感觉，声音是一种物理性能。物体振动后引起空气的振动而形成声波。不同物体的振动可产生不同的声波，并各具有不同的频率、波长、振幅和波形。人的听觉范围在 20～20000Hz，但对语言频率 500～3000Hz 的声波最敏感。声音强度以分贝（dB）计算。

1. **声音的传导**

声音传入内耳的径路有二：一是空气传导，二是骨传导。在正常情况下，以空气传导为主。

（1）空气传导　声波自外界经空气传入内耳，主要途径简示如下。

```
声波              锤骨 → 砧骨
 ↓                 ↑        ↓
耳廓 → 外耳道 → 鼓膜  镫骨 → 前庭窗 → 外、内淋巴 → 螺旋器 → 听神经 → 听觉中枢
空气振动        传声变压          液体波动      感音    神经冲动   综合分析
```

（2）骨传导 声波经颅骨传入内耳，有移动式和挤压式两种方式，二者协同可刺激螺旋器引起听觉。

2. 外耳的生理 耳廓可以帮助对声源方向的判定，与外耳道共同起到收集声波、传递声音的作用。

3. 中耳生理

（1）中耳的解剖结构就是一种传声的变压装置。鼓膜的有效振动面积为镫骨底板面积的17倍，声波从鼓膜传到镫骨底板时，其声压将被提高22倍。

（2）咽鼓管的主要功能为调节鼓室内气压与外界平衡，此为声波正常传导的重要条件。咽鼓管的鼻咽端开口平时呈闭合状态，当吞咽、张口或呵欠等动作时，咽鼓管咽口开放，以维持鼓室内外气压的平衡。此外，咽鼓管借纤毛运动，可将鼓室内分泌物排至鼻咽部。

4. 耳蜗的生理

（1）耳蜗的传音生理 当声波经前庭窗进入耳蜗变成液波时，基底膜则随液波上下移动。当其向上移动时，毛细胞顶部的网状层与盖膜则以螺旋板缘为支点进行移动，结果在两者之间形成剪刀式的运动，毛细胞的纤毛被弯曲，使其底部的神经末梢产生神经冲动，经神经纤维传至中枢，引起听觉。

（2）耳蜗的感音生理 原因不是很明确，目前有共振学说（又称钢琴学说或周围学说）、行波学说、电话学说（又称扩音学说或中枢分析学说）、排放学说（亦称电话部位或频率部位学说）。

（二）平衡功能

人类身体的平衡由前庭、视觉和本体感觉三个系统的协调作用来维持，其中以前庭功能最为重要。第八脑神经的前庭核与眼肌及身体各部肌肉有较广泛神经联系，前庭维持身体的平衡，是依靠一种范围广泛的反射作用。

1. 静平衡

由椭圆囊和球囊所维持。因椭圆囊斑上部胶状膜内耳石的比重是2.71，内淋巴的比重是1.003。由于这种比重的差别，当头位的改变或静止时，耳石对感觉毛细胞的纤毛产生牵引或压迫或剪切刺激，刺激循神经纤维传入各级中枢，而使身体感知各种不同的头位和头位的变化，并引起相应的肌肉反应，来维持身体的平衡。

2. 动态平衡

各半规管之功用为司身体运动时的平衡。壶腹嵴是旋转运动加速或减速的外周感受器，由此引起旋转感觉和眼肌与肢体、躯干肌肉的反射性运动，以维持身体的平衡。当刺激半规管时，还会出现一些植物神经系统的反应，表现为眩晕、出汗、面色苍白、恶心、呕吐等现象，这些反应的性质和程度与前庭器的兴奋性有关。

在日常生活中，人的许多活动既刺激椭圆囊、球囊，也刺激半规管、前庭器。两个部位同时维持身体平衡，并起着复合功能作用。

第二节 鼻及鼻窦的解剖与生理

一、鼻及鼻窦的解剖

鼻由外鼻、鼻腔、鼻窦三部分构成。

(一) 外鼻

外鼻由骨、软骨构成支架，外覆软组织和皮肤，略似锥形（图14-8）。

图 14-8　外鼻各部名称

外鼻软骨性支架，由鼻中隔软骨，侧鼻软骨，大、小翼软骨等组成。各软骨之间有结缔组织联系。外鼻的骨性支架，由鼻骨、额骨鼻突、上颌骨额突组成。鼻骨左右成对，上接额骨鼻突，两侧与上颌骨额突相连。鼻骨下缘、上颌骨额突内缘及上颌骨腭突游离缘共同构成梨状孔（图14-9）。

鼻尖、鼻翼及鼻前庭皮肤较厚，且与皮下组织及软骨膜粘连紧密，并富有皮脂腺、汗腺，为粉刺、痤疮和酒齄鼻的好发部位。炎症时稍有肿胀，即疼痛较剧。

外鼻的静脉经内眦静脉及面静脉汇入颈内、颈外静脉和内眦静脉，与眼上静脉、眼下静脉相通，最后汇入颅内海绵窦。面静脉无瓣膜，血液可上下流通，当鼻或上唇（称危险三角区）的感染处理不当或随意挤压，则有可能引起海绵窦血栓性静脉炎等严重颅内并发症（图14-10）。

(二) 鼻腔

鼻腔为一顶窄底宽的狭长腔隙，前起前鼻孔，后止于后鼻孔，与鼻咽部相通。由鼻中隔分隔为左右两腔，每侧鼻腔包括鼻前庭与固有鼻腔两部分。

1. 鼻前庭

位于鼻腔最前部，由皮肤覆盖，富有皮脂腺和汗腺，并长有鼻毛，鼻前庭皮肤与固有鼻腔黏膜交界处称为鼻阈。

图 14-9 外鼻骨和软骨支架

图 14-10 外鼻静脉与海绵窦的关系

2. 固有鼻腔

通称鼻腔，有内、外、顶、底四壁。

（1）内壁 即鼻中隔，由鼻中隔软骨、筛骨垂直板及犁骨组成。鼻中隔前下部黏膜血管丰富，汇聚成网称为利特尔区。此处黏膜较薄，血管表浅，黏膜与软骨膜相接紧密，且位置靠前，易受外界刺激，是鼻出血最易发生的部位（图 14-11）。

（2）外壁 鼻腔外壁有突出于鼻腔的三个鼻甲，分别称上、中、下鼻甲。各鼻甲下方的空隙称为鼻道，即上、中、下鼻道。各鼻甲内侧面和鼻中隔之间的空隙称为总鼻道。上、中

图 14-11　鼻中隔动脉分布

两鼻甲与鼻中隔之间的腔隙称嗅裂或嗅沟（图 14-12）。

图 14-12　鼻腔外侧壁

　　①上鼻甲　位于鼻腔外壁的后上部，位置最高、最小，因前下方有中鼻甲遮挡，前鼻镜检查不易窥见。上鼻甲后上方为蝶筛隐窝，蝶窦开口于此。
　　②上鼻道　有后组筛窦开口。
　　③中鼻甲　系筛骨的突出部。中鼻甲前端外上方的鼻腔侧壁有小丘状隆起称为鼻丘，是三叉神经、嗅神经所形成的反射区。
　　④中鼻道　外壁上有两个隆起，后上方为筛窦的大气房，名筛泡。筛泡前下方有一弧形嵴状隆起，名钩突。筛泡与钩突之间有一半月形裂隙，称为半月裂孔。额窦多开口于半月裂

孔的前上部，其后为前组筛窦开口，最后为上颌窦开口。中鼻甲、中鼻道及其附近的区域又称"窦口鼻道复合体"，如发生变异与病理改变，将直接影响鼻窦的通气引流，导致鼻窦炎。

　　⑤下鼻甲　为一独立骨片，附着于上颌骨内壁，前端距前鼻孔约 2cm，后端距咽鼓管口约 1cm，为鼻甲中最大者，故下鼻甲肿大时易致鼻塞。

　　⑥下鼻道　前上方有鼻泪管开口，其外段近下鼻甲附着处骨壁较薄，是上颌窦穿刺的最佳进针部位（图 14-13）。

　　　　　　　　中鼻甲　　　　　　　嗅沟
　　　　　　　　中鼻道　　　　　　　鼻中隔
　　　　　　　　下鼻甲　　　　　　　总鼻道
　　　　　　　　下鼻道

图 14-13　右鼻腔

　　（3）顶壁　呈狭小的拱形。前部为额骨鼻突及鼻骨构成，中部是分隔颅前窝与鼻腔的筛骨水平板，此板薄而脆，并有多数细孔，呈筛状，嗅神经经此穿过进入颅前窝。外伤或手术时易骨折致脑脊液鼻漏，成为感染入颅的途径。

　　（4）底壁　即硬腭，与口腔相隔，前 3/4 由上颌骨腭突构成，后 1/4 由腭骨水平部构成。

　　3. 鼻腔黏膜

　　按其组织学构造和生理机能的不同，分为嗅区黏膜和呼吸区黏膜。

　　（1）嗅区黏膜　分布于上鼻甲及部分中鼻甲内侧面及相对应的鼻中隔部分，有嗅神经末梢分布。

　　（2）呼吸区黏膜　除嗅区外，鼻腔各处均由呼吸区黏膜覆盖，黏膜内含有丰富的浆液腺、黏液腺和杯状细胞，能产生大量分泌物，使黏膜表面覆有一层随纤毛运动不断向后移动的黏液毯。黏膜内有丰富的静脉丛，构成海绵状组织，具有灵活的舒缩性，能迅速改变其充血状态。

　　（三）鼻窦

　　鼻窦为鼻腔周围颅骨内含气空腔，名为额窦、筛窦、上颌窦及蝶窦。共四对八个（图 14-14）。

　　临床上按其解剖部位及窦口所在位置，将鼻窦分为前、后两组，前组鼻窦包括上颌窦、前组筛窦和额窦，其窦口均在中鼻道。后组鼻窦包括后组筛窦和蝶窦，前者窦口在上鼻道，后者窦口在蝶筛隐窝。

　　1. 上颌窦

　　在上颌骨体内，为鼻窦中最大者，形似横置的锥体，锥体之底即上颌窦内侧壁，锥体尖

图 14-14   鼻窦的面部投影

部在上颌骨颧突处，15岁时窦的大小几乎与成人相同。前壁中央最薄并略凹陷称"尖牙窝"，上颌窦手术多经此进入，尖牙窝上方有眶下孔，为眶下神经及血管通过之处。后外壁与翼腭窝相隔。内壁为鼻腔外侧壁的一部分。

2. 筛窦

位于鼻腔外上方和眼眶内壁之间的筛骨内，呈蜂房状小气房。筛窦以中鼻甲附着缘为界，位于其前下者为前组筛窦，开口于中鼻道；中鼻甲后上者为后组筛窦，开口于上鼻道。实际上前、后组筛窦很难截然分开。筛窦外壁菲薄如纸，为眶内侧壁的纸样板，故筛窦或眼眶炎症可相互感染。

3. 额窦

位于额骨内，其大小、形状极不一致，有时可一侧或两侧未发育。额窦的前壁为额骨外板，较坚厚，内含骨髓。后壁为额骨内板，较薄，与额叶硬脑膜相邻。

4. 蝶窦

位于蝶骨体内，形状大小不一。由蝶窦中隔分为左右两侧，两侧常不对称。顶壁与颅前窝及颅中窝相隔，顶壁凹陷形成蝶鞍底部，故可通过蝶窦行垂体肿瘤摘除术。

二、鼻及鼻窦的生理

（一）鼻的生理功能

1. 呼吸功能

（1）通道作用   由于鼻腔解剖的特殊，吸气时气流呈抛物线经中鼻甲内侧至鼻腔顶，再折向下方经后鼻孔入咽腔。呼气时部分气流则以抛物线经前鼻孔呼出，部分则由于后鼻孔大，前鼻孔小，致全部气流不能同时呼出，而在鼻腔内形成旋涡气流渐次呼出，以使气流在鼻腔增加了与鼻腔鼻窦黏膜接触的机会。

（2）温暖作用   鼻腔黏膜的面积较大，且有丰富的海绵状血管组织，具有敏感的舒缩能力，每日可放出热能约70卡，使吸入的冷空气迅速变暖，调节至30℃～33℃，再经咽、喉调节至与正常体温相近后入肺。

（3）湿润作用　鼻黏膜富于腺体，需要时一昼夜可分泌水分约1000ml，用以提高空气的湿度，防止呼吸道黏膜干燥，使黏膜的纤毛运动得以维持正常的机能。

（4）滤过清洁作用　鼻前庭的鼻毛对粉尘有阻挡滤过作用。较细微的尘埃和细菌进入鼻腔后，被黏膜表面的黏液毯粘住，黏液中有可溶解细菌的溶菌酶，再经纤毛运动向后送达鼻咽腔，经口腔吐出或咽下。因此，保护纤毛运动对维持鼻腔正常生理功能甚为重要。

2. 嗅觉功能

含气味的气体分子随吸入气流到达鼻腔嗅沟处，与嗅黏膜接触，溶解于嗅腺的分泌物中，刺激嗅细胞产生神经冲动，经嗅神经到达嗅球、嗅束，再到达延髓和大脑中枢产生嗅觉。

3. 共鸣

鼻腔是重要的共鸣器官。若鼻腔因炎症肿胀而闭塞时，发音则呈"闭塞性鼻音"。若腭裂或软腭瘫痪时，发音时鼻咽部不能关闭，则呈"开放性鼻音"。

4. 反射机能

鼻腔内神经丰富，常出现一些反射现象。如喷嚏，为一保护性反射。

（二）鼻窦的生理功能

鼻窦对增加吸入鼻腔空气的温度及湿度、增强声音共鸣以及减轻头颅重量等方面都起着一定的作用。

第三节　咽的解剖与生理

一、咽的解剖

咽分为鼻咽、口咽和喉咽，是呼吸道与消化道的共同通道。上起颅底，下达环状软骨平面下缘，相当于第6颈椎食管入口平面，成人全长约12~14cm（图14-15）。

（一）鼻咽部

鼻咽在鼻腔的后方、颅底至软腭游离缘水平面以上的部位。顶部略呈拱顶状，向后下呈斜面，由蝶骨体、枕骨底所构成。在顶壁与后壁交界处的淋巴组织称腺样体。鼻咽前方是后鼻孔及鼻中隔后缘。鼻咽的左右两侧距下鼻甲后端约1cm处有咽鼓管咽口，咽鼓管咽口的后上缘有唇状隆起称咽鼓管隆突，亦称咽鼓管圆枕，其后上方有一深窝称咽隐窝，是鼻咽癌好发部位，其上距颅底破裂孔仅1cm左右，鼻咽恶性肿瘤常可循此进入颅内。

（二）口咽部

口咽部介于软腭与会厌上缘部分，后壁相当于第2、3颈椎的前面，前方借咽峡与口腔相通，向下连通喉咽部。口咽前方为悬雍垂、舌背、腭舌弓构成半圆形咽峡。舌腭弓和咽腭弓间的深窝称扁桃体窝，内有腭扁桃体。咽峡的前下部为舌根，上有舌扁桃体。在咽腭弓的后方，有纵行束状淋巴组织称咽侧索（图14-16）。

图 14-15　咽腔分段

图 14-16　口咽与咽峡

1. 腭扁桃体　腭扁桃体俗称扁桃体，表面有 10～20 个内陷的扁桃体隐窝。隐窝深入扁桃体内成为管状或分支状盲管，深浅不一，常有食物残渣及细菌存留而形成感染的"病灶"。扁桃体上部有一大而深的隐窝称扁桃体上隐窝，其盲端可达扁桃体被膜，炎症时可经此穿破被膜形成扁桃体周围脓肿。

2. 咽淋巴环　咽黏膜下淋巴组织丰富，主要有腺样体、咽鼓管扁桃体、咽侧索、咽后壁淋巴滤泡、腭扁桃体及舌扁桃体，这些淋巴组织在黏膜下有淋巴管相连系构成咽淋巴环的内环，此环输出之淋巴管与颈淋巴结又互相连系交通则称外环，内环和外环统称为咽淋巴环

（图 14-17）。

3. 咽筋膜间隙

（1）咽后间隙 位于椎前筋膜与颊咽筋膜之间，内有疏松结缔组织和淋巴组织。上起颅底枕骨部，下达第一、二胸椎平面，在正中由于咽缝前后壁连接较紧，将咽后间隙分为左右各一，鼻、鼻窦及咽部的淋巴都汇入其中，因此，这些部位的炎症可引起咽后淋巴结感染化脓。

图 14-17 咽淋巴环示意图

（2）咽旁间隙 位于咽后间隙两侧，左右各一，呈三角形漏斗状，内含疏松蜂窝组织，上界为颅底，下达舌骨大角处，后壁为椎前筋膜，内壁为颊咽筋膜、咽上缩肌，与扁桃体窝相隔，故扁桃体的炎症常扩散至此间隙。

（三）喉咽部

上接口咽，下界为食管入口，前方通喉腔。前面自上而下有会厌、杓会厌皱襞、杓状软骨围成的喉入口，在舌根与会厌软骨之间的正中有舌会厌韧带。杓会厌皱襞两侧的外下方各有一深窝为梨状窝，两梨状窝之间，环状软骨板后方有环后隙与食管入口相通，当吞咽时梨状窝呈漏斗形张开，食物经环后隙入食管。

二、咽的生理功能

（一）吞咽功能

食团接触舌根及咽峡黏膜时可引起吞咽反射。软腭上举，关闭鼻咽腔，舌根隆起，咽缩肌收缩，压迫食团向下移动。会厌覆盖喉口，在呼吸发生暂停的同时，使声门紧闭，喉上提，梨状窝开放，食团越过会厌进入食管。

（二）呼吸功能

正常呼吸状态，空气经过鼻和咽腔时，软腭保持松弛状态。咽腔黏膜内富有腺体，故有继续对空气加温、湿润的作用。

（三）保护和防御功能

咽肌运动对机体起着重要的保护作用，在吞咽和呕吐时，咽肌收缩可暂时封闭鼻咽和喉部，使食物不致返流入鼻腔或吸入气管。

（四）共鸣作用

发音时咽腔可改变形状而产生共鸣，使声音清晰、悦耳，其中软腭的作用尤为重要。

第四节 喉的解剖与生理

一、喉的解剖

喉上通喉咽，下接气管，位于颈前正中部，它是软骨、韧带、喉肌及黏膜构成的锥形管状器官。有呼吸与发音的重要功能。

（一）喉软骨

喉的支架由甲状软骨、环状软骨、会厌软骨、杓状软骨、小角软骨和楔状软骨构成（图14-18）。

图 14-18 喉的前面观

甲状软骨是喉支架中最大的一块软骨，由左右对称的四方形甲状软骨板在颈前正中线汇合，并形成一定的角度，男性夹角较小，且上端向前突出，称为喉结，女性近似钝角。两侧甲状软骨翼板后缘向上、下端延伸，呈小柱状突起，分别称为上角和下角，上角较长，借韧带与舌骨大角相连；下角较短，其内侧面与环状软骨后外侧面的小凹形成环甲关节。甲状软骨上缘正中有一"V"形凹陷，称甲状软骨切迹，为识别颈正中线的标志（图14-19）。

图 14-19　喉软骨

环状软骨位于甲状软骨之下，下接气管，前部较窄，称环状软骨弓，后部向上延展而较宽阔，称环状软骨板。是喉与气管环中唯一完整的环形软骨，对支持喉腔通畅，保证呼吸甚为重要。

会厌软骨扁平如叶状，上缘游离呈弧形，茎在下端，附着于甲状软骨前角的内面。会厌分舌面和喉面，舌面组织疏松故感染时易肿胀。

杓状软骨又名披裂软骨，位于环状软骨板后上缘，呈三角锥形，左右各一，顶尖倾向后内方，其底部和环状软骨连接成环杓关节，它在关节面上的滑动和旋转可使声带张开或闭合。底的前角名声突，声带后端附着于此。底的外侧角名肌突，为环杓侧肌和环杓后肌附着之处，司声门的开放与关闭。

小角软骨位于杓状软骨的顶部，左右各一，有伸展杓会厌皱襞的功能。

（二）喉的韧带与筋膜

喉的韧带分喉外韧带和喉内韧带，喉外韧带将喉与邻近组织连接，喉内韧带将喉的各软骨连接。

（三）喉腔

喉腔上起喉入口，下达环状软骨下缘并接气管。由室带与声带分隔为三区（图 14-20）。

1. 声门上区

位于室带之上，其上口通喉咽部即喉入口，前壁为会厌软骨，两旁为杓会厌皱襞，后为杓状软骨，介于喉入口与室带之间者又称喉前庭。

2. 声门区

位于室带与声带之间，包括室带、声带、喉室。

（1）室带　又称假声带，左右各一，位于声带上方并与声带平行，由室韧带、肌纤维及黏膜组成，呈淡红色。

（2）声带　位于室带下方，左右各一，由声韧带、声肌及黏膜组成，在间接喉镜下呈白色带状，其游离缘薄而锐。两声带间的空隙称声门裂，简称声门。声门前端称前联合。声带张开时呈一等腰三角形，是喉腔中最狭窄部分。

（3）喉室　位于声带与室带之间的椭圆形空隙，其前端向上外伸展成喉室小囊，内含黏液腺分泌黏液，润滑声带。

3. 声门下区

声带下缘至环状软骨缘以上的喉腔，幼儿期此区黏膜下组织结构疏松，炎症时容易发生水肿引起喉阻塞。

图 14-20　喉腔冠状切面

（四）喉肌

喉肌分为内外两组。

喉外肌将喉与周围结构相连，可使喉固定或上下运动。附着于舌骨之上的有二腹肌、茎突舌骨肌、下颌舌骨肌及颏舌骨肌，此组肌肉均可使喉随舌骨上升而上提；附着于舌骨之下的胸骨舌骨肌、肩胛舌骨肌可使喉随舌骨下降而将喉拉向下。

喉内肌依其作用分成以下几组。

1. 使声门张开（声带外展）

主要是环杓后肌，起自环状软骨板背面浅凹处，斜向外上方，止于杓状软骨肌突后面，收缩时杓状软骨的声带突向外转动，声门开大。

2. 使声门关闭（声带内收）

（1）环杓侧肌起自同侧环状软骨弓两侧上缘，止于杓状软骨肌突前方。收缩时使声带突转向内而关闭声门。

（2）杓肌　位于喉后壁，由横行和斜行的肌纤维组成杓横肌和杓斜肌，收缩时可使两侧杓状软骨互相向中线接近，使声带内收声门关闭。

3. 改变声带张力

（1）环甲肌　起自环状软骨弓的前外侧，斜向后上止于甲状软骨后部下缘及下角之前缘，收缩时甲状软骨和环状软骨弓接近，而甲杓肌拉长，增加声带张力，并略有声带的内收作用。

（2）甲杓肌　起于甲状软骨背面中央前联合，后端附于杓状软骨之声带突及声带部，收缩时牵引杓状软骨向前方移动，使声带松弛，并使声门关闭。甲杓肌和覆盖其上下的黏膜是声带的主要组成部分。发音的音调与该肌收缩的紧张度有关。

4. 会厌活动肌

(1) 杓会厌肌 收缩时可将会厌软骨拉向后下方使喉口关闭。

(2) 甲状会厌肌 收缩时可将会厌软骨拉向前下方使喉口及喉前庭扩大。

（五）神经

喉的神经均为迷走神经分支。

1. 喉上神经 在相当于舌骨大角平面处分为内外两支，内支为感觉神经，在喉上动脉穿入甲状舌骨膜处后上方入喉，分布于声带以上区域的黏膜。在梨状窝处黏膜下该神经位置较浅，故可在此作表面麻醉。外支属运动神经，支配环甲肌。喉上神经病变时，喉黏膜感觉丧失，致发生误咽，同时环甲肌松弛致发音障碍。

2. 喉返神经 为喉的主要运动神经，支配除环甲肌以外的喉内诸肌，亦有感觉支分布于声门下区黏膜。两侧喉返神经的径路不同，左侧径路较长，在主动脉弓前由迷走神经分出，绕主动脉弓下方，右侧喉返神经在右锁骨下动脉前方由右迷走神经分出向下、后绕此动脉，左右两侧神经然后沿气管食管间沟上行，在环甲关节的后方进入喉部。前支分布于喉内的内收肌，后支分布于喉内的外展肌。

凡在喉返神经的径路上侵犯和压迫神经的各种病变都可以引起声带麻痹，声音嘶哑。由于左侧径路较右侧长，故临床上受累机会较多。

二、喉的生理功能

（一）呼吸功能

喉是呼吸的通道。声门裂为呼吸道最狭窄处，依身体对气体的需要量，声门裂的大小也随之改变。平静呼吸时声带略内收，深吸气或体力劳动时声带极度外展，声门扩大，以增加肺内气体交换，调节血与肺泡内二氧化碳浓度。

（二）发音功能

喉是发音器官，发音时声带向中线移动，声门闭合，肺内呼出的气流冲动声带而产生声波，称基音，再经咽、口、鼻等腔共鸣作用而成悦耳之声音。声调的高低主要是由喉肌运动加以控制声带在发音中的变化而决定的。

（三）保护功能

喉对下呼吸道有保护作用，吞咽时喉体上提，会厌向后下倾斜，盖住喉上口，声带关闭，食物沿两侧梨状窝下行进入食道，而不致误入下呼吸道。另外，喉的咳嗽反射能将误入下呼吸道的异物，通过防御性反射性剧咳，迫使异物排出。

第五节 气管、支气管及食管解剖与生理

一、气管、支气管解剖与生理

（一）解剖

气管位于颈前正中、食管的前方，是一个由软骨、肌肉、黏膜和结缔组织构成的管腔。上端起自环状软骨下缘，相当第6颈椎平面，向下进入胸腔，下端相当于第5胸椎上缘，在此分成左右两主支气管，分叉处称气管隆凸，其边缘光滑锐利。

气管软骨以呈向后方开放的马蹄形不完整的软骨环为支架，共计16～20个，以气管环韧带将其互相连接。气管的长度及内径因性别、年龄及呼吸状态而不同。成年男性长约12cm，女性约10cm，气管内径左右约2.0～2.5cm，前后约1.5～2.0cm。气管环的缺口约占气管横断面周长的1/3，由纵行的弹性结缔组织纤维和横行、斜行平滑肌加以封闭，称气管膜部，形成气管后壁，与食管前壁紧接。故呼吸时气管可以扩大或缩小。气管在其下端分叉处比较固定，其余部分较易活动，可随头部伸仰、颈部转动、吞咽、呼吸等动作而变换位置。气管、支气管覆以假复层柱状纤毛上皮，纤毛运动呈波浪式，方向向上，使下呼吸道分泌物易于排出。

支气管分左右主支气管。右支气管较短而粗，长约2.5cm，直径约1.4～2.3cm，与气管纵轴的延长线约成20°～30°；左支气管较细而长，长约5cm，直径约1.0～1.5cm，与气管纵轴成40°～45°，因此气管异物进入右侧的机会较左侧多，右侧支气管约在第5胸椎下缘进入肺门，分为三支进入相应的肺叶，即上叶、中叶和下叶支气管；左侧支气管约在第6胸椎处进入肺门，分为上、下叶支气管。

支气管管壁构造基本上和气管一样。支气管在肺门内逐渐缩小，呈树状（图14-21）。按其分布情况分为主支气管、肺叶支气管、肺段支气管及细支气管四级。

（二）生理

1. **加温、加湿功能** 气管、支气管是肺泡进行气体交换的通道，被吸入气管、支气管的空气在其内进一步被加温、加湿，所吸入的空气在到达终末细支气管时加温约2℃，支气管内的平均湿度约84%。

2. **清除吸入颗粒、保护机体功能** 气管、支气管的黏膜由假复层纤毛柱状上皮组成，除纤毛细胞外，还有杯状细胞、浆液细胞等分泌性上皮细胞，其分泌的浆液、黏液和纤毛细胞的纤毛组成黏液纤毛运载系统，能将吸入的尘埃、细菌及其他微粒通过波浪式的向喉部运动排出体外。

3. **免疫功能** 气管、支气管的黏膜部位有大量吞噬细胞、淋巴细胞参与免疫反应。其免疫功能包括非特异性免疫和特异性免疫。非特异性免疫以黏液纤毛廓清作用和非特异性可溶因子的抗感染作用最为重要。特异性免疫包括体液免疫和细胞免疫。体液免疫指B细胞在抗原刺激下增殖，分化形成浆细胞，通过免疫球蛋白发挥其免疫作用。细胞免疫指T细胞在抗原刺激下增殖所产生的各种淋巴因子，以及致敏淋巴细胞本身的免疫作用。

4. **防御性呼吸反射** 包括咳嗽反射和屏气反射。气管上皮的激惹感受器受刺激时引起咳嗽反射，可防止灰尘和分泌物进入肺泡，有助于保持呼吸道清洁通畅。突然吸入冷空气或刺激性化学气体可反射性引起呼吸暂停，声门关闭，支气管平滑肌收缩。另外支气管与细支气管上皮细胞之间有刺激性感受器，当支气管突然扩张或萎陷，支气管平滑肌收缩，肺不张

图 14-21　气管、支气管及其开口

或肺的顺应性增加时，会反射性引起过度通气和支气管痉挛。

二、食管的解剖与生理

（一）解剖

食管是由黏膜衬里的肌性管道，上起于环咽肌下缘，与喉咽下端相连，下通胃的贲门处，成人食管入口位于第 6 颈椎平面，贲门位于第 11 胸椎平面。食管平均长度约 25cm，自上切牙至贲门约为 40cm。在发育期，其长度随年龄增加而增长。食管横径约 2cm，吞咽时可有不同程度的扩张。平时其前、后壁几乎相贴。

食管可分为颈、胸、腹三段，由于脊椎和膈的影响，食管径路不完全居于正中线上。自上而下颈段位于颈椎正前方，然后略偏左，胸段在第 4 胸椎处渐移行至中线，至气管分叉处又逐渐向左，最后穿过横膈的食管裂孔取偏左的方向入胃。颈段食管与前面的气管相邻，在气管与食管之间的小沟内有喉返神经经过。胸段上端有气管、主动脉弓和左支气管横过。左侧喉返神经绕过主动脉弓后才沿气管与食管之间的小沟上升，胸段下段的食管位于左心室之后。食管的腹段甚短，直接入胃。

食管有 4 个生理狭窄部位：第 1 狭窄是食管入口部，前有环状软骨弓，后有环咽肌强有力的收缩，是各狭窄中最狭窄处，亦是食管异物最好发的部位，通常关闭，在吞咽时才开放。第 2 狭窄相当于第 4 胸椎高度，是主动脉弓横过食管前方之处。第 3 狭窄相当于第 5 胸椎高度，是左主支气管横过食管前壁之处。因第 2、3 狭窄距离甚近，且第 3 狭窄处常不明显，故临床上亦常将二者合称为第 2 狭窄。第 4 狭窄（临床常称为第 3 狭窄）相当于第 10 胸椎高度，是食管穿过膈的食管裂孔，为膈肌压迫处。以上这些狭窄部位是异物容易嵌留之处。食管损伤和癌肿也较多发生于这些狭窄部位（图 14-22）。

第1狭窄

第2狭窄

第3狭窄

第4狭窄

图 14-22　食管的 4 个生理性狭窄

成人食管壁的厚度约 3～4mm，由黏膜层、黏膜下层、肌层与纤维层构成。黏膜层为复层鳞状上皮；黏膜下层含有腺体；肌层由内环形、外纵形两种肌纤维组成。

食管之血供十分丰富。甲状腺下动脉、胸主动脉及腹主动脉等均有分支分布于食管壁。食管上段之静脉经甲状腺下静脉汇入上腔静脉，中段回流至奇静脉，下段处之静脉则注入门静脉系统。当门静脉血流受阻，门静脉高压时，食管下段静脉则充盈怒张。

（二）生理

食管是输送食团从下咽部到胃的通道。食管上段为骨骼肌，中段为骨骼肌和平滑肌，下段为平滑肌。当食团到达下咽部时，环咽肌反射性一过性弛缓，致口腔、下咽部内压升高，食团通过食管入口而下行。食团进入食管刺激食管壁，引起食管蠕动，将食团推向下。

食管与胃之间无括约肌，在贲门以上的食管有一段长约 4～6cm 的高压区，是正常情况下阻止胃内容物逆流入食管的屏障。食管黏膜的感觉迟钝，轻微的病变一般无明显症状。

附：中西医耳鼻咽喉解剖名称对照表

中医解剖名称	西医解剖名称
耳孔	外耳道口
完骨	乳突
耳膜	鼓膜
鼻准	鼻尖部
中血堂	鼻中隔前下方易出血区
喉核	腭扁桃体
喉关	咽峡
小舌、蒂丁、喉花	悬雍垂
颃颡	鼻咽部
吸门	会厌或会厌下部

第十五章

耳鼻咽喉科护理概述

第一节　耳鼻咽喉科患者的护理评估和常用护理诊断

一、耳鼻咽喉科患者的临床特征

（一）主诉常有多种

耳鼻咽喉各器官在解剖结构、生理功能和疾病的发生与发展方面密切联系，互为因果，因此常多个器官同时受累，或以一个器官病变为主，而累及其他器官。如腺样体肥大的患者可引起鼻塞、口唇干燥、扁桃体炎，易患上呼吸道感染等多种并发症。鼻炎的患者除鼻塞、流涕等症状外，还可能引起咽鼓管阻塞而导致中耳炎，出现耳闷塞感、听力下降、耳鸣、耳痛等症状。因此，在评估耳鼻喉科患者时，要全面评估症状和体征，以免遗漏。

（二）症状变化快，急症多且较凶险，有时危及生命

耳鼻咽喉部位较特殊，一旦这些器官发生感染未得到及时控制，炎症易向附近脑组织蔓延或通过血液播散，引起颅内并发症危及生命。咽喉部是人体呼吸的唯一通道，咽喉部的炎症或异物易导致呼吸道阻塞而引起窒息死亡。因此，护理耳鼻喉科患者时，严密观察病情变化、及时采取治疗和护理措施至关重要。

（三）耳鼻咽喉症状与全身疾病有密切联系

有些耳鼻咽喉科症状或疾病是全身疾病的体现，如高血压、血液病患者，因血压过高或缺乏凝血因子，表现为鼻腔大量出血，只有全身疾病得到控制，局部症状才会消失。慢性扁桃体炎可成为风湿性心脏病、关节炎、肾炎等的"病灶"。

（四）患者易产生多种心理障碍，性格改变甚至过激行为

耳鼻咽喉诸器官行使人体许多重要的感知功能，包括听觉、嗅觉、平衡觉、语言功能，而且这些器官疾病的发展和治疗易引起患者明显的面部结构、功能、形象的改变，如上颌窦癌行上颌骨截除甚至眶内容挖除术的患者，术后面部结构和功能严重改变，形象遭到破坏，需要长期的调整和适应。喉癌行全喉切除术的患者术后失去发音功能，颈部永久性造口给患者带来许多生活和工作的改变，如果患者对疾病适应不良，易产生悲观、抑郁、社会退缩甚至自杀行为。听力严重下降或丧失的患者易产生暴躁易怒，烦躁不安等情绪。

（五）对疾病不够重视，易延误治疗，产生严重后果

许多患者对耳鼻咽喉科疾病缺乏必要的基本知识，如面部危险三角区的疖肿不能挤压，以免造成颅内并发症，回缩涕血可能是鼻咽癌的早期信号，声音嘶哑是早期喉癌的表现，对急性会厌炎、小儿急性喉炎等可能危及生命的疾病的危险性认识不够，常常会延误诊断治疗的最佳时机，造成终生遗憾。因此，护士应大力向患者宣传有关方面的科普知识，使患者认识防病和及早就诊的重要性，更好地配合治疗，提高治疗效果。

二、耳鼻咽喉科患者的护理评估

（一）评估内容

1. 健康史的评估　主要了解患者过去的健康状况，患病后的经历，诊断和治疗的过程，有无家族史、外伤史、手术史、过敏史等。

2. 症状和体征的评估　评估侧重于耳、鼻、面部、咽、喉、口腔、头颈部位的结构和功能的异常表现，同时也要重视全身健康状况的评估。

（1）耳部常见的临床症状

①耳廓形状异常　多见于先天性耳廓畸形、外伤后或耳廓疾病如耳廓化脓性软骨膜炎等。患者因形象有异常可能会产生自卑心理。

②耳痛　约95％为耳病所致，5％为牵涉性痛。耳痛的性质有钝痛、刺痛、抽痛等。常见的原因有耳周及耳的各部分发生炎症，耳部外伤、耳部肿瘤等。耳痛会引起患者烦躁不安，无法正常学习和生活。小儿会哭吵不安，摇头，用手扯耳等。

③耳漏　指经外耳道流出或在外耳道积聚异常分泌物。黏液性或脓性耳漏多见于分泌性中耳炎、急慢性化脓性中耳炎，水样耳漏要警惕脑脊液耳漏。耳道长期流脓且伴有臭味的患者可能不愿与人接触，自尊降低。

④耳聋　临床上将不同程度的听力下降称为耳聋，根据病变部位不同可分三种：传导性聋，即病变部位发生在外耳和中耳的传音装置；感音神经性聋，即病变发生在内耳耳蜗和耳蜗以后的各部位；混合性聋，即兼有传导性聋和感音神经性聋。听觉是人们语言功能正常发展和与人交往的重要基础，失去听觉会导致小儿语言功能发育障碍，社交困难，日常工作和生活受到严重影响，患者易产生焦虑、孤独、恐惧、自卑等各种心理问题。

⑤耳鸣　是听觉功能紊乱所致的常见症状，患者主观感觉耳内有鸣声，而周围环境并无相应的声源。传导性耳聋患者的耳鸣为低音调，如机器轰鸣；感音神经性聋的耳鸣多为高音调，如蝉鸣。耳鸣常会使患者烦躁、失眠、头晕、情绪易激动等，而心理障碍又可加重耳鸣，形成恶性循环。

⑥眩晕　是自身与周围物体的位置关系发生改变的主观上的错觉，大多由外周前庭病变引起，表现为睁眼时周围物体旋转，闭眼时自身旋转，多伴有恶心、呕吐、出冷汗等植物神经功能紊乱现象。

（2）鼻部常见的症状

①鼻塞　常见于鼻及鼻窦疾病，如鼻炎、鼻窦炎、肿瘤、鼻中隔偏曲等。由于引起鼻塞

的原因和病变程度不同，可表现为单侧或双侧鼻塞，持续性、间歇性或交替性鼻塞。

②鼻漏　是指鼻内分泌物外溢。由于原因不同，分泌物性状各异，水样鼻漏多见于急性鼻炎早期和变应性鼻炎发作期；脑脊液鼻漏多发生于外伤或手术后，可疑者测定其葡萄糖含量及蛋白定量可确诊；黏液性鼻漏见于慢性单纯性鼻炎；黏脓性鼻漏见于急性鼻炎恢复期、慢性鼻炎和鼻窦炎等；脓性鼻漏见于较重的鼻窦炎，常带有臭味；血性鼻漏即鼻分泌物中带有血液，见于鼻腔、鼻窦或鼻咽部肿瘤、鼻腔异物等。

③鼻出血　可分为局部原因和全身原因。常见的局部原因有外伤、鼻中隔病变，鼻腔、鼻窦和鼻咽部肿瘤及鼻腔异物等。凡可以引起动脉压或静脉压增高、血液成分或性质发生改变、血管张力发生改变的全身性疾病均可引起鼻出血，如急性发热性传染病、心血管疾病、血液病及营养障碍等。

④嗅觉障碍　按原因不同可分为 3 种类型：呼吸性嗅觉减退和失嗅，如鼻腔阻塞或全喉、气管切开术后，呼吸气流不经鼻腔；感觉性嗅觉减退和失嗅，因嗅黏膜、嗅神经病变使不能感到嗅素存在；嗅觉官能症，因嗅中枢及嗅球受刺激或变性所致，患者可能会产生嗅觉过敏、嗅觉倒错、幻嗅等，多见于癔症、神经衰弱、精神病等。嗅觉障碍会引起患者食欲下降、精神不振等心理症状。

（3）咽部常见的症状

①咽痛　为最常见的咽部症状。由咽部急慢性炎症、溃疡、异物等原因引起，或因咽部临近器官疾病引起，也可以是全身疾病的伴随症状。患者常因咽痛而不愿进食。

②咽部感觉异常　患者自觉咽部有异物感、堵塞、贴附、瘙痒、干燥等异常感觉，常用力清嗓以清除。常见的原因有咽部及其周围组织的器质性病变，如慢性咽炎、咽角化症、扁桃体肥大等，也可为神经官能症的一种表现，多与恐惧、焦虑等精神因素有关。

③吞咽困难　大致可分为 3 种：功能障碍性，凡导致咽痛的疾病都可引起吞咽困难；梗阻性，因咽部或食管狭窄、肿瘤或异物、扁桃体肥大，妨碍食物下行；麻痹性，因中枢性病变或周围性神经炎引起咽肌麻痹。吞咽困难严重的患者常处于营养不良、饥饿消瘦状态。

④打鼾　睡眠时因软腭、悬雍垂、舌根等处软组织随呼吸气流颤动而产生节律性声音。各种病变造成的上呼吸道狭窄如肥胖等均可引起打鼾。鼾症患者常有注意力不集中、记忆力减退、工作效率低等情况，鼾声还会影响他人，影响人际交往。

（4）喉部常见的症状

①声音嘶哑　是喉部疾病最常见的症状，表示病变累及声带。常见原因主要是喉部本身的病变如喉部炎症、息肉、肿瘤等，以及支配声带运动的神经受损，如喉返神经受损。

②吸气性呼吸困难　常见于喉部阻塞性病变者，主要表现为吸气时间延长，吸气时空气不易进入肺内，此时胸腔内负压增加，出现胸骨上窝、锁骨上窝、剑突下软组织凹陷，临床上称为三凹征。

③喉喘鸣　是由于喉或气管发生阻塞，患者用力呼吸，气流通过喉或气管狭窄处发出的特殊声音。

3. **心理社会因素评估**　耳鼻咽喉科疾病均发生在头面部，疾病本身以及治疗方式可能引起头面部的结构和功能的改变，如上颌骨截除使面部严重塌陷，发音不清；全喉截除使患者失去发音功能,且颈部留下终身性造口;耳聋给患者的生活和工作带来严重障碍等,这些改变都会严重影响患者的心理社会健康,需要患者重新调整和适应生活的改变,如果适应不良,会导致严重的心理和社会疾病如自我形象紊乱、自尊降低、抑郁、家庭关系受损、社会退缩,生活质量严重下降,有些患者还会导致自杀倾向。所以护士应重视评估患者的自我观念、认知能力、情绪和情感、角色适应状态、压力水平和压力应对方式、家庭结构、家庭功能、家庭关系、教育水平、生活方式、社会关系等,通过对患者心理和社会的评估,可以发现和确定患者存在或可能发生的心理和社会问题,并根据每个患者的不同特点提供有针对性的护理措施。

耳鼻咽喉科疾病的发生和发展与环境因素有密切关系,长期接触环境中的有害因素,可以直接或间接导致耳鼻咽喉等器官的病变。环境中的有害因素大致分三类,即物理因素,如高温、低温,高压、低气压,噪声等;化学因素包括有毒粉尘或气体;生物因素包括病毒、真菌、细菌等。职业用嗓者如教师、演员等如发音方法不当,用声过度,会引起职业性声带疾病。所以,护士评估患者时要注意评估患者的职业、工作和生活环境、自我保健知识水平等,以提供相关的预防疾病发生和发展的知识和技能。

(二)评估方法

1. **健康史的评估**   主要采取会谈法。

2. **症状和体征的评估**   通过询问和听取患者的主诉和询问来评估患者的症状。询问要点为症状出现的部位、性质、持续时间、发作频率、严重程度,有无加重或缓解的因素等。因耳鼻部均有双侧,所以询问时着重患病侧,另一侧也不能忽略。另外,耳鼻咽喉均有腔隙相通,易互相感染,因此,评估时相邻器官的症状也要评估。同时还要注意询问有无全身伴随症状。

体征的评估主要通过护士与医生配合,对患者观察、触摸、叩诊、听诊、嗅诊来确定患者的异常体征,观察和触摸主要用于耳、鼻、咽喉、颈部的外部检查。在评估患者的耳鼻咽喉内部结构和功能时还要借助额镜、窥鼻器、间接喉镜、鼻咽镜、窥耳器、电耳镜等专科器械,进行专科检查。耳鼻喉科的相关辅助检查结果也是评估患者异常体征的重要来源,如电测听、前庭功能检查、声阻抗、喉功能检查、嗓音测试、鼻功能检查以及各部位的 X 线光片、CT、MRI 等影像学检查以及病理报告结果等都不容忽视,专科检查和评估方法详见本章第六节。

3. **心理社会因素的评估方法**   主要有观察法、会谈法、心理测量学方法等。

三、耳鼻咽喉科患者常见的护理诊断

通过对耳鼻咽喉科患者的全面评估,得出相应的护理诊断,耳鼻咽喉科常见的护理诊断如下。

1. **有感染的危险**   与鼻腔通气障碍、耳鼻咽喉部异物存在、外伤、各种手术后切口易被污染等因素有关。

2. **感知改变**   与嗅觉、听力异常有关。

3. **语言沟通障碍**   与听力下降不能理解他人,气管切开、喉部病变或喉切除术后发音功能受损有关。

4. **体温过高**　与耳鼻咽喉科各种炎症有关，如急性化脓性扁桃体炎、急性会厌炎、急性中耳炎、急性鼻窦炎、耳部病变引起的各种颅内或颅外并发症等。

5. **体液不足的危险**　与鼻出血、手术出血、摄入液体不足等因素有关。

6. **有外伤的危险**　与平衡功能失调、嗅觉障碍或听力障碍所致察觉环境危害能力降低有关。

7. **清理呼吸道无效**　与鼻腔、咽喉、气管的炎症引起分泌物增多且黏稠，不易排出，或气管切开、喉部手术后气道分泌物增多且黏稠，患者咳嗽排痰能力下降有关。

8. **有窒息的危险**　与气管或喉部异物存在、喉部急性炎症、外伤或气管切开后痰液积聚阻塞呼吸道等因素有关。

9. **疼痛**　与耳鼻咽喉各器官的急慢性炎症、外伤、手术等因素有关。

10. **吞咽能力受损**　与咽部炎症引起吞咽疼痛、喉部肿瘤或炎症引起梗阻等因素有关。

11. **自理能力缺陷**　与手术后或疾病因素引起的疲劳和疼痛有关。

12. **知识缺乏**　与缺乏疾病的治疗和预防、用药、并发症的控制或自我护理的知识和技能等因素有关。

13. **焦虑**　与担心疾病的治疗和预后，对环境不熟悉，担心疾病影响家庭、工作和生活，经济增加负担等因素有关。

14. **自我形象紊乱**　与鼻部手术、喉部手术后面部结构和功能改变，鼻部、耳部先天畸形，或长期炎症引起分泌物过多，有特殊异味等因素有关。

15. **社交隔离的危险**　与听力障碍或喉部手术后语言交流能力受损、面部手术或先天畸形引起的自尊降低等因素有关。

第二节　耳鼻咽喉科护理管理

一、耳鼻咽喉科护士的素质要求

（一）扎实的专科理论知识和敏锐的观察力

耳鼻咽喉部疾病症状变化快，急症多且较凶险，有时甚至危及生命。所以，作为一名耳鼻咽喉科护士要具有扎实的专科理论知识，敏锐的观察力，能够根据患者的症状和体征的变化及时发现病情的变化，以便作出准确迅速的处理，防止出现并发症或不可逆转的后果。例如因鼻出血行前后鼻孔填塞的老年患者，如果出现嗜睡的情况，并不是病情稳定的表现，而可能是慢性缺氧症状，要及时通知医生，给予测量氧饱和度、吸氧、改变体位等措施，防止导致不良后果。

（二）娴熟的专科治疗操作技能

作为一名耳鼻咽喉科护士，除应掌握基础护理各项操作外，还有许多专科操作需要掌握，如上颌窦穿刺冲洗、鼓膜穿刺抽液、外耳道冲洗、鼻腔冲洗等。

（三）敏捷准确的抢救配合能力

耳鼻咽喉科患者病情变化快，为了挽救患者的生命，经常需要随时随地的抢救。例如鼻腔大出血患者，如果抢救不及时，患者很快就会出现休克、昏迷，危及生命，这时应该立即给患者采取半卧位，头侧向一边，防止误吸，同时立即准备鼻止血包、金霉素油膏纱条、吸引器、吸痰管等用品，配合医生进行前后鼻孔填塞，挽救患者生命，必要时立即建立静脉通路，做好输血准备。所有这些措施都要在数分钟之内完成，所以作为一名耳鼻喉科护士，要经常练习各种应急抢救的本领，才能做到在抢救患者时迅速准确，争分夺秒。

（四）强烈的责任感和同情心

因鼻腔、鼻窦和喉部病变，或者手术的治疗会使患者的口腔或鼻腔散发出强烈的异味，气管切开或喉切除的患者术后需经常吸痰，痰液多的患者会无法控制地喷出，作为医务人员应充分理解、关心和同情患者，不要表现出厌恶、嫌弃或躲避，以免给患者的心理造成不良刺激。

（五）具备一定的教学能力

耳鼻咽喉科患者住院结束后，许多治疗并没有结束，而需要患者或家属回家后继续自行治疗，如鼻腔冲洗、滴鼻、洗耳和滴耳，上颌骨截除术后清洗牙托，气管切开或全喉切除术后需每日清洗气管筒等，这些知识和技能都要由耳鼻咽喉科护士教会患者或家属，以达到继续治疗的目的。因此，护士需要具备讲授、演示、反馈和纠正等教学能力，而且针对不同文化层次、不同接受能力的患者，要会采用不同的语言深度表达和不同的教学方法，使患者掌握继续治疗的相关操作。

（六）具备一定的心理治疗能力

不同的心理因素会对疾病的转归带来不同的影响，乐观开朗的心情，可促进机体的新陈代谢，增强机体抗病能力，而焦虑、忧郁等不良心理会使各器官的功能受到阻抑、削弱体质和抗病能力、影响疾病的康复。如前所述，耳鼻咽喉科患者易产生多种心理障碍，性格改变甚至过激行为。作为耳鼻咽喉科护士，要善于体察患者的心理和情绪，了解患者是否有不良心理反应及相关因素。对于有心理障碍的患者，除向医生汇报外，可采用细心倾听患者的倾诉、详细的解释、行之有效的鼓励和安慰、言语暗示等一般的心理治疗方法，可帮助患者解除心理障碍，树立信心，建立主动积极配合治疗和护理的乐观心理，促进患者的康复。

二、耳鼻咽喉科门诊的管理

（一）耳鼻咽喉科诊室管理

1. 开诊前检查并填补诊疗桌上的各种检查器械、常用药品和敷料，备好各种办公用品，并按固定位置放好。准备好消毒液和洗手液。

2. 安排好患者的就诊次序，保证患者隐私权不受侵犯。对老弱、幼小患者安排优先就诊。

3. 对急重症患者如外伤、鼻出血、呼吸困难、耳源性并发症等应安排提前就诊,并密切配合医生做好抢救工作。

4. 对婴幼儿患者,检查时协助医生固定头部。

5. 做好抢救药品和器械的管理,保证处于功能状态,安全使用。

6. 酒精灯内酒精按时添加,注意安全,防止烫伤患者或工作人员。

7. 做好卫生管理,保持诊室清洁卫生。

(二)耳鼻咽喉科治疗室的管理

1. 做好治疗前的各种准备工作,包括各种无菌器械、敷料、药品等。

2. 配置各种消毒液。

3. 治疗前后做好患者的核对、解释和健康教育工作,发现疑问及时与医生联系。

4. 损伤性的检查,应事先检查有无谈话签字单、治疗结果记录与病历卡并签名。

5. 治疗室内应配备抢救车、氧气、吸引器等急救物品,还要备一治疗床,以备治疗过程中患者发生意外时抢救之用。

三、耳鼻咽喉科病房的管理

耳鼻咽喉科病房护理管理的任务主要是做好患者的入院护理,为住院患者提供安全、舒适、整洁、安静的治疗和休养环境,正确及时地为患者进行各种治疗护理,做好手术前后的各项护理工作,为患者提供住院期间的心理护理和各种健康教育,传播自我护理知识和技能,满足患者各种生理和心理的需要,及时观察治疗效果、病情变化,做好护理记录,为医生诊治提供准确信息,保证患者住院期间的安全,促进住院患者的康复,做好出院宣教。

耳鼻咽喉科病房应设置专门的检查室,作为检查患者和换药使用,检查室内应备好各种耳鼻咽喉科专科检查器械、敷料、药品、各种无菌包等,还要备好氧气、吸引器等抢救物品。

耳鼻咽喉科病房还应设置专门的重患者病房,设在离医生护士办公室最近的地方,将危重患者集中放置,专人看护,以利病情观察,遇突发抢救,也便于联系及节省时间。

第三节 耳鼻咽喉科患者的手术前后常规护理

一、耳科患者手术前后常规护理

耳科手术主要包括耳前瘘管摘除术、乳突根治术、鼓膜修补术、鼓室成形术、人工镫骨植入术、电子耳蜗植入、颞骨切除术等,护理常规如下。

(一)术前护理常规

1. **心理护理** 向患者介绍手术的目的和意义,说明术中可能出现的情况、如何配合、术后的注意事项,使患者有充分的思想准备。

2. 耳部准备

（1）患者入院后根据医嘱予 3‰双氧水清洗外耳道脓液，并滴入抗生素滴耳液，每日3～4次，初步清洁耳道。

（2）术前一天剃除患侧耳廓周围头发，距发际 5～6cm，清洁耳廓及周围皮肤，术晨将女患者头发梳理整齐，术侧头发结成贴发三股辫，如为短发，可用凡士林将其粘于旁边，或扎起，以免污染术野。需植皮取脂肪者，应备皮，备皮部位多为腹部或大腿。

3. 一般准备

（1）术前检查各项检验报告是否正常，包括血尿常规、出凝血试验、肝肾功能、胸片、心电图等，了解患者是否有糖尿病、高血压、心脏病或其他全身疾病，有无手术禁忌证，以保证手术安全。

（2）局部各项检查要齐全，包括电测听、前庭功能、耳部 CT、面神经功能等。

（3）根据需要完成药物皮肤敏感试验。

（4）预计术中可能输血者，应做好定血型和交叉配血试验。

（5）术前 1 日沐浴、剪指（趾）甲，做好个人卫生工作。

（6）术前晚可服镇静剂，以便安静休息。

（7）术晨更衣，局部麻醉者不要穿高领内衣，全身麻醉者病服贴身穿。取下所有贵重物品和首饰交予家属保管。活动性假牙要取下。不涂口红和指（趾）甲油。不戴角膜接触镜。

（8）按医嘱予术前用药，并做好宣教工作。

（9）局麻患者术晨可进少量干食。全麻者术前 6～8 小时开始禁食禁水。

（10）术前有上呼吸道感染者，或女患者月经来潮，暂缓手术。

（11）术前禁烟酒及刺激性食物。

（二）术后护理常规

1. 全麻患者按全麻术后护理常规护理至患者清醒。

2. 全麻清醒后，可选择平卧或健侧卧位或半卧位，如无发热、头痛、眩晕等症状，次日可起床轻微活动。人工镫骨手术需绝对卧床 48 小时。

3. 观察敷料的渗透情况及是否松脱，如渗血较多，及时通知医生，可更换外面敷料，重新加压包扎。

4. 饮食护理　如术后无恶心、呕吐，全麻清醒 6 小时后可进流质或半流质饮食，3～5天视病情逐步改为普食，以高蛋白、高热量、高维生素，清淡易消化为宜。

5. 注意观察有无面瘫、恶心呕吐、眩晕、平衡失调等并发症，进颅手术注意患者有无高热、嗜睡、神志不清、瞳孔异常变化等颅内并发症发生。

6. 嘱患者防止感冒，教会其正确擤鼻方法，即单侧轻轻擤，勿用力擤，以免影响移植片，并利于中耳乳突腔愈合，按需要给呋麻滴鼻液，保持咽鼓管通畅。

7. 根据医嘱使用抗生素，预防感染，促进伤口愈合。

8. 耳部手术患者因听力都有不同程度的损害，所以护士要注意与患者沟通的方式，如大声说话、语速减慢，必要时用图片、写字或简单的手语。避免患者烦躁不安，情绪不稳。

9. 术后 6～7 天拆线，2 周内逐渐抽出耳内纱条，拆线后外耳道内应放置挤干的酒精棉球,保持耳内清洁并吸收耳内渗出液。嘱洗头洗澡时污水勿进入外耳道。

10. 嘱患者出院后定期随访,按时清洁外耳道。

二、鼻科患者手术前后常规护理

鼻科手术包括鼻内窥镜手术、上颌窦根治术、额窦根治术、鼻侧切开术、上颌骨截除术,鼻咽纤维血管瘤摘除术等。虽不同手术护理措施有所不同,但鼻科基本护理常规相似。

(一)术前护理常规

1. **心理护理** 向患者介绍手术的目的和意义,说明术中可能出现的情况、如何配合、术后注意事项,使患者有充分的思想准备,减轻焦虑。

2. **鼻部准备**

(1)剪去患侧鼻毛,男患者需理发,剃净胡须。

(2)检查患者有无感冒、鼻黏膜肿胀等炎症,如有应待炎症消失后手术。

3. **一般准备** 准备好鼻部CT或X光片,余同"耳科患者术前一般准备"。

(二)术后护理常规

1. 局麻患者术后给予半卧位,利于鼻腔分泌物渗出物引流,同时减轻头部充血。

2. 全麻按全麻护理常规至患者清醒后,改为半卧位。

3. 注意观察鼻腔渗血情况,嘱患者如后鼻孔有血液流下,一定要吐出,以便观察出血量,并防止血液进入胃内,刺激胃黏膜引起恶心呕吐。24小时内可用冰袋冷敷鼻部。如出血较多,及时通知医生处理,必要时按医嘱使用止血药,床旁备好鼻止血包和插灯。

4. 叮嘱患者不要用力咳嗽或打喷嚏,以免鼻腔内纱条松动或脱出而引起出血。教会患者如果想打喷嚏,可用手指按人中、做深呼吸或用舌尖抵住上腭以制止。

5. 局麻患者术后2小时、全麻患者术后6小时可进温凉的流质或半流质饮食,可少量多餐,保证营养,避免辛辣刺激性食物。

6. 鼻腔填塞纱条者,第二天开始滴石蜡油以润滑纱条,便于抽取。纱条抽尽后改用呋麻滴鼻液滴鼻,防止出血和感染,利于通气。

7. 因鼻腔不能通气,患者需张口呼吸,口唇易干裂,所以要做好口腔护理,保持口腔清洁无异味,防止口腔感染,促进食欲。

8. 测量体温注意用腋下测量。

9. 注意保护鼻部勿受外力碰撞,尤其是鼻部整形手术患者,防止出血和影响鼻部手术效果。

三、咽喉科患者的手术前后常规护理

咽喉科手术包括扁桃体摘除术,腭裂修补术,各种喉镜检查术,气管切开术,全喉、半喉切除术,食道镜、气管镜检查异物取出术等。护理常规如下。

(一)术前护理常规

1. **心理护理** 向患者介绍手术的目的和意义,说明术中可能出现的情况、如何配合、术后的注意事项，使患者有充分的思想准备。对于肿瘤患者、术后语言交流功能受影响的患者，要特别加强术前解释工作，使患者在充分理解和愿意接受手术的心理状态下进行手术。

2. **局部准备**

（1）术前做好口腔护理，可用 1：5000 的呋喃西林漱口液漱口，防止口腔感染，影响术后伤口愈合。

（2）局麻者咽部手术术晨可进少量干食，喉部手术术前至少禁食 6 小时。

（3）咽喉部或口腔有炎症者，应先控制炎症，再行手术。

3. **一般准备**　局部检查包括咽喉部 CT、X 片、噪音测试等，余同"耳科患者术前一般准备"。

（二）术后护理常规

1. 全麻患者按全麻常规监测生命体征至清醒。

2. 咽部手术患者清醒前采用侧俯卧位，以利口中分泌物流出，防止渗血咽下，清醒后予半卧位。

3. 观察切口渗血情况，一则通过观察切口敷料渗透，二则嘱患者将口中分泌物吐出，以便观察。

4. 注意观察呼吸情况，分泌物及时排出，必要时经鼻或经口吸出，保持呼吸道通畅。

5. 局麻或表麻手术患者，术后 2 小时可进温冷流质或半流质，防止食物温度过高引起局部充血。而全麻患者术后 6 小时开始进食。

6. 对于气管切开或喉切除的患者，保持气管筒通畅。因存在语言交流障碍，更应做好心理护理，加强与患者的非语言交流和沟通，及时满足患者需要，保持情绪稳定。

7. 做好口腔护理，防止感染。

8. 各种喉镜术后嘱患者少讲话，注意声带休息。

9. 禁烟酒，避免辛辣刺激性食物。

第四节　耳鼻咽喉科常用护理技术操作

一、外耳道冲洗法

（一）目的

1. 冲出外耳道阻塞的耵聍和表皮栓，保持外耳道清洁。

2. 冲出外耳道小异物，如小球、小虫等。

（二）用物准备

弯盘、治疗碗、装有细塑料管的橡皮球、温生理盐水、纱布、额镜、铁棉签。

（三）操作步骤

1. 患者取坐位，护士解释操作的目的和方法，取得配合。

2. 嘱患者将弯盘置于患耳耳垂下方，紧贴皮肤，头稍向患侧倾斜。

3. 左手向后上方牵拉耳廓（小儿向后下方），右手将吸满温生理盐水装有塑料管的橡皮球对准外耳道后上壁方向冲洗，使水沿外耳道后上壁进入耳道深部，冲出耵聍或异物。

4. 擦干外耳道，擦净耳道内残留的水，额镜检查外耳道内是否清洁，如有残留耵聍，可再次冲洗。

（四）注意事项

1. 坚硬而大的耵聍、尖锐的异物、中耳炎鼓膜穿孔、急性中耳炎、急性外耳道炎，不宜作外耳道冲洗。

2. 洗时不可对准鼓膜，用力不宜过大，以免损伤鼓膜。

3. 若耵聍未软化，可用耵聍钩钩出，或嘱患者滴 5% 苏打水，2～3 天后再冲洗。

二、外耳道滴药法

（一）目的

1. 软化耵聍。

2. 治疗耳道及中耳疾病。

（二）用物准备

滴耳液、消毒干棉球。

（三）操作步骤

1. 患者侧卧或坐位，头侧向健侧，患耳向上。

2. 成人耳廓向后上方牵拉，小儿向后下方，将外耳道拉直。

3. 将滴耳液顺耳道后壁滴入 2～3 滴。

4. 用手指反复轻按耳屏几下，使药液流入耳道四壁及中耳腔内。

5. 保持体位 3～4 分钟。

6. 外耳道口塞入干棉球，以免药液流出。

（四）注意事项

1. 滴药前，必须将外耳道脓液洗净。药液温度以接近体温为宜，不宜太热或太凉，以免刺激迷路，引起眩晕、恶心呕吐等不适感。

2. 如滴耵聍软化液，应事先告知患者滴入药液量要多，滴药后可能有耳塞、闷胀感，以免患者不安。

三、鼓膜穿刺法

（一）目的

抽出鼓室内积液，减轻耳闷感，提高听力。

（二）用物准备

2% 地卡因溶液、新洁尔灭酊溶液、纱布、2ml 空针、鼓膜穿刺针头、额镜、窥耳器、酒精棉球。

（三）操作步骤

1. 用温水将 2% 地卡因溶液、新洁尔灭酊溶液适当加温。

2. 患者取坐位，头侧卧向桌面，患耳向上，解释操作目的方法，取得配合。

3. 向患耳内滴入 2% 地卡因溶液 1 次，做表面麻醉。然后滴入新洁尔灭酊溶液消毒鼓膜和外耳道，用纱布擦干外耳道口。

4. 患者坐起，患耳对操作者。

5. 操作者用酒精棉球消毒窥耳器，并置入外耳道。

6. 连接空针与针头，调整额镜聚光于外耳道。

7. 将长针头沿窥耳器底壁缓慢进入外耳道，刺入鼓膜紧张部的前下象限或后下象限，一手固定针筒，一手抽吸积液。

8. 抽吸完毕，缓慢将针头拔出，退出外耳道。

9. 用挤干的酒精棉球塞住外耳道口。

（四）注意事项

1. 注意滴入耳内溶液温度适宜。

2. 刺入鼓膜深度不宜过深，位置在最低部，以便抽尽积液。

3. 操作时嘱患者头勿动，以免损伤中耳内其他结构。

4. 嘱患者 2 天后将棉球自行取出，1 周内不要洗头，以免脏水进入外耳道。

四、耳部手术备皮法

（一）目的

1. 使手术野清洁，有利于手术进行。

2. 预防切口感染。

（二）用物准备

梳子、皮筋、发夹、凡士林、剪刀。

（三）操作步骤

1. 患者取坐位，男性患者只要请理发师根据手术要求剃除耳廓周围头发：耳部手术剃除 5～6cm；侧颅底手术剃去 9～10cm；前颅底手术应将头发剃光。余头发均剃短，洗净头部或沐浴全身。

2. 女性患者首先与男性患者一样根据手术要求剃除耳廓周围头发，洗净头部或沐浴全身。将患者头发梳理整齐，沿患侧头发 2～3cm 处将头发分成两部分，健侧头发用发夹或皮筋固定好，将患侧头发均匀涂凡士林，从前部头发开始，将所有患侧头发梳成贴发三股辫，最后用皮筋扎紧。

3. 将露出的短小头发用凡士林粘在辫子上或用剪刀剪掉。

4. 将健侧头发梳理整齐，长发可用皮筋与辫子一起固定。

（四）注意事项

1. 发辫尽量编紧，防止松脱。

2. 最后应将发夹取下，切忌将金属发夹留于头部。

五、耳部加压包扎法

（一）目的

1. 耳部手术或外伤后用于固定敷料，保护手术切口，利于引流。

2. 用于局部压迫止血。

（二）用物准备

绷带一卷、20cm长纱条一根、胶布数条、纱布数块。

（三）操作步骤

1. 患者取坐位或仰卧位，解释操作目的和方法。

2. 将纱条放于患者患侧额部（眉毛外侧），将敷料放在患耳伤口处，用胶布固定。

3. 将绷带先绕额部2周（包左耳向左绕，包右耳向右绕），然后由上至下包向患侧耳部，经后枕部绕到对侧耳廓上方，绕额部一周；再次由上至下包患耳重复上述动作至绷带包完，使敷料固定，患耳及敷料全部包住。

4. 用胶布固定绷带尾部。

5. 用纱条将绷带扎起，使额部绷带高于眼眶。

（四）注意事项

1. 包扎时应注意保持患耳正常解剖形态。

2. 固定于额部的绷带不可太低，需高于眉毛，以免压迫眼球，影响视线。

3. 绷带的松紧应适度，太松会引起绷带和敷料的脱落，太紧会使患者感到头痛。

4. 单耳包扎时，绷带应高于健侧耳廓，避免压迫引起不适。

六、滴鼻法

（一）目的

1. 保持鼻腔引流通畅，达到治疗目的。

2. 保持鼻腔润滑，防止干燥结痂。

3. 保持鼻腔内纱条润滑，以利抽取。

（二）用物准备

滴鼻药、清洁棉球或餐巾纸少许。

（三）操作步骤

1. 嘱患者轻轻擤出鼻涕（鼻腔内有填塞物不擤）。

2. 患者取仰卧位，肩下垫枕头或头悬于床缘，头尽量后仰，使头部与身体成直角，头低肩高（见图 15-1）。

3. 每侧鼻腔滴 3～4 滴药水，用棉球轻轻按压鼻翼，使药液均匀分布在鼻黏膜上。

4. 保持原位 3 分钟左右可坐起。

5. 用棉球或纸巾擦去外流的药液。

6. 对于鼻侧切开患者，为防止鼻腔或术腔干燥，滴鼻后，嘱患者向患侧卧，使药液进入术腔。

图 15-1　滴鼻药法

（四）注意事项

1. 滴药时，滴管口或瓶口勿触及鼻孔，以免污染药液。

2. 体位要正确，滴药时勿吞咽，以免药液进入咽部引起不适。

七、上颌窦穿刺法

（一）目的

1. 明确上颌窦病变的诊断。

2. 治疗上颌窦病变。

（二）用物准备

窥鼻器、棉片和卷棉子、上颌窦穿刺针、橡皮管接头、20ml 注射器、治疗碗（内盛温生理盐水）、深弯盘（盛冲洗流出液）、1% 地卡因、1：1000 肾上腺素、额镜。

（三）操作步骤

1. 患者取正坐位，嘱其擤净鼻涕。向患者解释操作目的、方法，取得配合。

2. 将浸有 1% 地卡因及 1：1000 肾上腺素的卷棉子置入下鼻道穿刺部位进行表面麻醉 5～10 分钟。

3. 若穿刺右侧上颌窦，操作者右手拇指、食指紧握穿刺针中段，掌心顶住针柄，针头斜面朝向鼻中隔，经前鼻孔深入下鼻道顶端，置于距下鼻甲前端约 1～1.5cm 下鼻甲附着处（此处骨质较薄）。

4. 左手固定患者头部，右手持针向外眦方向稍用力，即能穿入窦腔，并有空腔感。若穿刺左侧，用左手持针，右手固定头部。

5. 抽出针芯，嘱患者头向健侧倾斜，观察针管内有无黄褐色液流出，如有，则可能为上颌窦囊肿，不可再冲洗（见图 15-2）。

6. 嘱患者用手托住弯盘于下颌，用 20ml 注射器回抽是否有空气，证实是否在腔内，抽吸温生理盐水，连接橡皮管与穿刺针，然后缓缓推注生理盐水进行冲洗，观察有无脓液流出。反复冲洗，直至冲净。根据医嘱注入抗生素药液，并嘱患者头侧向患侧 3 分钟，防止药液漏出。

7. 插入针芯，拔出针头，用消毒棉球塞于前鼻孔。穿刺处压迫止血，嘱患者 2 小时后自行取出。

8. 穿刺冲洗完毕，根据脓液的质和量记录于病史卡上。

（1）质：Ⅰ期呈黏液性，不溶于水；Ⅱ期呈黏液性，半溶于水；能使水变混浊，Ⅲ期呈脓性，全溶于水。

（2）量："＋"为少量，"＋＋"为中等量，"＋＋＋"为大量。

（3）冲洗液若呈黄色或有血块、臭味也应注明。

（4）冲出液清洁时记为"－"即阴性；洗出液无明显脓液，但不完全清洁为"±"即可疑。

（1）穿刺部位　　　　（2）穿刺针位置及冲洗液流向

图 15-2　上颌窦穿刺法

（四）注意事项

1. 穿刺部位及方向一定要正确，用力不可过大，穿刺不可过深，防止穿入眶内或面颊部软组织。在未确定刺入上颌窦之前不要进行冲洗。

2. 如果患者在穿刺过程中发生晕厥等意外情况，立即拔出穿刺针，使患者平卧休息，必要时采取给氧等急救措施，密切观察。

3. 窦腔内不可注入空气，以免发生气栓。

4. 如注入液体时遇到阻力，可能是穿刺针头不在窦腔内，或穿入窦腔内软组织如息肉，也可能是窦口阻塞，此时应改变穿刺针头方向，或以麻黄素、肾上腺素棉片收敛中鼻道，如仍有阻力，应停止操作，不可强行冲洗。

5. 拔针后应妥善止血，再让患者离开。

6. 儿童穿刺应慎重。高血压、血液病、急性炎症期患者禁忌穿刺。

八、鼻腔冲洗法

（一）目的

清洁鼻腔，湿润黏膜，减轻臭味，促进黏膜功能恢复。

（二）用物准备

灌洗桶、橡皮管1根、橄榄式接头1根、温生理盐水1000～1500ml、输液架1个、脸盆1只、纱布少许。

（三）操作步骤

1. 患者取坐位，头向前倾。
2. 将装有温生理盐水的灌洗桶挂在距患者头部高50cm处，关闭输液夹。
3. 橄榄头与橡皮管连接，嘱患者一手将橄榄头固定于一侧前鼻孔，张口呼吸。打开输液夹，使桶内温盐水缓缓流入鼻腔，盐水经前鼻孔流向后鼻孔，再经口腔流出，即可将鼻腔内分泌物、痂皮冲出。
4. 一侧鼻腔冲洗后，将接头换到对侧鼻孔按同样方法进行冲洗，然后用纱布擦干脸部。

（四）注意事项

1. 鼻腔有急性炎症及出血时禁止冲洗，以免炎症扩散。
2. 灌洗桶不宜太高，以免压力过大引起并发症。
3. 水温以接近体温为宜，不能过冷或过热。
4. 冲洗时勿与患者谈话，以免发生呛咳。

九、负压交替疗法

（一）目的

1. 利用吸引器，吸出鼻腔及窦腔内分泌物。
2. 形成窦腔负压，使药液进入窦腔，以达到治疗目的。

（二）用物准备

负压吸引器、橄榄式接头、呋麻滴鼻液、治疗碗（内盛清水）、棉球少许。

（三）操作步骤

1. 嘱患者擤净鼻涕，仰卧，肩下垫枕头，头后仰与身体垂直。
2. 两侧鼻腔各滴入呋麻滴鼻液4～5滴，用棉球按压鼻翼使之分布均匀，保持头位不动1～2分钟。
3. 将橄榄头与吸引器连接，塞入一侧鼻孔，用手指按住另一侧鼻孔，嘱患者连续发"开、开、开"声音，使软腭上提，关闭鼻咽腔。开动吸引器，反复吸引鼻腔。一侧吸净后，同法吸另一侧鼻腔。此期间，如分泌物过多，可用清水吸洗橄榄头。
4. 吸引完毕，用呋麻滴鼻液，休息1～2分钟后起床。
5. 用棉球擦净鼻孔流出的药液。

（四）注意事项

1. 急性鼻炎、急性鼻窦炎、鼻出血、鼻息肉、鼻部手术后、伤口未愈、鼻前庭炎、鼻前庭疖、高血压者禁用此疗法。

2. 吸引器压力不可过大，抽吸时间不宜过长，以免负压过大引起鼻出血。

十、喉部雾化吸入疗法

（一）目的

治疗喉部炎症。

（二）用物准备

氧气1筒或空气压缩泵、长橡皮管、喷雾器、雾化药液、清洁纱布或一次性棉片、剪刀、5ml注射器。

（三）操作步骤

1. 核对治疗单，取喷喉药物用剪刀剪去封口或用5ml注射器抽吸药液注入玻璃喷雾器内。

2. 用清洁纱布或一次性棉片包住喷雾器开口的上端。

3. 打开氧气或空气压缩泵开关，调节好压力，将橡皮管与喷雾器连接。

4. 患者取坐位，嘱患者将喷雾器开口处放入口腔深部，用食指堵住雾化器排气孔，与药液混合成极细小的气雾，使气体从喷口处喷出。嘱患者慢慢呼吸，吸气时间长些，使带药的气雾进入喉及气管内。

5. 吸入完毕，关闭开关。消毒处理。

（四）注意事项

1. 治疗前，先检查玻璃喷雾器是否完好。

2. 空气压力不可过高或过低。

3. 声带充血或水肿患者喷雾后，嘱患者禁食刺激性食物及禁烟、酒，并禁声，以提高治疗效果。

第五节　耳鼻咽喉科检查所需的基本设备

耳鼻咽喉科诊疗室应具备充足的自然光线或日光灯照明，配备光源以便使用额镜，诊疗台上备好检查用的器械盘，耳鼻咽喉科常用的检查器械有额镜、窥鼻器（前鼻镜）、枪状镊、膝状镊、直角压舌板、普通压舌板、耳镜、鼓气耳镜、电耳镜、音叉、后鼻镜（鼻咽镜）、间接喉镜、装有地卡因的喷雾器、卷棉子、耵聍钩等（图15-3、图15-4、图15-5、图15-6、图15-7）。

图 15-3　自左至右依次为：成人前鼻镜、小儿前鼻镜、间接喉镜、后鼻镜、卷棉子、枪状镊、膝状镊、直角压舌板、普通压舌板。左下为不同型号耳镜

图 15-4　鼓气耳镜、电耳镜　　图 15-5　喷雾器

图 15-6　额镜　　图 15-7　音叉

　　诊疗台上常备的药物有 1%～2% 地卡因、1% 的麻黄素滴鼻液、双氧水、70% 酒精、0.1% 肾上腺素、硝酸银等。

　　现代化的诊疗室配备耳鼻咽喉科多功能综合治疗台及诊疗椅，将常用的表面麻醉、吸引、加热、物品放置等集于一体，诊疗椅根据患者和医生的需要旋转或升降，患者舒适，也便于医生操作。有的综合治疗台还配置内窥镜、图像显示和处理系统，则更为先进和实用（图 15-8）。

图 15-8　耳鼻喉科多功能诊疗台和诊疗椅

第六节　耳鼻咽喉科常用专科检查及护理配合

一、耳廓及耳周检查法

患者取侧坐位，受检耳朝向检查者。以望诊和触诊检查耳廓有无畸形，有无局限性隆起，皮肤有无增厚、红肿、皲裂，耳周有无红肿、瘘口、瘢痕、赘生物等，耳后有无脓肿。检查耳廓有无牵拉痛，耳屏、乳突有无压痛，耳周淋巴结有否肿大。

二、外耳道及鼓膜检查法

1. **用物**　额镜、光源、耳镜、电耳镜、鼓气耳镜（必要时）。

2. **检查方法**　患者侧坐，受检耳朝向检查者，光源置于患者头部左上方，调整额镜反光焦点于患者外耳道口。将耳廓向后、上、外方轻轻牵拉，婴幼儿应向下牵拉，使外耳道变直，同时用食指将耳屏向前推压，使外耳道口扩大，以看清外耳道和鼓膜。如果耳道狭小或炎症肿胀时，可使用漏斗状耳镜撑开外耳道，以窥见耳道和鼓膜。检查外耳道有无耵聍、异物，皮肤有无红肿、疖肿，有无分泌物及其性状和气味。观察鼓膜的正常解剖标志是否存在，观察鼓膜的色泽、有无穿孔以及穿孔的部位、大小等。

三、听力检查法

临床听力检查分为主观测听法和客观测听法两大类。主观测听法是依据受试者对刺激声信号作出的主观判断所记录，又称行为测听。易被受试者主观意识、情绪、年龄、文化程度和反应能力及行为配合所影响，故在某些情况下（如伪聋、弱智、婴幼儿、反应迟钝者等），结果不能完全反映受试者的实际听功能水平。主观测听法包括语音检查法、表试验、音叉试验、纯音听阈及阈上功能测试、Bekesy 自描测听、言语测听等。

客观测听法无需受试者的行为配合，不受其主观意识的影响，结果相对客观、可靠。临床上常用的客观测听法有声导抗测试、电反应测听以及耳声发射测试等。

（一）音叉试验

音叉试验是门诊最常用的基本听力检查法。用于初步判定与鉴别耳聋性质，但不能判断听力损失的程度。音叉检查可验证电测听结果的正确性。音叉由钢质或合金材料所制，其结构由两个振动臂（叉臂）和一个叉柄组成。每套音叉由 5 个频率不同的音叉即 C128、C256、C512、C1024、C2048 所组成，分别发出不同频率的纯音，其中最常用的是 C256 及 C512。检查气导（air conduction，AC）听力时，检查者手持叉柄，向另一手掌的鱼际肌或肘关节处轻轻敲击叉臂（不要敲击过响以免产生泛音影响检查结果）。将振动的两叉臂末端与耳道口置于同一平面 1cm 处呈三点一线。检查骨导（bone conduction，BC）时，应将叉柄末端的底部压置于颅面骨上或鼓窦区。

1. **林纳试验**（Rinne test，RT）　又称气骨导比较试验。

（1）目的　通过比较同侧耳气导和骨导听觉时间判断耳聋的性质。

（2）用物准备　音叉一套。

（3）检查方法　先测试骨导听力，当听不到音叉声时，立即测同侧气导听力。也可先测气导听力，气导消失时立即测同侧耳骨导听力。气导＞骨导，为阳性（＋）。骨导＞气导，为阴性（－）。气导与骨导相等，以"（±）"示之。结果评价：听力正常者，C256 音叉测试时，气导较骨导长 2 倍左右。（＋）为正常或感音神经性聋。（－）为传导性聋，（±）为中度传导性聋或混合性聋。

2. **韦伯试验**（Weber test，WT）　又称骨导偏向试验。

（1）目的　用于比较受试者两耳的骨导听力。

（2）检查方法　取"C256"或 C512 音叉，敲击后将叉柄底部紧压于颅面中线上任何一点（多为前额或颏部），请受试者辨别音叉声偏向哪一侧。以"→"标明受试者判断的骨导偏向侧，以"＝"示两侧相等。结果评价："＝"示听力正常或两耳听力损失相等；偏向耳聋较重侧，示病耳为传导性聋；偏向健侧示病耳为感音神经性聋。

（3）注意事项　①必须在安静的环境下进行，最好是专门的听力室，隔音设备较好，避免外界干扰因素影响检查结果；②受主观因素影响较多，检查前应向患者详细解释，取得患者配合，对无法配合者不能采用此方法；③检查结果应与客观检查结果相结合，以做出正确判断。

3. **施瓦巴赫试验**（Schwabach test，ST）　又称骨导对比试验。

（1）目的　用于比较受试者与正常人（一般是检查者本人）的骨导听力。

（2）检查方法　当正常人骨导消失后，迅速测试受试者同侧骨导听力，再按反向测试。受试者耳骨导较正常人延长为（＋），缩短为（－），（±）表示两者相似。

（3）结果评价　（＋）为传导性聋，（－）为感音神经性聋，（±）为正常。

（二）电反应测听法

电反应测听法（electric response audiometry，ERA）是检测声波经耳蜗毛细胞换能、听神经的兴奋和听觉通路传到大脑过程中产生的各种生物电位的客观测听法。

1. 目的和意义 客观测量听力功能，判断脑干功能，鉴别耳聋性质、评定治疗效果。

2. 护理配合

（1）检查前向患者解释检查的目的和意义，取得患者理解和配合。

（2）告诉患者检查中会在前额、耳部等处放置电极，嘱患者勿紧张。

（三）声导抗测试法

声导抗测试法（acoustic immittance measurement）是利用外耳道压力变化产生鼓膜张力变化，对声能传导能力发生改变这一特性，记录鼓膜反射回外耳道的声能大小，通过计算机分析结果，反映中耳传音系统和脑干听觉通路功能。也叫声阻抗测试。

1. 目的和意义 测量中耳压力，鉴别听力下降的原因，为进一步诊断和治疗提供依据。

2. 护理配合

（1）向患者解释检查的目的和意义，取得理解。

（2）嘱病人不要带耳环，以免影响检查部件的放置。

四、前庭功能检查法

前庭功能在保持平衡方面起主导作用。前庭功能检查有两大类：前庭脊髓反射系统的平衡功能和前庭眼动反射弧的眼震现象。平衡功能检查是评价前庭脊髓反射、本体感觉及小脑平衡和协调功能的检查。眼震检查是确定眼震是由于前庭周围病变、中枢性病变还是某些眼病引起。平衡功能检查法包括闭目直立检查法、过指试验、行走试验等。眼震检查包括自发性眼震检查法、位置性眼震检查法、变位性眼震检查法、温度试验、旋转试验、眼震电图描记法等。

1. 目的和意义 前庭功能检查法是通过一些特殊的测试方法了解前庭功能状况，并为定位诊断提供依据。

2. 护理配合

（1）检查前明确告诉患者检查方法，使患者正确配合。

（2）检查过程中患者有可能发生摔倒等情况，注意保护患者安全。

（3）检查过程中患者可能发生恶心、呕吐、眩晕等，应做好防护措施。

（4）告诉患者在检查前 2～3 天停止使用任何作用于中枢神经的、改善血氧供应的、扩张血管的及治疗眩晕的药物。

（5）眩晕急性发作时，有癫痫史或颅内压增高、脑血管意外急性期、精神病患者不宜进行检查。

（6）被检查者应避免在疲劳、饥饿、过度紧张、不安状态下进行检查。

五、外鼻检查法

1. 受检者体位 正坐，腰靠检查椅背，上身稍前倾，两手置膝上，腰直、头正。检查不合作的小儿，应由家属或助手抱小儿在怀中坐好，一手绕过小儿胸前并按住两臂，另一手按住额部，将其固定于胸前，两膝夹住小儿双腿。

2. **观察外鼻的形态** 有无外鼻畸形，前鼻孔是否狭窄等，观察外鼻颜色，如早期酒糟鼻时皮肤潮红，以及其活动情况。视诊：如面神经瘫痪时鼻翼塌陷及鼻唇沟变浅等。触诊：鼻骨骨折时鼻骨的下陷、移位，鼻窦炎时的压痛点，鼻窦囊肿时的乒乓球样弹性感等。听诊：注意患者有无开放性鼻音或闭塞性鼻音。嗅诊：注意是否嗅到特殊腥臭味。

六、鼻腔检查法

体位同外鼻检查法。

1. **徒手检查法** 以拇指将鼻尖抬起并左右活动，利用反射的光线观察鼻前庭的情况。

2. **前鼻镜（窥鼻器）检查法** 先将前鼻镜的两叶合拢，与鼻腔底平行伸入鼻前庭，勿超过鼻阈，然后将前鼻镜的两叶轻轻上下张开，抬起鼻翼，扩大前鼻孔，按下述3种头位顺序检查。第一头位：患者头面部呈垂直位或头部稍低，观察鼻腔底、下鼻甲、下鼻道、鼻中隔前下部分及总鼻道的下段。第二头位：患者头稍后仰，与鼻底成30°角，检查鼻中隔的中段以及中鼻甲、中鼻道和嗅裂的一部分。第三头位：头部继续后仰30°，检查鼻中隔的上部、中鼻甲前端、鼻丘、嗅裂和中鼻道的前下部。

检查过程中需要注意：①正常鼻甲形态呈特殊的几何构筑，表面光滑，三个鼻甲及其与鼻中隔之间均分别有一定距离；鼻黏膜色泽呈淡红色、光滑、湿润，如以卷棉子轻触下鼻甲，可觉黏膜柔软而具弹性，各鼻道均无分泌物积聚。②如鼻甲肿胀或肥大，可用1%麻黄素或其他鼻用收敛剂，以达到收敛鼻黏膜之目的。

3. **后鼻镜检查法** 后鼻镜检查可弥补前鼻镜检查的不足。利用间接鼻咽镜、纤维鼻咽镜分别经口及鼻腔，检查后鼻孔及鼻甲和鼻道的形态、颜色、分泌物等。

七、鼻窦检查法

鼻窦位置较深且隐蔽，一般通过观察面颊部、内眦及眉根附近皮肤有无红肿，局部有无压痛，结合前、后鼻镜检查所见分泌物的性状、引流方向，配合体位引流、上颌窦穿刺、X线、CT等发现病变。

八、鼻功能检查法

鼻功能主要包括鼻腔的呼吸功能和嗅觉功能。鼻腔通气功能可以通过鼻通气测量板、鼻测压剂和鼻声反射测量等。对嗅觉的研究仍较落后，目前尚无统一的检查方法和评定标准。常用的为简易测量法和嗅阈检查法。下面介绍简易测量法的操作。

1. **目的** 检查嗅觉功能。

2. **操作方法** 将不同嗅剂，如香精、醋、樟脑油、煤油等，分别装于不同颜色小瓶内，嘱受检者选取其中任一瓶，用手指堵住一侧鼻孔，以另一侧嗅之，并说明气味的性质，然后依次检查，确定嗅觉是否正常。

3. **注意事项** 注意嗅适应和嗅疲劳影响检查的准确性。

九、口咽检查法

1. **用物** 额镜、光源、压舌板。

2. **检查方法** 包括口唇、口腔内以及咽部的检查。首先观察口唇颜色，有无唇裂畸形、疱疹、口角糜烂。然后受检者端坐，放松，自然张口，观察口腔黏膜有无出血、溃疡等。用压舌板轻压患者舌前 2/3 处，自前向后依次观察双侧腭舌弓、腭咽弓、咽侧壁及咽后壁，注意口咽黏膜有无充血、溃疡、假膜、脓痂、干燥、肿胀和隆起，软腭有无下塌和裂开，嘱患者发"啊"音，观察双侧运动是否对称，悬雍垂是否过长、分叉。同时检查两侧腭扁桃体，注意其大小形态。临床上将扁桃体大小分为三度：Ⅰ度，扁桃体不超过腭咽弓；Ⅱ度，扁桃体超出腭咽弓；Ⅲ度，扁桃体接近中线或两侧相互接触。此外，尚应注意隐窝口处有无分泌物，有无扁桃体异物或新生物等。

十、鼻咽检查法

1. **用物** 额镜、光源、压舌板、鼻咽镜、酒精灯、1%地卡因（必要时）。

2. **检查方法** 受检者端坐，用鼻呼吸，使软腭松弛。检查者左手持压舌板，压下舌前 2/3，右手持加温而不烫的鼻咽镜，镜面朝上，从一侧口角伸入口内，置于软腭与咽后壁之间，通过鼻咽镜可观察到软腭背面、鼻中隔后缘、后鼻孔区、后鼻道及鼻甲后端、咽鼓管咽口及咽鼓管圆枕、咽隐窝、鼻咽顶部及腺样体，应注意有无充血、粗糙、出血、浸润、溃疡及新生物等。

3. **注意事项** 鼻咽镜检查有时可因鼻咽狭窄或咽反射敏感、受检者不合作等因素而不易成功，对于咽部过于敏感不能合作者，可在表麻后进行。鼻咽镜放入口中前，先在检查者手部试温，防止烫伤患者。此外，鼻咽镜伸入口内时，不要触及周围组织，以免引起恶心。在临床上，电鼻咽镜、直接鼻咽镜及光导纤维鼻咽镜也常被选用，进行鼻咽部检查。

十一、喉的外部检查法

喉的外部检查是观察喉的甲状软骨是否在颈部正中，两侧是否对称，局部有无肿胀，触摸甲状软骨、环状软骨、环甲间隙、颈部淋巴结等，注意有无触痛、畸形，颈部有无肿大淋巴结等。

十二、间接喉镜检查法

间接喉镜检查是喉部最常用而且最简便的方法，已有 100 多年的历史。

1. **用物准备** 间接喉镜、额镜、酒精灯或电子加热器、光源。

2. **检查方法** 患者端坐、张口、伸舌，检查者坐在患者对面，先将额镜反射光的焦点调节到患者悬雍垂处，然后用纱布裹住舌前 1/3，用左手拇指和中指捏住舌前部，并将其向前下方拉，食指抵住上唇，以求固定。右手持间接喉镜，将镜面稍加热，防止检查时起雾，放入患者咽部前先在检查者手背上试温，确认不烫时，方可将间接喉镜放入患者口咽部，镜面朝前下方，镜背将悬雍垂和软腭推向后上方。先检查舌根、会厌谷、会厌舌面、喉咽后壁及侧壁。然后再嘱患者发"衣"声，使会厌抬起暴露声门，此时可检查会厌喉面、杓区、杓间区，杓会厌襞、梨状窝、室带、声带、声门下，有时还可见到气管上段的部分气管软骨环，在发声时可见到两侧声带内收，吸气时两侧声带外展。如果患者咽反射敏感，可先用

1%地卡因进行口咽表面麻醉。

十三、直接喉镜检查法

1. **适用范围**　适用于儿童支气管镜检查时导入支气管，取出喉部某些异物，间接喉镜检查不能查清的部位，喉部活检，摘除息肉、小肿瘤，抢救喉阻塞患者和作麻醉插管。

2. **护理配合**　让患者了解检查的目的、过程，检查时尽可能配合。如觉得恶心可深呼吸以缓解症状。检查前禁食、禁水6小时。按医嘱给术前用药，减少唾液的分泌。表面麻醉者术后2小时进温凉软食，全麻者术后6小时进温凉软食，一般半流质3天。嘱咐患者口中分泌物不能咽下，以利于观察分泌物的色、质、量。减少讲话次数，减轻声带充血。告知患者保护嗓音的正确发音方法，不要高声或长时间叫喊。

十四、纤维喉镜和电子喉镜检查法

纤维喉镜和电子喉镜是用光导纤维制成的软性内镜。其优点是可弯曲。

1. **适用范围**　适用于进一步检查喉部及喉咽部病变，特别适用于颈部畸形、舌体肥厚、张口困难、咽腔狭小及危重、年老体弱者，也可进行局部活检、息肉摘除、异物取出等手术。同时可与计算机系统连接用于研究和教学。

2. **护理配合**　同直接喉镜检查。

第十六章

耳科病证护理

第一节　耳　痛

耳痛大多系耳部炎症所引起，少数为其他耳病。现代医学的外耳道疖、急性外耳道炎、急慢性化脓性中耳炎及其并发症，还有非炎性疾病，如耵聍栓塞、鼓膜外伤等皆可引起耳痛。耳痛程度视疾病的性质和患者对疼痛的敏感度而异。

一、病因病机

1. 多因挖耳损伤耳道肌肤，风热邪毒乘机侵袭，上犯耳窍，阻滞经脉而为病。

2. 风热湿邪侵袭传里，引动肝胆之火，或肝胆素有内热，循经上蒸，热邪搏结于耳窍，火热炽盛，蚀腐鼓膜，甚则蚀骨而疼痛。

3. 脓耳火热炽盛，热毒深伏于里，内陷营血，心神受扰而致痛。

4. 余毒滞耳，素体虚弱，或久病气血不足，正气不御邪，邪毒滞留，壅遏耳内，致耳肿、耳痛、流脓不止。

5. 外伤耳部，或久病入络，导致耳窍脉络不通，气滞血瘀，发生耳痛。

二、护理评估

（一）健康史

是否有上感、外耳道疖、急性外耳道炎、急慢性化脓性中耳炎及其并发症，或有非炎性疾病，如耵聍栓塞、鼓膜外伤等病史。

（二）临床表现

耳痛可表现为微痛、钝痛、灼热性痛或跳动性痛，如刺如钻，不能耐受，性质剧烈等各种情况。

（三）辅助检查

血常规，乳突 X 线拍片。

（四）心理社会评估

评估患者的年龄、教育水平、工作环境及对本病的认识程度。

三、护理诊断

1. **疼痛**　与急性耳病或慢性中耳炎有关。
2. **焦虑**　与耳痛有关。
3. **睡眠型态紊乱**　与耳痛不能入睡有关。
4. **知识缺乏**　与缺乏耳痛的防治知识有关。

四、护理目标

1. 耳痛减轻或消失。
2. 患者病情稳定，积极配合治疗。
3. 睡眠改善。
4. 患者了解自行处置、缓解疼痛的方法。

五、护理措施

1. **心理护理**　关心安慰患者，稳定患者情绪。分散患者注意力，减轻疼痛。
2. **休息与饮食**　耳痛的患者注意休息，给予软质食物，以免用力咀嚼使耳痛加重。多食蔬菜水果，多饮水，保持大便通畅。
3. **病情观察**
(1) 密切观察患者耳痛的程度及耐受情况。
(2) 观察患者有无合并耳流脓、头痛及发烧等各种情况。
4. **治疗护理**
(1) 给予适当的有效的止痛剂。
(2) 给予相应的滴耳剂、滴鼻剂，解除炎症，缓解疼痛，保持咽鼓管通畅。
(3) 针对病因给予处理。
5. **健康教育**
(1) 患者耳痛时应及时去医院诊治，不要延误病情。
(2) 耳痛时不宜饮酒。
(3) 预防感冒。
(4) 不要用尖锐的物体挖耳。

六、辨证施护

1. **风热邪毒**
证候　耳痛初起，痛势较轻，张口及咀嚼疼痛可加重，听力可减退。若耳廓微红、微肿，多为耳廓受邪；若耳道有局限性或弥漫性红肿多为耳疖、耳疮；若伴鼓膜微红，多为耳胀或脓耳初起。全身可有发热、恶寒等症；舌质红，苔薄黄，脉浮数。
治法　疏风清热，解毒止痛。
方药　银翘散合五味消毒饮加减。

护理 发热者给予物理或药物降温。

2. 肝胆火盛

证候 耳痛剧烈，呈跳痛或钻痛，痛引腮脑，或有听力减退。可有耳廓、外耳道红肿明显，若成脓可有脓点或脓肿溃破溢脓，若为脓耳则有鼓膜充血甚至化脓穿孔；可伴有口苦咽干，大便秘结，发热等症；舌质红，苔黄腻，脉弦数。

治法 清泻肝胆，消肿止痛。

方药 龙胆泻肝汤或仙方活命饮加减。

护理

（1）针刺手足少阳经穴为主，如听会、耳门、翳风、外关、合谷等，用泻法，疏通少阳经脉，泄热止痛。

（2）耳垂放血，取患侧耳垂，每次10滴，每日1次。

3. 热入营血

证候 多为脓耳变证。耳痛加剧，耳脓骤然增多或减少，耳内及耳后疼痛加剧，外耳道后上壁塌陷，有污秽脓液或肉芽，鼓膜穿孔，耳后完骨部红肿，压痛，数天后肿处变软，波动感，穿溃溢脓；伴头痛剧烈，呕吐，憎寒壮热，心烦躁扰，甚或神昏谵语，舌质红绛，少苔或无苔，脉弦数或细数。

治法 清营凉血，泻热解毒。

方药 清营汤加减。

护理

（1）密切观察病情变化，做好体温、脉搏、血压、呼吸的详细记录，如有变化及时与医生联系。

（2）必要时给予紫雪丹，或安宫牛黄丸。

（3）做好手术准备与患者的思想工作。

（4）准备好病重、病危患者急救物品，以便及时应用。

4. 气血亏虚，余毒滞耳

证候 耳病已久，耳内微痛不适或胀塞感，或兼耳鸣重听。若为脓耳日久，反复发作，则耳痛轻，时流脓，鼓膜穿孔，听力下降，缠绵不愈；全身则倦怠乏力，面色无华，心烦失眠；舌质淡红，苔薄白，脉细弱。

治法 补益气血，托毒排脓。

方药 托里消毒散加减。

护理 耳穴压豆，取肾、内耳、内分泌、脾、枕等穴，用王不留行以胶布固定在耳廓皮肤上，每日按压3～4次。

5. 气滞血瘀

证候 外伤血瘀，或久病入络，耳痛，或耳胀痛，听力下降，局部瘀血斑块或瘀肿，外耳道及鼓膜有血迹，或充血暗红；舌质暗红，苔薄白，脉弦。

治法 行气活血，通络止痛。

方药 血府逐瘀汤加减。

护理

（1）耳内勿进水，以防染毒。

（2）可加服云南白药等活血化瘀之品解痛。

（3）详细询问病情，注意有无其他部位的外伤。

七、结果评价

耳痛是否减轻或消失；是否自感舒适，心情好转，睡眠改善；对耳痛防治知识的掌握程度。

第二节　耳　鸣

耳鸣是指自觉耳中鸣响而周围环境中并无相应的声源。它可发生于单侧，也可是双侧。它是耳的听觉机能发生紊乱的一种常见症状，多为主观性。有时患者自觉鸣声来自头颅内部，可称为"颅鸣"或"脑鸣"。中医还有聊啾、苦鸣、蝉鸣、耳数鸣、耳虚鸣、暴鸣、渐鸣等不同名称。

耳鸣与耳聋临床上常常同时或先后出现，二者的病因病理及施治原则也基本相似。它们既是多种耳科疾病乃至全身疾病的一种常见症状，有时也可单独成为一种疾病。现代医学的突发性聋、爆震性聋、传染病中毒性聋、噪声性聋、药物中毒性聋、老年性聋、耳硬化症以及原因不明的感音神经性聋、混合性聋等疾病均可有耳鸣发生。

一、病因病机

1. 外感风热，或风寒化热，肺失宣降，致外邪循经上犯耳窍，清空之窍遭受蒙蔽，失去"清能感音，空可纳音"的功能，而导致耳鸣耳聋。

2. 情志抑郁或暴怒伤肝，致肝失调达，气郁化火，均可导致肝胆火热循经上扰耳窍，引起耳鸣耳聋。

3. 饮食不节，过食肥甘厚腻，使脾胃受伤；或思虑过度，伤及脾胃，致水湿不运，聚而生痰，久则痰郁化火，痰火郁于耳中，壅闭清窍，从而导致耳鸣耳聋。

4. 气机不畅，气滞则血瘀；或因跌仆爆震、陡闻巨响等伤及气血，致瘀血内停；或久病入络，均可造成耳窍经脉壅阻，清窍闭塞，发生耳鸣或耳聋。

5. 先天肾精不足，或后天失养，恣情纵欲，伤及肾精；或年老肾精亏损，肾阴不足，则虚火内生，上扰耳窍；肾阳不足，则耳窍失于温煦，均可引起耳鸣耳聋。

6. 劳倦、思虑过度，饮食不节，致脾胃虚弱，清阳不升，气血化生之源不足，而致气血亏虚，不能上奉于耳，耳窍经脉空虚，导致耳鸣；或大病之后，耗伤心血，心血亏虚，耳窍失养亦致耳鸣耳聋。

二、护理评估

（一）健康史

有无突发性聋、爆震性聋、传染病中毒性聋、噪声性聋、药物中毒性聋、老年性聋、耳硬化症或不明原因的耳鸣病史。有无外感风热、暴怒、抑郁、劳累、思虑过度、饮食不节等情况。

（二）临床表现

患者多表述耳鸣为蝉鸣、嗡嗡声、吹风声、汽笛声或高低音交杂声。可持续或间接鸣响。

（三）辅助检查

耳鸣匹配，内听道 X 线拍片。

（四）心理社会评估

评估患者的年龄、文化层次、情绪、性格特征、饮食习惯、生活习惯、工作环境及对本病的认识程度。

三、护理诊断

1. **焦虑** 与耳鸣有关。
2. **睡眠型态紊乱** 与夜间耳鸣妨碍休息有关。
3. **知识缺乏** 与缺乏耳鸣的防治知识有关。

四、护理目标

1. 患者情绪稳定，积极配合治疗。
2. 自述耳鸣减轻或消失，睡眠改善。
3. 能够陈述耳鸣的防治常识。

五、护理措施

1. **心理护理**
(1) 关心安慰患者，告知本病的发展规律与防治措施，解除思想顾虑，使其心情舒畅。
(2) 耳鸣的疗程较长，须告知患者，使其有足够的信心配合治疗。
2. **休息与饮食**
(1) 注意休息，保证睡眠，睡前不要饮浓茶。必要时给予镇静剂。
(2) 忌烟酒，少食辛辣刺激性食物，保持大便通畅。
3. **病情观察** 观察患者耳鸣的声响大小、性质、发作时间，及治疗后改善情况。
4. **治疗护理**
(1) 悉心给予耳针、体针、理疗等治疗。
(2) 如合并有耳聋、眩晕者请参照相应篇章。

5. 健康教育

(1) 加强锻炼，保证睡眠，良好的睡眠是耳鸣缓解与治愈的保障。

(2) 保持心情舒畅。

(3) 按医嘱用药，坚持治疗。

六、辨证施护

1. 风热侵袭

证候　突起耳鸣，如吹风样，昼夜不停，听力下降，或伴有耳胀闷感；全身可伴有鼻塞，流涕，咳嗽，头痛，发热恶寒等；舌质红，苔薄黄，脉浮数。

治法　疏风清热，宣肺通窍。

方药　银翘散加减。

护理

(1) 擤鼻不可用力，宜两鼻孔分别擤鼻，避免将鼻涕推入耳窍。

(2) 此时宜配合滴鼻剂的使用，保持鼻腔通畅对此期的病情治疗十分重要。

2. 肝火上扰

证候　耳鸣如闻潮声或风雷声，耳聋时轻时重，多在情志抑郁或恼怒之后耳鸣耳聋加重；伴口苦，咽干，面红目赤，尿黄，便秘，夜寐不宁，胸胁胀痛，头痛或眩晕；舌红，苔黄，脉弦数有力。

治法　清肝泄火，开郁通窍。

方药　龙胆泻肝汤加减。

护理

(1) 加强精神护理，调整心态，保持情绪稳定，心情舒畅。

(2) 病室宜安静，睡前不做剧烈运动，家属应避免干扰患者休息。

(3) 中药汤剂宜凉服。

3. 痰火郁结

证候　耳鸣耳聋，耳中胀闷；头重头昏，或见头晕目眩，胸胁满闷，咳嗽痰多，口苦或淡而无味，二便不畅；舌红，苔黄腻，脉滑数。

治法　化痰清热，散结通窍。

方药　清气化痰丸加减。

护理　中药汤剂宜饭后 30～60 分钟服用。

4. 气滞血瘀

证候　耳鸣耳聋，病程可长可短，全身可无其他明显症状，或有爆震史；舌质暗红或有瘀点，脉细涩。

治法　活血化瘀，行气通窍。

方药　通窍活血汤加减。

护理

(1) 耳穴压豆　选肾、内耳、神门等穴，加压痛点 2～3 穴，以胶布固定王不留行籽在穴位上，每日按压 3~4 次，疏通耳部气血。

（2）按摩鼓膜 《景岳全书·卷二十七》指出："凡耳窍或损或塞或震伤，以致耳聋，或鸣不止者，即宜以手中指于耳窍中轻轻按捺，或轻轻摇动，以引其气，捺之数次，其气必至，气至则窍自通矣"。可用双手中指于耳中轻轻揉按。

5. 肾精亏损

证候 耳鸣如蝉，昼夜不息，安静时尤甚，听力逐渐下降；或见头晕眼花，腰膝酸软，虚烦失眠，夜尿频多，发脱齿摇；舌红少苔，脉细弱或细数。

治法 补肾填精，滋阴潜阳。

方药 耳聋左磁丸加减。

护理

（1）平素多食滋补肝肾，填精益髓之品，如桂圆、黑豆、核桃等。

（2）养成晚上睡前热水洗脚的习惯，有助睡眠，可减轻耳聋耳鸣症状。

（3）节制性欲，少行房事。

6. 气血亏虚

证候 耳鸣耳聋，每遇疲劳加重；或见倦怠乏力，声低气怯，面色无华，食欲不振，脘腹胀满，大便溏薄，心悸失眠；舌质淡红，苔薄白，脉细弱。

治法 健脾益气，养血通窍。

方药 归脾汤加减。

护理

（1）选用百会、中脘、关元、足三里及背部脾俞穴等，用艾条悬灸 20 分钟 1 次，每日 2 次。

（2）忌食生冷瓜果及寒凉中药。

（3）中药汤剂宜温服。

七、结果评价

耳鸣是否改善；情绪是否稳定；对耳鸣防治知识的掌握程度。

第三节 耳流脓

耳流脓是耳部炎性病变的主要症状之一。常见疾病有外耳道炎、外耳道疖、急慢性中耳炎及耳源性并发症等。耳脓的质、量、气味、色泽因疾病不同而异。中医古籍对耳流脓有颇多记载，称为黄脓、红脓、白脓、青脓，耳内流出脓水臭秽者，称为耳疳。

一、病因病机

1. 风热外袭或风寒化热循经上犯，风热邪毒结聚耳窍而为病。

2. 风热湿邪侵袭传里，引动肝胆之火，或肝胆素有内热，循经上蒸，热邪搏结于耳窍，火热炽盛，蚀腐鼓膜，化腐成脓。

3. 素体脾胃虚弱，健运失职，湿浊内生，加之正不胜邪，邪毒滞留，与湿浊困聚耳窍，以致脓耳缠绵难愈。

4. 肾精亏耗，耳窍失养，邪毒乘虚侵袭或滞留，使脓耳迁延难愈，肾虚耳部骨质失养，不堪邪毒腐蚀，久之骨腐脓浊而臭。

二、护理评估

（一）健康史

评估患者有无外耳道炎、外耳道疖、急慢性中耳炎及耳源性并发症等病史。

（二）临床表现

耳流脓有新久之分。多表现为脓黄白，黄稠，黑腐臭秽，或有豆腐渣样物。量可多可少。

（三）辅助检查

1. 血常规。
2. 脓液细菌培养。
3. 乳突或颅骨 X 线片、CT 检查。

（四）心理社会评估

评估患者的年龄、职业，患病后的心理状态，适应能力，社会环境，对耳流脓的了解情况。

三、护理诊断

1. **舒适改变**　与耳流脓有关。
2. **知识缺乏**　与缺乏耳流脓的防治知识有关。
3. **潜在并发症**　脓耳变证等，与耳流脓的病程特点、机体抵抗力下降及就诊较晚有关。

四、护理目标

1. 耳流脓等症状减少或消失。
2. 了解耳流脓的防治知识。
3. 知晓本病的基本发展过程，并了解一些防治并发症的措施。

五、护理措施

1. **心理护理**　应耐心向患者解释病情，介绍治疗方案，告知预后的信息（鼓膜修复情况，病情反复发作情况等），使患者心情舒畅，情绪稳定，能积极配合治疗。

2. **休息与饮食**　尽量卧床休息，卧时患耳向下，以便脓液的引流。进易消化富含营养的软质食物。

3. 病情观察

（1）每日细心多次地观察耳道分泌物的量、性质、气味，注意耳后有无红肿、压痛。如出现恶心、呕吐、剧烈头痛，或耳流脓后出现患者烦躁不安等异常情况时，均提示有并发症的可能，应及时与医生联系。

（2）小儿应注意观察有无发热、烦躁、抓耳、不向患侧卧睡等表现，并及时报告医生。

4. 治疗护理

（1）清除耳部脓液　这是治疗本病的首要问题。必须彻底清除外耳道和中耳内潴留的分泌物，否则任何局部抗炎药物都不易奏效。每次诊治必须认真、细心、耐心。

①干拭法　对脓液少者，可用消毒棉签仔细拭净外耳道和中耳内的脓液与脓痂。

②湿洗法　脓液稠厚而多者可用3％双氧水或生理盐水，滴入耳内片刻后，用消毒棉签将脓液和药液拭净。或教会患者自己清理，即将双氧水滴入后任其随脓液流出，如此反复数次后，拭干水分再滴入抗生素。

（2）滴耳药的应用　用药前一定要先清除脓液及秽物，滴耳时宜侧卧，患耳向上，滴入药液后，用手指轻轻按压耳屏数次，使药液能达到患处并停留较长时间。选用抗生素类药物或中药清热解毒排脓滴耳剂，使用时注意药物的名称、剂型、浓度与使用说明，并严密观察用药后患者的反应，如有无耳鸣、眩晕发生，或其他不适感。

（3）滴鼻药的应用　选用1％麻黄素或中药滴鼻剂，让患者取仰卧位，头后仰并向患侧微偏30°，以便于药物经鼻腔达鼻咽部咽鼓管开口处。滴鼻后轻吸鼻。

（4）高热者可施以擦浴，或适当应用退热剂。

（5）耳痛剧烈者遵医嘱给予恰当的止痛剂。并多与患者相处，与其谈话，分散其注意力，减轻疼痛。

5. 健康教育

（1）教会患者正确擤鼻方法。

（2）洗头时勿使污水流入耳内，不做水上运动。

（3）防止感冒。

（4）教会患者正确的滴鼻、洗耳、滴耳方法。

六、辨证施护

1. 风热外侵

证候　发病较急，耳内流脓量少，耳痛并呈进行性加重，听力下降，耳鸣；检查可见鼓膜红赤或饱满，正常标志消失，或见鼓膜小穿孔或搏动性溢脓；听力检查呈传导性聋；周身不适，发热，恶风寒或鼻塞流涕；舌质偏红，苔薄白或薄黄，脉弦数。

治法　疏风清热，解毒消肿。

方药　蔓荆子散加减。

护理　有鼻塞流涕者，不可用力擤鼻，以防鼻分泌物窜入咽鼓管，进入中耳，加重病情。

2. 肝胆火盛

证候 耳脓多黄稠或带红色，耳痛甚剧，痛引腮脑，耳鸣耳聋；检查可见患耳鼓膜红赤饱满，或鼓膜紧张部穿孔，耳道有黄稠或带红色脓液，量较多；听力检查为传导性聋；全身可见发热，口苦咽干，小便黄赤，大便干结；舌质红，苔黄，脉弦数有力。

治法 清肝泻火，解毒排脓。

方药 龙胆泻肝汤加减。

护理

(1) 忌食海腥与羊肉。

(2) 保持大便通畅，利于引火下行。

(3) 中药汤剂可以1日服1剂半，宜凉服。

3. 脾虚湿困

证候 耳内流脓缠绵日久，脓液清稀，量较多，无臭味，多呈间歇性发作，听力下降或有耳鸣；检查见鼓膜混浊或增厚，有白斑，多有中央性大穿孔，通过穿孔部可窥及鼓室，或可见肉芽、息肉；听力检查多呈传导性聋；全身见有头晕，头重，周身乏力，面色少华，纳差，大便溏薄；舌质淡，苔白腻，脉缓弱。

治法 健脾渗湿，托毒排脓。

方药 托里消毒散加减。

护理 参照慢性化脓性中耳炎。

4. 肾元亏损

证候 耳内流脓不畅，量不多，耳脓秽浊或呈豆腐渣样，有恶臭气味，日久不愈，反复发作，听力明显减退；检查见鼓膜边缘部或松弛部穿孔，有灰白色或豆腐渣样脓，听力检查呈传导性聋或混合性聋，颞骨CT或X线乳突摄片多示骨质破坏或有胆脂瘤阴影；全身可见头晕，神疲，腰膝酸软；舌淡红，苔薄白或少苔，脉细弱。

治法 补肾培元，祛腐化湿。

方药 知柏地黄丸加减。

护理 参照慢性化脓性中耳炎。

七、结果评价

耳流脓是否减轻或消失；焦虑等心理障碍是否减轻或消除；对耳流脓防治知识的掌握程度；是否能够陈述预防潜在并发症发生的措施。

第十七章

鼻科病证护理

第一节 鼻 塞

鼻塞是鼻腔和鼻窦疾病的常见症状，凡局部性或全身性原因均可使鼻腔气流阻力增大而引起鼻阻塞。由于原因和病变程度不同，鼻阻塞的表现各异。

一、病因病机

1. 风寒袭表，皮毛受之，肺失宣肃，风寒之邪上壅鼻窍而阻塞不通。
2. 风热外袭，上犯口鼻，内传于肺，致肺气不宣，鼻窍失于宣畅而为鼻塞。
3. 禀赋体弱、病后失养或劳伤正气，致肺气虚寒，卫表不固，腠理疏松，易为邪犯，邪滞鼻窍，邪正相搏，鼻塞往来。
4. 久病体弱、饮食不节或劳伤过度，内伤脾胃，以致脾胃虚弱，气血精微生化不足，鼻窍失于滋养而鼻塞不用。

二、护理评估

（一）健康史

评估有无各种鼻炎、鼻窦炎、变应性鼻炎、肿瘤、鼻中隔偏曲等病史，儿童及婴幼儿有无先天性鼻部畸形、腺样体肥大或鼻腔异物等。

（二）临床表现

鼻阻塞可表现为间歇性、交替性、阵发性、进行性或持续性，可为单侧，也可为双侧。有时，病人对鼻通气的主观感觉与实际的鼻阻力之间存在差异。

（三）辅助检查

鼻内窥镜检查或影像学检查。

（四）心理社会评估

评估患者的年龄、文化层次、工作环境及对疾病的认识。

三、护理诊断

1. **感知改变**　与鼻塞引起嗅觉减退或消失有关。

2. **舒适改变**　与鼻塞引起张口呼吸有关。

3. **知识缺乏**　与缺乏鼻塞的防治知识有关。

四、护理目标

1. 病人鼻腔恢复正常呼吸功能，鼻塞减轻或消失，鼻涕减少。

2. 了解鼻塞的预防措施。

五、护理措施

1. 心理护理

介绍本病相关知识，增强其治疗的信心，积极配合治疗。

2. 休息与饮食

（1）室内保持清洁、安静和适宜的温度、湿度，避免接触过敏原。

（2）饮食宜清淡，多食水果、蔬菜，多饮水。

3. 病情观察

（1）注意观察鼻塞的情况，若伴有血性分泌物、进行性鼻塞，及时报告医生。

（2）注意有无头痛、发热及听力下降等情况。

4. 治疗护理

用适当的药物缓解鼻塞症状，如 0.5%～1% 麻黄碱生理盐水滴鼻。

5. 健康教育

（1）掌握滴鼻药物的正确使用方法，特别是滴药时，病人一般取仰卧垂头位，采取相应的体位引流法，引流排出鼻分泌物。

（2）避免局部长期使用血管收缩剂滴鼻。

（3）向病人介绍本病的预防措施，如不吸烟、锻炼身体、提高机体抵抗力，在有粉尘的环境中工作时应戴口罩，气温急剧变化（如炼钢、烘熔、冷冻作业）时应注意降温或保暖。

（4）掌握正确的擤鼻方法。

六、辨证施护

1. 风寒犯鼻

证候　鼻塞声重，喷嚏频作，流涕清稀；检查见鼻黏膜淡红肿胀，鼻内积有清稀涕液；头痛，恶寒发热；舌淡红，苔薄白，脉浮紧。

治法　辛温解表，散寒通窍。

方药　通窍汤加减。

护理　发热者予物理或药物降温，补充水分。

2. 风热犯鼻

证候　鼻塞较重，鼻流黏稠黄涕，鼻痒气热，喷嚏时作；检查见鼻黏膜色红肿胀，鼻内有黄涕；发热，头痛，微恶风，口渴，咽痛，咳嗽痰黄；舌质红，苔薄黄，脉浮数。

治法　疏风清热，宣肺通窍。

方药　银翘散加减。

护理　病室宜温暖、舒适，湿度适宜，避免粉尘。

3. 肺气虚寒

证候　鼻塞，鼻痒，喷嚏多，清涕如水，嗅觉减退；检查见下鼻甲肿大光滑，鼻黏膜淡白或灰白，鼻道可见水样分泌物；畏风怕冷，自汗，气短懒言，语声低怯，面色苍白，或咳嗽痰稀；舌质淡，舌苔薄白，脉虚弱。

治法　温肺散寒，益气固表。

方药　温肺止流丹加减

护理

（1）鼻窍黏膜肿胀，流清水涕不止者，可用碧玉散吹鼻。

（2）鹅不食草干粉，加入凡士林制成药膏，或取干姜适量研成粉末，用蜂蜜调成糊状，用棉签轻轻涂于鼻窍内，取其散寒祛风的作用。

4. 脾气虚弱

证候　鼻内干燥，鼻涕黄绿腥臭，嗅觉减退；检查见鼻黏膜色淡，干萎较甚，鼻腔宽大，涕痂积留；常伴纳差腹胀，倦怠乏力，面色萎黄，唇舌色淡，脉缓弱。

治法　健脾益气，祛湿化浊。

方药　补中益气汤加减。

护理

（1）多食蔬菜、水果，忌辛辣、油煎食物。可进食健脾补气食品，如大枣、核桃肉、莲子等。

（2）鼻内干燥，可选用消毒的芝麻油凉后滴鼻，或蜂蜜加冰片滴鼻。

七、结果评价

鼻塞是否有所减轻或消失；鼻涕是否有所减少；嗅觉是否提高或恢复正常；对鼻塞防治知识的掌握程度。

第二节　流　涕

流涕指鼻内有分泌物外溢。通常可分为：①水样鼻涕，多见于急性鼻炎早期、变应性鼻炎发作期；②黏液性鼻涕，常见于慢性鼻炎和寒冷季节；③黏脓性鼻涕，见于急性鼻炎恢复期、慢性鼻炎及鼻窦炎、变应性鼻炎并发继发性感染；④脓性鼻涕，见于较严重的鼻窦炎、骨髓炎、鼻异物等；⑤血性鼻涕，见于鼻肿瘤、鼻外伤及鼻异物、结石和炎症等。

一、病因病机

1. 肺气虚寒，卫表不固，则腠理疏松，风寒邪气乘虚而入，邪聚鼻窍，邪正相搏，肺气不宣，津液停聚而流涕。

2. 脾气虚弱，生化不足，鼻窍失养，又值外邪异气自口鼻而入，脾虚失运，水湿停聚鼻窍而外流。

3. 情志不遂，恚怒失节，气郁化火，胆火循经上犯，移热于脑，伤及鼻窍而发病。

二、护理评估

（一）健康史

评估有无鼻炎、鼻窦炎、变应性鼻炎、肿瘤等，有无外伤和手术史。

（二）临床表现

鼻涕清稀、色淡，甚如水样；或黏稠色白，或黄脓样涕，或涕中带有血丝，或血性鼻涕。

（三）辅助检查

鼻内窥镜检查或影像学检查。

（四）心理社会评估

评估患者的年龄、文化层次、工作环境及对疾病的认识。

三、护理诊断

1. **自我形象紊乱**　与鼻腔分泌物过多有关。
2. **知识缺乏**　与缺乏鼻炎的防治知识有关。

四、护理目标

1. 患者适应自身形象，并掌握一定的保护自我形象的技巧，流涕症状减轻或消失。
2. 了解流涕的有关知识，能积极配合治疗。

五、护理措施

1. 心理护理

耐心讲解疾病的有关知识，消除患者的心理障碍，使其积极配合治疗。

2. 休息与饮食

（1）饮食宜清淡、富有营养，忌辛辣、刺激性食物，禁烟酒。

（2）不要过度劳累，注意劳逸结合。

（3）室内清洁通风、温湿度适宜，避免粉尘、油烟、化学气体等。

3. 病情观察

（1）注意观察患者鼻涕的性质，是否有涕中带血、异味等，并及时通知医生。

（2）观察患者是否有头痛及头痛的性质、时间等。

4. 治疗护理

（1）鼻腔可给予适当滴鼻剂，如 $0.5\% \sim 1\%$ 麻黄碱生理盐水等。

（2）采取相应的体位引流法，引流排出鼻分泌物。

（3）可口服促进黏液稀释和排出的药物，如稀化黏素等。

（4）过敏性鼻炎患者可适量口服过敏药物。

5. 健康教育

（1）教会患者正确的滴鼻方法和体位引流法。

（2）教会患者正确的擤鼻方法。

（3）告诉患者及时清洁鼻涕，保持良好形象的技巧。

六、辨证施护

1. 肺气虚寒，卫表不固证候

鼻塞，鼻痒，喷嚏多，清涕如水，嗅觉减退；畏风怕冷，自汗，气短懒言，语声低怯，面色苍白，或咳嗽痰稀；舌质淡，舌苔薄白，脉虚弱。

治法　温肺散寒，益气固表。

方药　温肺止流丹加减

护理　艾条灸百会，针刺印堂，配足三里、三阴交等穴。

2. 脾气虚弱，清阳不升

证候　鼻塞，鼻痒，清涕连连，喷嚏突发；面色萎黄无华，消瘦，食少纳呆，腹胀便溏，四肢倦怠乏力，少气懒言；舌淡胖，边有齿痕，苔薄白，脉弱无力。

治法　益气健脾，升阳通窍。

方药　补中益气汤加减。

护理　鼻部按摩，以双手鱼际部按摩两侧，自鼻根至迎香穴，反复按摩，以局部发热、鼻塞缓解为度。

3. 胆腑郁热

证候　鼻涕浓浊，量多，色黄或黄绿，或有腥臭味，鼻塞，嗅觉减退，头痛剧烈；可兼有烦躁易怒，口苦，咽干，耳鸣耳聋，寐少梦多，小便黄赤等全身症状；舌质红，舌苔黄或腻，脉弦数。

治法　清泻胆热，利湿通窍。

方药　龙胆泻肝汤加减

护理　患病日久，反复发作头痛昏胀，症状明显者易有焦虑情绪，应多加安慰、疏导。

七、结果评价

能否积极配合治疗；能否保持最佳身心状态；对流涕防治知识的掌握程度。

第三节　嗅觉异常

嗅觉是具有气味的颗粒随吸入气流进入鼻腔，接触嗅区黏膜，溶于嗅腺的分泌物中，刺激嗅细胞产生神经冲动，经嗅神经、嗅球、嗅束传至皮层中枢所产生的感觉功能。根据病因不同，可表现为嗅觉减退、嗅觉丧失、嗅觉过敏及嗅觉倒错等。以嗅觉减退或消失最为常见。

一、病因病机

1. 风热外侵，肺失宣降，邪毒上犯，壅塞鼻窍。
2. 肺气虚弱，卫表不固，风寒乘虚侵袭，上壅鼻窍。
3. 脾气虚弱，运化失司，湿浊上犯，停聚鼻窍。

二、护理评估

（一）健康史

了解有无各种鼻炎、鼻窦炎、变应性鼻炎、肿瘤等，有无外伤和手术史。

（二）临床表现

嗅觉下降、迟钝或丧失，嗅觉敏感度提高，或嗅觉异常、倒错。

（三）辅助检查

鼻内窥镜检查或影像学检查。

（四）心理社会评估

评估患者的年龄、文化层次、工作环境，对疾病的认识及焦虑的程度。

三、护理诊断

1. **感知改变**　与嗅觉减退或消失有关。
2. **有外伤的危险**　与识别环境中有害物质的能力降低有关。

四、护理目标

1. 患者嗅觉改善或恢复正常。
2. 能够陈述避免意外伤害的措施。

五、护理措施

1. 心理护理

介绍本病相关知识，增强其治疗的信心。

2. 休息与饮食

注意休息，戒除烟酒，禁食辛辣食物。休息环境清洁通风，避免有害气体对患者造成伤害。

3. 病情观察

（1）注意观察鼻腔鼻窦有无新生物。
（2）观察鼻分泌物的部位及性质。

4. 治疗护理

（1）根据患者的不同情况提供护理，介绍正确的滴鼻法，按医嘱给予血管收缩剂，如1‰麻黄碱局部治疗。

（2）可加入适当的糖皮质激素和恢复鼻黏膜活性的药物。

5. 健康指导

（1）向病人介绍本病的预防措施，如禁烟酒、锻炼身体、提高机体抵抗力。

（2）及时彻底治疗感冒引起的鼻塞及邻近器官的病变。

（3）注意预防有害气体或液体的吸入对患者造成伤害。

六、辨证施护

1. 肺经风热

证候　鼻塞，鼻涕量多而白黏或黄稠，嗅觉减退；检查见鼻黏膜充血肿胀，鼻道或嗅沟可见黏性或脓性分泌物；头痛，可兼有发热恶风，汗出，或咳嗽，痰多；舌质红，舌苔薄白，脉浮数。

治法　疏风清热，宣肺通窍。

方药　银翘散加减。

护理

（1）中药汤剂宜偏凉服。

（2）头痛可针刺迎香、印堂、太阳、合谷、曲池、足三里等穴，行强刺激。

2. 肺气虚寒，卫表不固

证候　鼻塞，鼻痒，喷嚏多，清涕如水，嗅觉减退；检查见下鼻甲肿大光滑，鼻黏膜淡白或灰白，鼻道可见水样分泌物；畏风怕冷，自汗，气短懒言，语声低怯，面色苍白，或咳嗽痰稀；舌质淡，舌苔薄白，脉虚弱。

治法　温肺散寒，益气固表。

方药　温肺止流丹加减。

护理

（1）鼻窍黏膜肿胀，流清涕不止者，可用碧玉散吹鼻。

（2）艾条灸百会、气海、三阴交、涌泉等穴，悬灸或隔姜灸。

（3）针刺印堂，配足三里、三阴交等穴。

3. 脾气虚弱

证候　鼻塞，鼻涕黄绿腥臭，头痛头昏，嗅觉减退；检查见鼻黏膜色淡，鼻道见脓性分泌物或涕痂；常伴纳差腹胀，倦怠乏力，面色萎黄；唇舌色淡，脉缓弱。

治法　健脾益气，祛湿化浊。

方药　补中益气汤加减。

护理

（1）可进食健脾益气食品，如大枣、苡仁、莲子等。

（2）中药汤剂宜温服。

七、结果评价

嗅觉是否提高或恢复正常；是否能够描述避免意外性损伤发生的措施。

第十八章

咽科病证护理

第一节　咽　干

咽干是指咽喉干燥不适的自觉症状。为诸多咽喉疾病的常见临床症状之一。西医学急、慢性咽炎，急、慢性喉炎，急、慢性扁桃体炎等疾病均可出现咽干一症。

一、病因病机

1. 风热邪毒外袭，壅遏于咽喉。
2. 肺胃热盛，邪热上蒸咽喉，灼伤津液。
3. 肺肾阴虚，津液不足，咽喉失于濡养；或阴虚生内热，虚火上炎于咽喉。

二、护理评估

（一）健康史

注意评估有无不良饮食习惯，有无理化因素的长期刺激，有无上呼吸道的慢性炎症病史。了解发病时间、诊治过程。

（二）临床表现

咽干喜饮或不喜饮，常伴咽痛，但亦有咽干而不痛者。也可伴咽痒或咳嗽无痰等症状。

（三）心理社会评估

注意评估患者的年龄、文化层次、工作环境、饮食习惯，对咽干的认识及焦虑的程度。

三、护理诊断

1. **舒适改变**　与咽喉疾病引起咽干有关。
2. **知识缺乏**　与缺乏咽干的防治知识有关。

四、护理目标

1. 咽干减轻或消失。
2. 能够陈述咽干的防治知识。

五、护理措施

1. **心理护理**　耐心讲解咽干的发生、治疗、预后等情况，使患者情绪稳定，积极配合治疗。

2. **休息与饮食**

(1) 避免过度劳累，居室空气流通，适当户外运动锻炼。

(2) 忌食刺激性食物，禁烟酒。多食新鲜蔬菜与水果。保持大便通畅。

3. **病情观察**

(1) 注意观察咽干程度、出现咽干明显的时间，以及咽干饮水的情况。

(2) 注意观察咽干的伴随症状，如咽痛明显者，应及时报告医生。

4. **治疗护理**

(1) 遵医嘱予以局部含服、含漱、雾化等治疗。

(2) 必要时遵医嘱予以抗生素。

5. **健康教育**

(1) 饮食有节，起居有常，忌食辛辣肥甘厚味之品，戒除烟酒。

(2) 改善环境，减少空气污染；尽量避免接触有害气体，避免粉尘等刺激。

(3) 加强体育锻炼，增强体质。

(4) 积极治疗邻近器官的疾病，以免诱发本症。

六、辨证施护

1. **风热外侵**

证候　咽干灼热而痒，咳嗽少痰；可伴咽痛，发热恶寒；舌质红，苔薄黄，脉浮数。

治法　疏风清热。

方药　桑菊饮加减。

护理

(1) 注意休息，室温以凉爽为宜。汗出时可用温水揩干。

(2) 以菊花、胖大海等疏风清热药物泡水代茶饮。

(3) 以双黄连粉针剂等局部超声雾化。

(4) 针刺采用泻法，取足三里、合谷、肺俞为主穴，列缺为次穴，每日 1 次。

(5) 服药可频频含漱下咽。

2. **肺胃热盛**

证候　咽干，口渴喜冷饮，灼热，咽喉疼痛；伴口气臭秽，大便燥结，小便短赤；舌质红，苔黄，脉洪数。

治法　泄热解毒。

方药　清咽利膈汤加减。

护理

(1) 发热甚者，予物理降温。

（2）以蒲公英、板蓝根、野菊花煎汤含漱。

（3）以六神丸等含化。

（4）取少商、商阳穴，或耳垂、耳背浅显脉络处，用三棱针点刺放血，以泄热止痛。

（5）中药宜饭后服。

3. 肺肾阴虚

证候　咽干，以午后尤甚；可伴灼热隐痛，干咳少痰，手足心热，盗汗；舌红少津，脉细数。

治法　滋养肺肾，降火生津。

方药　百合固金汤加减。

护理

（1）注意休息，宜少量多次饮水，保证睡眠质量。

（2）多食多津液的食物，如萝卜、马蹄等，忌食辛辣煎炒之品。

（3）以玄参、麦冬、桔梗、甘草泡水代茶饮；或用石斛、玄参、生地、桔梗、生甘草煎汤含漱，或代茶饮。

（4）可含服润喉丸、青果丸等以清咽润燥。

（5）选合谷、廉泉、扶突、三阴交、天突、足三里等，择穴配伍，针刺每日 1 次，10 次 1 疗程。

（6）服药可频频含漱下咽，饭后服药。

七、结果评价

咽干是否减轻或消失；对咽干防治知识的掌握程度。

第二节　咽　痛

咽痛是指咽部疼痛的自觉症状。咽痛之名首见于《伤寒论·辨太阳病脉证并治》。咽痛为咽喉疾病中最常见症状，程度不一，一般情况咽痛程度与炎症程度成正比。常见于急、慢性咽炎，急、慢性喉炎，急、慢性扁桃体炎及扁桃体周围脓肿等。咽痛还可见于咽部创伤（异物、擦伤、烫伤等）、溃疡、结核及肿瘤等。如炎症或肿瘤病变累及咽部深层组织，咽痛可放射至耳部。另外某些全身性疾病（如白血病等）在咽部局部的表现，亦可出现咽痛症状。

一、病因病机

1. 风热邪毒外犯，邪客肺卫，上蒸咽喉。

2. 风寒之邪外袭，壅遏肺气，凝聚咽喉。

3. 邪热由表入里，肺胃热毒壅盛，火热上炎，搏结于咽喉。

4. 肾阴亏虚，阴液不足，虚火上炎于咽喉；或肺津耗伤，阴虚肺燥气亏，咽喉失养。

二、护理评估

（一）健康史

评估有无咽炎、扁桃体炎、扁桃体周围脓肿、喉炎、咽喉肿瘤、咽喉外伤及手术史，有无其他上呼吸道炎症病史，了解发病及诊治经过。

（二）临床表现

咽部疼痛，其轻重、性质、特点可呈多样性。单侧或双侧咽痛，病人常因咽痛剧烈而不愿进食。咽痛可放射至耳部，如扁桃体周围脓肿、下咽癌等。

（三）辅助检查

1. 血常规检查。
2. 细菌培养和药敏试验。
3. 必要时病理活检等。

（四）心理社会评估

注意评估患者的生活方式、工作环境，对咽痛的认识及焦虑的程度。

三、护理诊断

1. **疼痛**　与咽部炎症、肿瘤、异物或外伤有关。
2. **体温过高**　与炎症有关。
3. **吞咽能力受损**　与咽部炎症引起咽痛或阻塞等有关。
4. **焦虑**　担心疾病的治疗及预后。
5. **潜在并发症**　咽侧感染、咽旁脓肿等，与机体抵抗力降低、炎症波及邻近组织器官或各个器官对链球菌产生Ⅲ型变态反应有关。

四、护理目标

1. 咽痛减轻或消失。
2. 体温恢复正常。
3. 吞咽功能改善或恢复正常。
4. 能够说出引起焦虑的原因，并采取有效的应对机制。
5. 了解并发症发生的原因及预防措施。

五、护理措施

1. **心理护理**　耐心讲解咽痛的发生、治疗、预后等情况，消除其焦虑心理。
2. **休息与饮食**
（1）适当休息，保证充足的睡眠，病重者当卧床休息。居室及工作环境保持清洁、空气流通、湿度适宜。
（2）忌食辛辣等刺激性强的食物，必要时应进食流质或半流质食物。多食新鲜蔬菜与水果等，保持大便通畅。体温过高或吞咽障碍者，尤需注意保持摄入足够液体（至少每日2000ml），心脏疾病或肾脏疾病禁忌除外。

3. 病情观察

（1）注意观察咽痛的程度。

（2）密切观察体温、吞咽情况。

（3）注意观察有无局部及全身并发症的症状及体征。

（4）注意观察有无呼吸困难。

4. 治疗护理

（1）予以抗菌消炎、抗肿瘤或抗结核等药物治疗。必要时配合医生进行外伤处理或取出异物等治疗。

（2）指导病人进行局部漱口、雾化、封闭等治疗。

（3）高热者，予以冰袋冷敷、酒精擦浴等物理降温。

5. 健康教育

（1）加强锻炼，增强体质。

（2）培养良好的生活及饮食习惯，戒除喜食辛辣、烟酒等不良嗜好。

（3）避免过度疲劳以及不良理化因素的长期刺激。

（4）注意安全，避免外伤及误咽异物。

（5）正确服药及咽部局部用药。

（6）积极治疗咽部邻近器官疾病（如鼻炎、鼻窦炎、龋齿等），以防诱发本症。

六、辨证施护

1. 风热外袭

证候　咽部疼痛，吞咽不利；伴发热恶心，头痛，咯痰黄稠；舌苔薄黄，脉浮数。

治法　疏风清热，宣肺利咽。

方药　疏风清热汤加减。

护理

（1）用金银花、野菊花、薄荷、荆芥、桔梗、生甘草等煎汤含漱。

（2）用银黄注射液、鱼腥草注射液或板蓝根注射液行超声或蒸汽雾化。

（3）选合谷、曲池为主穴，天突、少泽为配穴，针刺采用泻法，每日1次。

（4）不宜久煎，饭后服药。

2. 风寒袭表

证候　咽痛较轻；伴恶寒发热，身痛，咳嗽痰稀；舌质淡红，脉浮紧。

治法　疏风散寒，宣肺利咽。

方药　六味汤加减。

护理

（1）用苏叶60g煎水，装入保温杯中，趁热吸入蒸汽；或以紫苏叶、香薷、蝉蜕等煎水，取过滤液行蒸汽吸入或雾化吸入。

（2）选合谷、内庭为主穴，以尺泽、内关为配穴，针刺采用泻法，每日1次。

（3）中药不宜久煎，方中薄荷后下，药温服。

3. 肺胃热盛

证候　咽痛较剧，吞咽困难；发热，口渴喜饮，口气臭秽，大便燥结，小便短赤；舌质红，苔黄，脉洪数。

治法　清热解毒，消肿利咽。

方药　清咽利膈汤加减。

护理　用锡类散、冰硼散或珠黄散吹敷；或六神丸含化。

4. 肺肾阴虚

证候　咽部隐痛，微痒，咽干，哽哽不适，午后加重；伴午后颧红，手足心热，失眠多梦，或干咳少痰，耳鸣眼花，腰膝酸软，大便干；舌质干红少苔，脉细数。

治法　滋养肺肾，清利咽喉。

方药　百合固金汤加减。若偏于肺阴虚为主，宜用养阴清肺汤加减；偏于肾阴虚者，宜用六味地黄汤加减。

护理

（1）用玄参、麦冬、石斛、百合、生地等养阴清热药物煎水代茶饮；或煎汤取过滤液行咽部雾化及蒸汽吸入。

（2）可含服润喉丸、青果丸等以清咽润燥。

（3）中药宜饭后服用，少量多次频服。

七、结果评价

咽痛是否减轻或消失；体温是否恢复正常；吞咽障碍是否减轻或消失；焦虑是否减轻或消失；是否能够陈述预防局部或全身并发症发生的措施。

第十九章

喉科病证护理

第一节　声音嘶哑

声音嘶哑是指轻则发音不扬，重则声嘶，甚则失音的病证。声嘶一名，见于《诸病源候论·卷二》。《红炉点雪·卷二》："金为火烁而损，由是而声嘎、声嘶，见焉"。本证为多种咽喉疾病的常见症状，多为声带病变或其他原因使声带的正常运动发生障碍所致，常见于声带急性炎症、声带息肉、声带小结、声带肿瘤、声带缺损、喉部的肌肉或神经的麻痹等疾病。

一、病因病机

1. 风寒外袭，肺气失宣，气机不利，风寒之邪凝聚于喉，致声门开合不利。

2. 风热侵袭，肺失清肃，邪热上蒸，壅结于喉。

3. 素有肺胃积热，复感风热，内外邪热互结，灼津为痰，痰热壅肺，肺失宣降，致声门开合不利。

4. 肺肾阴虚，肺津肾阴无以上承，喉失滋养；又阴虚生内热，虚火上炎，蒸灼于喉，致声门开合失司。

5. 肺脾气虚，无力鼓动声门。

6. 气滞血瘀痰凝，致声带肿胀或形成小结及息肉，妨碍声门开合。

二、护理评估

（一）健康史

评估有无急、慢性喉炎，用嗓过度，喉部肿瘤，外伤及手术史。询问有无不良嗜好。了解发病时间、诊治经过。

（二）临床表现

声音沙哑、不扬，或发声语音重浊费力，用声不能持久。声音嘶哑，逐渐加重，或突发失声，常伴喉痛，或咽喉干燥，异物感，干咳等症。

（三）辅助检查

1. 血常规。

2. 纤维喉镜或纤维支气管镜检查，必要时行喉 CT 及 MRI 检查。

（四）心理社会评估

注意评估患者的年龄、职业、工作环境，对声音嘶哑的认识及焦虑程度。

三、护理诊断

1. **语言沟通障碍** 与发声障碍有关。
2. **舒适改变** 与喉部疼痛、异物感等有关。
3. **焦虑** 担心疾病的治疗与预后结果。
4. **知识缺乏** 与缺乏声音嘶哑的治疗、预防、并发症控制及自我护理等方面知识有关。

四、护理目标

1. 声音嘶哑好转或发声恢复正常，或在声音嘶哑期间能够使用其他的交流方法替代。
2. 喉部疼痛、异物感等不适症状减轻或消失。
3. 表达引起焦虑等心理障碍的原因。
4. 了解声音嘶哑的防治知识，积极配合治疗。

五、护理措施

1. **心理护理** 耐心解释声音嘶哑的发生、治疗及预后等情况，增强治愈疾病的信心，配合治疗。

2. **休息与饮食**

(1) 注意声带休息，避免用声过度，必要时需禁声休息。

(2) 节制烟酒，少食辛辣炙煿之品及冷饮。

3. **病情观察**

(1) 注意观察声嘶情况。

(2) 如发现声嘶突然加重或伴呼吸困难，立即报告医生。

4. **治疗护理**

(1) 予以抗生素治疗。

(2) 行蒸汽雾化、超声雾化或氧气雾化吸入行局部治疗。

(3) 用红花、橘络、乌梅、绿茶、甘草、薄荷，水煎取汁，作喉局部直流电离子导入治疗。

(4) 声带息肉、声带小结长期不愈者，可配合医生行手术摘除，喉部肿瘤酌情选择手术或放化疗。

5. **健康教育**

(1) 加强体育锻炼，增强体质，积极防治感冒及鼻腔、鼻窦、鼻咽、口腔疾病。

(2) 合理科学用嗓，避免用嗓过度。

(3) 避免粉尘及有害化学气体的刺激。

(4) 戒除嗜好烟酒等不良生活习惯。

六、辨证施护

1. 风热袭肺

证候 猝然声音不扬,甚则声音嘶哑,喉部不适,疼痛;或伴发热、恶风;舌苔薄黄,舌边微红,脉浮数。

治法 疏风清热,利喉开音。

方药 疏风清热汤加减。

护理

(1) 居室宜安静、舒适、凉爽,空气流通。

(2) 薄荷、金银花、野菊花、黄芩、蝉衣等各适量,煎水取过滤液,行喉部雾化。

(3) 针刺合谷、尺泽、天突等穴,采用泻法。

(4) 服药可频频含漱下咽。

2. 风寒外袭

证候 猝然声音不扬,甚则嘶哑;或兼咽喉微痛;吞咽不利,咽痒,咳嗽不爽,恶寒发热,无汗,口不渴;舌苔薄白,脉浮紧。

治法 疏风散寒,宣肺开音。

方药 三拗汤加减。

护理

(1) 宜食清淡易消化之饮食,或萝卜汁,稍加姜汁,时时分饮。忌冷饮冷食。

(2) 以苏叶、香薷、蝉蜕等煎水,取过滤液 20ml 作蒸汽雾化吸入或超声雾化吸入,每次 15 分钟,每日 2 次。

(3) 取人迎、天突等主穴配合谷、少商等,针刺用泻法,每日 1 次,不留针。

(4) 中药不宜久煎,药宜温服。

3. 痰热壅肺

证候 声音嘶哑,咽痛甚;咳痰黄稠,口渴;舌红,苔黄厚,脉滑数。

治法 清热泻肺,利喉开音。

方药 泻白散加减。

护理

(1) 行相应刺穴放血。用三棱针刺两手少商、商阳、三商(奇穴,别名大指甲根)等穴,每穴放血 1~2 滴,每日 1 次。

(2) 局部雾化,方法同风热犯肺型。

(3) 宜饭后服药。

4. 肺肾阴虚

证候 声音嘶哑日久,咽喉干涩微痛,喉痒干咳,痰黏少,午后尤甚;可兼颧红唇赤,头晕耳鸣,腰膝酸软,手足心热等;舌红少津,脉细数。

治法 滋阴降火,利喉开音。

方药 百合固金汤加减。

护理

（1）白木耳、冰糖适量，蒸服。

（2）木蝴蝶、蝉衣、胖大海、玄参、麦冬、冰糖各取适量，水煎服。

（3）取三阴交，针刺用平补平泻法或补法。

5. 肺脾气虚

证候　声嘶日久，语音低微，说话费力，气短乏力，劳则加重，上午症状明显；可兼有少气懒言，倦怠乏力，纳呆便溏等症；舌体胖有齿痕，苔白，脉细弱。

治法　补益肺脾，益气开音。

方药　补中益气汤加减。

护理

（1）以乌梅、绿茶、甘草、薄荷煎水，取过滤液，行雾化吸入。

（2）取足三里，针刺用平补平泄法或补法。

6. 气滞血瘀痰凝

证候　声嘶日久，语音低沉，讲话不能持久，语音低微，喉内异物感或有痰黏着感；常需清嗓，胸闷不舒；舌质暗红或边有瘀点，苔薄白或薄黄，脉细涩。

治法　行气活血，化痰开音。

方药　会厌逐瘀汤加减。

护理　以桃仁、红花、赤芍、枳壳、泽泻、莪术、木蝴蝶、蝉衣煎水，取过滤液，行蒸汽或雾化吸入。

七、结果评价

声音嘶哑是否好转或声音是否恢复正常；喉部疼痛等不适感是否减轻或消失；对声音嘶哑防治知识的掌握程度；恐惧等心理障碍是否减轻或消失。

第二节　呼吸困难

咽喉疾病所致呼吸困难多为吸气性呼吸困难。常见于咽喉急重证，《脉经·卷四》云："病人肺绝，三日死，何以知之，口张但气出而不还"，这是类似于吸气性呼吸困难的最早记载。喉源性呼吸困难既可由喉腔变窄引起（如炎症、肿瘤、结核、白喉、异物、外来压迫、损伤等），也可由双侧环杓后肌麻痹，使声带不能外展而引起。

一、病因病机

以风热外袭，引动诸经积热，热毒炽盛，火动痰生，痰浊涎沫火毒结聚于咽喉致呼吸困难。或风寒痰浊互结咽喉而阻塞气道。

此外，外伤、气道异物、肿瘤等亦可引起气道狭窄或阻塞。

二、护理评估

（一）健康史

评估有无急性咽喉疾病或咽喉异物、过敏等病史。

（二）临床表现

喉源性呼吸困难为吸气性呼吸困难，常伴吸气期喉鸣，声音嘶哑，语言难出，汤水难下等症状。

（三）辅助检查

病情危重者，应先行抢救，待病情缓解后再行检查，酌情进行喉部 X 线摄片、CT 扫描，或喉镜、直接喉镜、纤维支气管镜检查。

（四）心理社会评估

因呼吸困难严重者可导致窒息危及生命，应注意评估患者及亲属对呼吸困难认识及对死亡恐惧的程度。

三、护理诊断

1. **有窒息的危险**　与吸气性呼吸困难有关。
2. **语言沟通障碍**　与喉部疾病及声音嘶哑或失声有关。
3. **低效性呼吸型态**　与吸气性呼吸困难有关。
4. **恐惧**　与呼吸困难和缺氧有关。
5. **知识缺乏**　与缺乏声音嘶哑的防治知识有关。
6. **潜在并发症**　低氧血症，与呼吸困难和缺氧有关。

四、护理目标

1. 吸气性呼吸困难消失，呼吸道通畅。
2. 声音嘶哑减轻或消失，能够正常地进行语言交流。
3. 恢复正常的呼吸型态。
4. 能陈述引起恐惧的原因，积极配合治疗。
5. 能陈述声音嘶哑的防治知识。

五、护理措施

1. **心理护理**　耐心讲解呼吸困难的发生、治疗及预后情况，减轻或消除患者及亲人的恐惧心理，增加其治愈疾病的信心。
2. **休息与饮食**
(1) 卧床休息，居室内保持清洁、安静。
(2) 咽喉疾病明显者，应进食流质或半流质，忌食辛辣肥甘厚腻食品。

3. 病情观察

(1) 呼吸困难程度。呼吸困难明显加剧，应及时报告医生。

(2) 缺氧症状的变化。

(3) 脉搏、血压、体温及神志情况。

4. 治疗护理

根据呼吸困难的程度及治疗方法不同，采取不同的护理措施。

(1) 一度呼吸困难 ①正确评估引起呼吸困难的原因，针对病因治疗。如为急症，予以抗生素及类固醇激素治疗；②适当予以低流量（1～2升/分钟）的氧气吸入。

(2) 二度呼吸困难 ①对症治疗；②可适当增加氧气吸入的流量，可增大至2～4升/分钟；③积极做好气管切开或异物取出的准备，必要时予以镇静剂；④予地塞米松、α-糜蛋白酶等消炎、稀释痰液的药物作雾化吸入。

(3) 三度呼吸困难 ①尽快做好气管切开准备；②在迅速实施解除喉阻塞措施的情况下，吸氧辅助治疗；③如果呼吸道分泌物较多，病人又无力咳出者，应及时吸出分泌物。

(4) 四度呼吸困难 ①配合医生立即行气管切开，必要时可行紧急气管切开或环甲膜切开术；②迅速、准确、及时执行各项医嘱，争分夺秒进行抢救。

气管切开术前、术后护理详见喉癌中的论述。

5. 健康教育

(1) 为避免加重呼吸困难症状，应尽量少活动，多安静休息，并应采取半卧位。

(2) 进食及服药应缓缓下咽，以免引起咳嗽。

(3) 积极治疗相关疾病，避免诱发呼吸困难。

六、辨证施护

1. 风热外袭，热毒内困

证候 呼吸困难，常伴咽喉肿胀疼痛，吞咽不利，咽喉紧涩，汤水难下，强饮则呛，语言不清，痰涎壅盛，咽喉堵塞；咽喉肌膜鲜红或紫色，声门区红肿显著；全身可见乏力，恶风，发热，头痛；舌质红，苔黄或黄厚，脉数。

治法 疏风泻热，解毒消肿。

方药 清咽利膈汤加减。

护理

(1) 可用金银花、菊花、薄荷、葱白、藿香等煎水，取过滤液，进行雾化吸入。

(2) 以冰硼散或珠黄散吹布于喉。

(3) 可取合谷、少商、商阳等穴，每次2～3穴，针刺用泻法，不留针。

(4) 服药可频频含漱下咽。

2. 热毒熏蒸，痰热壅盛

证候 呼吸困难，咽喉疼痛难忍，喉中痰鸣，喘息气粗，可有声音嘶哑，或语言难出；可见咽喉极度红肿，会厌或声门红肿明显；全身可见憎寒壮热，或高热心烦，汗出如雨，口干欲饮，大便秘结，小便短赤；舌质红绛，苔黄或腻，脉数或沉微欲绝。

治法　泻热解毒，祛痰开窍。

方药　清瘟败毒饮加减。

护理

（1）绝对卧床休息，保持情绪安定。

（2）可用清热解毒、利咽消肿的中药粉剂吹入患处。

（3）可取少泽、曲池、扶突等穴，每次 2～3 穴，用泻法，不留针。

（4）宜饭后服药。

3. 风寒痰浊，凝结咽喉

证候　猝然呼吸困难，咽喉憋闷，或伴声音不扬，吞咽不利，或兼有咽喉微痛，喉关多无红肿，会厌可明显肿胀甚至如球形，声门处黏膜苍白水肿，声门开合不利；全身可见恶寒，发热，头痛，口不渴等；舌苔白，脉浮。

治法　疏风散寒，化痰消肿。

方药　六味汤加减。

护理

（1）可用散寒化痰之中药煎水，取过滤液雾化吸入。

（2）药液应缓缓咽下。

七、结果评估

呼吸道是否通畅；呼吸困难是否减轻或消失；是否恢复正常呼吸型态；声音嘶哑等症状是否消失；能否进行正常语言交流；是否消除对呼吸困难的恐惧且积极配合治疗，对声音嘶哑防治知识的掌握程度。

第三节　喉　痛

喉痛即喉部疼痛，是喉部疾患的常见症状之一。中医学中一般将咽喉疼痛合并论之。喉的普通炎症疾病（如急慢性喉炎、急性会厌炎、急性喉气管支气管炎、喉软骨膜炎、环杓关节炎等）常可引起喉痛。喉痛还可见于喉结核、恶性肿瘤、外伤、异物等。

一、病因病机

1. 风热外袭，邪在肺卫，客于喉部。

2. 风寒侵袭，卫阳郁遏，失于宣泄，邪滞于喉。

3. 肺胃热盛，复感外邪，内外邪热搏结于喉，灼腐血肉，导致喉部痈肿。

4. 肺肾阴虚，虚火上炎，蒸灼喉部。

5. 喉受外力损伤，脉络受损，气滞血脉。

二、护理评估

（一）健康史

评估有无急慢性喉炎、急性会厌炎、喉软骨膜炎、环杓关节炎、喉结核、喉肿瘤、外伤、异物、手术等病史。

（二）临床表现

喉痛轻微或剧烈。喉的普通炎性疾病引起的喉痛，多较轻微；严重喉病伴有深部溃疡和软骨膜炎者可引起剧烈喉痛。喉入口病变引起的喉痛常在吞咽时加重，有时可出现吞咽障碍。声带病变引起的喉痛多于发声时出现。喉痛可向同侧耳部放射。

（三）辅助检查

1. 血常规检查。必要时取分泌物涂片、细菌培养，并作梅毒螺旋体、白喉杆菌、结核杆菌等检查。

2. 纤维喉镜检查、喉部 CT 扫描或 MRI 检查。

（四）心理社会评估

注意评估患者的职业、工作环境和生活环境，对喉痛的认识及焦虑程度。

三、护理诊断

1. **疼痛**　与喉部急慢性炎症、外伤、异物等有关。
2. **焦虑**　与担心疾病的治疗与预后等有关。
3. **知识缺乏**　与缺乏喉痛的防治知识有关。

四、护理目标

1. 喉痛减轻或消失。
2. 能表达引起焦虑的原因，并能承受。
3. 了解喉痛的防治知识。

五、护理措施

1. **心理护理**　详细讲解喉痛的发生、治疗、预后、防止并发症的措施等情况，消除焦虑心理，使患者增加治愈疾病的信心，配合治疗。

2. **休息与饮食**

（1）居室内宜空气新鲜、流通，避免灰尘及异常气味，温湿度适宜。急性期实证发热患者宜卧床休息，慢性期宜适当活动。

（2）饮食宜清淡，急性期予以流质、半流质。忌辛辣肥甘厚味之品，戒除烟酒。

3. **病情观察**

注意观察喉痛、吞咽困难、呼吸困难等情况。喉痛剧烈且伴吞咽困难、呼吸不畅者及时报告医生配合处理。

4. 治疗护理

（1）针对病因治疗。如为急性炎症疾病所致，予以抗炎药物；如为结核所致，予以抗痨治疗；如为肿瘤，酌情选择手术、放疗或化疗；如为异物，则应及早取出异物。

（2）酌情予以喉部吹药、含服、蒸汽吸入、雾化吸入等局部治疗。

（3）必要时行气管切开术。

5. 健康教育

（1）加强体育锻炼，多食营养丰富、易消化的食物，增强机体免疫功能和抗病能力。

（2）有喉痛者，应及早进行检查，便于及时发现病变，及早治疗。

（3）劳逸结合，职业用嗓者应注意合理用嗓。

（4）生活及工作中注意避免喉部损伤及异物入喉。

六、辨证施护

1. 风热外袭

证候　喉部猝然疼痛，干痒而咳嗽；发热微恶寒、头痛；舌边微红，苔薄黄，脉浮数。

治法　疏风清热，宣肺利喉。

方药　疏风清热汤加减。

护理

（1）以银黄含片等含化。

（2）以鱼腥草注射液、板蓝根注射液等氧气吸入或超声雾化吸入。

（3）保持大便通畅，如大便干燥，可以蜂蜜水或番泻叶泡水饮服。

2. 风寒外袭

证候　喉猝然疼痛，微痒，咳嗽严重；恶寒发热，头身疼痛，鼻塞，流清涕；舌苔薄白，脉浮紧。

治法　疏风散寒，宣肺利喉。

方药　荆防败毒散加减。

护理

（1）居室宜偏暖，防止寒风直吹。

（2）苏叶煎水含漱或雾化吸入。

3. 肺胃热盛

证候　喉痛较剧，痛引耳窍，吞咽困难，吸气性呼吸困难；可伴高热，烦渴，头痛，便结溲黄；舌质红，苔黄厚，脉洪数有力。

治法　泻热解毒，消肿排脓。

方药　仙方活命饮加减。

护理

（1）居室温度宜偏低，湿度宜偏高。

（2）以冰硼散等喷于喉部。

（3）银花、野菊花煎水漱口。

（4）喉部痈肿，脓已成熟者，可进行切开排脓。术后密切观察创口有无出血等。

（5）引起喉阻塞患者，酌情行气管切开术。

4. 肺肾阴虚

证候　喉痛日久，疼痛较微，干涩，喉痒干咳少痰，午后尤甚；可兼头昏耳鸣，腰膝酸软，手足心热等；舌红苔少，脉细数。

治法　补益肺肾，滋阴降火。

方药　百合固金汤加减。

护理

（1）玄参、麦冬、青果、桔梗、甘草泡水代茶饮。

（2）多食滋阴生津类食物，如白木耳、甲鱼、莲子汤、猕猴桃等。

5. 外力损伤，气滞血瘀

证候　外伤后出现喉痛，皮下青紫或伴声音嘶哑，吞咽困难；舌脉可正常。

治法　活血通络，行气止痛。

方药　桃红四物汤加减。

护理

（1）少说话，使喉部休息。

（2）吞咽困难者可鼻饲。

七、结果评价

喉痛是否减轻或消失；焦虑等心理障碍是否减轻或消失；对喉痛防治知识的掌握程度。

第二十章

耳科疾病护理

第一节 耳廓假性囊肿

耳廓假性囊肿（pseudocyst of auricle）是指以耳廓局限性、无痛性肿胀，肤色不变，按之柔软，穿刺可抽出淡黄色液体为主要特征的疾病。又称耳廓非化脓性软骨膜炎、耳廓软骨间积液、耳廓浆液性软骨膜炎等。本病多发于青壮年，男性多于女性，类似于中医的耳廓痰包、耳廓流痰。

一、病因及发病机理

（一）中医病因病机

本病主要为脾胃功能失调，痰浊内生，复受风邪外袭，夹痰浊上窜耳廓，痰浊凝滞，困结于耳而为病。

（二）西医病因及发病机制

病因不明，可能与蚊虫叮咬、机械性刺激、挤压有关，造成局部微循环障碍，引起组织间的无菌性炎性渗出而发病。

二、护理评估

（一）健康史

评估患者耳廓有无蚊虫叮咬、机械性刺激或挤压病史。

（二）临床表现

1. **症状** 耳廓局部有胀感，无痛，有时有灼热和痒感。

2. **体征** 耳廓凹面出现局部性隆起，常因刺激后加速增大。小囊肿仅显隆起，大时隆起明显，有波动感，无压痛，表面肤色正常。

（三）辅助检查

囊肿穿刺可抽出淡黄色液体，生化检查为丰富的蛋白质，穿刺液培养无细菌生长。

（四）心理社会评估

本病有时反复不愈，患者会担心囊肿能否消失，怕影响美观，应评估患者对本病的认识和焦虑程度，患者的年龄、文化层次、卫生习惯等。

三、处理原则

治疗方法视囊肿大小而定，目的是防止液体再生，促进囊壁粘连愈合。

1. 穿刺抽液后石膏固定。或穿刺抽液后异极磁铁与耳廓前后相对贴敷。
2. 冷敷、超短波、紫外线照射等。
3. 手术治疗。
4. 内服中药祛除痰湿，使包块减小。

四、护理诊断

1. **焦虑**　与影响美观有关。
2. **有感染的危险**　与皮肤破损有关。
3. **知识缺乏**　与缺乏耳廓假性囊肿的防治知识有关。

五、护理目标

1. 能表达引起焦虑等心理障碍的原因，情绪稳定。
2. 掌握避免继发感染的措施。
3. 对本病的防治常识有所了解。

六、护理措施

1. **心理护理**　与患者谈心，告知本病的治疗和护理方法。
2. **治疗护理**
(1) 勿挤压揉按囊肿，以防增加机械性刺激，促使肿块扩大。
(2) 勿损伤囊肿皮肤，以免细菌感染。
(3) 穿刺时应严格按照无菌操作进行，否则极易导致化脓性软骨膜炎。
(4) 囊肿穿刺石膏固定后，会有头部不适感，告知患者应配合治疗，不可自行除去固定敷料。
3. **健康教育**
(1) 告知患者向健侧平卧。
(2) 洗头时勿污染固定物，两周后到医院复诊。
(3) 如感觉耳廓剧烈疼痛，立即就诊。

七、辨证施护

痰浊凝滞，困结于耳

证候　起病急，多无明显症状，或仅有轻微胀感。偶然间发现耳壳局部肿起，多位于耳甲艇、耳甲腔、三角窝内，不侵及耳背，为局限性半球形囊性肿物，皮色正常，无压痛，体积小者触之有实体感，体积大者有波动感，穿刺可抽出淡黄色浆液性液体，可于抽后数天复发；多单发。

治法　祛痰散结，祛风通络。

方药　二陈汤加味。

护理　饮食应以清淡为主，少食肥甘滋腻食物。

八、结果评价

患者情绪是否稳定；囊肿是否有继发感染；对耳廓假性囊肿防治知识的掌握程度。

第二节　外耳湿疹

外耳湿疹（eczema of external ear）是指发生在外耳道包括耳廓和耳周皮肤的变态反应性皮炎。以耳部皮肤潮红、瘙痒、黄水淋漓或脱屑、皲裂为特征。小儿多见。类似于中医的旋耳疮。

一、病因与发病机理

（一）中医病因病机

本病是脓耳之脓液或临近部位之黄水疮蔓延至耳部，或因接触某些刺激物而诱发，以致湿热邪毒积聚耳窍，引动肝经之火，循经上犯，风热湿邪蒸灼耳廓肌肤而为病。或患病日久，阴血耗伤，耳窍失养，加之血虚生风化燥，以致耳部瘙痒，缠绵难愈。

（二）西医病因及发病机制

湿疹的病因和发病机制尚不清楚，多认为与变态反应有关，还可能和精神因素、神经机能障碍、内分泌功能失调、代谢障碍、消化不良等因素有关。引起变态反应的因素，可为食物（如牛奶、鱼虾、海鲜等）、吸入物（如花粉、动物的皮毛、油漆等）、接触物（如化妆品、化学物质等）及内在因素等。潮湿和高温常是诱因。

二、护理评估

（一）健康史

评估患者有无耳道流脓或污水入耳病史，有无挖耳不良习惯。是否有接触化学物品、药品，吸入或食入过敏物质史。以及诊治过程、用药情况。

（二）临床表现

1. **症状**　外耳道、耳廓及其周围皮肤瘙痒、灼热感、渗液。

2. **体征**　外耳道口、耳甲腔、耳后沟，甚至整个耳廓皮肤潮红、糜烂、渗黄色脂水，干后结痂。或见外耳皮肤增厚、粗糙、脱屑、皲裂、结痂，表面粗糙不平，甚至外耳道狭窄。

（三）心理社会评估

应评估患者对本病的认识程度、心理状态、生活及工作环境。

三、处理原则

（一）中医处理原则

根据急、慢性湿疹的不同予以外洗、湿敷、涂敷法。根据辨证化裁予以清热利湿，疏风止痒，或养血滋阴，健脾化燥的中药内服。

（二）西医处理原则

病因治疗，全身及局部抗过敏治疗。

四、护理诊断

1. **舒适改变** 与耳痒有关。
2. **焦虑** 与病情反复，不易痊愈有关。
3. **有感染的危险** 与耳部创面渗出，易感细菌有关。
4. **知识缺乏** 与缺乏外耳湿疹的防治知识有关。

五、护理目标

1. 感觉舒适，耳痒减轻，病情稳定。
2. 能表达引起焦虑等心理障碍的原因。
3. 湿疹创面缩小或愈合，不发生继发感染。
4. 能够陈述外耳湿疹的有关防治知识。

六、护理措施

1. **心理护理** 告知患者本病的防治措施。
2. **休息与饮食** 避免潮湿和高温的环境。患病期间，忌食有可能引起过敏的食物。
3. **治疗护理**
（1）发病期间避免任何局部刺激，忌用肥皂水洗涤患处。
（2）不要抓挠外耳。
（3）急性期不宜用软膏外敷，以免引起继发感染。
4. **健康教育**
（1）注意耳部卫生，戒除挖耳习惯。
（2）尽量避免潮湿和高温的环境。
（3）尽量避免接触化学物品或食腥发食物。

七、辨证施护

1. **风热湿邪犯耳**

证候　耳部皮肤瘙痒、灼热感，数日后出现小水泡，溃破渗出黄色脂水，皮肤糜烂，甚至波及整个耳廓及周围皮肤；舌质红，苔黄腻，脉弦数。

治法　清热祛湿，疏风止痒。

方药　消风散加减。

护理　可选用清热解毒，收敛止痒的中药煎水外洗或湿敷患部，如花椒叶、桉树叶、桃叶等。

2. 血虚生风化燥

证候　耳部瘙痒，缠绵难愈；可伴面色萎黄，纳差，身倦乏力等症；舌质淡，苔白，脉细缓。检查见外耳道、耳廓及其周围皮肤增厚、粗糙、皲裂，上覆痂皮或鳞屑。

治法　养血润燥，祛风止痒。

方药　地黄饮加减。

护理

(1) 注意进食补血食物，如阿胶、大枣等。

(2) 可用油膏剂药物涂敷患处，达到滋润肌肤，解毒止痒的目的。

八、结果评价

耳部是否感觉舒适；情绪是否稳定；湿疹创面是否减小或愈合，有无发生细菌感染；对外耳湿疹防治知识的掌握程度。

第三节　外耳道疖与外耳道炎

外耳道疖（furuncle of external acoustic meatus）是指发生在外耳道皮肤的疖肿，为该部位皮肤毛囊、皮脂腺的急性化脓性感染。外耳道炎（otitis externa）是指外耳道皮肤或皮下组织弥漫性感染性炎症（本节只讨论急性期）。类似于中医学的耳疖、耳疮。这是耳科的常见病，多发病。在潮湿的热带地区发病率很高。二病在病因病机、治疗与护理方面大致相同，故合并论述。

一、病因与发病机理

（一）中医病因病机

本病为风热邪毒侵袭耳道，或肝胆湿热蒸灼耳窍所致。

（二）西医病因及发病机制

常因挖耳引起外耳道皮肤损伤；或因游泳、洗头、洗澡时污水进入外耳道，长时间浸泡；或化脓性中耳炎的脓液刺激外耳道软骨部的皮肤引起局部感染。全身性疾病使全身或局部抵抗力下降，也是引起本病的诱因。致病菌以溶血性链球菌和金黄色葡萄球菌多见，热带地区以绿脓杆菌最多。

二、护理评估

（一）健康史

评估患者有无中耳炎脓液流入外耳道、污水入耳、挖耳损伤耳道皮肤等病史，有无全身抵抗力下降合并有糖尿病、慢性肾炎等。

（二）临床表现

1. **症状** 耳痛，发病初期耳内有灼热感，随病情发展，耳内胀痛，疼痛逐渐加剧，咀嚼或说话时加重。外耳道有分泌物流出，初期是稀薄的分泌物，逐渐变稠成脓性，可混有血液。

2. **体征** 耳屏压痛和耳廓牵引痛，急性外耳道炎见外耳道弥漫性充血、肿胀、潮湿，有时可见小脓疱，外耳道内有分泌物，早期为稀薄的浆液性分泌物，晚期为稠脓。外耳道疖见外耳道软骨部局限性红肿隆起，或在肿胀的中央有白色脓头。疖形成后探针触之有波动感，如已流脓，往往脓液稠厚。

（一）辅助检查

血常规检查白细胞总数升高、嗜中性粒细胞升高。

（二）心理社会评估

评估患者对本病的认识程度，情绪如何，所在环境如何。

三、处理原则

（一）中医处理原则

分型内服疏风清热，清泻肝胆，解毒消肿的中药，并与外敷、切开排脓、耳部换药相结合。亦可用针灸等疗法。

（二）西医处理原则

全身应用抗生素与局部敷药，或切开引流。

四、护理诊断

1. **疼痛** 耳痛，与炎症有关。
2. **焦虑** 与耳痛有关。
3. **体温过高** 与耳疖感染有关。
4. **知识缺乏** 与缺乏外耳道疖及外耳道炎的防治知识有关。

五、护理目标

1. 耳痛减轻或消失。
2. 情绪稳定，能积极配合治疗与护理。
3. 体温正常。

4. 能够陈述有关外耳道疖及外耳道炎的防治知识。

六、护理措施

1. 心理护理　向患者解释病情，使患者情绪稳定，积极配合治疗和护理。

2. 休息与饮食　给予患者软质食物，因咀嚼可加重耳痛。饮食宜清淡，忌食辛辣食物。体温升高时，告诉患者应卧床休息，多饮水。

3. 病情观察

（1）细心观察外耳道分泌物的量、性质、气味。

（2）观察患者疼痛的程度，对疼痛的反应，并给予适当的安慰，分散其注意力。

（3）如有体温过高，耳痛剧烈者，应立即报告医师，并做出相应的处理。

4. 治疗护理

（1）给予止痛药，使用止痛药 30 分钟后评估效果。

（2）保持耳道清洁，定时换药，有脓液流出时，用双氧水清洗耳道。

（3）切开排脓者，要注意切口与外耳道纵轴平行，以防形成外耳道狭窄。告诉患者术前术后及每日换药等注意事项，配合治疗。

5. 健康教育

（1）戒除挖耳的不良习惯。

（2）不要在污水中游泳。

（3）有化脓性中耳炎者应积极治疗。

七、辨证施护

1. 风热邪毒外侵

证候　耳痛，张口及咀嚼时加重，伴患侧头痛；全身可有发热，恶寒等症；舌质红，苔薄黄，脉浮数。检查可见患侧耳屏压痛，耳廓牵拉痛，外耳道壁局限性红肿，隆起如椒目状，或外耳道弥漫性红肿。

治法　疏风清热，解毒消肿。

方药　五味消毒饮合银翘散加减。

护理

中药可 1 日 3 次服用，即 1 日服 1 剂半。

2. 肝胆湿热上攻

证候　耳痛剧烈，痛引腮脑，或有听力减退；检查见外耳道局限性红肿，甚者可堵满外耳道，疖顶部可见脓点，或外耳道见黄稠脓液；耳前后可有淋巴结肿大；可伴有口苦，咽干，大便秘结，发热等症；舌质红，苔黄腻，脉弦数。

治法　清泻肝胆，利湿消肿。

方药　龙胆泻肝汤加减。

护理

（1）保持大便通畅，必要时给予缓泻剂，如番泻叶等。

（2）耳痛剧烈时，可针刺合谷、内关、少商等穴，或给予止痛剂。

八、结果评价

耳痛是否减轻；体温是否降至正常；情绪是否稳定；对外耳道疖及外耳道炎防治知识的掌握程度。

第四节　耵聍栓塞

耵聍为外耳道软骨部皮肤耵聍腺的分泌物，随着下颌关节的运动可自行脱落。正常耵聍分泌物对外耳道有保护作用，但耵聍积聚过多，日久形成较硬的团块，阻塞外耳道，影响听力，则称耵聍栓塞（ceruminal impaction）。类似于中医学的耵耳。

一、病因与发病机理

（一）中医病因病机

中医认为耵耳为耳中津液结聚而成。《仁斋直指方·卷二十一》云：“人耳间有津液，轻则不能为害，若风热搏之，津液结聤成核塞耳，亦令暴聋，谓之耵耳”。

（二）西医病因及发病机制

尘土杂物进入耳道后，构成耵聍栓的核心；习惯性挖耳，反复将耵聍块推向外耳道深部；外耳道因各种刺激致耵聍腺分泌增多；外耳道皮肤毛少而细者，易使耵聍堆积。

二、护理评估

（一）健康史

评估患者有无挖耳、液体入耳病史。

（二）临床表现

1. **症状**　可出现耳堵、耳鸣、耳痛、听力减退、眩晕等症状。如有液体进入耳道耵聍膨胀而产生胀痛，继发感染时耳部剧痛或头痛。

2. **体征**　可见棕黑色或黄褐色块状物堵塞外耳道，质地不等，有松软如泥，有坚硬如石。

（三）辅助检查

听力检查呈传导性聋。

（四）心理社会评估

评估患者对疾病的认识程度，卫生习惯等。

三、处理原则

本病中西医治疗均以外治法为主。

1. 对可活动的、部位浅、未完全阻塞外耳道的耵聍可用膝状镊子或耵聍钩取出。

2. 耵聍较大而坚硬，难以取出者，先滴入 5%碳酸氢钠滴耳液，待软化后用吸引法或外耳道冲洗法清除。

3. 若伴有外耳道红肿疼痛、糜烂等症，应先进行抗炎治疗，然后再取耵聍。

四、护理诊断

1. **疼痛** 与耵聍栓塞及耳道皮肤感染有关。

2. **知识缺乏** 与缺乏耵聍栓塞的防治知识有关。

五、护理目标

1. 耵聍顺利取出，疼痛消失。

2. 能够陈述耵聍栓塞的防治知识。

六、护理措施

1. **心理护理** 向患者解释清楚本病的治疗过程与可能发生的不适感。

2. **治疗护理**

治疗时为软化耵聍，须用 5%碳酸氢钠滴耳液滴耳。滴药后，可能发生耳胀不适，待2～3日后冲出耵聍，不适感即会消失。

七、结果评价

疼痛是否消失；对耵聍栓塞防治知识的掌握程度。

第五节　分泌性中耳炎

分泌性中耳炎（secretory otitis media）是以中耳积液及听力下降为主要特征的中耳非化脓性炎性疾病。本病较常见，小儿的发病率比成人高，是引起小儿听力下降的重要原因之一。又称渗出性中耳炎、卡他性中耳炎、胶耳等。本病可分为急性和慢性两种。急性者中医称为耳胀，慢性者中医称为耳闭。中医古籍中也称为风聋或气闭耳聋。

一、病因与发病机理

（一）中医病因病机

耳胀为病初起，多由风邪侵袭犯肺，耳窍经气痞塞而为病。耳闭为耳胀反复发作，迁延日久，邪毒滞留于耳窍，阻于脉络，气血瘀阻而致，与脏腑失调有关，多为虚实夹杂之证。

（二）西医病因及发病机制

1. **咽鼓管功能障碍** 为本病基本病因，引起咽鼓管功能障碍的因素有咽鼓管机械性阻塞（如小儿腺样体肥大、肥厚性鼻炎、鼻咽部肿瘤等）及功能障碍。如果由于各种原因使咽鼓管的通气功能发生障碍，中耳内的空气被吸收后得不到补充而为负压，甚至呈真空状态，中耳黏膜中的静脉出现扩张，管壁通透性增加，血清漏出并积聚于中耳，形成鼓室积液。

2. 感染　近年来的研究发现，分泌性中耳炎可能是中耳的一种低毒性的细菌感染，细菌内毒素在疾病发病机制中，特别是在病变迁延而成慢性分泌性中耳炎的过程中可能起了一定作用。常见的致病菌为流感嗜血杆菌和肺炎球菌，其次为 β-溶血性链球菌。

3. 免疫反应　有学者认为，中耳是一个独立的免疫防御系统，慢性分泌性中耳炎可能属于一种细菌感染引起的 Ⅲ 型变态反应。

二、护理评估

（一）健康史

1. 评估患者有无感冒或急慢性鼻炎、鼻窦炎、腺样体肥大、鼻中隔偏曲等病史。
2. 有无上呼吸道感染后乘飞机旅行史。

（二）临床表现

1. 症状　耳内胀闷堵塞感、耳鸣、自听增强、听力下降，按压耳屏后可暂时减轻。急性期患耳胀闷堵塞感，或有微痛不适，耳鸣时如机器声、风声，在打哈欠、喷嚏或擤鼻时稍觉好转。慢性期，耳聋逐渐加重，耳鸣声低，耳内闭塞感重。

2. 体征　早期可见鼓膜轻度充血、内陷，若中耳有积液，则可在鼓膜上见到液平面。若反复发作，可见鼓膜增厚凹陷，或见灰白色斑块，或萎缩、疤痕粘连。

（三）辅助检查

听力检查呈传导性聋，反复发作者可呈混合性聋。声导抗检查呈 B 型或 C 型图。此项检查对本病诊断有重要临床意义。鼻咽镜检查可排除鼻咽肿瘤的可能性。

（四）心理社会评估

应评估患者患病后的情绪，对本病的认识程度，以及患者的生活环境、受教育水平、社会关系等。

三、处理原则

（一）中医处理原则

内治与外治相结合。内治法多疏风散邪，健脾利湿，活血行气，通窍祛邪。外治应用中药滴鼻剂，配合针灸、推拿按摩疗法。

（二）西医处理原则

清除中耳积液，改善中耳通气、引流，以及针对病因治疗。可给予糖皮质激素、抗生素或行鼓膜穿刺抽液（切开术）、鼓膜穿刺抽液加置管术等。

四、护理诊断

1. 舒适改变　与耳内胀闷堵塞感有关。

2. **沟通障碍** 与听力减退有关。

3. **焦虑** 与担心疾病的预后有关。

4. **知识缺乏** 与缺乏分泌性中耳炎的防治知识有关。

五、护理目标

1. 耳痛、耳鸣、耳胀、堵塞感消失或减轻。

2. 听力逐渐恢复，能与人群正常交流。

3. 情绪稳定，能配合治疗。

4. 能够陈述分泌性中耳炎的防治知识。

六、护理措施

1. **心理护理** 告知患者分泌性中耳炎与鼻咽部或鼻腔疾病有明显相关性，向患者讲清这些疾病是引起分泌性中耳炎的重要原因，并向患者讲明诊疗大致过程，减轻患者精神负担，愉快地配合治疗、护理。

2. **病情观察** 观察患者有无血涕、耳周肿块、颞颌关节活动异常、听力恢复等情况，并做好记录，报告医师。

3. **治疗护理**

（1）遵医嘱用1%麻黄素或中药滴鼻液按时滴鼻，使中耳积液能从咽鼓管排出。

（2）成人鼓室积液者，可在局麻下行鼓膜穿刺抽液，若液体较黏稠，鼓膜穿刺不能吸尽，则应行鼓膜切开术，小儿由于不能配合，故应在全麻下行鼓膜切开术。

（3）可采用波氏法（小儿）、导管吹氧法或捏鼻鼓气法行咽鼓管吹张，并向患者特别讲解捏鼻自行鼓气法及有关注意事项，使患者能正确实施。

4. **健康教育**

（1）进行卫生宣教，提高患者及患儿家长对本病的认识。

（2）教会患者耳部的自我按摩法，平素养成耳部的保健习惯，预防疾病的发生。

（3）注意观察儿童听力与发病情况，如有异常及早到医院诊治。

（4）教会患者正确的擤鼻方法，忌两侧鼻腔同时粗暴用力，以免鼻腔分泌物进入咽鼓管加重或引起本病。

（5）积极治疗鼻及鼻咽部疾病。

（6）平日应加强身体锻炼，增强体质，注意冷暖，积极防治伤风感冒及鼻部疾病。

（7）加强营养，提高机体抵抗力，忌食辛辣刺激食物，戒烟酒。

七、辨证施护

1. **风邪外袭，痞塞耳窍**

证候 耳内作胀、不适或微痛，耳鸣如闻风声，自听增强，听力减退，患者常以手指轻按耳门，以求减轻耳部不适；检查见鼓膜微红、内陷或有液平面，鼓膜穿刺可抽出清稀积液，鼻黏膜红肿；可伴有鼻塞，流涕，头痛，发热恶寒等症；舌质淡红，苔白，脉浮。

治法 疏风散邪，宣肺通窍。

方药 荆防败毒散加减。

护理 此时宜配合滴鼻剂的使用，保持鼻腔通畅对此期的病情治疗十分重要。

2. 肝胆湿热，上蒸耳窍

证候 耳内胀闷堵塞感，耳内微痛，耳鸣如机器声，自听增强，重听；检查见鼓膜内陷，周边轻度充血，或见液平面，鼓膜穿刺可抽出黄色较黏稠的积液。患者烦躁易怒，口苦口干，胸胁胀闷；舌红苔黄腻，脉弦数。

治法 清泻肝胆，利湿通窍。

方药 龙胆泻肝汤加减。

护理 配合医师做好耳针、体针的护理。

3. 脾虚失运，湿浊困耳

证候 耳内胀闷堵塞感，日久不愈，听力渐降，耳鸣声嘈杂；检查见鼓膜内陷、混浊、增厚，鼓膜穿刺可抽出积液；可伴有胸闷纳呆，腹胀便溏，肢倦乏力，面色不华；舌质淡红，或舌体胖，边有齿印，脉细滑或细缓。

治法 健脾利湿，化浊通窍。

方药 参苓白术散加减。

护理 教会患者自我按摩。

(1) 用食指将耳屏向耳道口推压，压紧后放松，或将食指尖插入耳道口，一按一松，如此反复多次，疏通经气，使外耳与中耳保持气压平衡，减轻鼓膜内陷。每次按摩 10～20 次，每日 2～3 次。

(2) 以双手掌摩擦致发热时分别掩双耳门，一按一松 20 次左右，每日 2 次。

(3) "鸣天鼓"导引法对本病有保健预防作用，可常施行。方法：将两手掌心紧贴两耳，两手食指、中指、无名指、小指对称横压在两侧枕部，两中指相接触，再将两食指翘起叠在中指上面，然后把食指从中指上用力滑下，重重地叩击脑后枕部，此时可闻宏亮清晰之声如击鼓。先左手 24 次，再右手 24 次，最后两手同时叩击 48 次。

4. 邪毒滞留，气血瘀阻

证候 耳内胀闷阻塞感，日久不愈，甚则如物阻隔，听力明显减退，逐渐加重，耳鸣如蝉，或嘈杂声；检查见鼓膜内陷明显，甚则粘连，或鼓膜增厚，有灰白色沉积斑，听力检查呈传导性聋或混合性聋，鼓室导抗图呈平坦型；舌质淡暗，或边有瘀点，脉细涩。

治法 行气活血，通窍开闭。

方药 通窍活血汤加减。

护理

(1) 劝导患者要心情舒畅，排除忧虑。

(2) 鼓气吹张法：患者自己捏鼻，闭唇，鼓气，使气从咽鼓管进入鼓室，每天可多次施治。

(3) 其他请参照脾虚湿困型护理。

八、结果评价

耳鸣、耳胀、堵塞感是否消失或减轻；听力是否改善；焦虑等心理障碍是否减轻或消除；对分泌性中耳炎防治知识的掌握程度。

第六节　急性化脓性中耳炎

急性化脓性中耳炎（acute suppurative otitis media）是致病菌直接侵入中耳引起的中耳黏膜及骨膜的急性化脓性炎症。病变范围累及到鼓室、鼓窦、咽鼓管、乳突，并可引发急性乳突炎。中医称之为脓耳。历代文献记载中有聤耳、耳疳、耳底子、耳痈、耳湿、耳中生毒等病名。本病是耳科常见病、多发病，尤多发于小儿，可致听力损害，影响患者学习、工作及生活，甚至出现并发症，危及生命，故应积极做好防治和护理工作。

一、病因与发病机理

（一）中医病因病机

多因风热湿邪侵袭，引动肝胆之火，内外邪热上犯，结聚耳窍，蒸灼耳膜，血肉腐败，则生脓汁而成脓耳。也可因沐浴，污水入耳引发。酝酿成脓时，邪热亢盛，诸证剧烈，若脓汁外出，邪热得以外泄，诸证皆减。

（二）西医病因及发病机制

本病是致病菌入侵而引起的中耳急性化脓性感染。感染途径有三：①咽鼓管途径，最常见；②鼓膜途径，鼓膜外伤后或陈旧性鼓膜穿孔细菌直接进入中耳；③血行感染，较少见。小儿咽鼓管平直而短，较成人相对宽大，故更易使细菌经咽鼓管进入中耳而发病。病理变化可分为三期。感染期中耳黏膜及骨膜充血肿胀、增厚，有渗出物，鼓室内压力增加，鼓膜膨隆；化脓期鼓室内渗出物渐成脓性，使鼓膜局部坏死溃脓，出现穿孔，脓液外泄；恢复期脓液引流通畅，炎症可逐渐消退。若脓液引流不畅，或致病菌毒力太强，患者抵抗力下降，可引起融合性乳突炎，或进一步加重引起内耳炎症。

二、护理评估

（一）健康史

评估患者发病前有无上感、鼻塞症状，有无污水入耳和咽鼓管吹张史，小儿患者应询问家长有无乳汁返流或平卧位吃奶。

（二）临床表现

1. **局部症状**　早期表现为耳堵、耳痛，随即耳痛加重，为耳深部搏动性跳痛或刺痛，可向同侧头部和牙放射。患儿可烦躁不安，哭闹，双手抓耳。有耳鸣和听力下降，但常被耳痛症状掩盖。一旦鼓膜穿孔，耳溢脓后耳痛顿减，体温逐渐恢复正常。若耳流脓后症状不缓解或缓解后发热、耳痛又重，应警惕并发症的发生。

2. 全身症状　轻重不一，可有畏寒，发热，精神不振，食欲减退。小儿可出现高热惊厥，呕吐等症。耳流脓一旦出现，全身症状明显减轻。

3. 体征　早期鼓膜为放射性充血，继而呈弥漫性，标志不清，膨隆。初穿孔时溃口往往很小，分泌物呈搏动性流出，穿孔可逐渐加大。乳突部可有轻度压痛。

（三）辅助检查

1. 血象检查　多形核细胞增多，耳流脓后血象逐渐正常。

2. 听力检查　呈传导性聋。

3. X 线检查　乳突部呈云雾状模糊，但无骨质破坏。

（四）心理社会评估

评估患者的年龄、性别、文化层次、对疾病了解程度、生活习惯、心理状态、受教育水平、社会适应能力等情况。

三、处理原则

（一）中医处理原则

耳流脓为本病的特征，病势较急，故应以清热排脓为主要治则，用清热解毒，活血排脓等法祛除耳部内壅邪热，并与外治法配合，使脓消邪除。

（二）西医处理原则

去除病因，通畅引流，控制感染。积极治疗鼻部和咽部疾病，全身或局部应用抗生素控制感染，炎症消退后，鼓膜穿孔多能自行愈合。穿孔长期不愈者，可做鼓膜修补术。

四、护理诊断

1. 疼痛　与中耳急性炎症有关。

2. 体温过高　与急性中耳炎感染化脓有关。

3. 焦虑　与担心听力下降影响工作生活和可能出现并发症有关。

4. 潜在并发症　耳后鼓膜下脓肿、迷路炎、耳源性脑膜炎、脑脓肿等，与病情严重，耳内感染未得到及时控制，机体抵抗力差，感染向周围和颅内扩散有关。

5. 知识缺乏　与缺乏急性化脓性中耳炎的防治知识有关。

五、护理目标

1. 耳痛、耳脓、耳鸣、发热等不适感减轻或消失。

2. 体温恢复正常。

3. 情绪稳定，能积极配合治疗和护理。

4. 能够陈述急性化脓性中耳炎的防治知识。

5. 能陈述并发症的预防措施。

六、护理措施

1. 心理护理　向患者耐心解释病情、治疗方案，告知预后的信息，使患者情绪稳定，树立信心，积极配合治疗。

2. 休息与饮食

（1）尽量卧床休息，卧时患耳向下，以便脓液的引流。

（2）进食易消化富营养的软质食物，忌海腥、羊肉及辛辣品，忌烟酒。

3. 病情观察

（1）每日细心多次观察耳道分泌物的量、性质、气味，注意耳后有无红肿、压痛。

（2）如出现恶心、呕吐、剧烈头痛，耳流脓后患者再次出现烦躁不安、疼痛加重等异常情况时，均提示有并发症的可能，应及时与医生联系。

4. 治疗护理

（1）每日用3％双氧水或生理盐水清洗耳道及周围，然后用棉签擦净耳廓及耳道的分泌物。按医嘱使用滴耳液。

（2）高热者可施以酒精擦浴，或按医嘱适当应用退热剂。耳痛剧烈者给予止痛剂。多与患者相处，与其谈话，分散其注意力，以减轻疼痛。

（3）全身或局部应用抗生素。

（4）手术前后的护理请参照护理概述内容。

5. 健康教育

（1）加强锻炼，增强机体抵抗力，预防上感。游泳时防止水进入耳内。

（2）积极治疗鼻及咽部疾病。

（3）注意婴幼儿喂养方法，防止水和奶等流入耳道，或经咽鼓管进入中耳引起炎症。

（4）注意观察小儿，如发现有发热、烦躁、抓耳、不向患侧卧睡时，应及时去医院诊治，以免延误病情。

（5）教会患者或家属洗耳和使用滴耳液的正确方法，以保证治疗效果。

七、辨证施护

1. 风热外侵

证候　病初起，耳内疼痛不适，可有耳鸣、耳闷堵感；发热，恶寒，头痛，鼻塞，流涕；舌质偏红，苔薄黄，脉浮数。

治法　疏风清热，解毒消肿。

方药　蔓荆子散加减。

护理

（1）此型患者以耳痛症状为主，应合理使用止痛剂，分散其注意力，缓解疼痛。

（2）合理应用滴鼻剂，使药物通过咽鼓管进入中耳发挥作用。

（3）如耳内应用吹耳药粉剂治疗，每次治疗前务必将上一次药粉清理干净，以免堵塞耳道，影响脓液引流。

2. 肝胆火盛

证候　耳痛逐渐加剧，或跳痛，或痛如锥刺，疼痛牵连头部；并见发热，烦躁，常于剧痛之后，鼓膜穿孔，流出脓液，痛热顿减；小便黄赤，大便干结；舌质红，苔黄厚，脉弦数。

治法　清肝泻火，解毒排脓。

方药　龙胆泻肝汤加减。

护理　此时中药可以 1 日服 1 剂半，即 1 日服 3 次，使病情尽快得以缓解。

3. 正虚邪留

证候　耳内流脓之后，耳痛、发热及其他症状也随之减轻，体温下降；舌红，苔黄，脉细数。

治法　活血祛瘀，解毒排脓。

方药　仙方活命饮加减。

护理

出脓后，应及时清洁耳道与耳廓，有利于脓液的引流及药物与病变处的结合，更好地发挥药效。

八、结果评价

耳痛是否减轻；体温是否恢复正常；耳流脓是否逐渐消失；焦虑等心理障碍是否减轻或消失；有无耳部或颅内并发症发生；对急性化脓性中耳炎防治知识的掌握程度。

第七节　慢性化脓性中耳炎

慢性化脓性中耳炎（chronic suppurative otitis media）是中耳黏膜、骨膜或深达骨质的慢性化脓性炎症。临床上以耳内长期间断或持续性流脓、鼓膜穿孔和听力下降为特点。本病很常见。可以引起颅内外并发症，重者危及生命。中医称为耳疳、耳底子。

一、病因与发病机理

（一）中医病因病机

本病的发生与脏腑虚损关系密切，素体脾气虚弱，健运失职，湿浊内生，加之正不胜邪，邪毒滞留，与湿浊困聚耳窍，以致脓耳缠绵难愈。或先天不足，肾精亏耗，耳窍失养，邪毒乘虚侵袭或滞留，使脓耳迁延难愈，肾虚耳部骨质失养，不堪邪毒腐蚀，久之骨腐脓浊而臭，甚至邪毒内陷，导致脓耳变证。

（二）西医病因及发病机制

多因急性化脓性中耳炎未及时治疗或治疗不当迁延而成，鼻、咽部的慢性病灶亦为重要原因之一。本病的常见致病菌为变形杆菌、金黄色葡萄球菌、绿脓杆菌等，其中革兰阴性杆菌较多。有时可见两种以上细菌混合感染。

二、护理评估

（一）健康史

评估患者有无耳内反复流脓病史，鼻部、口咽部有无慢性炎性病灶。

（二）临床表现

慢性化脓性中耳炎可分为三型，即单纯型、骨疡型、胆脂瘤型，其中骨疡型与胆脂瘤型常合并存在。

1. **单纯型**　最常见，由于病变局限于鼓室黏膜，故又有黏膜型之称。常为间歇性流脓，脓液常为黏液性或黏液脓性，无臭味；听力损害多不严重，为轻度传音性聋；鼓膜紧张部有中央性穿孔，鼓室黏膜光滑，鼓室内一般无肉芽组织或胆脂瘤样物质。

2. **骨疡型**　病变超出黏膜，组织破坏较广泛，深达骨质，可有听小骨坏死，鼓环、鼓室的骨壁及鼓窦均可被破坏，并常伴肉芽组织形成，又称坏死型或肉芽型。此型特点：耳漏常为持续性，脓液黏稠，常有臭味，有时耳漏为脓血性；鼓膜多为边缘性穿孔或紧张部大穿孔；通过穿孔可见鼓室内有肉芽组织。患者多有较重的传音性聋。颞骨 CT 扫描示上鼓室等处有软组织影，可伴轻度骨质破坏。此型中耳炎可发生各种耳源性并发症。

3. **胆脂瘤型**　胆脂瘤并非真性肿瘤，是由于鼓膜、外耳道的复层鳞状上皮在中耳腔生长堆积成团块而形成。胆脂瘤对周围骨质的直接压迫，或由于其产生的溶酶体酶、胶原酶等，致使中耳乳突的骨质渐被侵蚀和吸收。此种骨质破坏易使炎症扩散，导致一系列颅内、外并发症。此型无感染不流脓，如感染，常为持续性耳流脓，脓量多少不等，脓液有特殊恶臭，松弛部或紧张部后上方可见内陷袋口，内陷袋内有灰白色鳞屑状或豆渣样物质，奇臭，听力检查一般均有较重的传音性聋，晚期可引起混合性聋。严重者乳突 X 线摄片或 CT 检查可见上鼓室、鼓窦或乳突有骨质破坏区。

（三）心理社会评估

评估患者对本病的认识能力及认识程度、情绪变化、患病后的适应状况，以及家庭环境、经济情况、生活方式、社会关系等。

三、处理原则

（一）中医处理原则

治以祛湿活血排脓，补益脾肾，标本兼治，并与外用药配合。必要时手术治疗。

（二）西医处理原则

通畅引流，控制感染，清理病灶，恢复听力，消除病因。包括药物治疗和手术治疗。对不同的分型所采用的方法有所不同。

1. **单纯型**　以局部用药为主。静止期可行鼓膜修补术或鼓室成形术。

2. **骨疡型**　引流通畅者，可先予局部用药，定期复查。引流不畅及局部用药无效者，应手术治疗。

3. **胆脂瘤型**　应及早施行手术。

四、护理诊断

1. **感知改变**　听力下降，与鼓膜穿孔、中耳炎症有关。
2. **疼痛**　与中耳局部炎症或耳部手术创伤有关。
3. **焦虑**　与下列因素有关：①炎症久治不愈；②听力下降影响工作和生活；③出现并发症；④需手术治疗等。
4. **舒适改变**　与中耳感染渗出有关。
5. **知识缺乏**　与缺乏慢性化脓性中耳炎，尤其是胆脂瘤型中耳炎和骨疡型中耳炎及可能发生耳源性并发症的防治知识有关。
6. **潜在并发症**　颅内并发症如脑膜炎、脑脓肿等，颅外并发症如面神经麻痹、迷路炎、耳后骨膜下脓肿等，与炎症扩散有关。

五、护理目标

1. 听力改善，与人交流能力提高。
2. 患者自述疼痛减轻，并能应用一些减轻疼痛的技巧。
3. 情绪稳定，并能配合治疗。
4. 耳漏、耳鸣等不适感减轻或消失。
5. 患者了解手术的目的和术后注意事项，并主动配合治疗与护理。
6. 患者能够陈述防治耳源性并发症的措施。

六、护理措施

1. **心理护理**
(1) 耳部手术前备皮会暂时影响美观，应细心向患者解释，使患者解除忧虑。
(2) 对于引流不畅的骨疡型及胆脂瘤型中耳炎，应向患者说明尽早施行手术的必要性，以便患者积极配合手术。
2. **休息与饮食**　手术病人应注意卧床休息。术后患者遵医嘱择时进流质或半流质饮食。
3. **病情观察**
(1) 术后观察敷料渗血情况。
(2) 中耳乳突手术后，要密切观察有无面神经麻痹发生，注意患者有无眩晕、恶心、呕吐以及剧烈头痛和平衡障碍，一旦出现上述症状，需及时与医师联系。
(3) 术后 7 天拆线，7～14 天抽出外耳道内填塞纱条，及时换药，观察术腔引流情况及上皮生长情况。
4. **治疗护理**
(1) 指导患者正确使用血管收缩剂，如用 1% 麻黄素滴鼻液或中药滴鼻液滴鼻，以保持咽鼓管引流通畅。
(2) 对单纯型慢性化脓性中耳炎，应指导患者用 3% 双氧水洗耳，尽量消除分泌物，使引流通畅（见急性化脓性中耳炎），若流脓停止后鼓膜穿孔不能自愈，则可行鼓膜修补术或鼓室成形术。

5. 健康教育

（1）根本的预防在于防止急性化脓性中耳炎的发生。一旦发生，应及时进行治疗，以防演变成慢性。

（2）加强卫生宣教，广泛宣传化脓性中耳炎对人体的危害，使慢性化脓性中耳炎患者都能得到早期的诊断与积极治疗，以避免出现耳源性颅内、外并发症。

七、辨证施护

1. 脾虚湿困

证候　耳内流脓缠绵日久，脓液清稀，量较多，无臭味，多呈间歇性发作，听力下降或有耳鸣；全身可有头晕、头重或周身乏力，面色少华，纳差，大便溏薄；舌质淡，苔白腻，脉缓弱。检查可见鼓膜混浊或增厚，有白斑，多有中央性大穿孔，通过穿孔部可窥及鼓室，或可见肉芽、息肉。听力检查多呈传导性聋。

治法　健脾渗湿，补托排脓。

方药　托里消毒散加减。

护理

（1）翳风穴悬灸，每次约1分钟，灸至局部有热感，每天1次，可疏通耳部血运。

（2）针刺耳门、听宫、听会，配足三里、丰隆等穴，以健脾补托排脓。

2. 肾元亏损

证候　耳内流脓不畅，量不多，耳脓秽浊或呈豆腐渣样，有恶臭气味，日久不愈，反复发作，听力明显减退；全身可见头晕，神疲，腰膝酸软；舌质淡，苔薄白或少苔，脉细弱。检查可见鼓膜边缘部或松弛部穿孔，有灰白色或豆腐渣样脓液，听力检查呈传导性聋或混合性聋。颞骨CT或X线乳突摄片多示骨质破坏或有胆脂瘤阴影。

治法　补肾培元，祛腐化湿。

方药　肾阴虚者，知柏地黄丸加减；肾阳虚者，肾气丸加减。

护理

（1）节制性欲，房事少行。

（2）密切观察耳脓、发热、头痛及神志改变，如有颅内外并发症可能，尽早报告医师，争取及早处治。

八、结果评价

耳漏、耳痛是否减轻或消失；听力是否改善；是否知晓手术前后的注意事项而配合治疗，并情绪稳定；能否主动配合医护人员防止并发症的发生；对慢性化脓性中耳炎防治知识的掌握程度。

第八节　化脓性中耳炎并发症

化脓性中耳炎所引起的颅内外并发症称为耳源性并发症（otogenic complications）。由于解剖部位特殊，这些并发症常常危及生命，是耳鼻咽喉科危急重症之一。类似中医学的脓耳变证。

一、病因与发病机理

（一）中医病因病机

多因脓耳热毒壅盛，引流不畅，血肉腐败流脓而成痈肿。或脓耳火毒炽盛，深伏于里，内陷营血，扰乱心神而发病。或脓耳热毒内陷于里，传入心脑，蒙蔽心窍，出现热入心包证。

（二）西医病因及发病机制

耳源性并发症按其发病的位置，一般分为颅内、颅外并发症两大类，其中颅内并发症最严重、最危险。

1. 病因

（1）中耳炎类型　各种类型化脓性中耳炎、乳突炎均可引起耳源性并发症，以胆脂瘤型引起本病最多见，骨疡型次之，单纯型最少见。

（2）患者抵抗力　年幼或年老体弱、营养不良、患全身慢性疾病、机体抵抗力差者易患此病，且是耳源性并发症的诱因。

（3）致病菌毒力　致病菌毒力强，对抗生素不敏感或产生耐药，是各种并发症的原因之一。

2. 感染扩散途径

（1）循破坏、缺损骨壁途径　最常见，当骨质有破坏或缺损时，感染可向颅内、耳后骨膜下或颈深部、内耳等处蔓延，引起相应的并发症。

（2）经解剖通道或未闭骨缝途径　正常的解剖通道如前庭窗、蜗窗、内耳道等可作为感染的通道，小儿未闭的骨缝亦可被细菌或毒素利用而引起各种耳源性并发症。

（3）血行途径　感染可经中耳内的小血管，乳突的小静脉经血行途径而播散。

二、护理评估

（一）健康史

评估患者有无耳内反复流脓病史以及发病时间和诊治过程。

（二）临床表现

常见的颅外并发症有耳后骨膜下脓肿、迷路炎。颅内并发症包括硬脑膜外脓肿、乙状窦血栓静脉炎、耳源性脑膜炎、耳源性脑脓肿等。各种耳源性并发症的临床特点如下。

1. **耳后骨膜下脓肿**　是中耳炎穿破鼓窦外侧壁或乳突尖部骨皮质，流入耳后骨膜下形成。患者有发热、恶寒、耳痛并伴有同侧头痛。乳突表面红肿、压痛，甚至有波动感。耳廓后沟变浅，耳廓被推向前、外方。如脓肿破溃，有脓液排出，形成耳后瘘管，可长期不愈。

2. **迷路炎**　即内耳炎，为中耳感染侵入迷路所致。表现为阵发性或激发性眩晕，偶伴恶心呕吐。在摇动头部、改变体位和耳内滴药时症状加重。有时可呈严重的自发性眩晕。患者双目紧闭，卧床不能活动。眩晕发作时可见自发性眼球震颤，呈水平旋转性，快相向患侧。耳聋的程度和性质与中耳炎病变程度一致。瘘管试验为阳性。

3. **硬脑膜外脓肿**　是最常见的颅内并发症之一。脓肿发生于颅骨骨板与其相邻的硬脑膜之间，脓肿可潜伏较长时间而无显著症状；若脓肿扩散，则引起硬脑膜下脓肿、脑膜炎、脑脓肿等。其临床表现与脓肿大小及发展速度有关。若脓肿较大或发展迅速，则出现患侧持续性头痛，常有低热（不超过 38℃），上述症状可随耳内流脓突然增多而减轻。

4. **乙状窦血栓静脉炎**　是指伴有血栓形成的乙状窦静脉炎，以右侧多见，为常见的耳源性颅内并发症。表现为周期性发作的畏寒、寒战、高热，剧烈头痛、恶心，体温可达40℃以上，数小时后，体温可降至正常或正常以下，常伴有出汗，颜面潮红等全身中毒症状。体温下降后症状缓解。上述症状可每日发作 1～2 次。同侧颈部可能触及条索状肿块。

5. **耳源性脑膜炎**　是急、慢性化脓性中耳炎所并发的软脑膜、蛛网膜的急性化脓性炎症。主要表现为高热、头痛、呕吐。体温可达 39℃～40℃。头痛极为剧烈，部位不定，可为弥漫性全头痛，且以后枕部为重。呕吐为喷射状，大小便失禁，瞳孔散大，对光反射迟钝，可因脑疝导致呼吸循环衰竭而死亡。

6. **耳源性脑脓肿**　是指脑组织白质内局限性积脓，为化脓性中耳炎的严重并发症，重者危及生命。多发生于大脑颞叶，其次为小脑。

耳源性并发症如治疗不及时，可使病情恶化，有时数种并发症同时或先后发生，其症状与体征错综复杂，彼此混淆，使诊断治疗极为困难，病情趋于危重，最终可因脑疝、呼吸循环衰竭而死亡。

（三）辅助检查

1. **血液检查**　白细胞计数明显升高，多形核白细胞增加，高热、寒战，及时抽血做细菌培养可为阳性。

2. **颞骨和颅脑影像学检查**　观察中耳区有无骨质破坏，颞骨 CT 扫描中观察中耳乳突腔内有无密度不均匀的软组织阴影，如有则可能是胆脂瘤或肉芽组织，颅脑 CT 扫描或 MRI 中对颅内病变具有重要的诊断价值。

（四）心理社会评估

应对患者的年龄、性别、职业、生活环境、家庭关系、受教育水平等进行评估，并重视评估患者对疾病的认知能力、情绪、角色适应状态。

三、治疗原则

（一）中医处理原则

根据病情轻重，可选用泻火解毒，清营凉血，清心开窍之药，按"急则治其标"的原则，重在祛邪开窍。待神志清醒后，再选他法治疗。

（二）西医处理原则

1. 可行手术治疗，去除病灶，尽快改善症状，抢救生命。
2. 使用大量强力有效抗生素。
3. 支持疗法，注意水电解质平衡。
4. 用降颅内压药物。

四、护理诊断

1. **恐惧**　与担心症状严重和预后不良有关。
2. **疼痛**　剧烈头痛，与耳源性脑内外并发症有关。
3. **体温过高**　与耳源性并发症有关。
4. **舒适改变**　与颅内并发症引起的恶心、呕吐有关。
5. **有外伤的危险**　与小脑脓肿、迷路炎引起的眩晕有关。
6. **自理能力缺陷**　与绝对卧床有关。
7. **知识缺乏**　与缺乏化脓性中耳炎及可能引起的耳源性并发症的防治知识有关。

五、护理目标

1. 能表达引起恐惧等心理障碍的原因。
2. 患者体温降低，头痛、脑膜刺激征、平衡障碍减轻或消失。
3. 患者卧床期间基本生活得到满足，患者在帮助下可完成日常生活，如穿衣、洗漱等。
4. 患者树立起治愈疾病的信心，并了解耳源性并发症的基本防治知识。

六、护理措施

1. 心理护理

（1）劝导患者树立信心，配合医护战胜病魔。

（2）耳源性并发症的治疗，以手术为主要疗法。患者不可有侥幸心理，逃避手术治疗。

2. 病情观察

（1）严密观察患者的神志、意识、瞳孔、体温、呼吸、脉搏和血压等生命体征的变化。注意有无面瘫、偏瘫、头痛、恶心呕吐、眼球震颤及瞳孔散大。一旦发生病情变化，立即通知医师。

（2）密切观察患者的精神状况，如出现表情淡漠、嗜睡、食欲不振、全身不适、神志不清等症状应绝对卧床休息，积极治疗。

（3）注意头痛的部位及性质。

（4）注意耳内流脓量的变化，若突然减少或停止应报告医师。

（5）注意有无大小便失禁情况。

3. 治疗护理

（1）需施行中耳乳突探查术时，按术前常规准备，并使患者或家属了解术前准备的目的和手术的意义，减轻思想顾虑，配合治疗和护理。疑有耳源性脑脓肿的患者，需将头发剃净，以备紧急钻颅术。

（2）疑有耳源性并发症，未明确诊断前，尽量不用镇静剂、镇痛剂，禁用阿托品类药物，以免掩盖症状，延误诊断。

（3）迷路炎者，不宜做冷热水试验，以免加重感染。

（4）及时给予足量的抗生素全身治疗。

（5）静脉输液量需适当控制，使患者处于轻微失水状态。必须保证输液通道的通畅，以备急救。

5. 健康教育

（1）积极防治急慢性化脓性中耳炎。

（2）化脓性中耳炎患者，一旦有异常变化，需尽快去医院诊治，不要延误病情，造成不良后果。

七、辨证施护

1. 热毒壅盛

证候　脓耳病程中，耳流脓突然减少，耳内及耳后疼痛加剧；全身可有发热，头痛，口苦咽干，尿黄便秘等症；舌质红，苔黄厚，脉弦数或滑数。检查见外耳道后上壁塌陷，有污秽脓液或肉芽，鼓膜穿孔，耳后完骨部红肿、压痛，甚则将耳廓推向前方，数天后肿处变软波动，穿溃溢脓。

治法　泻火解毒，祛腐排脓。

方药　初起可用龙胆泻肝汤加减。如痛肿溃破脓出，宜用仙方活命饮加减。

护理　注意头痛、发热的情况及用药后的变化，多探视患者。

2. 热在营血

证候　耳内流脓臭秽，突然脓液减少，耳痛剧烈，头痛如劈，项强，呕吐，憎寒壮热，心烦躁扰，但神志尚清；舌质红绛，少苔或无苔，脉细数。

治法　清营凉血，泻热解毒。

方药　清营汤加减。

护理　注意神志变化，生命体征，手术前后的护理。

3. 热入心包

证候　耳内流脓臭秽，耳痛；头痛剧烈，高热不退，颈项强直，呕吐，嗜睡，神昏谵语；舌质红绛，脉细数。

治法　清心开窍。

方药　清营汤加减，或送服安宫牛黄丸、紫雪丹、至宝丹。

护理　注意神志的改变，评估用药后的效果，及时与医生沟通，抢救生命。

八、结果评价

因耳源性并发症引起的所有局部及全身症状是否减轻或消失；情绪如何；自理能力是否

恢复；术后皮肤愈合是否良好；是否能配合治疗；对化脓性中耳炎并发症防治知识的掌握程度。

第九节　感音神经性聋

由于螺旋器毛细胞、听神经、听觉传导径路或各级神经元受损害，致声音的感受与神经冲动传递障碍以及皮层功能阙如者，称感音神经性聋（sensorineural deafness）。中医简称为耳聋。

一、病因与发病机理

（一）中医病因病机

多因暴怒伤肝，肝气郁结而上逆，阻塞清窍，情志抑郁，肝失疏泄条达，郁而化火，肝胆之火，上扰清窍。或素体不足，病后经血衰少，或恣情纵欲，肾精耗伤。或饮食劳倦、过食寒凉，损伤脾胃，使脾胃虚弱，气血化生之源不足，经脉空虚，不能上奉于耳；或脾阳不振，清气不升，皆可导致耳鸣耳聋。

（二）西医病因及发病机制

1. **先天性聋**　是出生时或出生后不久就已存在的听力障碍。其病因可分为遗传性聋及非遗传性聋两大类。

2. **老年性聋**　是人体老化过程在听觉系统的表现。老年性聋的出现年龄与发展速度因人而异，其发病机制尚不清楚，似与遗传及整个生命过程中所遭受的各种有害因素影响有关。

3. **传染病源性聋**　又称感染性聋，是指由各种急、慢性传染病产生的感音神经性聋。

4. **耳毒性聋**　又称药物中毒性聋，指误用某些药物或长期接触某些化学制品所致的耳聋。发病率似渐增多。已知有耳毒性的药物近百种。这些药物无论全身或局部以任何方式应用或接触，均有可能经血循环、脑脊液或窗膜等途径直接或间接进入内耳损害听觉器官。孕妇应用后可经胎盘进入胎儿体内损害听觉系统。

5. **创伤性聋**　头颅闭合性创伤，若发生于头部固定时，压力波传至颅底，因听骨惯性引起镫骨足板相对动度过大，导致迷路震荡、内耳出血、内耳毛细胞和螺旋神经节细胞受损。

6. **特发性聋**　指无明显原因瞬间突然发生的重度感音性聋。患者多能准确提供发病时间、地点与情景。目前认为本病的发生与内耳供血障碍或病毒感染有关。

7. **自身免疫性聋**　多发生于青壮年的双侧同时或先后出现的非对称性、波动性进行性感音神经性聋。耳聋多在数周或数月达到严重程度，有时可有波动。

8. **其他**　能引起耳聋的疾病尚有很多，较常见者如梅尼埃病、耳蜗性耳硬化、小脑脑桥角占位性疾病、多发性硬化症等。

二、护理评估

(一)健康史

评估患者有无急性传染病或颅外伤史；是否使用过耳毒性药物；有无在嘈杂的环境中长期工作生活过；或有暴怒、情志不畅等情况。

(二)临床表现

1. **症状** 听力突然下降或渐聋，突发者伴有眩晕，多数患者伴有耳鸣，鸣声不一。
2. **体征** 外耳与鼓膜无明显改变。

(三)辅助检查

纯音测听、声导抗测试、脑干听觉诱发电位等检查有重要的临床意义。

(四)心理社会评估

由于听力损失，患者在社会上难以应付正常的生活与工作，生活压力极大。应正确评估患者的年龄、职业、受教育水平、工作情况、家庭结构、社会角色以及对疾病的认知多少、适应能力、自我保健知识水平，提供针对性护理措施。

三、处理原则

(一)中医处理原则

根据不同的症状分别施以清肝泻热，开郁通窍；补肾益精，滋阴潜阳；健脾益气升阳等法。或选择针灸疗法、穴位注射、穴位贴敷。

(二)西医处理原则

1. 选用扩张内耳血管的药物，改善耳部微循环，并选用营养神经的药物。
2. 高压氧舱治疗。
3. 根据听力损失程度，配助听器。
4. **耳蜗植入器** 先天性聋儿经助听器训练不能获得应用听力者，应首选此法。
5. **听觉和言语训练** 听觉训练是借助助听器，利用聋人的残余听力，或植入人工耳蜗后获得听力。言语训练是指以科学的教学法训练聋儿发声，掌握语法规则，灵活准确表达思想感情。

四、护理诊断

1. **感知改变** 与内耳功能损害有关。
2. **焦虑** 与听力下降影响工作和生活有关。
3. **有外伤的危险** 与觉察环境危害的能力受损有关。
4. **社交障碍** 与参与交谈困难有关。
5. **知识缺乏** 与缺乏感音神经性耳聋的防治知识有关。

五、护理目标

1. 自诉听力提高或恢复正常。
2. 患者能采用有效的方法控制焦虑，对疾病有一定的认识。
3. 无意外性伤害发生。
4. 能和人交谈。
5. 能够陈述感音神经性耳聋的防治知识。

六、护理措施

1. 心理护理

（1）主动安慰、关心、尊重和同情患者，使患者了解本病的大致病情及治疗方法。大部分耳聋患者，治疗过程较长，要帮助患者树立信心，配合治疗。

（2）耳鸣声大者，常烦躁不安，应劝慰患者，保持心情舒畅，勿烦躁。

2. 休息与饮食

（1）耳聋重者，应细心照料患者的日常生活，饮食起居，耐心向其介绍需要知晓的问题。语言不能沟通时可用写字方式代替。

（2）睡眠时间的保障与质量的好坏，与本病的关系密切。告之患者注意按时休息，保持良好的睡眠，对恢复疾病有很大帮助。

3. 治疗护理

（1）给患者进行静脉用药，针灸，穴位注射，穴位贴敷。

（2）当听力障碍影响学习、工作和日常生活时应配戴助听器。

（3）对全聋者可安装人工电子耳蜗，使患者从无声世界回到有声世界。

（4）聋哑儿童应尽早进行语言训练，以学会讲话，达到聋而不哑的目的。

4. 健康教育

（1）预防因急性传染性疾病引起的耳聋。在传染病流行的季节，尽量不去公共场合。

（2）对耳毒性药物的使用应严格按照其适应证，密切观察病情，如有中毒现象立即停药。

（3）老年人应坚持体育锻炼，增强体质，以减缓衰老过程。常应用耳部按摩法（参照第二十章第五节分泌性中耳炎"鸣天鼓"部分）增强耳部血运，提高抗病能力。

（4）学龄前儿童，尤其是语前期婴幼儿，尽量不用耳毒性药物，成人也少用为佳，过敏性体质者更应慎用。

（5）注意观察听力情况，如3个月以上的婴幼儿对外界声响无反应，学龄前儿童、小学生对外界声响反应迟钝都应及时做进一步检查；成人听力下降时，应积极寻找原因并治疗。

（6）避免接触巨大声响，因工作原因不可避免时，应加强保护，如戴护耳器、防声耳塞，遇爆炸响声时，应张口或用手指塞紧耳道。

（7）噪音可致听器官损伤和早衰，厂矿和娱乐场所的声响应在法律规定范围内，环保部门应经常监督管理。

（8）常用耳机者，持续时间不宜过长。

（9）吸烟和酗酒均可导致内耳精细结构的损伤，致听力障碍，有此习惯者应戒除。

（10）保护母亲及胎儿的健康，在妊娠期间对胎儿听觉有影响的药物要严格控制使用。

（11）教会患者"鸣天鼓"，参照"分泌性中耳炎"。

（12）耳聋重者注意交通安全，外出时尽量有人陪伴。

七、辨证施护

1. 肝火上扰

证候　耳鸣如闻潮声，或如风雷声，耳聋时轻时重，每于郁怒之后，耳鸣耳聋突发加重，兼耳胀耳痛感；或有头痛，眩晕，目红面赤，口苦咽干，或夜寐不安，烦躁不宁，或有胁痛，大便秘结，小便黄；舌红苔黄，脉弦数有力。

治法　清肝泄热，开郁通窍。

方药　龙胆泻肝汤加减。

护理

（1）对此型患者应告知情志不畅、暴怒会加重病情或引发本病。务必调整心态，安定情绪，配合治疗。正常的心态对治愈疾病十分必要。

（2）病室环境宜整洁、舒适、安静，避免噪声。

（3）注意保持良好的睡眠。睡前勿用烟酒、咖啡、浓茶。温水洗脚，或用手擦足底涌泉穴至发热，必要时给予安眠药。

2. 肾精亏损

证候　耳内常闻蝉鸣之声，由轻渐重，夜间较甚，以致虚烦失眠，听力渐差；兼见头晕目暗，腰膝酸软，遗精，食欲不振；舌质红而少苔，脉细弱或细数。

治法　补肾益精，滋阴潜阳。

方药　耳聋左慈丸加减。

护理

（1）平素多食滋补肝肾，填精益髓之品，如桂圆、黑豆、核桃等。

（2）养成晚上睡前热水洗脚的习惯，可助睡眠，有引火归原作用，可减轻耳聋耳鸣症状。

（3）节制性欲，房事少行。

3. 脾胃虚弱

证候　耳鸣耳聋，劳而更甚，或在蹲下站起时较甚，耳内有突然空虚或发凉的感觉；倦怠乏力，纳少，食后腹胀，大便时溏，面色萎黄；唇舌淡红，苔薄白，脉虚弱。

治法　健脾益气升阳。

方药　补中益气汤或益气聪明汤加减。

护理

（1）中药应以不伤患者脾胃为宗旨。

（2）按摩鼓膜健耳，以手食指（或中指）置外耳道口，轻轻按捺，两侧各按捺 15～30

次，每日 3 次，具有疏通耳部气血作用。

八、结果评价

听力是否提高或恢复；焦虑是否减轻或消失；能否参与社交活动；有无受伤发生；对感音神经性聋防治知识的掌握程度。

第十节　梅尼埃病

梅尼埃病（Meniere's disease）是因内淋巴病变所致的发作性眩晕，属耳源性眩晕之一。以突然发作，自觉天旋地转、身体向一侧倾倒感，伴耳鸣、耳聋，或有恶心、出冷汗等为特征。中医称为耳眩晕。

一、病因与发病机理

（一）中医病因病机

本病发生以内伤为主，以脾肾之虚居多，然有风火、痰浊等不同因素兼杂。多见上气不足、寒水上泛、肝阳上扰、痰浊中阻等病理变化。

（二）西医病因及发病机制

病因与发病机制均不很明确，多认为发作期突出表现为内淋巴液增多，膜迷路积水膨大，以蜗管及球囊部更为明显，前庭膜向前庭阶膨隆。球囊水肿膨大，可使椭圆囊挤压扭曲，椭圆囊斑向壶腹脚移位，壶腹终顶受刺激而产生眩晕。

二、护理评估

（一）健康史

评估患者有无上呼吸道感染、疲劳、情绪波动史。评估有无反复发作的眩晕、耳鸣和听力障碍等病史。

（二）临床表现

1. **症状**　眩晕突然发作，自觉天旋地转，身体有向一侧倾倒的感觉，站立不稳，体位变动或睁眼时眩晕加重，但神志清楚，多伴有恶心呕吐、出冷汗、耳鸣耳聋等。

2. **体征**

（1）自发性眼震　眩晕发作时可见自发性水平型或水平旋转型眼球震颤，快相向病侧或健侧，发作过后眼震逐渐消失。

（2）外耳道及鼓膜多无异常发现。

（三）辅助检查

1. **听力检查**　部分患者可显示波动性感音性听力减退，即眩晕发作期听力减退，间歇期听力好转，但听力检查正常不能排除本病。

2. **前庭功能检查**　初次发作者，可显示病侧的前庭功能亢进，或有向病侧的优势偏向；多次发作者，则病侧前庭功能减退甚至消失，或有向健侧的优势偏向。部分患者虽有多次发作，前庭功能可正常。

3. **颅脑 CT**　排除小脑桥脑瘤。

（四）心理社会评估

评估患者的年龄、职业、应对方式等，提供针对性的护理措施。

三、治疗原则

（一）中医处理原则

以内治为主，根据辨证分别处以补益气血，健脾安神；温壮肾阳，散寒利水；平肝熄风，滋阴潜阳；燥湿健脾，涤痰止眩等治则。配合体针、耳针、头皮针与穴位注射。

（二）西医处理原则

由于病因与发病机制不同，多采用以调节自主神经功能、改善内耳微循环、解除迷路积水为主的药物综合治疗或手术治疗。

四、护理诊断

1. **感知改变**　听力损失和耳鸣，与膜迷路积水有关。
2. **舒适改变**　与眩晕、恶心、呕吐有关。
3. **焦虑**　与眩晕反复发作有关。
4. **有外伤的危险**　与眩晕发作时平衡失调有关。
5. **知识缺乏**　与缺乏梅尼埃病的防治知识有关。

五、护理目标

1. 自述听力恢复，耳鸣减轻或消失。
2. 患者自述眩晕减轻或消失。
3. 患者舒适感有所增加，自述心情好转，能配合治疗。
4. 无意外伤害的发生。
5. 能够陈述梅尼埃病的防治知识。

六、护理措施

1. **心理护理**　向患者讲解本病的有关知识，消除其紧张、焦虑心理，使之心情愉快，精神上得到放松，并主动配合治疗和护理。

2. **休息与饮食**

（1）发作期宜在安静、无噪音环境中卧床休息。窗户挂窗帘，照明光线应柔和，避免声光刺激。

（2）因患者平衡功能失调，生活不能自理，应细心照料，防止跌倒碰伤。

（3）低盐饮食，适量限水。发病时禁烟酒。

3. 病情观察

（1）严格观察有无眩晕、眼震及恶心、呕吐等，做好记录。

（2）眩晕发作前，耳鸣多为先导症状。故每遇耳鸣声调突然加大时应陪护患者身边。此时患者不宜外出，不宜单独活动，以防眩晕突然发作摔伤。

（3）观察眩晕发作的次数、程度、持续时间、发作时的自我感觉及有无其他神经系统症状。

（4）观察患者眼震类型以及神志、面色、脉象等，做好记录。

（5）如恶心呕吐严重引起脱水，或反应剧烈，血压下降者，需立即与医师联系，配合救治。

4. 治疗护理

（1）做好口腔护理，及时清除呕吐物，漱口。

（2）禁用耳毒性药物。

（3）适当使用镇静剂，使眩晕和自主神经症状得以控制和缓解。

（4）给予活血化瘀药物，以达到改善内耳微循环或解除内耳微血管痉挛的目的。

（5）给予头皮针，针刺晕听区。

5. 健康教育

（1）平素饮食中盐不可过多。

（2）保持心情愉悦，精神放松。合理安排工作和休息，保持良好的睡眠。做到有张有弛，避免本病发生。

（3）禁烟、酒及浓茶。

（4）病情好转后，忌登高、下水、驾驶车辆。

七、辨证施护

1. 上气不足

证候　眩晕时发，每遇劳累时发作或加重；可伴耳鸣，耳聋，面色苍白，唇甲不华，少气懒言，倦怠乏力，食少便溏；舌质淡，脉细弱。

治法　补益气血，健脾安神。

方药　归脾汤加减。

护理

（1）注意休息，勿疲劳。

（2）中药宜温服。眩晕缓解后，宜进食红枣、牛奶等补益之品。

2. 寒水上泛

证候　眩晕时心下悸动；咳嗽，痰稀白，恶心欲呕，或频频呕吐清涎，耳鸣耳聋，腰痛背冷，四肢不温，精神萎靡，夜尿频而清长；舌质淡胖，苔白滑，脉沉细弱。

治法　温壮肾阳，散寒利水。

方药　真武汤加减。

护理

（1）注意卧床休息与保暖。

（2）节制性欲，房事少行。

3. 肝阳上扰

证候　眩晕每于情绪波动、心情不舒、烦恼时发作或加重；常兼耳鸣耳聋，口苦咽干，面红目赤，急躁易怒，胸胁苦满，少寐多梦；舌质红，苔黄，脉弦数。

治法　平肝熄风，滋阴潜阳。

方药　天麻钩藤饮加减。

护理

（1）劝说患者保持乐观、平静的心态。

（2）保持大便通畅，必要时予番泻叶适量泡水饮服。

（3）用泻法针刺合谷、太冲等穴。

4. 痰浊中阻

证候　突发眩晕，如坐舟车，恶心呕吐；可伴有鼻塞流涕，咳嗽，咽痛，发热恶风；舌质红，苔薄黄，脉浮数。

治法　燥湿健脾，涤痰止眩。

方药　半夏白术天麻汤加减。

护理

（1）注意饮食，少食肥甘滋腻食物。

（2）中药饭后温服，服后观察效果及反应。

八、结果评价

眩晕是否缓解或消失；耳鸣有无减轻；听力有无恢复；焦虑等心理障碍是否减轻或消失；有无外伤情况发生；对梅尼埃病防治知识的掌握程度。

第十一节　鼓膜外伤

鼓膜外伤（injury of tympanic membrane）常因直接或间接的外力损伤所致。可分器械伤及压力伤。

一、病因与发病机理

鼓膜位于外耳道深处，在传音过程中起重要作用。鼓膜外伤常因直接外力或间接外力作用所致，如用各种棒状物挖耳、火星溅入、小虫飞入、烧伤、颞骨纵形骨折、气压伤等。

二、护理评估

(一) 健康史

评估患者有无耳部各种外伤史。

(二) 临床表现

1. **症状**　患者可感突然耳痛、耳出血、耳堵、听力减退、耳鸣。气压伤时，还常因气压作用使镫骨强烈震动致内耳受损，出现眩晕、恶心、混合性听力损伤。

2. **体征**　可见鼓膜多呈裂隙状穿孔，穿孔边缘及耳道内有血迹或血痂，颅骨骨折时，可见有清水样液流出。听力检查为传导性聋或混合性聋。

(三) 心理社会评估

评估患者的年龄、职业、家庭状况，重视患病后的适应情况，做出相应的护理。

三、处理原则

(一) 中医处理原则

多用活血化瘀法。

(二) 西医处理原则

发病后尽早应用抗生素预防感染。嘱患者切勿用力擤鼻，亦勿使脏水、脏物进入耳内，一般伤后 3～4 周穿孔可自行愈合，较大穿孔不愈合者可择期行鼓膜修补术。

四、护理诊断

1. **疼痛**　耳痛，与鼓膜损伤有关。
2. **感知改变**　听力下降，出现传音性或混合性聋，与鼓膜穿孔或内耳受损有关。
3. **潜在并发症**　中耳感染，与鼓膜破损，细菌可能侵入中耳有关。

五、护理目标

1. 自诉耳痛减轻或消除，耳鸣好转。
2. 鼓膜逐渐愈合，听力改善或恢复正常。
3. 能够陈述避免中耳感染的方法。

六、护理措施

1. **心理护理**　向患者解释鼓膜损伤的治疗和预后，使患者树立信心，情绪稳定。
2. **治疗护理**
(1) 外耳道用酒精消毒，外耳道口放置消毒棉球。
(2) 切记外耳道不可进水，禁止滴入任何溶液制剂。
(3) 外伤患者 3 周内不可擤鼻。

（4）全身应用抗生素，避免耳内感染。

3. 健康教育

（1）预防上呼吸道感染。

（2）加强卫生宣教，严禁用发夹、火柴杆等锐器挖耳。取出外耳道异物或耵聍时要谨慎，避免损伤鼓膜。如预知附近有爆炸声时，要戴防护耳塞。

七、辨证施护

血瘀耳窍

证候　耳部疼痛，耳闷，听力下降，耳鸣；可伴有头痛，眩晕，恶心，呕吐等；局部有出血或瘀血斑块，外耳道及鼓膜表面有血迹；舌质暗红，苔薄白，脉弦。

治法　行气活血，散瘀止痛。

方药　复元活血汤加减。

护理　不可向耳内吹药、滴药，严禁污水入耳，防止感染。流涕时需用滴鼻药。

八、结果评价

鼓膜是否愈合；耳痛、耳鸣等症状是否减轻或消失；听力是否改善或恢复；对鼓膜外伤防治知识的掌握程度；是否能够陈述避免中耳感染的措施。

第二十一章

鼻科疾病护理

第一节 鼻 疖

鼻疖（furuncle of nose）是鼻前庭或鼻尖部的毛囊、皮脂腺或汗腺的局限性急性化脓性炎症。金黄色葡萄球菌为主要的致病菌。以局部红肿疼痛呈粟粒状突起有脓点为特征。若处理不妥及挤压可引起严重的颅内并发症——海绵窦血栓性静脉炎。本病类似于中医学之鼻疔。

一、病因与发病机理

（一）中医病因病机

挖鼻或拔鼻毛损伤鼻窍肌肤，邪毒乘机而入，内犯于肺，郁而化火，内外邪毒壅聚鼻窍而致病；或因恣食膏粱厚味，辛辣炙煿，肺胃积热，以致火毒结聚，循经上犯鼻窍而为病；或因正气虚弱，火毒势猛，以致邪毒内陷，入犯营血及心包，而成疔疮走黄之危候。

（二）西医病因及发病机理

挖鼻或拔鼻毛致鼻前庭皮肤损伤而继发感染（金黄色葡萄球菌感染）；或继发于慢性鼻前庭炎；糖尿病患者和抵抗力低弱者易患本病。

海绵窦血栓性静脉炎的发病机理：疖肿被挤压或不慎被撞击，使感染沿鼻前庭和上唇丰富的血管网扩散；由于面部静脉无瓣膜，血液可上下流通。感染扩散经小静脉流入内眦静脉，又经眼上、下静脉逆向流动汇入海绵窦而发病。

二、护理评估

（一）健康史

发病前有无挖鼻或拔鼻毛致鼻前庭皮肤损伤史。同时了解患者是否患有糖尿病或其他导致机体抵抗力降低的疾病。

（二）临床表现

1. **症状** 患侧鼻前庭内红肿热痛，有时伴有低热和全身不适。
2. **体征** 发病初外鼻部可出现丘状隆起，周围组织因浸润发硬、发红，局部跳痛和触痛；疖肿成熟后，丘状隆起顶部可出现黄色脓点，继而溃破，脓液排出，病程在 1 周左右；病情严重者可引起上唇和面部蜂窝织炎，表现为同侧上唇、面颊和下睑红肿热痛，可伴有畏寒、高热、头痛和全身不适等明显全身症状。

鼻疖处理不当可引起严重的颅内并发症——海绵窦血栓性静脉炎。临床上表现为寒战、高热、头剧痛，患侧眼睑及结膜水肿，眼球突出、固定，甚或失明，以及眼底静脉扩张和视乳头水肿等。如未能及时治疗，1～2 日后可累及对侧，严重者可危及生命或遗留眼或脑的后遗症。

（三）心理社会评估

患者因鼻部疼痛剧烈，多产生恐惧、紧张心理，应注意评估患者的年龄、性别、卫生习惯、文化层次及对本病的认识程度。

三、处理原则

（一）中医处理原则

本病多为实证、热证，治疗以清热解毒，消肿止痛；泻热解毒，清营凉血为主。应注意解毒法的应用。同时结合外治法。

（二）西医处理原则

疖肿未成熟者全身应用足量抗生素治疗；治疗过程中根据细菌学检查和药物敏感试验，及时调整所用抗生素。疖肿已成熟者，切开引流。合并海绵窦血栓性静脉炎者，必须住院，给予足量抗生素治疗，请眼科及神经科协助治疗。

四、护理诊断

1. **疼痛**　与疖肿所致炎症反应有关。
2. **体温过高**　与感染引起全身反应有关。
3. **焦虑**　与担心疾病预后有关。
4. **知识缺乏**　与缺乏鼻疖及其并发症的防治知识有关。
5. **潜在并发症**　海绵窦血栓性静脉炎、眶蜂窝织炎等，与病情严重或不慎挤压有关。

五、护理目标

1. 炎症控制，体温恢复正常，疼痛减轻或消失。
2. 患者情绪稳定，能积极配合治疗。
3. 了解鼻疖的防治知识。
4. 了解并发症的发生原因及预防措施。

六、护理措施

1. **心理护理**　关心体贴患者，耐心讲解疾病的治疗、发展、预后等情况，减轻焦虑。
2. **休息与饮食**

（1）保持环境安静，嘱病人注意休息，多喝开水。

（2）饮食宜清淡，禁辛辣刺激性食物。

3. 病情观察

（1）观察体温变化。

（2）注意有无剧烈头痛。

（3）注意有无眼球突出、固定或失明情况。

4. 治疗护理

（1）给予抗菌消炎药，辅以解热止痛等对症治疗措施。

（2）对高热患者给予冰袋冷敷、酒精擦浴等物理降温。

（3）疖肿未成熟者可用局部热敷、超短波疗法，或用10%鱼石脂软膏敷用，促其成熟。

（4）疖肿已成熟者，协助医生行切开引流。

（5）疖肿溃破后，局部消毒，促进引流；破口涂以抗生素软膏。

5. 健康教育

（1）加强身体锻炼，提高机体抵抗能力。

（2）戒除挖鼻及拔鼻毛的习惯，患鼻疖后切忌挤压或外力碰撞，以防引起颅内并发症，同时及时就诊。

七、辨证施护

1. 邪毒外袭，火毒上攻

证候　病初起表现为外鼻部局限性潮红，继则渐次隆起，状如粟粒，渐长如椒目，周围发硬，灼热微痛，3～5天后，疮顶现黄白色脓点，顶高根软；一般全身症状不明显，或伴头痛、发热、全身不适等症；舌质红，苔白或黄，脉数。

治法　清热解毒，消肿止痛。

方药　五味消毒饮加减。

护理　禁忌早期切开引流及挤压、挑刺、灸法，以免脓毒扩散，入侵营血，内犯心包，引起疔疮走黄之危证。

2. 火毒炽盛，内陷营血

证候　疮头紫暗，根脚散漫，鼻肿如瓶，目胞合缝，局部红肿灼痛，头痛如劈；可伴有高热、烦躁、呕恶、神昏谵语、晕厥、口渴、便秘等症；舌质红绛，苔厚黄燥，脉洪数。

治法　泻热解毒，清营凉血。

方药　黄连解毒汤合犀角地黄汤加减。

护理

（1）多吃蔬菜、水果，多饮水，保持大便通畅。

（2）患有消渴病者，应积极治疗。

八、结果评价

疼痛是否减轻或消失；体温是否恢复正常；情绪是否稳定；对鼻疖防治知识的掌握程

度；能否能够陈述并发症的发生原因及预防措施。

第二节　慢性鼻炎

　　慢性鼻炎（chronic rhinitis）是鼻腔黏膜或黏膜下层的慢性炎症。临床表现以病程持续数月以上，炎症反复发作，间歇期内亦未恢复正常为特征。临床上分慢性单纯性和慢性肥厚性鼻炎。本病类似于中医学之鼻窒。

一、病因及发病机理

（一）中医病因病机

　　本病多因正气虚弱，伤风鼻塞反复发作，余邪未清，迁延不愈，邪热伏肺，久蕴不去，致邪热壅结鼻窍而致病；或久病体弱，耗伤肺卫之气，致使肺气虚弱，邪毒滞留鼻窍而为病；或外邪屡犯鼻窍，邪毒久留不去，壅阻鼻窍脉络，气血运行不畅而为病。

（二）西医病因及发病机制

　　1. **局部病因**　急性鼻炎反复发作或未获彻底治疗；慢性化脓性鼻窦炎，脓液长期刺激鼻黏膜；严重的鼻中隔偏曲阻碍鼻腔通气引流；邻近感染性病灶，如慢性扁桃体炎、腺样体肥大等；鼻腔用药不当或为时过久，鼻内应用丁卡因、利多卡因等可损伤鼻黏膜黏液纤毛输送功能。

　　2. **全身因素**　全身性慢性疾病如贫血、糖尿病、结核、风湿病、心肝肾疾病和植物神经功能紊乱以及慢性便秘等，可引起鼻黏膜血管长期瘀血或反射性充血；营养不良，如维生素缺乏；内分泌疾病或失调如甲状腺功能减退引起鼻黏膜水肿；妊娠后期和青春期，鼻黏膜常有生理性充血、肿胀。

　　3. **不良习惯**　如烟酒嗜好，长期过度疲劳。

　　4. **职业及环境因素**　长期吸入粉尘或有害的化学气体，生活或工作环境中温度和湿度急剧变化以及通风不良等均可诱发本病。

二、护理评估

（一）健康史

　　评估本病患者是否有上述引起本病的局部或全身性疾病。疾病发生发展的情况及持续时间、治疗经过等。

（二）临床表现

1. 慢性单纯性鼻炎

　　（1）症状　①间歇性，一般于白天、劳动或运动时鼻塞减轻，夜间、静坐或寒冷时鼻塞加重。②交替性，侧卧时，居下侧之鼻腔阻塞，上侧鼻腔通气良好；卧向另一侧后，鼻塞又出现于居下侧之鼻腔。③鼻分泌物常为黏液性，脓性者多于继发感染后方始出现。此外尚可有嗅觉减退，头痛头昏，说话呈闭塞性鼻音，鼻涕向后流入咽喉时可有咽喉不适、多痰等症状。

（2）体征 鼻黏膜肿胀，以下鼻甲最明显，表面光滑、湿润、呈暗红色。对麻黄素等血管收缩剂的反应明显。鼻腔内有较黏稠的黏液性鼻涕，多聚积于鼻腔底部、下鼻道或总鼻道内。

2. **慢性肥厚性鼻炎**

（1）症状 鼻塞较重，多为持续性。可有嗅觉减退及闭塞性鼻音；鼻涕不多，为黏液性或黏脓性，不易擤出；若肥大的下鼻甲后端压迫咽鼓管咽口，可出现耳鸣及听力减退；由于经常用口呼吸和鼻涕的长期刺激，易产生慢性咽、喉炎；可伴有头痛、头昏、失眠、精神萎靡等症状。

（2）体征 鼻黏膜增生、肥厚。下鼻甲黏膜肥厚，暗红色，表面光滑或不平，或呈结节状、桑椹状或分叶状。鼻甲骨可肥大，鼻腔底部或下鼻道内可见黏液性或黏液脓性鼻涕。

（三）心理社会评估

评估患者的文化层次，对疾病的认识及焦虑程度，有无不良嗜好，生活习惯，工作环境。

三、处理原则

（一）中医处理原则

本病多与肺脾二脏功能失调及气滞血瘀有关，临床上以清热散邪，宣肺通窍；补益肺脾，散邪通窍；行气活血，化瘀通窍等为主。亦可结合针灸疗法及中药滴鼻剂滴鼻。

（二）西医处理原则

1. **慢性单纯性鼻炎** 根除病因，恢复鼻腔通气功能，排出分泌物。

（1）病因治疗 找出全身和局部病因，及时治疗；保护环境，改善劳动条件，消除职业性致病因素；锻炼身体，提高机体抵抗力。

（2）局部治疗 血管收缩剂 0.5%～1%麻黄素生理盐水滴鼻。

2. **慢性肥厚性鼻炎**

（1）早期局部应用血管收缩剂后鼻黏膜尚能收缩者，治疗方法基本同慢性单纯性鼻炎。如疗效不满意，可作下鼻甲黏膜下硬化剂注射，使产生疤痕组织，减轻肿胀。尚可用冷冻疗法。

（2）鼻甲黏膜肥厚，对血管收缩剂无明显反应者，宜作下鼻甲部分切除术，切除下鼻甲下缘及后端肥厚的黏膜。

四、护理诊断

1. **舒适改变** 与鼻塞引起张口呼吸有关。
2. **知识缺乏** 与缺乏慢性鼻炎的防治知识有关。
3. **潜在并发症** 鼻窦炎、中耳炎等，与病情严重有关。

五、护理目标

1. 患者鼻腔恢复正常呼吸功能。
2. 了解鼻炎的防治知识。
3. 能陈述防止鼻窦炎、中耳炎等并发症的知识和方法。

六、护理措施

1. **心理护理** 介绍本病相关知识，增强其治疗的信心；帮助患者及配合医师找出局部病因，及时治疗。

2. **休息与饮食**

(1) 戒除烟酒，注意饮食卫生。饮食宜清淡，多食水果、蔬菜，多饮水。

(2) 起居有规律，室内空气新鲜，不过度劳累。

3. **病情观察**

(1) 观察患者鼻塞的程度。

(2) 观察患者有无耳痛、听力下降、局部压痛等症状。

4. **治疗护理**

根据患者不同情况提供护理。

(1) 鼻黏膜对血管收缩剂敏感者，介绍正确的滴鼻法，选用最合适的滴鼻药，如 0.5%～1% 麻黄碱生理盐水等。

(2) 对血管收缩剂不敏感者，与患者说明可选用下鼻甲硬化剂注射法、激光疗法、微波疗法等。

(3) 对拟行手术治疗者，配合医师做好围手术期护理。

5. **健康教育**

(1) 避免局部长期使用血管收缩剂滴鼻。

(2) 教会患者正确的擤鼻方法。

(3) 向病人介绍本病的预防措施，如不吸烟，锻炼身体，提高机体抵抗力，预防感冒。在有粉尘的环境中工作时应戴口罩，气温急剧变化（如炼钢、烘熔、冷冻作业）时应注意降温或保暖。

七、辨证施护

1. **肺经蕴热，壅塞鼻窍**

证候 鼻塞时轻时重，或交替性鼻塞，鼻涕色黄量少，鼻气灼热；检查见鼻黏膜充血，下鼻甲肿胀，表面光滑、柔软有弹性；常有口干，咳嗽痰黄；舌尖红，苔薄黄，脉数。

治法 清热散邪，宣肺通窍。

方药 黄芩汤加减。

护理

(1) 病室应清洁，室温可稍偏低、凉爽，空气新鲜，同时避免冷风外袭。

（2）中药汤剂宜稍凉服用。

2. 肺脾气虚，邪滞鼻窍

证候　鼻塞时轻时重，或交替性鼻塞，涕白而黏，遇寒冷时症状加重；检查见鼻黏膜和鼻甲淡红肿胀；可伴有倦怠乏力，少气懒言，恶风自汗，咳嗽痰稀，易患感冒，头重头昏；纳差便溏，舌淡苔白，脉浮无力或缓弱。

治法　补益肺脾，散邪通窍。

方药　肺气虚为主者，可用温肺止流丹加减；脾气虚为主者，可用补中益气汤加减。

护理

（1）病室宜温暖，忌潮湿、寒冷。

（2）宜进温补食物，忌生冷、刺激性食物。

（3）中药汤剂宜温服。

（4）艾条悬灸迎香、人中、肺俞等穴。

（5）鼻部按摩（用食、中二指按摩鼻翼旁、鼻唇沟中）双侧迎香穴。

3. 邪毒久留，血瘀鼻窍

证候　鼻塞较甚或持续不减，鼻涕黏黄或黏白；检查见鼻黏膜暗红肥厚，鼻甲肥大质硬，表面凹凸不平，呈桑椹状；语声重浊或有头胀痛，耳闭重听，嗅觉减退；舌质暗红或有瘀点，脉弦或弦涩。

治法　行气活血，化瘀通窍。

方药　通窍活血汤加减。

护理

（1）病室宜整洁、舒适、凉爽，避免直接吹风，防止感冒。

（2）情志宜和畅，忌忧虑、恼怒。

（3）可针刺迎香、合谷等穴，伴头痛者可配风池、太阳、印堂等穴。

八、结果评价

是否恢复正常呼吸功能；对慢性鼻炎防治知识的掌握程度；能否陈述预防并发症的方法。

第三节　萎缩性鼻炎

萎缩性鼻炎（atrophic rhinitis）是一种以鼻黏膜萎缩或退行性变为其病理特征的慢性炎症。发展缓慢，病程长。年轻女病人相对多见，临床特征是鼻黏膜萎缩、嗅觉减退或消失和鼻腔多量结痂形成，严重者鼻甲骨膜和骨质亦发生萎缩。黏膜萎缩性改变可向下发展到鼻咽、口咽、喉咽等处。本病类似于中医学之鼻槁。

一、病因及发病机理

(一) 中医病因病机

本病的病因与燥邪、阴虚、气虚等有关。多因燥热之邪伤肺，循经上灼鼻窍，耗伤津液，鼻窍失养而致病；或肺阴不足，津液不能上输于鼻，鼻失滋养；甚则肺虚及肾，肺肾阴虚，虚火上炎而致病。或脾胃虚弱，气血精微生化不足，无以上输充养鼻窍，鼻失气血滋养而为病。

(二) 西医病因及发病机制

1. **原发性** 传统的观点认为本病是某些全身性慢性疾病的鼻部表现，如内分泌紊乱、植物神经功能失调、维生素缺乏、遗传因素、血中胆固醇含量偏低等。近年来发现本病与微量元素缺乏或不平衡有关，免疫学研究则发现病人大多有免疫功能紊乱，组织化学研究发现鼻黏膜乳酸脱氢酶含量降低，故又提出本病可能是一种自身免疫性疾病。总之，原发性者的病因目前尚未清楚。

2. **继发性** 目前已经明确，本病可继发于以下疾病和情况：包括慢性鼻炎、鼻窦炎分泌物的长期刺激；高浓度的有害粉尘、气体的长期刺激；多次或不适当鼻腔手术所致的鼻黏膜广泛损伤（如下鼻甲过度切除）。鼻特殊传染病如结核、梅毒和麻风对鼻黏膜的损害。

二、护理评估

(一) 健康史

评估患者有无引起本病的局部或全身性疾病，发病时间及诊治过程。

(二) 临床表现

1. **症状**

(1) **鼻咽干燥感** 因腺体萎缩分泌减少和长期张口呼吸所致。

(2) **鼻塞** 为鼻腔内脓痂阻塞所致。此外，鼻黏膜感觉神经萎缩、感觉迟钝可产生鼻塞感。

(3) **鼻出血** 鼻黏膜萎缩变薄而干燥，或挖鼻和用力擤鼻致毛细血管损伤所致。

(4) **嗅觉障碍** 嗅区黏膜萎缩所致。

(5) **恶臭** 晚期和严重者脓痂中之蛋白质腐败分解所致。旁人靠近可闻及臭味，但病人自己不觉，故本病又称臭鼻症。

(6) **头痛头昏** 鼻黏膜和鼻甲萎缩、调温保湿功能缺失和吸入冷空气或脓痂刺激所致。

2. **体征**

鼻梁宽平——鞍鼻 自幼发病，影响外鼻发育。鼻黏膜干燥，鼻甲小，鼻腔宽大，大量灰绿色脓痂充塞并有臭味。若病变发展至鼻咽、口咽和喉咽部，亦可见同样表现。

(三) 心理社会评估

评估患者对疾病的认识及心理健康状况，有无对自己的疾病产生厌恶或自卑，失去信心等想法。

三、处理原则

（一）中医处理原则

本病多采用分型论治法，临床上以清燥润肺，宣肺散邪；健脾益气，祛湿化浊为治则。因属慢性疾患，若久病不愈，则易夹瘀，在辨证用药时，酌加活血化瘀之品，以助活血通络，化瘀生肌。同时结合外治法和针灸疗法。

（二）西医处理原则

尚无特效疗法，目前多采用局部和全身综合治疗。

1. **局部治疗** 多采用温热生理盐水行鼻腔冲洗，以清洁鼻腔，去除脓痂和臭味；鼻内滴鼻剂，以润滑黏膜，促进黏膜血液循环和软化脓痂便于擤出；用1%链霉素滴鼻，以抑制细菌生长，减少炎性糜烂和利于上皮生长。

2. **全身治疗** 加强营养，改善环境及个人卫生。

四、护理诊断

1. **舒适改变** 鼻咽干燥，与鼻塞、腺体分泌减少、张口呼吸有关。
2. **感知改变** 与嗅觉减退或消失有关。
3. **焦虑** 与担心疾病的预后有关。
4. **社交障碍** 与鼻腔脓痂中之蛋白质腐败分解所释臭味影响社交有关。
5. **知识缺乏** 与缺乏萎缩性鼻炎的防治知识有关。
6. **潜在并发症** 鼻窦炎、中耳炎等，与病情严重有关。

五、护理目标

1. 鼻咽干燥减轻或恢复正常。
2. 嗅觉提高或恢复正常。
3. 患者情绪稳定，能表达自己的心理状态。
4. 鼻腔臭味消失或减轻，能克服心理障碍，参加正常社交活动。
5. 能陈述本病的自我保健知识，表现出正确的行为方式。
6. 能够陈述预防中耳炎、鼻窦炎等并发症的措施。

六、护理措施

1. **心理护理** 介绍本病相关知识，增强其治疗的信心。
2. **休息与饮食**
(1) 饮食易清淡，多食富含维生素的食品。
(2) 室内空气新鲜、湿润。避免有害粉尘、气体的刺激。注意休息。

3. 病情观察

（1）注意有无鼻出血。

（2）注意有无并发症的发生。

4. 治疗护理

（1）应用1‰复方薄荷樟脑石蜡油、清鱼肝油等滴鼻，以润滑黏膜，促进黏膜血液循环和软化脓痂便于擤出。

（2）用1‰链霉素滴鼻，以抑制细菌生长，减少炎性糜烂和利于上皮生长。

（3）用1‰新斯的明涂抹黏膜，促进黏膜血管扩张。

（4）用0.5%求偶二醇或乙烯雌酚油剂滴鼻，可减少痂皮，减轻臭味。

（5）用50%葡萄糖滴鼻，可刺激鼻黏膜腺体分泌。

5. 健康教育

（1）避免局部使用血管收缩剂滴鼻。教会患者正确的滴鼻和涂抹方法。

（2）保持鼻腔清洁湿润，及时清理鼻部干痂。

（3）注意劳动保护，改善生活与工作环境，保持室内空气新鲜温暖及湿润，减少粉尘吸入，在高温、粉尘多的环境，要采取降温、除尘通风、湿润空气等措施。

七、辨证施护

1. 燥邪犯肺

证候　鼻内干燥，灼热疼痛，涕痂带血，咽痒干咳；舌尖红，苔薄黄少津，脉细数。检查见鼻黏膜充血干燥或有痂块。

治法　清燥润肺，宣肺散邪。

方药　清燥润肺汤加减。

护理　保持鼻腔清洁湿润，及时清除积留涕痂。

2. 肺肾阴虚

证候　鼻干较甚，鼻衄，嗅觉减退，咽干燥，干咳少痰，或痰带血丝；腰膝酸软，手足心热；舌红少苔，脉细数。检查见鼻黏膜色红干燥，鼻甲萎缩，或有脓涕痂皮积留，鼻气恶臭。

治法　滋养肺肾，生津润燥。

方药　百合固金汤加减。

护理

（1）病室宜保持一定的温度、湿度，忌粉尘燥热的环境。

（2）因呼气恶臭，常遭他人厌恶而情绪抑郁或过激，可损伤肺气，加重病情，应耐心细致地疏导。

（3）饮食宜清淡，多食水果蔬菜，如梨、白木耳等，可滋阴生津。忌辛辣煎炸食物。

3. 脾气虚弱

证候　鼻内干燥，鼻涕黄绿腥臭，头痛头昏，嗅觉减退；常伴纳差腹胀，倦怠乏力，面色萎黄；唇舌色淡，脉缓弱。检查见鼻黏膜色淡，干萎较甚，鼻腔宽大，涕痂积留。

治法 健脾益气，祛湿化浊。

方药 补中益气汤加减。

护理

(1) 可进食健脾补气食品，如大枣、苡仁、莲子等。

(2) 鼻内干燥，可选用消毒的芝麻油凉后滴鼻，或蜂蜜加冰片滴鼻。

八、结果评价

鼻咽干燥是否减轻、焦虑等心理障碍是否减轻或消失；嗅觉是否提高或恢复正常；鼻腔臭味是否消失；对萎缩性鼻炎防治知识的掌握程度；有无并发症发生。

第四节 变应性鼻炎

变应性鼻炎（allergic rhinitis）是发生在鼻黏膜的变态反应性疾病，以鼻痒、喷嚏、鼻分泌亢进、鼻黏膜肿胀等为主要特点。本病分为常年性变应性鼻炎和季节性变应性鼻炎，后者又称"花粉症"。变应性鼻炎的发病与遗传及环境密切相关。鼻黏膜反应性增生是其特点，并可引起其他并发症。本病类似中医学的鼻鼽。

一、病因及发病机理

（一）中医病因病机

本病多由肺气虚寒，卫表不固，则腠理疏松，风寒乘虚而入，邪聚鼻窍，邪正相搏，肺气不宣，津液停聚，遂致喷嚏、流清涕、鼻塞等，发为鼻鼽；或脾气虚弱，化生不足，鼻窍失养，外邪或异气从口鼻侵袭，停聚鼻窍而发为鼻鼽；或肾阳不足，摄纳无权，气不归元，温煦失职，腠理、鼻窍失于温煦，则外邪、异气易侵而致病。

（二）西医病因及发病机制

本病属Ⅰ型变态反应：机体吸入变应原后产生特异性 IgE，结合在鼻黏膜浅层及表面的肥大细胞、嗜碱细胞的细胞膜上，此时鼻黏膜处于致敏状态。当鼻腔再次吸入变应原时，变应原即与肥大细胞、嗜碱细胞表面上的 IgE 发生桥连，继而激发细胞膜一系列生化反应，导致以组胺为主的多种介质释放。这些介质通过其在鼻黏膜血管、腺体、神经末梢上的受体，引起鼻黏膜明显的组织反应。表现为阻力血管收缩，或容量血管扩张、毛细血管通透性增高，多形核细胞、单核细胞浸润，尤以嗜酸性细胞浸润明显。副交感神经活性增高，腺体增生、分泌旺盛，感觉神经敏感性增强。

季节性变应性鼻炎常由植物花粉作为季节性变应原引起。如树木、野草，在花粉播散季节，大量花粉随风飘游，吸入呼吸道引发本病，故又称花粉症。常年性变应性鼻炎则由与人起居密切相关的常年性变应原引起。如居室内尘土、屋尘、螨虫、真菌、动物皮屑、羽毛、棉絮等。由于上述变应原皆经呼吸道吸入，故又称吸入性变应原。某些食物性变应原如牛奶、鸡蛋、鱼虾、水果等也可引起本病，但较少见。

二、护理评估

（一）健康史

评估患者有无个人或家族过敏性疾病史、呼吸道及皮肤变应性疾病史等，以及发病的时间、每次发病前有无诱因等。

（二）临床表现

1. 症状

本病以阵发性喷嚏，大量水样鼻涕和鼻塞为主要特征。

（1）喷嚏　为一反射动作，呈阵发性发作。

（2）鼻塞　程度轻重不一，季节性变应性鼻炎由于鼻黏膜水肿明显，鼻塞常很重。

（3）鼻痒　是鼻黏膜感觉神经末梢受到刺激后发生于局部的特殊感觉。季节性鼻炎尚有眼痒和结膜充血。

（4）鼻涕　大量清水样鼻涕，是鼻分泌亢进的特征性表现。

（5）嗅觉减退　由于鼻黏膜水肿明显，部分病人尚有嗅觉减退。

2. 体征　常年性变应性鼻炎患者鼻黏膜可为苍白、充血或浅蓝色。季节性变应性鼻炎患者在花粉播散期鼻黏膜常呈明显水肿。这些变化以下鼻甲最为明显。

（三）辅助检查

1. 查找致敏变应原　怀疑为常年性变应性鼻炎的病人应做特异性皮肤试验、鼻黏膜激发试验和体外特异性 IgE 检测。怀疑为花粉症者应以花粉浸液做特异性皮肤试验。

2. 鼻分泌物细胞学检查　可见多个嗜碱细胞、嗜酸细胞和杯状细胞，与正常情况下鼻分泌物中的细胞分布有很大差别。

3. 血清总 IgE 及特异性抗体 IgE 测定　患者多有 IgE 含量升高。

（四）心理社会评估

评估患者的生活和工作环境、饮食习惯及文化层次、对疾病的认识。

三、处理原则

（一）中医处理原则

本病发作期和缓解期的病机特点与临床特征各有不同，需分型论治，临床上根据不同证型采用温肺散寒，益气固表；益气健脾，升阳通窍；温补肾阳，固肾纳气；清宣肺气，通利鼻窍等治法。同时结合针灸疗法及穴位敷贴。

（二）西医处理原则

治疗分非特异性治疗和特异性治疗，前者主要指药物治疗，后者则主要指免疫治疗。应根据病人的症状类型和病理生理学过程选择不同的药物，有时需要联合用药。

1. **非特异性治疗**

（1）糖皮质激素 临床上分全身和局部用药两种，鼻腔局部用药是糖皮质激素的主要给药途径。

（2）抗组胺药 主要通过与组胺竞争效应细胞膜上的组胺受体发挥抗 H_1 受体的作用。可以迅速缓解鼻痒、喷嚏和鼻分泌亢进。

2. **特异性治疗**

（1）避免与变应原接触 是最有效的治疗方法。

（2）免疫疗法 主要用于治疗吸入变应原所致的 I 型变态反应。

3. **其他疗法** 鼻内选择性神经切断术。

四、护理诊断

1. **舒适改变** 与鼻塞、鼻痒，多喷嚏、分泌物多有关。

2. **焦虑** 与疾病的反复且影响工作、学习有关。

3. **知识缺乏** 与缺乏变应性鼻炎的防治知识有关。

4. **潜在并发症** 变应性鼻窦炎、支气管哮喘和分泌性中耳炎等，与鼻炎妨碍鼻窦引流及中耳通气有关。

五、护理目标

1. 鼻腔恢复正常呼吸功能，鼻塞、鼻痒、鼻涕和喷嚏减轻或消失。

2. 患者能保持最佳状态，表现为工作效率提高或学习成绩上升。

3. 能够陈述变应性鼻炎的防治知识。

4. 能够陈述预防并发症的措施。

六、护理措施

1. **心理护理** 介绍本病相关知识，增强其治疗的信心。

2. **休息与饮食**

（1）注意劳逸结合，防止过度劳累。

（2）病室环境应清洁、卫生，冷暖适宜，不可受凉。避免粉尘、化学气体、油烟等污染。

（3）戒除烟酒，注意饮食卫生，避免进食食入性变应原。

3. **病情观察**

（1）观察症状发作是否有时间规律及季节性。

（2）观察分泌物的性质，是否有合并症发生，如耳部症状。

4. **治疗护理**

（1）帮助病人及配合医师找出过敏原，避免与过敏原接触。

（2）根据患者不同情况选用抗过敏的滴鼻药，如糖皮质激素类的丙酸氟替卡松鼻喷雾剂等。

5. 健康指导

(1) 避免与变应原接触。

(2) 介绍正确的滴鼻法。

(3) 介绍本病的预防措施，如不吸烟、锻炼身体、提高机体抵抗力。

(4) 在有粉尘的环境中工作时应戴口罩，气温急剧变化（如炼钢、烘熔、冷冻作业）时应注意降温或保暖。

七、辨证施护

1. 肺气虚寒，卫表不固

证候　鼻塞，鼻痒，喷嚏多，清涕如水，嗅觉减退；检查见下鼻甲肿大光滑，鼻黏膜淡白或灰白，鼻道可见水样分泌物；畏风怕冷，自汗，气短懒言，语声低怯，面色苍白，或咳嗽痰稀；舌质淡，舌苔薄白，脉虚弱。

治法　温肺散寒，益气固表。

方药　温肺止流丹加减。

护理

(1) 鼻窍黏膜肿胀，流清水涕不止者，可用碧玉散吹鼻。

(2) 艾条灸百会、气海、三阴交、涌泉等，悬灸或隔姜灸。

(3) 针刺印堂，配足三里、三阴交等穴。

(4) 鼻部按摩，以双手鱼际部按摩两侧，自鼻根至迎香穴，反复按摩，以局部发热、鼻塞缓解为度。

2. 脾气虚弱，清阳不升

证候　鼻塞，鼻痒，清涕连连，喷嚏突发；检查见下鼻甲肿大光滑，黏膜淡白或灰白，有水样分泌物；面色萎黄无华，消瘦，食少纳呆，腹胀便溏，四肢倦怠乏力，少气懒言；舌淡胖，边有齿痕，苔薄白，脉弱无力。

治法　益气健脾，升阳通窍。

方药　补中益气汤加减。

护理　平时应少食寒凉生冷食物。过敏者忌食虾、鱼等发物，禁烟酒。

3. 肾阳不足，温煦失职

证候　鼻塞，鼻痒，喷嚏频频，清涕长流；检查见下鼻甲肿大光滑，黏膜淡白，鼻道有水样分泌物；面色苍白，形寒肢冷，腰膝酸软，神疲倦怠，小便清长，或见遗精；舌质淡，苔白，脉沉细无力。

治法　温补肾阳，固肾纳气。

方药　肾气丸加减。

护理

(1) 多为长年发病，且全身症状颇多，患者多悲观抑郁，因此劝慰患者树立信心，正确对待疾病。

(2) 可参加气功、太极拳、晨跑的锻炼，或从夏天开始坚持御寒锻炼。注意生活起居有常，冷暖衣着适宜，节制房事。

（3）避免接触过敏物质如花粉、尘埃、冷空气等，减少复发。

八、结果评价

阵发性喷嚏，大量水样鼻涕和鼻塞症状有无减轻或消失；嗅觉是否提高或恢复正常；焦虑等心理障碍是否减轻或消失；是否积极配合治疗；对变应性鼻炎防治知识的掌握程度；有无并发症发生。

第五节　急性化脓性鼻窦炎

急性化脓性鼻窦炎（acute suppurative sinusitis）是鼻窦黏膜的急性化脓性炎症，多继发于急性鼻炎，严重者累及骨质，并可引起周围组织和邻近器官的并发症。致病菌多见化脓性球菌，如肺炎双球菌、溶血型链球菌、葡萄球菌和卡他球菌。其次为杆菌，如流感杆菌、变形杆菌和大肠杆菌等。此外，厌氧菌感染亦不少见。应注意多数为混合感染。本病类似于中医学的鼻渊。

一、病因与发病机理

（一）中医病因病机

本病的发生，多因外邪侵袭，引起肺、脾胃、胆之病变而发病：起居不慎，冷暖失调，或过度疲劳，风热袭表伤肺，或风寒外袭，郁而化热，内犯于肺，肺失宣降，邪热循经上窒鼻窍而为病；或情志不遂，喜怒失节，胆失疏泄，气郁化火，胆火循经上犯，移热于脑，伤及鼻窍；或邪热犯胆，胆热上蒸鼻窍而为病；饮食失节，过食肥甘煎炒、醇酒厚味，湿热内生，郁困脾胃，运化失常，湿热邪毒循经熏蒸鼻窍而发为本病。

（二）西医病因及发病机制

（1）全身因素　过度疲劳、受寒受湿、营养不良、维生素缺乏引起全身抵抗力降低，以及生活与工作环境不卫生等是诱发本病的原因。全身性疾病、内分泌性疾病、急性传染病等均可诱发本病。

（2）局部因素　鼻腔疾病，如急慢性鼻炎、鼻中隔偏曲、中鼻甲肥大、变应性鼻炎、鼻息肉、肿瘤等，阻塞鼻道或窦口，而影响鼻窦的引流和通气；邻近器官的感染病灶如扁桃体炎、腺样体肥大及牙病等均可引起上颌窦炎症；直接感染；鼻窦外伤；鼻腔填塞物留置时间过久；气压骤变等。

二、护理评估

（一）健康史

评估患者有无引起本病的局部或全身性疾病。发病前有无过度劳累、受寒、营养不良等诱发因素。

(二) 临床表现

1. 症状

(1) 全身症状　常继发于上呼吸道感染或急性鼻炎，故原症状加重，出现畏寒、发热等，小儿可发生呕吐、腹泻、咳嗽等消化道和呼吸道症状。

(2) 局部症状

①鼻塞　多为患侧持续性鼻塞，因鼻塞可致嗅觉减退或丧失。

②多脓涕　鼻腔内大量脓性或黏脓性鼻涕，难以擤尽，脓涕中可带少许血液，厌氧菌或大肠杆菌感染者脓涕恶臭。脓涕可后流至咽部和喉部刺激局部黏膜引起发痒、恶心、咳嗽咯痰。

③头痛或局部疼痛　是本病最常见的症状，发生机理是脓性分泌物、细菌毒素和黏膜肿胀刺激及压迫神经末梢。头痛各有特点：急性上颌窦炎前额部痛，晨起轻，午后重；急性筛窦炎痛轻，内眦或鼻根部痛；急性额窦炎前额部痛，具周期性，晨起即感头痛，渐加重，午后开始减轻，至晚间完全消失；急性蝶窦炎颅底或眼球深处钝痛，晨起轻，午后重。

2. 体征

(1) 局部红肿和压痛　急性上颌窦炎表现为颊面、下睑红肿和压痛；急性额窦炎则表现为额部红肿以及眶内上角压痛和额窦前壁叩痛；急性筛窦炎在鼻根和内眦处偶有红肿和压痛。

(2) 鼻腔检查　鼻腔黏膜充血、肿胀，以中鼻甲及中鼻道黏膜为主，鼻腔内有大量脓性或黏脓性涕；前组鼻窦炎可见中鼻道有黏脓或脓性物，后组鼻窦炎者则见于嗅裂。若一侧鼻腔脓性物恶臭，应考虑为牙源性上颌窦炎。

(三) 辅助检查

1. 鼻腔内窥镜检查　可判断鼻腔黏膜，尤其是窦口及其附近黏膜的病理改变，包括窦口形态、黏膜红肿程度、脓性分泌物来源等。

2. 鼻窦影像学检查　鼻窦 CT 扫描可清楚显示鼻窦内的炎症性改变。

(四) 心理社会评估

注意评估患者的生活工作环境、饮食习惯、文化层次、对疾病的认识及情感状态。

三、处理原则

(一) 中医处理原则

本病以实证为主，起病急，病程短，需分型论治，主要有疏风清热，宣肺通窍；清泻胆热，利湿通窍；清热利湿，化浊通窍等治法。结合针灸疗法及外治法。

(二) 西医处理原则

根除病因；解除鼻腔鼻窦引流和通气障碍；控制感染和预防并发症。

1. 抗感染治疗　为最重要的措施，应予足量抗生素。

2. **局部治疗** 鼻内用血管收缩剂和皮质类固醇激素。

3. **体位引流** 目的是促进鼻窦内脓液的引流。

四、护理诊断

1. **舒适改变** 与鼻塞及细菌毒素吸收引起的脓毒性头痛或窦口阻塞引起的真空性头痛及发热有关。

2. **焦虑** 与多脓涕、经常头痛有关。

3. **知识缺乏** 与缺乏急性化脓性鼻窦炎的防治知识有关。

4. **潜在并发症** 中耳炎，与鼻腔黏膜改变而阻塞咽鼓管有关。

五、护理目标

1. 鼻塞减轻或消失，鼻腔通畅，头痛消失。

2. 了解疾病的相关知识，情绪稳定，积极配合治疗。

3. 无并发症的发生。

六、护理措施

1. **心理护理** 介绍本病相关知识，增强其治疗的信心。

2. **休息与饮食** 注意休息，病重者应卧床，多喝开水。饮食增加营养，戒除烟酒，禁食辛辣食物。

3. **病情观察**

（1）密切观察病情，如头痛的性质及部位，对鼻窦炎的病变部位的判断很有帮助。

（2）如有鼻塞严重，张口呼吸，剧烈头痛，高热，面部鼻窦处红肿明显等，及时向医师汇报，配合医师及时处理。

（3）注意观察有无耳闷、耳塞、听力下降等并发症的症状。

4. **治疗护理**

（1）给予足量的抗生素治疗，辅以解热止痛等对症治疗措施。

（2）对于高热患者给予冰袋冷敷、酒精擦浴等物理降温。

（3）按医嘱给予血管收缩剂，如1%麻黄碱局部治疗。可加入适当的糖皮质激素和恢复鼻黏膜活性的药物。

（4）按医嘱进行上颌窦穿刺冲洗及负压置换法。

5. **健康教育**

（1）教会患者正确的滴鼻和擤鼻方法。

（2）向病人介绍本病的预防措施，如不吸烟、锻炼身体、提高机体抵抗力。

（3）应注意保暖，预防感冒。

（4）积极治疗全身或局部疾病。

七、辨证施护

1. **肺经风热**

证候　鼻塞，鼻涕量多而白黏或黄稠，嗅觉减退，头痛；检查见鼻黏膜充血肿胀，以中鼻甲为主，中鼻道或嗅沟可有黏性或脓性分泌物；头额、眉棱骨或颌面部叩痛，或压痛。可兼有发热恶风，汗出，或咳嗽，痰多；舌质红，舌苔薄白，脉浮数。

治法　疏风清热，宣肺通窍。

方药　银翘散加减。

护理

（1）病室应清洁，空气新鲜，同时避免冷风外袭。

（2）中药汤剂宜偏凉服。

（3）头痛可遵医嘱针刺迎香、印堂、太阳、合谷、曲池、足三里等穴，行强刺激。

2. 胆腑郁热

证候　鼻涕浓浊，量多，色黄或黄绿，或有腥臭味，鼻塞，嗅觉减退，头痛剧烈；检查见鼻黏膜充血肿胀，中鼻道或嗅沟可见黏性或脓性分泌物；头额、眉棱骨或颌面部叩痛，或压痛。可兼有烦躁易怒、口苦、咽干、耳鸣耳聋、寐少梦多、小便黄赤等全身症状；舌质红，舌苔黄或腻，脉弦数。

治法　清泻胆热，利湿通窍。

方药　龙胆泻肝汤加减。

护理　头痛昏胀症状明显者易有焦虑情绪，应多加安慰、疏导，排除忧郁情绪。

3. 脾胃湿热

证候　鼻塞重而持续，鼻涕黄浊而量多，嗅觉减退；检查见鼻黏膜肿胀，中鼻道或嗅沟可有黏性或脓性分泌物。头额、眉棱骨或颌面部叩痛，或压痛；头昏闷，或头重胀，倦怠乏力，胸脘痞闷，纳呆食少，小便黄赤；舌质红，苔黄腻，脉滑数。

治法　清热利湿，化浊通窍。

方药　甘露消毒丹加减。

护理

（1）饮食宜清淡富于营养，忌肥腻、辛辣及煎炸食品。

（2）保持大便通畅。

八、结果评价

鼻塞是否减轻或消失；鼻腔分泌物是否减少；嗅觉是否恢复；局部疼痛或头痛有无减轻或消失；情绪如何；对急性化脓性鼻窦炎防治知识的掌握程度；有无并发症发生。

第六节　慢性化脓性鼻窦炎

慢性化脓性鼻窦炎（chronic suppurative sinusitis）多因急性化脓性鼻窦炎反复发作未彻底治愈迁延而致，或窦口引流不畅所致。可单侧或单窦发病，但双侧发病或多窦发病也极为常见。本病类似于中医学之鼻渊范畴。

一、病因及发病机理

(一) 中医病因病机

本病的发生，多因肺、脾脏气虚损，邪气久羁，滞留鼻窍，以致病情缠绵难愈。久病体弱，或病后失养，致肺脏虚损，肺卫不固，易为邪犯，正虚托邪无力，邪滞鼻窍而为病。久病失养，或疲劳思虑过度，损及脾胃，致脾胃虚弱，运化失健，气血精微生化不足，鼻窍失养，加之脾虚不能升清降浊，湿浊内生，困聚鼻窍而为病。

(二) 西医病因及发病机制

病因和致病菌与急性化脓性鼻窦炎相似。特应性体质全身性疾病如贫血、糖尿病、急性传染病均可诱发本病。本病亦可慢性起病。

鼻窦黏膜的病理改变可表现为水肿、增厚、血管增生、浆细胞和肥大细胞浸润、黏膜鳞状上皮化生或息肉样变等。病变可累及骨膜和骨质，出现骨膜增厚或骨质吸收。

二、护理评估

(一) 健康史

评估患者有无急性鼻窦炎反复发作史、全身慢性疾病史及变应性因素。

(二) 临床表现

1. 症状

(1) 多脓涕　为主要症状，黏脓性或脓性，前组鼻窦炎者，鼻涕易从前鼻孔排出，后组鼻窦炎者，分泌物多从后鼻孔流入咽部，齿源性上颌窦炎脓涕恶臭。

(2) 鼻塞　多为持续性鼻塞，可致嗅觉减退或缺失，多因鼻黏膜肿胀、鼻甲息肉样变或分泌物多所致。

(3) 头痛　不一定有此症状，一般为钝痛和闷痛，头痛特点为伴有鼻塞、流脓涕和嗅觉减退等症状；多有时间性及固定部位，多为白天重，夜间轻；前组鼻窦炎者多在前额部痛，后组鼻窦炎者多在枕部痛；休息、滴鼻药及鼻腔通气后减轻，咳嗽、低头或用力时加重。

(4) 嗅觉减退或消失　因鼻黏膜肿胀、肥厚或嗅器变性所致，多属暂时性，少数为永久性。

(5) 视功能障碍　是本病引起的眶并发症。主要表现为视力减退或失明（球后视神经炎所致），也可表现为其他视功能障碍，如眼球移位、复视和眶尖综合征等。多与后组筛窦炎和蝶窦炎有关，是炎症累及管段视神经和眶内所致。

(6) 全身症状　轻重不一，一般较轻，主要为慢性中毒症状，可表现为精神不振，头昏易倦，记忆力减退，注意力不集中等。

2. 体征

(1) 鼻腔检查　鼻黏膜慢性充血、肿胀或肥厚，中鼻甲或筛泡肥大及息肉样变，可伴发鼻息肉。中鼻道有脓性分泌物，提示前组鼻窦有感染；嗅裂后鼻孔或鼻咽部有脓性分泌物，提示后组鼻窦有感染。鼻窦内窥镜检查可观察窦口鼻道复合体区域的各种病理改变。

（2）口腔及咽部检查　牙源性上颌窦炎同侧上列第二前磨牙或第一、二磨牙可能存在病变。

（三）辅助检查

1. **影像学检查**　鼻窦 X 线平片和断层片是本病诊断之重要手段，可显示窦腔大小、形态以及窦内黏膜不同程度增厚、窦腔密度增高、液平面或息肉阴影等。鼻窦冠状位或轴位 CT 扫描，对精确判断各鼻窦炎，特别是后组筛窦炎和蝶窦炎，鉴别鼻窦占位性或破坏性病变有重要价值。

2. **鼻窦穿刺冲洗**　通过穿刺冲洗以了解窦内脓液之性质、量、有无恶臭等，并便于脓液细菌培养和药物敏感试验，据此判断病变程度和制订治疗方案。

3. **鼻窦 A 型超声波检查**　具有无创痛、简便、迅速和可重复检查等优点。适用于上颌窦和额窦。可发现窦内积液、息肉或肿瘤等。

（四）心理社会评估

评估患者有无学习成绩下降、工作效率降低等情况，评估患者情绪状态，生活、饮食习惯，文化层次，对疾病的认识，有无社交欠活跃等。

三、处理原则

（一）中医处理原则

本病多因肺、脾脏气虚损，邪气久羁，滞留鼻窍，以致病情缠绵难愈，多以温补肺脏，散寒通窍；健脾利湿，益气通窍为法。结合针灸疗法及外治法。

（二）西医处理原则

1. 用血管收缩剂滴鼻和皮质类固醇激素，改善鼻腔通气和引流。

2. 上颌窦穿刺冲洗　每周 1～2 次。必要时可经穿刺针导入硅胶管置于窦内，以便每日冲洗和灌入抗炎溶液。

3. 置换法　用负压吸引法使药液进入鼻窦。应用于额窦炎、筛窦炎和蝶窦炎，最宜用于慢性全鼻窦炎患者。

四、护理诊断

1. **感知改变**　与嗅觉减退或消失，鼻塞及鼻分泌物多有关。

2. **舒适改变**　与窦口阻塞引起的真空性头痛有关。

3. **知识缺乏**　与缺乏慢性鼻窦炎的防治知识有关。

4. **潜在并发症**　中耳炎等，与鼻腔黏膜改变阻塞咽鼓管有关。

五、护理目标

1. 鼻塞减轻或消失，鼻腔分泌物减少，嗅觉恢复。

2. 头痛减轻或消失。

3. 能够陈述鼻窦炎的防治知识。

4. 能够掌握必要的预防并发症的知识。

六、护理措施

1. **心理护理** 介绍本病相关知识，增强其治疗的信心。

2. **休息与饮食** 注意休息，戒除烟酒，禁食辛辣食物。

3. **病情观察**

(1) 注意头痛的性质及部位。

(2) 观察鼻分泌物的部位及性质。

(3) 注意观察有无耳部症状。

4. **治疗护理**

(1) 给予血管收缩剂，如 1% 麻黄碱局部治疗。

(2) 可加入适当的糖皮质激素和恢复鼻黏膜活性的药物。

(3) 进行上颌窦穿刺冲洗及负压置换法。

5. **健康指导**

(1) 介绍正确的滴鼻方法及擤鼻方法。

(2) 向病人介绍本病的预防措施，如不吸烟，锻炼身体，提高机体抵抗力。

(3) 及时彻底治疗伤风鼻塞及邻近器官的感染。

七、辨证施护

1. **肺气虚寒**

证候 鼻塞或重或轻，鼻涕黏白，稍遇风寒则鼻塞加重，鼻涕增多，喷嚏时作，嗅觉减退；检查见鼻黏膜肿胀，中鼻甲肥大或息肉样变，中鼻道可见黏性或脓性分泌物；头昏，头胀，气短乏力，语声低微，面色苍白，自汗畏风寒，咳嗽痰多；舌质淡，苔薄白，脉缓弱。

治法 温补肺脏，散寒通窍。

方药 温肺止流丹加减。

护理

(1) 中药汤剂宜热服，服药后观察疗效及反应，做好记录。

(2) 穴位按摩，选取迎香、合谷，自我按摩。每次 5～10 分钟，每日 1～2 次。

2. **脾气虚弱**

证候 鼻涕白黏或黄稠，量多，嗅觉减退，鼻塞较重；检查见鼻黏膜肿胀，中鼻甲肥大或息肉样变，中鼻道可见黏性或脓性分泌物；食少纳呆，腹胀便溏，脘腹胀满，肢困乏力，面色萎黄，头昏重，或头闷胀；舌淡胖，苔薄白，脉细弱。

治法 健脾利湿，益气通窍。

方药 参苓白术散加减。

护理

(1) 多食健脾益气食物，如淮山药粥、莲子粥等，忌食生冷食物。

(2) 注意正确的擤鼻方法，以免邪毒窜入耳窍致病。

八、结果评价

鼻塞是否减轻或消失，鼻腔分泌物是否减少，嗅觉是否恢复；情绪是否稳定、积极乐观；头痛有无减轻或消失；对鼻窦炎防治知识的掌握程度；对有无并发症的发生。

第七节　鼻　出　血

鼻出血（nasal bleeding，epistaxis）既是鼻腔疾病常见症状之一，也是某些全身性疾病或鼻腔邻近结构病变的症状之一，但以前者多见。由于可引起鼻出血的病因很多，故临床表现亦有较多变化。多为单侧出血，亦可双侧；可表现为间歇性反复出血，亦可呈持续性出血。出血量多少不一，轻者仅鼻涕带血，重者可大量出血而休克；反复出血则可导致贫血。

一、病因及发病机理

（一）中医病因病机

鼻衄可分为两大类。实证者，多因火热气逆、迫血妄行而致外感风热或燥热之邪，首先犯肺，致肺失肃降，邪热循经上犯鼻窍，损伤脉络，血溢脉道而为衄；胃经素有积热，或因暴饮烈酒，过食辛燥，致胃热炽盛，火热内燔，循经上炎，损伤阳络，迫血妄行而为鼻衄；情志不舒，肝气郁结，郁久化火，循经上炎，或暴怒伤肝，肝火上逆，血随火动，灼伤鼻窍脉络，血溢脉外而为衄；或由于情志之火内生，或气郁而化火，致使血热，心火亢盛，迫血妄行，发为鼻衄。虚证者，多因阴虚火旺或气不摄血而致。素体阴虚，或劳损过度，久病伤阴，而致肝肾阴虚，水不涵木，肝不藏血，水不制火，虚火上炎，损伤鼻窍阳络，血溢脉外而衄；久病不愈，忧思劳倦，饮食不节，损伤脾胃，致脾气虚弱，统摄无权，气不摄血，血不循经，渗溢于鼻窍而致衄。

（二）西医病因及发病机制

1. 局部病因

（1）外伤　鼻和鼻窦外伤或医源性损伤，均可引起出血。

（2）鼻腔和鼻窦炎症　各种鼻腔和鼻窦的特异性和非特异性炎症均可因黏膜病变损伤血管而出血。

（3）鼻中隔病变　鼻中隔各型偏曲，鼻中隔糜烂、溃疡或穿孔是出血的常见原因。

（4）肿瘤　鼻腔、鼻窦、鼻咽部恶性肿瘤溃烂出血经鼻流出。早期多表现为反复少量出血，晚期破坏大血管可致大出血。血管性良性肿瘤如鼻腔血管瘤或鼻咽纤维血管瘤等出血一般较剧。

2. 全身病因　凡可引起动脉压或静脉压增高、凝血功能障碍或血管张力改变的全身性疾病均可发生鼻出血。

（1）急性发热性传染病　流感、出血热、麻疹、疟疾、鼻白喉、伤寒和传染性肝炎等。

（2）心血管疾病　高血压、血管硬化和充血性心力衰竭等。

（3）血液病　凝血机制异常的疾病：如血友病、纤维蛋白形成障碍、异常蛋白血症（如多发性骨髓瘤）、胶原性疾病和大量应用抗凝药物等；血小板量及质异常的疾病：再生障碍性贫血、血小板减少性紫癜、白血病等。

（4）营养障碍　维生素 C、K、P 或钙缺乏。

（5）肝肾等慢性疾病和风湿热等　肝功能损害常致凝血障碍，尿毒症易致小血管损伤，风湿热患儿常有鼻出血。

（6）遗传性出血性毛细血管扩张症　常有家族史。

（7）中毒　磷、汞、砷、苯等化学物质可破坏造血系统，长期服用水杨酸类药物可致血内凝血酶原减少。

（8）内分泌失调　多见于女性，青春发育期的月经期可发生鼻出血和先兆性鼻出血，绝经期或妊娠的最后 3 个月亦可发生鼻出血。

二、护理评估

（一）健康史

询问患者及家属有关健康史，如有无引起鼻出血的有关局部、全身疾病史或家族史，有无接触风沙或气候干燥的生活史等。

（二）临床表现

1. 根据不同的病因，鼻出血的部位、出血量的多少及出血次数不同，症状及体征变化较大，多数患者出血部位在鼻中隔前下方的易出血区，即利特尔动脉丛和克氏静脉丛，儿童患者几乎全部发生在该部位，青年患者亦以该部位多见。少数严重出血发生在鼻腔后部，中老年人患者多见于鼻腔后部的鼻-鼻咽静脉丛及鼻中隔后部动脉出血。局部原因引起出血者多在单侧出血，全身性疾病多引起双侧或交替性出血。

2. 短时间内失血量达 500ml 时，可出现头昏、口渴、乏力、面色苍白，失血量在 500～1000ml 时，可出现汗、血压下降、脉速而无力，若收缩压低于 80mmHg，提示血容量已损失约 1/4。

3. 长期反复出血可导致贫血。

（三）辅助检查

包括全血细胞计数、出血和凝血时间、凝血酶原时间、血型及其他相关检查。

（四）心理社会评估

评估患者恐惧的程度、文化层次、对疾病的认识程度等，尤其是反复大量出血者。

三、处理原则

（一）中医处理原则

鼻衄实证多见肺经风热、肝火上逆、心火亢盛等；辨证用药多以疏风清热，凉血止血；

清肝泻火，凉血止血；清心泻火，凉血止血为治则。虚证则多属肝肾阴虚、脾不统血；以滋补肝肾，养血止血；健脾益气，摄血止血为治则。临床治疗时要遵照急则治其标，缓则治其本之原则。

（二）西医处理原则

1. **一般处理**　坐位或半卧位，疑有休克者，应取平卧低头位。嘱病人尽量勿将血液咽下，以免刺激胃部引起呕吐，必要时给予镇静剂。

2. **止血方法**

（1）简易止血法及寻找出血点　首先明确出血部位。多在鼻中隔前下部，且一般出血量较少。嘱病人用手指捏紧两侧鼻翼10～15分钟，同时用冷水袋或湿毛巾敷前额或后颈，以促使血管收缩减少出血，或用浸以1％麻黄碱生理盐水或0.1％肾上腺素的棉片置入鼻腔暂时止血，以便寻找出血部位。亦可用吸引器，边吸血液，边寻找出血部位。

（2）烧灼法　适用于反复少量出血且能找到固定出血点者。应用 YAG 激光法、射频或微波止血的方法。传统的化学药物常用30％～50％硝酸银，也可用铬酸珠，烧灼范围越小越好，应避免烧灼过深。此法的目的是破坏出血点组织，使血管封闭。

（3）填塞法　用于出血较剧、渗血面积较大或出血部位不明者。一般有下列可供选择：①鼻腔可吸收性物填塞，适用于血液病所致的鼻出血；②鼻腔纱条填塞，凡士林纱条、抗生素纱条、碘仿纱条；③后鼻孔填塞，一般不超过3天，最多不超过5～6天；鼻腔或鼻咽部水囊或气囊填塞。

3. **全身治疗和其他处理**　镇静剂、止血剂及维生素的应用。有贫血或休克者应纠正贫血或抗休克治疗。

四、护理诊断

1. **口腔黏膜改变的危险**　与张口呼吸、口腔黏膜干燥有关。
2. **舒适改变**　鼻腔疼痛，与鼻腔填塞有关。
3. **恐惧**　与鼻出血及担心疾病的预后有关。
4. **知识缺乏**　与缺乏鼻出血的防治知识有关。
5. **潜在并发症**　低血容量、中耳感染等，与大量失血、长期鼻腔填塞有关。

五、护理目标

1. 口腔黏膜完整。
2. 病人自述疼痛能够忍受或疼痛消失。
3. 病人恐惧感减轻。
4. 了解鼻出血的有关知识。
5. 出血减少或停止，生命体征平稳。

六、护理措施

1. **心理护理**　鼻衄时，患者多较烦躁、紧张，要安定患者情绪，使之保持镇静，介绍本病相关知识，消除患者恐惧或焦虑感。

2. 休息与饮食

（1）室内保持清洁、安静，宜少活动，卧床休息，避免烦躁。

（2）进食冷流质或半流质饮食，忌食刺激性食物，保持大便通畅。

3. 病情观察

（1）密切监测患者脉搏、血压、神志、呼吸等生命体征变化。

（2）严密观察病人鼻腔填塞后或取出填塞物后是否仍有出血情况。

（3）观察前后鼻孔填塞纱球或纱条有无松动。

4. 治疗护理

（1）病人一般取坐位或半卧位，疑有休克者应取平卧头低位，嘱病人勿将血液咽下以免刺激胃黏膜引起恶心、呕吐，加重恐惧。沉着冷静地协助医师进行体格检查及止血处理。

（2）少量出血者可进行简易止血法。

（3）反复少量出血且能找到出血点者，可协助医生用化学药物烧灼法或电烧灼法凝固出血点组织，使血管封闭或凝固而达到止血目的。

（4）遵医嘱给予镇静剂、止血剂及其他支持治疗。

（5）对出血较剧、渗血面较大或出血部位不明者，迅速建立静脉通道，给予止血药、补液，并协助医师做好鼻腔或前后鼻孔填塞止血术。

（6）纱条在鼻腔填塞48小时后可逐渐抽取，应指导病人用石蜡油滴鼻，以免再次发生出血。

（7）加强口腔护理，保持口腔清洁卫生。

（8）若鼻腔填塞无效，可根据出血部位行相应的血管栓塞术或结扎术，应向病人解释手术的必要性，配合医师做好术前准备。

5. 健康指导

（1）向病人介绍本病的预防措施。高血压患者要控制血压。

（2）戒除挖鼻等不良习惯。

（3）防止鼻部外伤，积极治疗有关的全身或局部疾病。

七、辨证施护

1. 肺经风热

证候　鼻中出血，点滴而下，色鲜红，量不多，鼻腔干燥、灼热感；多伴有鼻塞涕黄，咳嗽痰少，口干身热；舌质红，苔薄白而干，脉数或浮数。

治法　疏风清热，凉血止血。

方药　桑菊饮加减。

护理

（1）病室宜清凉，湿度适宜，忌燥热及刺激性气味。

（2）宜多食清热凉血之物，如西瓜汁、荸荠汁、藕汁、茅根汁、甘蔗汁及新鲜蔬菜、水果和清凉饮料，忌辛辣、刺激性食物。

（3）中药汤剂宜凉服，重症可每日加服 1 剂。大便难下，属实热者，番泻叶泡服，或服润肠片。

（4）针刺上星，频频捻针，血止出针。

（5）大蒜捣烂敷涌泉穴，右鼻出血敷左足，左鼻出血敷右足。

2. 肝火上逆

证候 鼻衄暴发，量多，血色深红，鼻黏膜色深红；常伴有头痛头晕，耳鸣，口苦咽干，胸胁苦满，面红目赤，烦躁易怒；舌质红，苔黄，脉弦数。

治法 清肝泻火，凉血止血。

方药 龙胆泻肝汤加减。

护理 多食凉血止血食物，如藕汁、甘蔗汁及蔬菜、水果和清凉饮料，忌食辛辣、煎炸食物。

3. 心火亢盛

证候 鼻血外涌，血色鲜红，鼻黏膜红赤；伴有面赤，心烦失眠，身热口渴，口舌生疮，大便秘结，小便黄赤，舌尖红，苔黄，脉数；甚则神昏谵语，舌质红绛，少苔，脉细数。

治法 清心泻火，凉血止血。

方药 泻心汤加减。

护理 注意情志调养，保持心情舒畅，忌忧郁暴怒。

4. 肝肾阴虚

证候 鼻衄色红，量不多，时作时止，鼻黏膜色淡红而干嫩；伴口干少津，头昏眼花，耳鸣，五心烦热，健忘失眠，腰膝酸软，或颧红盗汗；舌红少苔，脉细数。

治法 滋补肝肾，养血止血。

方药 知柏地黄汤加减。

护理

（1）饮食宜多进滋阴养血食物。

（2）中药汤剂宜温服，亦可鲜生地、白茅根水煎，频饮。

5. 脾不统血

证候 鼻衄常发，渗渗而出，色淡红，量或多或少，鼻黏膜色淡；全身症见面色无华，少气懒言，神疲倦怠，食少便溏；色淡苔白，脉缓弱。

治法 健脾益气，摄血止血。

方药 归脾汤加减。

护理

（1）多食健脾补血食物，忌生冷食物。

（2）保持心情平静，不要疲劳过度。

八、结果评价

出血是否减少或停止；情绪是否稳定；能否积极配合治疗；对鼻出血防治知识的掌握程

度，能否陈述预防并发症的措施。

第八节 鼻 息 肉

鼻息肉（nasal polyp）是指鼻腔内表面光滑柔软、形状如鲜荔枝肉样的赘生物。为一常见鼻病，好发于鼻腔外侧壁特别是前筛区。单侧或双侧发病。起源于上颌窦并通过其自然孔发展到后鼻孔的单发息肉，称为上颌窦－后鼻孔息肉。

一、病因及发病机理

（一）中医病因病机

肺气素虚，卫表不固，腠理疏松，易受风寒异气的侵袭，肺气虚寒则鼻塞不利，寒湿凝聚鼻窍，日久则形成息肉；湿热邪毒侵袭，肺经蕴热，失于宣畅，湿热邪浊壅结积聚于鼻窍，日久形成息肉。

（二）西医病因及发病机制

病因不明，现趋于多因素病因学，即鼻息肉的形成是多种因素共同作用的结果。变态反应并非鼻息肉形成的主要因素。嗜酸性粒细胞可释放多种细胞因子，特别是 IL-3、IL-5 和 GM-CSF（颗粒细胞－巨噬细胞集落刺激因子），通过减缓其本身自然的凋亡过程等多种途径促进炎症反应，促使鼻息肉的形成。此外其他细胞因子也参与鼻黏膜微环境控制下的与鼻息肉形成有关的炎症反应。

二、护理评估

（一）健康史

评估患者是否有哮喘发作史及过敏史。

（二）临床表现

1. 症状

（1）渐进性持续性鼻塞　症状随息肉的增大而逐渐加重。
（2）多脓涕　多因鼻息肉阻塞鼻窦引流所致，常伴头痛。
（3）嗅觉减退　由于息肉阻塞嗅区或嗅区黏膜慢性炎症引起。
（4）听力下降　若息肉阻塞咽鼓管咽口，可引起耳部症状。

2. 体征

蛙鼻，如果息肉较大，可因息肉压迫鼻－上颌窦结构，使鼻根增宽，双眼分离过远，鼻侧向两旁扩展，形成蛙鼻，同时伴鼻塞性鼻音，打鼾等。检查可见鼻腔内一个或多个表面光滑呈灰白色、半透明的可移动新生物，触诊软，不痛，不易出血；后鼻孔息肉需做鼻咽镜检查，常可在一侧后鼻孔发现单个上述典型病变。

（三）辅助检查

X线摄片及CT均有助于明确诊断，了解病变范围。

（四）心理社会评估

评估患者年龄、性别、情绪、文化层次，对疾病认识程度等。

三、处理原则

（一）中医处理原则

临床主要以温化寒湿，散结通窍；清热利湿，散结通窍进行分型论治，结合手术及外治法。

（二）西医处理原则

以综合治疗为主。

1. **糖皮质激素疗法**　适用于初发及单发息肉；堵塞总鼻道的大体积息肉，可作为手术前的常规用药，多采用短期冲击疗法；鼻息肉术后。通过治疗可使大息肉变小，小息肉消失。

2. **手术摘除**　适用于药物治疗无效者、合并多发或复发性鼻窦炎者、术后广泛复发者。目前多行鼻窦内窥镜手术，术后复发率明显降低。

四、护理诊断

1. **感知改变**　与息肉引起嗅觉下降，听力下降有关。
2. **舒适改变**　与息肉引起鼻塞、流涕有关。
3. **知识缺乏**　与缺乏鼻息肉的防治知识有关。

五、护理目标

1. 嗅觉恢复正常。
2. 患者舒适状态好转，鼻塞、流涕等症状减轻，头痛好转。
3. 病人对疾病发生、发展过程有一定了解，配合医护工作。

六、护理措施

1. **心理护理**　介绍本病相关知识，增强其治疗的信心。
2. **休息与饮食**　注意休息，戒除烟酒，忌辛辣厚味食物。
3. **病情观察**
（1）注意鼻塞是单侧进行性还是双侧性。
（2）观察鼻分泌物的部位及性质，有无血性脓涕。
（3）注意观察有无耳部症状。
4. **治疗护理**
（1）介绍正确的滴鼻法，按医嘱给予血管收缩剂，如1%麻黄碱局部治疗。
（2）可加入适当的糖皮质激素和恢复鼻黏膜活性的药物。

（3）进行术前准备。

（4）术后抽取鼻腔填塞物前用石蜡油或薄荷油滴鼻。

（5）术后常规口腔护理。

5. 健康教育

（1）向病人介绍本病的预防措施，如不吸烟，锻炼身体，提高机体抵抗力。

（2）术后教会病人鼻腔冲洗，有利于鼻腔的引流。

七、辨证施护

1. 寒湿凝聚鼻窍

证候　渐进性或持续性鼻塞，嗅觉减退或丧失，流涕清稀或白黏，喷嚏多；易感冒，畏风寒；舌质淡，苔白腻，脉缓弱。检查见鼻黏膜色淡或苍白，鼻息肉色透明。

治法　温化寒湿，散结通窍。

方药　温肺止流丹加减。

护理　加强体育锻炼，提高机体的抗病能力。

2. 湿热蕴积鼻窍

证候　持续性鼻塞，嗅觉减退，涕液黄稠；或有头痛头胀，纳呆腹胀，大便黏滞，口干等全身症状；舌质红，苔黄腻，脉滑数。检查见鼻黏膜色红，鼻息肉灰白、淡红、或暗红。

治法　清热利湿，散结通窍。

方药　辛夷清肺饮加减。

护理　饮食宜清淡，忌辛辣肥甘之品。

八、结果评价

患者嗅觉是否恢复正常；鼻塞、流涕等症状是否减轻；头痛是否好转；对鼻息肉防治知识的掌握程度。

第九节　鼻损伤

鼻损伤（nose injury）是指鼻部遭受外力作用而致的损伤。由于外力作用大小及受力方式不同，损伤的程度也不同。临床可见单纯鼻骨骨折，或合并其他颌面骨和颅底骨的骨折，若伤势较重，可危及生命。

一、病因及发病机理

（一）中医病因病机

单纯钝力挫伤，受力广而分散，皮肉不破，显示外鼻软组织肿胀及皮下瘀血。锐器损伤，致皮肉破损、裂开，甚至部分缺损。撞击力较强，如拳击殴打、跌仆冲撞为常见原因，每可致鼻梁骨折断而畸形，鼻梁骨折者往往合并瘀肿疼痛。鼻部受外来损伤，以致皮肉破损，伤及脉络，血液溢出，或鼻骨骨折，脉络破裂而出血。此外，枪弹与爆炸弹片等飞物所伤，常为穿透性，造成异物残留于内，严重者还可波及颅脑。

（二）西医病因及发病机制

鼻部外伤，由于受力方向及强度不同，可分为鼻骨骨折、眶底爆折、额窦骨折、筛窦骨折、脑脊液鼻漏等。

二、护理评估

（一）健康史

评估患者的外伤史、外伤部位、时间等。

（二）临床表现

1. 症状

表现为不同程度的局部疼痛，或鼻塞、鼻出血、鼻梁下塌等；或有眼睑皮下瘀血，伴有气肿；复视，视力下降；额窦骨折者可有鼻出血或额部肿胀凹陷；脑脊液鼻漏者外伤时即有血性液体自鼻孔流出，其痕迹的中心呈红色而周边清澈。

2. 体征

（1）鼻骨骨折　鼻梁上段塌陷或偏斜，皮下淤血。数小时后鼻部软组织肿胀，可出现鼻中隔血肿或脓肿。

（2）眶底爆折　眼睑皮下瘀血，伴有气肿；眼球上下运动受限，出现复视、视力下降。

（3）额窦骨折　额部皮肤可有挫伤、瘀血、撕裂、皮下血肿等，或感染所致额窦炎、眶内并发症及颅内并发症。可出现额部凹陷性畸形。

（4）筛窦骨折　眼部或鼻根部肿胀，触诊可发现眶内缘凹陷，患侧瞳孔散大，对光反射消失，但间接反射存在。

（5）脑脊液鼻漏　外伤时即有血性液体自鼻孔流出，其痕迹的中心呈红色而周边清澈。

（三）辅助检查

X线摄片及CT均有助于明确诊断，了解骨折类型。

（四）心理社会评估

鼻部外伤给患者及家属带来重大打击，受伤后常有不同程度的鼻面部畸形，从而加重患者的心理负担，易出现不同程度的恐惧与焦虑情绪。应评估患者恐惧心理、工作环境、文化层次等。

三、处理原则

（一）中医处理原则

鼻外伤是急症，临床上应根据外伤的类型及外伤的程度，采用不同的外治和内治方法。

（二）西医处理原则

止血、止痛、清创缝合及预防感染。鼻骨骨折者行骨折复位；眶底爆折应使陷入上颌窦内的软组织回纳于眶内；额窦骨折按不同情况决定治疗措施；筛窦骨折应止血，对于有视力障碍者需及早行视神经管减压术；脑脊液鼻漏者多可采用保守治疗，包括预防感染、预防颅内压增高等。在保守治疗时，必须密切观察病情变化，若无效需行手术治疗。

四、护理诊断

1. **疼痛** 与外伤导致皮肤破损、骨折有关。
2. **恐惧** 与鼻外伤可能导致鼻面部畸形有关。
3. **潜在并发症** 低血容量、脑脊液漏、颅内感染等，与外伤损伤血管，出血量多；外伤严重，损伤筛板；细菌入侵有关。

五、护理目标

1. 自述疼痛能够忍受或疼痛消失。
2. 恐惧感减轻。
3. 出血、脑脊液漏得到及时控制。

六、护理措施

1. **心理护理** 患者多较烦躁、紧张，要安定患者情绪，使之保持镇静，消除患者恐惧感。

2. **休息与饮食**
(1) 室内保持清洁、安静，宜少活动，多休息，避免烦躁。
(2) 忌食刺激性食物，保持大便通畅。

3. **病情观察**
(1) 密切监测患者脉搏、血压等生命体征变化。
(2) 观察视力变化情况。
(3) 严密观察病人鼻腔血性液体情况。
(4) 观察是否有合并症发生，如颅内压增高情况。

4. **治疗护理**
(1) 鼻骨骨折者应进行鼻骨复位，局部外伤者应清创缝合。
(2) 及时输液、输血，全身应用抗生素。
(3) 外伤 24 小时以内，可给予冷敷，以帮助止血或制止瘀血扩散；24 小时后可改为热敷。

5. **健康教育**
(1) 进行各项安全教育，避免意外事故发生，是预防本病的关键。
(2) 对于脑脊液漏行保守治疗者可取头高卧位，限制饮水量和食盐摄入量，避免用力咳嗽和擤鼻，预防便秘。
(3) 鼻部复位或清创缝合术后定期门诊随访，并注意防止局部碰撞。

七、辨证施护

1. **鼻伤瘀肿**

证候 鼻部肿胀，皮下青紫，可连及眼睑，局部疼痛和触痛明显。可有鼻塞，额部胀痛，鼻梁压迫感。或见鼻中隔膨隆、紫暗、光滑柔软，若继发染毒，则形成脓肿，出现发热、局部疼痛加重，或呈跳痛等。

治法 活血通络，行气止痛。

方药 桃红四物汤加减。

护理 内服中药，渣再煎汤热敷，以活血散瘀，消肿止痛。

2. 皮肉破损

证候 轻者鼻部表皮擦伤，重者皮肉破损撕裂，或部分脱落缺损，局部有出血或疼痛。

治法 活血化瘀，消肿止痛。

方药 桃红四物汤加减。

护理

（1）可用生理盐水或双氧水清洗伤口，或进行清创缝合。

（2）注射破伤风抗毒素。

3. 鼻骨骨折

证候 骨折而无移位者，局部有疼痛、触痛，或肿胀；若骨折已移位，可见鼻梁歪斜或塌陷如马鞍状，触诊可有骨擦音。若伤后空气进入皮下，可形成皮下气肿，触之有捻发音。严重者，可有鼻中隔骨折、脱位，而致鼻塞。检查见鼻中隔偏离中线，突向一侧鼻腔。

治法 初期宜活血行气止痛。中期瘀肿疼痛减轻，但断骨尚未接稳，动则作痛，治宜行气活血，和营生新。后期瘀肿疼痛已消，但断骨初愈，尚未坚实，气血虚弱，治宜补气养血，坚骨壮筋，又因筋伤则内动于肝，骨伤则动于肾，因此宜配合滋补肝肾。

方药 初期用活血止痛汤加减；中期用正骨紫金丹加减；后期可用人参紫金丹加减。

护理 鼻骨复位后防止再度碰撞或按压，以免骨折端移位，难以愈合或形成畸形。

4. 鼻伤衄血

证候 鼻部受伤时，出现鼻孔内流血，其量可多可少，为各类鼻损伤的常见合并症。或受伤后出血量多，持续难止，甚则出现面色苍白，脉微欲绝，血压下降等危症；或受伤后数日，仍有反复出血。

治法 敛血止血，和血养血。

方药 根据前述鼻伤所属类型用方。

护理 以止血为主，可参见第七节鼻出血。

八、结果评价

出血是否减少或停止；疼痛是否能够忍受或消失；恐惧或焦虑等心理障碍是否减轻或消失；有无并发症发生。

第二十二章

咽科疾病护理

第一节　急性咽炎

急性咽炎（acute pharyngitis）是咽黏膜、黏膜下组织及淋巴组织的急性炎症。也是上呼吸道感染的一部分。可单独发生，也可由急性鼻炎、急性扁桃体炎蔓延所致。四季皆可发病，以秋冬及冬春之交多见，若治疗不当，或机体抵抗力降低，或细菌、病毒毒力过强可以引起中耳炎、鼻窦炎及上下呼吸道并发症。急性脓毒咽炎甚至可以导致急性肾炎、风湿热及败血症等疾病。本病属中医喉痹范畴。

一、病因与发病机理

（一）中医病因病机

本病的形成，多因起居不慎，肺卫失固，风寒袭表犯肺，肺气失宣，邪滞咽喉而致本病；风寒郁而化热，或风热之邪侵袭，壅遏于咽喉所致；外邪不解，邪热壅盛传里，或过食辛热煎炸、烟酒之类，肺胃蕴热，复感外邪，内外邪热搏结，蒸灼咽喉而为病。

（二）西医病因及发病机制

1. **病毒感染**　病毒通过密切接触和飞沫传播。以柯萨奇病毒、腺病毒为多见，其次为鼻病毒和流感病毒。

2. **细菌感染**　以链球菌、葡萄球菌及肺炎球菌为多见。A组乙型链球菌感染可引起症状严重的急性脓毒性咽炎。

3. **环境因素**　高温、粉尘、烟雾、刺激性气体等均可引起本病。

4. **常见诱发因素**　受凉，疲劳，烟酒、辛辣食物过度，工作、生活环境通风不良，以及各种原因导致上呼吸道局部抵抗力或全身抵抗力下降等均可诱发此病。

二、护理评估

（一）健康史

评估患者有无慢性鼻炎、鼻窦炎、扁桃体炎等上呼吸道慢性炎症病史。有无受凉、疲劳、烟酒过度等诱因，以及发病时间及诊治过程。

（二）临床表现

1. **症状**　多起病急，先有咽部干燥、灼热、粗糙感，随即出现明显咽痛。吞咽时尤甚，有时疼痛可放射至耳部，疼痛剧烈者可影响吞咽。一般全身症状较轻，可伴全身不适，恶寒、发热、头痛及四肢酸痛等。小儿全身症状往往较重。

2. **体征**　咽部黏膜充血、水肿，咽后壁淋巴滤泡及咽侧索红肿，感染重者淋巴滤泡表面有黄白色点状渗出物。可有颌下淋巴结肿大压痛。

（三）辅助检查

血常规在细菌感染明显时可有白细胞、中性粒细胞升高。

（四）心理社会评估

评估患者生活、工作及学习环境，生活习惯，文化层次，对急性咽炎及并发症认知程度、焦虑程度。

三、处理原则

（一）中医处理原则

中医治疗重在祛邪。初期邪在肺卫，以疏解为主，采取疏风散寒或疏风清热之治法为要；邪热传里，肺胃热盛，须泄热解毒。内服药物与局部治疗有机结合，有助提高疗效。

（二）西医处理原则

一般对症治疗。无全身症状者，可局部用药；小儿及成人重症者，应及时使用敏感抗生素及抗病毒药物治疗。

四、护理诊断

1. **疼痛**　与局部炎症有关。
2. **体温升高**　与炎症反应有关。
3. **知识缺乏**　与缺乏急性咽炎的防治知识有关。

五、护理目标

1. 咽痛减轻或消失。
2. 体温恢复正常。
3. 能够陈述急性咽炎的防治知识，积极配合治疗。

六、护理措施

1. **心理护理**　关心体贴患者，耐心讲解疾病的治疗、发展、预后等情况，消除患者的焦虑等心理，调畅情绪，帮助患者树立信心，积极配合治疗。
2. **休息与饮食**
（1）注意休息，戒除烟酒，忌辛辣厚味食物。宜进软食，多食新鲜蔬菜，以及凉润之品，如西瓜、黄瓜等，忌食辛辣油腻。鼓励患者进食软食及流质，保证营养摄入。

（2）病重者应卧床、多饮开水，保持大便通畅。

3. 病情观察

（1）密切观察体温情况，如患者出现发热、头痛等症状，应予物理降温。

（2）观察咽痛的程度和范围。

（3）观察咽部黏膜充血、水肿及颌下淋巴结肿大情况。

4. 治疗护理

（1）予抗生素、抗病毒药，以及对症治疗措施。

（2）指导患者做好局部漱口、雾化等治疗。

5. 健康教育

（1）养成良好生活习惯，戒烟酒、少食辛辣。

（2）天气变化注意增减衣被，避免过度疲劳，尽量避免去空气污染严重的环境。

（3）加强锻炼，增强体质，预防复发。

七、辨证施护

1. 风寒外袭

证候　受凉感寒后，咽干微痛，咽喉异物感；咽肌膜色淡红；恶寒，微发热，周身不适；舌质淡红，苔薄白，脉浮紧。

治法　疏散风寒，宣肺利咽。

方药　六味汤加减。

护理

（1）用苏叶 60g 煎水，装入保温杯中，趁热吸入蒸汽。

（2）选合谷、内庭为主穴，以尺泽、内关为配穴，采用泻法，每日针刺 1 次。

（3）中药不宜久煎，方中薄荷后下，汤药温服。

2. 风热袭肺

证候　咽干灼痛，吞咽痛甚；咽部肌膜色鲜红、肿胀，或颌下有臖核；发热，恶风，头痛，咳嗽，痰黄稠；舌质淡红，苔薄黄，脉浮数。

治法　疏风清热，解毒利咽。

方药　疏风清热汤加减。

护理

（1）用银花、薄荷、菊花、桔梗、甘草煎汤含漱。

（2）用银黄注射液、鱼腥草注射液或板蓝根注射液行超声或氧气雾化。

（3）选足三里、合谷、肺俞为主穴，列缺为次穴，泻法，每日针刺 1 次。

（4）服药可频频含漱下咽。

3. 肺胃热盛

证候　咽痛较剧，吞咽困难；咽部肌膜红赤肿胀明显，喉底颗粒红肿，颌下有臖核；喜冷饮，口臭，便秘，小便短赤；舌质红，舌苔黄，脉洪数。

治法 清肺泄热，消肿利咽。

方药 清咽利膈汤加减。

护理

（1）发热甚者，予以物理降温。

（2）以蒲公英、板蓝根、野菊花煎汤含漱。

（3）取少商、商阳穴，或耳垂、耳背浅显脉络处，用三棱针点刺放血，以泻热止痛。

（4）宜饭后服药。

八、结果评价

咽痛、吞咽障碍等症状是否减轻或消失；体温是否恢复正常；对急性咽炎防治知识的掌握程度。

第二节　慢性咽炎

慢性咽炎（chronic pharyngitis）是咽部黏膜、黏膜下及淋巴组织的弥漫性炎症。常为上呼吸道慢性炎症的一部分。本病多见于成人，各年龄段均可患病，且无明显地域性，是咽科临床的常见病、多发病。病程长，症状顽固，较难治愈。本病属中医喉痹、阴虚喉痹、虚火喉痹范畴。

一、病因与发病机理

（一）中医病因病机

本病的形成，多因实证喉痹治疗不彻底，或温热病后余邪未清，加之劳伤过度，耗伤肺肾阴液，咽喉滋养不足而为病；也可因过食辛辣、饮食不节、或思虑过度、或久病伤脾，脾胃受损，水谷运化不足，咽喉失养为病；亦可因劳累过度，或过用寒凉之品，致脾肾阳虚，温运固摄不足则阳气不能上承，或虚阳浮越上扰咽喉为病；还可因饮食不节，脾伤运化失常，痰湿凝结于喉，或余邪滞留，久则经脉瘀滞，咽喉气血壅滞而为病。

（二）西医病因及发病机制

本病可由局部病变和全身病变引起。

1. **急性咽炎反复发作**　此为主要原因。

2. **临近组织慢性炎症**　如各种鼻病和呼吸道慢性炎症，长期张口呼吸及炎性分泌物反复刺激咽部；或受慢性扁桃体炎、牙周炎的影响。

3. **各种刺激**　烟酒过度、粉尘、有害气体等刺激及喜食辛辣刺激性食物都可导致本病。

4. **职业因素**　如教师与歌唱者说话用嗓过多。体质因素也可致本病。

5. **全身因素**　如贫血、消化不良、心血管病、下呼吸道慢性炎症、风湿病、肝肾疾病等，多可致本病，尤其是慢性肥厚性咽炎。内分泌紊乱、植物神经失调、维生素缺乏、免疫功能紊乱、臭鼻杆菌及类白喉菌感染等均与萎缩性及干燥性咽炎有关。

二、护理评估

（一）健康史

评估患者有无急性咽炎反复不愈病史，有无各种鼻腔鼻窦炎症、鼻咽部炎症、鼻中隔偏曲、扁桃体炎、牙周炎等上呼吸道慢性炎症病史；了解有无导致本病复发加重的诱因，如受凉、疲劳、用嗓过度、烟酒辛辣过度等。

（二）临床表现

1. 症状 咽部可有各种不适感觉，如异物感、痒感、灼热感、干燥感、微痛感及刺激感等。咽分泌物或多或少、黏稠，常附于咽后壁，使患者经常清嗓，晨起时常出现频繁的刺激性咳嗽，伴恶心等咽反射亢进。无痰或仅有颗粒状藕粉样分泌物咳出。偶有吞咽疼痛，或咳吐分泌物血染等症。一般无明显全身症状。

2. 体征

（1）慢性单纯性咽炎 黏膜充血或肿胀，血管扩张，咽后壁可有少许散在的淋巴滤泡，常有黏稠分泌物附着在黏膜表面。

（2）慢性肥厚性咽炎 黏膜充血增厚，咽后壁淋巴滤泡显著增生，散在突起或融合成块。咽侧索充血肥厚，呈条索状。

（3）萎缩性及干燥性咽炎 黏膜干燥，萎缩变薄，色苍白发亮，如涂漆状，常附有黏稠分泌物或带臭味的黄褐色痂皮。

（三）心理社会评估

评估患者的年龄、性别、文化层次、职业、饮食习惯、生活习惯等，对慢性咽炎的认识程度，对本病易反复发作、缠绵难愈的焦虑程度。

三、处理原则

（一）中医处理原则

本病以虚证居多，治疗关键在于扶正固本，根据不同证型，或滋阴降火，或益气健脾，或温补脾肾，兼以利咽。但须注意养阴不可过于滋腻，温补不可过于辛燥。至于有痰瘀互结者，乃虚中夹实，故不可一味攻伐损伤正气，致病情更为缠绵。

（二）西医处理原则

去除病因，积极治疗鼻炎，气管、支气管炎等呼吸道慢性炎症及其他全身性疾病，戒除嗜好烟酒等不良生活习惯，增强体质。局部药物治疗为主，对慢性肥厚性咽炎可用药物、激光、微波等烧灼明显增生组织，治疗范围不宜过广；萎缩性及干燥性咽炎应服用多种维生素以促进黏膜上皮生长。

四、护理诊断

1. 舒适改变 与咽部慢性炎症刺激引起有关。

2. **焦虑** 与疾病反复发作，病程长有关。

3. **知识缺乏** 与缺乏慢性咽炎的防治知识有关。

五、护理目标

1. 咽部各种不适感减轻或消失。

2. 能陈述引起焦虑的原因。

3. 使患者了解慢性咽炎防治措施，积极配合治疗与护理。

六、护理措施

1. **心理护理** 做好心理护理，耐心讲解慢性咽炎的发生、治疗、预后等情况，消除患者的焦虑心理。

2. **休息与饮食**

（1）注意休息，保证睡眠质量，室内保持空气清洁，尽量避免粉尘刺激和长时间用嗓。

（2）忌食辛辣煎炒之品，多食富含津液的食物，如萝卜、马蹄等。

3. **治疗护理**

（1）指导患者做好局部漱口及雾化、含片等治疗。

（2）予以局部抗菌消炎药，萎缩性及干燥性咽炎患者可予维生素治疗。

4. **健康教育**

（1）养成良好生活习惯，戒除烟酒，少食辛辣。

（2）注意保暖防寒，避免过度疲劳，尽量避免空气污染严重的环境。

（3）加强锻炼，增强体质。

七、辨证施护

1. **肺肾阴虚**

证候 咽部干燥，灼热疼痛不适，午后较重，或咽部哽哽不利，干咳少痰而稠，或痰中带血，手足心热；舌红少津，脉细数。检查可见咽黏膜暗红，或咽部黏膜干燥少津。

治法 滋阴降火，润燥利咽。

方药 养阴清肺汤加减。

护理

（1）用石斛、玄参、生地、桔梗、生甘草，煎汤含漱代茶饮。

（2）可含服润喉丸、青果丸等以清咽润燥。

（3）选合谷、廉泉、扶突、三阴交、天突、足三里等，择穴配伍，每日针刺1次，10次一疗程。

（4）服药可频频含漱下咽，饭后服药。

2. **肺脾虚弱**

证候 咽喉哽哽不利或痰黏着感，咽燥微痛；口干而不欲饮或喜热饮，易恶心，时有反酸，若受凉、疲倦、多言则症状加重；平素倦怠无力，少气懒言，纳差；或腹胀，大便不调，舌质淡红边有齿印，苔薄白，脉细弱。检查可见咽黏膜淡红或微肿，喉底颗粒较多，可呈扁平或融合，或有少许分泌物附着。

治法 益气健脾，升清利咽。

方药 补中益气汤加减。

护理

(1) 多食莲子、萝卜、山楂等食品。保持大便通畅。

(2) 可含青果丸、润喉丸等以清咽润燥。

(3) 取合谷、足三里等，用灸法，每日1次。

(4) 中药饭后温服。

3. **脾肾阳虚**

证候 咽部异物感，痰涎稀白；面色苍白，形寒肢冷，腰膝冷痛，腹胀纳呆，下利清谷；舌质淡嫩，舌体胖，苔白，脉沉细弱。检查见咽黏膜淡红。

治法 补益脾肾，温阳利咽。

方药 附子理中丸加减。

护理

(1) 多食羊肉、桂圆等温阳之品，少食生冷瓜果。

(2) 可用黄芪、党参、鹿茸等泡药酒饮。

(3) 症状严重时，可口含制附子以温阳利咽。

(4) 取合谷、足三里、肾俞等，用悬灸或隔姜灸法，每日1次。

4. **痰瘀蕴结**

证候 咽异物感、痰黏着感、灼热感；或咽微痛，痰黏难咯，咽干不欲饮，易恶心呕吐，胸闷不适；舌质暗红，或有瘀斑瘀点，苔白或微黄，脉弦滑。检查见咽黏膜暗红，喉底颗粒增多或融合成片，咽侧索肥厚。

治法 祛痰化瘀，散结利咽。

方药 贝母瓜蒌散加减。

护理

(1) 用红花、赤芍、陈皮、枳壳、桔梗等煎水频服。

(2) 用铁笛丸等含服，或锡类散吹敷。

(3) 予喉结旁开1～2寸，也可沿颈部第1～7颈椎棘突旁开1～3寸纵向按摩，每次10～20分钟。

八、结果评价

咽部各种不适感是否减轻或消失；焦虑等心理障碍是否减轻或消失；对慢性咽炎防治知识的掌握程度。

第三节　急性扁桃体炎

急性扁桃体炎（acute tonsillitis）为腭扁桃体的急性非特异性炎症，常伴有不同程度的咽黏膜和淋巴组织炎症，是一种很常见的咽部疾病。多发生于 10～30 岁的青少年，50 岁以上少见，在春秋两季气温变化时最易发病。如及时治疗，预后良好；若治疗不当，或机体抵抗力过低，或细菌、病毒毒力过强，可引起扁桃体周围脓肿、急性卡他性中耳炎、急性鼻炎、急性淋巴结炎、咽旁脓肿、急性肺炎等局部并发症。甚至可致风湿热、心肌炎及急性肾炎等全身性并发症。本病属中医急乳蛾、烂乳蛾、风热乳蛾范畴。

一、病因与发病机理

（一）中医病因病机

本病多因起居失常，肺卫失固，风热邪毒或风寒化热侵犯肺系，肺经风热循经上犯咽喉，气血不畅，与邪毒搏结喉核所致。若外邪壅盛传里，致肺胃热盛，火热上蒸于喉核，化腐成脓而为本病。或平素多食辛辣炙煿之物，脾胃蕴热，热毒上攻，蒸灼喉核而为病。

（二）西医病因及发病机制

1. **细菌感染**　除乙型溶血性链球菌外，非溶血性链球菌、葡萄球菌、肺炎双球菌等也可致病。另厌氧菌、革兰阴性菌感染呈上升趋势。

2. **病毒感染**　以鼻病毒、单纯疱疹病毒等常见。可与细菌混合感染。

3. **常见诱发因素**　受凉、潮湿、过度劳累、烟酒辛辣过度、有害气体刺激、上呼吸道慢性炎症等，致机体抵抗力下降均可诱发本病。

4. **传播途径**　可通过飞沫、食物、或直接接触传染，可爆发流行。

二、护理评估

（一）健康史

评估患者有无受凉、疲劳、烟酒辛辣过度等诱因，有无和本病患者接触史和集体爆发史，有无慢性鼻炎、牙周炎、慢性咽炎等上呼吸道慢性炎症病史。

（二）临床表现

1. **症状**

（1）全身症状　起病急，多有畏寒、高热、头痛、周身不适、食欲差及便秘等。小儿可因高热引起抽搐、呕吐及昏睡。

（2）局部症状　咽痛剧烈，吞咽时加重，甚至影响吞咽，疼痛常放射至耳部。下颌角淋巴结肿大，时感转头不便。葡萄球菌感染者，扁桃体肿大明显，可引起幼儿呼吸困难。

2. 体征

（1）全身检查　患者急性面容，面潮红，少言或难言。

（2）局部检查　咽部黏膜弥漫性充血，以扁桃体及两腭弓为甚。腭扁桃体肿大，其表面可有黄白色脓点或在隐窝口处有豆渣样渗出物，可连成一片，形似假膜，下颌角淋巴结常肿大。

（三）辅助检查

查外周血常规，细菌感染时白细胞、中性粒细胞升高，病毒感染时淋巴细胞升高。

（四）心理社会评估

注意评估患者的年龄、职业、生活环境，对急性扁桃体炎及并发症的认识程度，对严重并发症的恐惧程度。

三、处理原则

（一）中医处理原则

中医治疗以祛邪为主。初期风邪外袭犯肺，肺经风热邪毒循经上犯咽喉，宜疏风清热，消肿利咽。外邪壅盛传里，肺胃受邪热盛，喉核化腐成脓，应泻热解毒，托脓消肿利咽。

（二）西医处理原则

急性期不宜手术。及时用强有效的抗生素或抗病毒药物治疗，配合局部用药。

四、护理诊断

1. **急性疼痛**　与扁桃体急性炎症刺激有关。
2. **体温升高**　与扁桃体急性炎症有关。
3. **知识缺乏**　与缺乏急性扁桃体炎的防治知识有关。
4. **潜在并发症**　扁桃体周围脓肿、急性卡他性中耳炎、急性鼻炎等，可能与治疗不当，或机体抵抗力过低，或细菌、病毒毒力过强有关。

五、护理目标

1. 咽痛、吞咽困难减轻或消失。
2. 体温恢复正常。
3. 能够陈述急性扁桃体炎的防治知识。
4. 能够陈述预防扁桃体周围脓肿、急性卡他性中耳炎等并发症的措施。

六、护理措施

1. **心理护理**　关心体贴患者，耐心向患者解释病情及治疗情况，消除患者恐惧心理，取得配合。
2. **休息与饮食**
（1）注意休息，保持空气流通，不宜直接吹风，室温适中。

（2）多饮水，食用清淡、易消化、有营养的流质或软食，禁食辛辣油腻。

3. 病情观察

（1）密切观察患者体温，必要时予物理降温。

（2）注意观察扁桃体有无肿大及肿大的程度。

（3）观察病人疼痛的程度及进食量。

4. 治疗护理

（1）予以抗生素，或抗病毒药物。

（2）指导患者配合局部用药。

5. 健康教育

交待患者平素少食辛辣刺激之品、戒烟酒，避免过于劳累，及时增减衣被。注意咽部卫生，及时治疗临近组织疾病。锻炼身体，增强体质。

七、辨证施护

1. 风热外侵，肺经有热

证候　咽部疼痛逐渐加剧，吞咽加重；检查见喉核红肿，连及周围，表面少许黄白色腐物；全身见头痛，发热，咳嗽；舌质红，苔薄黄，脉浮数。

治法　疏风清热，利咽消肿。

方药　疏风清热汤加减。

护理

（1）用金银花、野菊花、薄荷、荆芥、桔梗、生甘草煎汤含漱。

（2）用银黄注射液、鱼腥草注射液或板蓝根注射液行超声或氧气雾化。

（3）选合谷、曲池为主穴，天突、少泽为配穴，泻法，每日针刺1次。

（4）不宜久煎，饭后服药。

2. 邪热传里，肺胃热盛

证候　咽疼痛剧烈，连及耳根，吞咽困难，有堵塞感，痰涎较多；检查见喉核红肿，有黄白色脓点，甚者腐脓成片，并有咽峡红肿，颌下臖核。全身症见高热，口渴引饮，咯黄稠痰，口臭，腹胀，大便结，小便黄；舌质红赤，苔黄厚；脉洪数。

治法　泄热解毒，利咽消肿。

方药　清咽利膈汤加减。

护理

（1）用锡类散、冰硼散或珠黄散吹敷。

（2）在耳壳背部小静脉处，或少商、商阳穴，用三棱针点刺放血，以泻热止痛。

八、结果评价

咽痛、吞咽困难、全身不适等是否减轻或消失；体温是否恢复正常；恐惧等心理障碍是否减轻或消失；对急性扁桃体炎防治知识的掌握程度；有无扁桃体周围脓肿、急性卡他性中耳炎等并发症的发生。

第四节 慢性扁桃体炎

慢性扁桃体炎（chronic tonsillitis）多由急性扁桃体炎反复发作或因扁桃体隐窝引流不畅，窝内细菌、病毒滋生感染而演变为慢性炎症。儿童多表现为腭扁桃的增生肥大，成人多表现为炎性改变，是临床常见疾病之一。慢性扁桃体炎在一定诱因及机体抵抗力低下时，易形成病灶，发生变态反应，产生各种并发症，如风湿性关节炎、风湿热、心脏病、肾炎、胆囊炎、病毒性甲状腺肿及多种邻近组织疾病等。本病属中医乳蛾的范畴。

一、病因与发病机理

（一）中医病因病机

本病以脏腑虚损，虚火上炎为主，多因风热乳蛾或风热喉痹治而未愈，缠绵日久，邪热伤阴而致；或温热病后余邪未清而引发。肺肾阴虚，咽喉失养，虚火上炎，结于喉核而为病；小儿形气未充，易为外邪所感，且不易消除而滞留咽喉，日久气血凝结不散而为病；或先天禀赋不足，后天肺脾气虚，虽不为毒染，但因气血凝滞而为病。

（二）西医病因及发病机制

本病发生机制尚不明确，有待进一步研究。

1. 链球菌和葡萄球菌为本病主要致病菌。

2. 屡发急性扁桃体炎使扁桃体隐窝上皮坏死，细菌和炎性渗出物聚集其中，扁桃体隐窝引流不畅，导致本病的发生和发展。

3. 继发于某些急性传染病（流感、麻疹、猩红热、白喉等）之后。

4. 邻近器官的慢性感染（鼻腔及鼻窦的慢性炎症）可伴发本病。

5. 肥大型扁桃体炎常与体质有关，有一定家族遗传性。

6. 在身体受凉受湿、全身衰弱、内分泌紊乱、植物神经系统失调、生活及劳动环境不良的情况下，容易形成病灶，发生变态反应，产生各种并发症。

二、护理评估

（一）健康史

评估患者有无反复咽痛、易感冒、急性扁桃体炎及相关并发症（如肾炎、风湿热、心脏病等）发作史；了解有无受凉、劳累、工作生活环境不良、内分泌及植物神经功能异常等诱因。

（二）临床表现

1. **症状** 咽部不适，如咽干、发痒、异物感、微痛及刺激性咳嗽症状。若扁桃体隐窝内有干酪样腐败物或大量厌氧菌感染则口臭明显。小儿扁桃体过度肥大，可能出现呼吸不畅、打鼾、吞咽或言语共鸣障碍。咽隐窝脓栓被咽下，刺激胃肠，引起消化不良。毒素被吸收引起全身反应，有头痛、乏力、低热等。

2. **体征** 扁桃体和腭舌弓慢性充血，挤压时隐窝口常溢出干酪样物。扁桃体大小不一，成人多缩小，表面凹凸不平，可有疤痕，常与周围组织粘连。

（三）辅助检查

细胞学检查、血沉、抗链球菌溶血素"O"、血清黏蛋白、心电图等有助于慢性扁桃体炎及其并发症的诊断。

（四）心理社会评估

评估患者年龄、生活习惯及工作环境等，评估对慢性扁桃体炎及其并发症的认识程度，对并发症和可能进行的扁桃体摘除术的焦虑程度。

三、处理原则

（一）中医处理原则

中医认为本病病程迁延反复，多为虚实夹杂证。治以补益正气为主，活血祛痰排毒为辅，兼以外治法。小儿及年老体弱者用药应谨慎。

（二）西医处理原则

平素加强锻炼，增强体质，提高抗病能力。保守治疗应结合免疫疗法或抗变应性措施，可采用局部涂药、隐窝灌洗及激光等外治法；对有反复急性发作、产生全身并发症并排除手术禁忌者考虑手术切除病灶。

四、护理诊断

1. **舒适改变** 与扁桃体慢性炎症引起咽部经常不适、口臭等有关。
2. **焦虑** 与吞咽障碍及害怕手术有关。
3. **知识缺乏** 与缺乏慢性扁桃体炎的防治知识有关。
4. **潜在并发症** 风湿性关节炎、心肌炎、肾炎等，与慢性扁桃体炎迁延不愈，机体抵抗力降低有关。

五、护理目标

1. 咽部不适、口臭等消失或减轻。
2. 能够说出焦虑等心理障碍的原因，消除恐惧心理，积极配合治疗与护理。
3. 能说出慢性扁桃体炎的防治知识。
4. 无并发症发生。

六、护理措施

1. **心理护理** 向患者解释病情及治疗方法，消除患者的焦虑和恐惧心理。
2. **休息与饮食**
（1）多饮水，保持大便通畅，鼓励患者进食易消化有营养的流质或半流质食物。

(2) 宜清淡饮食，保证身体需要，忌烟酒、肥甘厚味，多食莲子、萝卜、山楂等食品。

(3) 注意休息，避免劳累，居室通风良好，室内应凉爽，避免寒凉。

3. 病情观察

(1) 注意扁桃体有无肿大及肿大的程度。

(2) 扁桃体隐窝内有无分泌物。

4. 治疗护理

(1) 扁桃体隐窝有分泌物者宜冲洗。

(2) 予以抗感染、脱敏等对症支持治疗措施。必要时予以免疫增强剂。

(3) 扁桃体手术前、后护理，参照第二章第三节。

5. 健康教育

(1) 病愈后交待患者平时多锻炼身体，增强体质，提高抗病能力。

(2) 少食辛辣刺激之品，戒烟酒。

(3) 注意咽部卫生，及时治疗相关疾病。

七、辨证施护

1. 肺肾阴虚，虚火上炎

证候　咽干，微痒痛，哽哽不利，午后加重；手足心热，失眠多梦，午后颧红，或干咳痰少而黏，耳鸣眼花，腰膝酸软，大便干；舌质干红少苔，脉细数。检查见喉核肥大或干瘪，表面不平，色潮红，挤压喉核时有黄白色腐物自隐窝口内溢出。

治法　滋养肺肾，清利咽喉。

方药　百合固金汤加减。

护理

(1) 用玄参、麦冬、石斛、百合、生地煎水代茶饮。

(2) 可含服润喉丸、青果丸等以清咽润燥。

(3) 取天突、曲池、足三里，单侧取穴，双侧交替使用，注射10％葡萄糖酸钙2ml，隔日1次，7次1疗程。

2. 脾胃虚弱，喉核失养

证候　咽干痒不适，异物梗阻感；咳嗽痰白，胸脘痞闷，口淡不渴，大便不实；舌质淡，苔白腻，脉缓弱。检查见喉核淡红或淡暗，肥大，溢脓白黏。

治法　健脾和胃，祛湿利咽。

方药　六君子汤加减。

护理

(1) 用陈皮、桔梗、白术、大枣、甘草煎水代茶饮。

(2) 可含铁笛丸、润喉丸等以清咽润燥。

(3) 取合谷、足三里等，用灸法，每日1次。

3. 痰瘀互结，凝聚喉核

证候　咽干涩不利，或刺痛胀痛，痰黏难咯，迁延不愈；全身症状不明显，舌质暗有瘀点，苔白腻，脉细涩。检查见喉关暗红，喉核肥大质韧，表面凹凸不平。

治法　活血化瘀，祛痰利咽。

方药　会厌逐瘀汤合二陈汤加减。

护理

（1）用红花、赤芍、陈皮、枳壳、桔梗等煎水频服。

（2）用锡类散、冰硼散或珠黄散吹敷。

（3）用耳针，选扁桃体、咽喉、脾、肾上腺穴，中强刺激，留针 20～30 分钟，每日 1 次。

八、结果评价

咽部不适、口臭等症状是否消失或减轻；对慢性扁桃体炎防治知识的掌握程度；是否了解并发症相关原因及预防措施。

第五节　扁桃体周围脓肿

扁桃体周围脓肿（peritonsillar abscess）是发生在扁桃体周围间隙内的化脓性炎症。初期为蜂窝织炎（称扁桃体周围炎），继之形成脓肿。常为单侧性，扁桃体前上型最多，少见于扁桃体后上方。炎症可扩散到咽旁隙，发生咽旁脓肿；可向下蔓延，发生喉炎及喉水肿，并产生相应症状。多见于 20～35 岁青壮年，儿童和老年少见。发病季节多在秋夏季。本病属中医喉痈范畴。

一、病因与发病机理

（一）中医病因病机

本病多因肺胃等脏腑蕴热，复感风热邪毒，或异物、创伤染毒，内外热毒搏结咽喉，气血凝滞，热毒壅聚而作肿，灼腐血肉而为脓，毒聚而成痈肿。

（二）西医病因及发病机制

1. 常继发于急性扁桃体炎，尤其多见于慢性扁桃体炎反复急性发作者。

2. 因扁桃体隐窝，特别是上隐窝的炎症，使窝口堵塞，其中的细菌和炎性产物破坏上皮组织，向深部侵犯，穿透扁桃体被膜，进入扁桃体周围隙而发病。

3. 细菌感染所致，常见致病菌有金黄色葡萄球菌、乙型溶血性链球菌、甲型草绿色链球菌和厌氧菌。

二、护理评估

（一）健康史

评估患者有无急性扁桃体炎、或慢性扁桃体炎反复急性发作史。

（二）临床表现

1. **症状** 初起如急性扁桃体炎，后发热、疼痛持续加重。咽痛甚，张口困难，吞咽不利，影响饮食，语言含混不清；头偏向患侧，颈项呈假阳性僵直；高热恶寒，便秘等。

2. **体征** 患者急性痛苦面容，患侧腭舌弓显著充血，局部明显隆起，张口困难。前上型者，病侧软腭弓及悬雍垂红肿并向对侧偏斜，腭舌弓上方隆起，扁桃体被遮盖且被推向内下方；后上型者，腭咽弓肿起，扁桃体被推向前下方。

（三）辅助检查

血常规检查，周围血白细胞及粒细胞数升高；局部可穿刺抽脓。

（四）心理社会评估

评估患者的生活习惯、工作环境、年龄、职业等，评估患者对扁桃体周围脓肿的认识及焦虑程度。

三、处理原则

（一）中医处理原则

中医治疗本病认清病程，及时排脓是关键。应根据酿脓期、成脓期、溃脓期的不同辨证施治，分别采用清热解毒、消肿排脓、益气养阴治法。小儿和年老体弱者不宜攻伐太猛。

（二）西医处理原则

脓肿未形成前，应选用强有效的抗生素控制炎症；脓肿形成后，可局部穿刺抽脓，或切开排脓，配合抗生素等对症支持治疗。多次脓肿发作者，炎症消退后，应切除扁桃体。

四、护理诊断

1. **疼痛** 与局部化脓性炎症刺激有关。
2. **体温过高** 与感染引起的全身反应有关。
3. **有窒息的危险** 因喉水肿等并发症引起。
4. **焦虑** 与疼痛、吞咽障碍及严重并发症有关。
5. **知识缺乏** 与缺乏扁桃体周围脓肿的防治知识有关
6. **体液不足的危险** 与发热、吞咽障碍有关。
7. **潜在并发症** 咽旁脓肿、喉炎及喉水肿，与病情较重，炎症扩散有关。

五、护理目标

1. 咽痛症状消失。
2. 体温恢复正常。
3. 无窒息、呼吸不畅发生。
4. 焦虑等心理障碍减轻或消除。
5. 能够陈述扁桃体周围脓肿的有关知识，积极配合治疗与护理。

6. 无体液不足等情况发生。

7. 能够说出预防喉炎及喉水肿等并发症的措施。

六、护理措施

1. **心理护理**　关心体贴患者，向患者解释病情和治疗措施，消除患者紧张心理，积极配合治疗。

2. **休息与饮食**

（1）注意休息，病重者应卧床。

（2）食清淡、易消化、有营养的软食，多饮水，保持大便通畅。

3. **病情观察**

（1）密切观察患者体温及呼吸情况，必要时予以物理降温、脓肿切开引流或气管切开。

（2）排脓时准备吸引器，并密切观察术后伤口出血等情况。

4. **治疗护理**　予以抗生素等药物，并对症治疗。

5. **健康教育**

（1）患者平素少食辛辣刺激之品、戒烟酒。

（2）避免过于劳累，注意咽部卫生，及时治疗病灶——扁桃体。

（3）锻炼身体，增强体质。

七、辨证施护

1. **外邪侵袭，热毒搏结**

证候　喉痛初起，咽痛逐渐加重，吞咽痛甚；检查见患处黏膜色红漫肿或颌下肿胀，触之较硬；发热恶寒，头痛咳嗽，口干，小便黄；舌红，苔薄黄，脉浮数。

治法　清热解毒，消肿止痛。

方药　五味消毒饮加减。

护理

（1）用银黄注射液、鱼腥草注射液或板蓝根注射液行超声或氧气雾化。

（3）用冰硼散、冰麝散吹敷喉关；金黄散等外敷颌下肿胀处。

（3）用三棱针浅刺局部肌膜5～6次，使其出血以泻热消肿止痛。

（4）中药宜饭后凉服，药不宜久煎。

2. **热毒困结，化腐成脓**

证候　咽痛剧烈，痛引耳窍，张口吞咽困难，口涎外溢，言语不清；检查见患处红肿高突，触之有波动感，穿刺有脓；或咽喉阻塞，呼吸困难；高热恶寒，口臭口渴，便秘溺赤；舌红，苔黄厚，脉洪数有力。

治法　泻热解毒，消肿排脓。

方药　仙方活命饮加减。

护理

（1）用金银花、蒲公英、桔梗等煎水或内服药渣再煎水，冷却后频频含漱。

（2）用三棱针刺少商、商阳或耳尖，每穴放血数滴，以泻热解毒。

3. 气阴耗损，余邪未清

证候 咽痛、发热减轻，红肿始退，咽干口渴，乏力懒言；舌红或淡红，苔薄黄而干，脉细数。检查见患处红肿突起已平复，黏膜色红干燥，或溃口未愈合。

治法 益气养阴，清解余毒。

方药 沙参麦冬汤加减。

护理

（1）可用沙参、麦冬、桔梗、石斛、甘草煎水代茶饮。

（2）用六神丸等口腔含服。

（3）灸足三里、脾俞、肺俞、三阴交等穴。

八、结果评价

咽痛、高热、吞咽困难、呼吸困难、局部红肿或脓肿形成等症状及体征是否减轻或消失；是否有相关并发症发生；对扁桃体周围脓肿防治知识的掌握程度；有无营养不足、喉炎及喉水肿等并发症的发生；焦虑等心理障碍是否减轻或消除。

第六节 咽异感症

咽异感症（abnormal sensation of throat）常泛指除疼痛以外的各种咽部异常感觉。为临床常见病，成年女性患者居多。本病属中医梅核气范畴。

一、病因与发病机理

（一）中医病因病机

本病形成多与七情郁结，气机不利有关。平素情志抑郁，肝气郁结，气机阻滞上逆阻结于咽喉；或思虑伤脾，或肝郁日久犯脾，致脾失健运，痰气互结于咽喉而为病。

（二）西医病因及发病机制

有器质性和非器质性之分，其中器质性病变，多因咽部神经丰富，咽后壁的咽丛感觉神经末梢受到轻微刺激或通过神经反射引起症状出现；迷走神经胸腔广泛分布，这些脏器受刺激又可能反射至咽部而产生症状。具体主要原因如下。

1. 咽部疾病 各种类型咽炎、鼻咽炎、喉咽炎、咽囊炎及扁桃体炎等病变。

2. 咽邻近器官疾病 茎突过长，甲状软骨上角过长，咽侧间隙和颈部肿块，喉部疾病，口腔疾病等。

3. 远处器官疾病 消化道疾病，心血管疾病，肺部疾病，膈疝等。

4. 全身因素 严重缺铁性贫血，植物神经功能紊乱，长期烟酒、粉尘、化学药物等慢性刺激，更年期内分泌失调等。

5. 精神疾病和功能性疾病 主要与大脑功能失调有关。

二、护理评估

(一) 健康史

评估患者咽异物感的特点和既往的检查、诊断、治疗；女性患者应询问月经史。

(二) 临床表现

1. 症状 咽部或颈部中线处多样性异常感觉，如团块阻塞感、烧灼感、痒感、压迫感、黏着感等。位置常在咽中线或偏于一侧，多在环状软骨或甲状软骨水平。无吞咽进食障碍。

2. 体征 除某些器质性病变（如茎突过长、颈部肿块）有相应体征外，大多患者咽部无明显异常。

(三) 辅助检查

详细检查咽部及其周围，必要时予以相应纤维镜、胸透、钡餐、颈部照片、甲状腺 B 超等检查。

(四) 心理社会评估

评估患者对本病认知程度和焦虑程度，患者的工作环境、生活习惯及有无烟酒嗜好。

三、处理原则

(一) 中医处理原则

中医治疗在辨证用药基础上，以行气散结为主。还应注意对患者精神上安慰和耐心解释，平时注重精神调养。

(二) 西医处理原则

病因治疗及心理治疗为主。

四、护理诊断

1. **舒适改变** 与咽异物感有关。
2. **知识缺乏** 与缺乏咽异感症的防治知识有关。

五、护理目标

1. 咽部异物感消失或减轻。
2. 患者了解本病的发病原因、临床表现及预后等知识，并积极配合治疗和护理。

六、护理措施

1. **心理护理** 根据患者不同的文化层次，病情和不同的心理特点，用通俗的语言进行启发、开导，进行细致关怀及心理护理。劝解安慰患者，帮助患者树立良好心态。

2. 休息与饮食

(1) 嘱患者注意休息，避免劳累过度，暂时脱离不良的工作、生活环境，避免不良刺激。

(2) 饮食清淡，多食粳米、糯米、莲子等，禁食辛辣肥甘。

3. 病情观察　注意咽喉部有无异常。

4. 治疗护理

(1) 给予颈部穴位封闭等治疗。

(2) 必要时予以镇静剂等药物治疗。

5. 健康教育

(1) 患者应保持心胸开阔，正确对待本病。

(2) 情志不舒者，可食芹菜、香菇、黄花菜等，以疏肝理气。

(3) 经常参加户外活动，如散步、慢跑、游泳、登山、健美操、跳舞、体操等。

(4) 平时可阅读一些科普书籍，了解咽异感症的有关知识。

七、辨证施护

1. 肝郁气滞

证候　咽异物感，或如梅核，或如肿物，吞之不下，吐之不出，但不碍饮食；常抑郁多疑，胸胁脘腹胀满，心烦易怒，善太息，脉弦。

治法　疏肝理气，散结解郁。

方药　逍遥散加减。

护理

(1) 可用合欢皮、酸枣仁、紫苏等泡水当茶饮。

(2) 表面麻醉咽后壁，用丹参或维生素 B_{12} 予黏膜下点状注射。

(3) 取天突或膻中穴做穴位埋线。

2. 痰气互结

证候　咽异物感，自觉喉间多痰，咳吐不爽，时轻时重；或见咳嗽痰白，肢倦纳呆，脘腹胀满，嗳气；舌淡，苔白腻，脉弦滑。

治法　行气导滞，散结除痰。

方药　半夏厚朴汤加减。

护理

(1) 用陈皮、桔梗、枳壳、赤芍等煎水代茶饮。

(2) 用冰硼散、冰麝散吹敷咽部。

(3) 取膻中、中脘、脾俞穴，灸3～5壮。

八、结果评价

咽部异物感是否减轻或消失；对咽异感症防治知识的掌握程度。

第七节 鼻 咽 癌

鼻咽癌（carcinoma of nasopharynx）是指发生于鼻咽部的癌肿。临床上以血涕、鼻塞、耳鸣耳聋、颈部包块及头痛等为主要症状。本病是我国高发肿瘤之一，尤以广东、广西、湖南、福建等省发病率较高，男性发病率约为女性的2～3倍，40～60岁为高发年龄组。本病如能早期发现，早期治疗，5年生存率可达60%以上。局部复发与转移是本病主要死亡原因。本病中医也称为鼻咽癌。

一、病因与发病机理

（一）中医病因病机

本病发生，与气候、环境、不良嗜好、情志等因素有关。由于各种不良刺激，使肺、脾、肝、肾等脏腑功能失调，出现了气血凝滞、痰浊结聚、火毒困结等病理变化，以致经络壅阻，结聚而成肿块。

（二）西医病因及发病机制

1. **遗传因素** 鼻咽癌患者具有种族及家族聚集现象。
2. **病毒因素** 目前主要认为EB病毒在鼻咽癌发展中起重要作用。
3. **环境因素** 许多化学物质，如多环烃类、亚硝胺类及微量元素镍等，经研究与鼻咽癌之发生有一定关系。

二、护理评估

（一）健康史

评估患者家族史、籍贯及患病前健康状况等。有无接触污染空气史及鼻咽部炎症史等。

（二）临床表现

1. **症状** 本病部位隐匿，早期症状常不典型，容易延误诊断。

（1）鼻部症状 早期可出现回缩涕中带血或擤出涕中带血，时有时无。瘤体不断增大可阻塞鼻孔，引起鼻塞，始为单侧，继而双侧。

（2）耳部症状 肿瘤发于咽隐窝者，早期可压迫或阻塞咽鼓管口，引起该侧耳鸣、耳闭及听力下降、鼓室积液，临床易误诊为分泌性中耳炎。

（3）颈部淋巴结肿大 颈淋巴结转移者较常见，约60%患者以此为首发症状。淋巴结进行性增大，质硬，不活动，无压痛，始为单侧，继之发展为双侧。

（4）脑神经症状 肿瘤由破裂孔侵入颅内，常可侵犯脑神经而出现相应症状，如头痛、面麻木、眼球外展受限、上睑下垂等。

（5）远处转移 晚期鼻咽癌可向肺、肝、骨等远处转移。

2. **体征** 常表现为鼻咽顶前壁及咽隐窝小结节状或肉芽肿样隆起，表面粗糙不平，易出血，有时表现为黏膜下隆起，表面光滑，但多为单侧；颈上深部可触及质硬、活动度差或不活动、无痛性肿大淋巴结。

（三）辅助检查

1. 间接鼻咽镜、纤维鼻咽镜或鼻窦内窥镜检查常可以发现肿瘤。

2. 细胞学涂片，可发现癌细胞，有助诊断。

3. 颅底 X 线摄片、CT 或 MRI 检查有利于了解肿瘤侵犯的范围及颅底骨质破坏的程度。

4. EB 病毒血清学检查可以作为鼻咽癌诊断的辅助指标。

5. 鼻咽活检是确诊鼻咽癌的依据，应尽可能做鼻咽部原发灶的活检。必要时可行颈部淋巴结的穿刺抽吸活检或切除活检以协助诊断。

（四）心理社会评估

评估患者的年龄、性别、生活习惯、居住环境、文化层次、职业、压力应对方式、对鼻咽癌的认知程度、家庭结构和功能等。重点评估患者对活检、确诊和放疗等的恐惧程度。

三、处理原则

（一）中医处理原则

早期以行气活血、软坚散结、解毒化痰为主；癌肿后期，或放、化疗后，多元气大伤，以虚证为主，故当滋阴清热、生津润燥、大补气血、健脾益胃。

（二）西医处理原则

由于鼻咽癌多为低分化鳞癌，因此放射治疗为首选。在放疗期间可配合中医中药及免疫治疗，以提高放疗敏感性，减轻放疗并发症。

四、护理诊断

1. **疼痛**　与肿瘤侵犯脑神经有关。

2. **恐惧**　与诊断为癌症及对疾病预后不了解有关。

3. **自我形象改变**　与头颈部皮肤特殊状态以及放疗引起局部皮肤颜色改变有关。

4. **知识缺乏**　与缺乏鼻咽癌的防治知识有关。

5. **口腔黏膜改变**　与放疗有关。

6. **潜在并发症**　低血容量，与肿瘤侵犯血管有关。

五、护理目标

1. 疼痛、耳鸣、耳闭等症状明显减轻或消失。

2. 患者精神状况明显改善，恐惧感得到解除。

3. 患者能正确对待治疗中的外观改变，并学会自我保护方法。

4. 患者能陈述鼻咽癌的防治知识，积极配合治疗。

5. 口腔黏膜损伤恢复。

6. 出血得到及时控制。

六、护理措施

1. 心理护理　关心体贴患者，向患者介绍恶性肿瘤防治常识，解释放疗的目的及可能出现的反应，以消除患者恐惧心理，积极配合治疗。

2. 休息与饮食

（1）适当休息，调畅情志，每天保持适当的户外活动，情绪乐观。

（2）食高营养高热量饮食，少食辛辣肥腻之品，增强营养。

3. 治疗护理

（1）保持口腔清洁，饭后睡前用朵贝液含漱。放疗前需洁齿并治疗牙病。

（2）保持照射区皮肤干燥清洁、标记清晰完整。避免冷热及理化因素刺激，防止机械摩擦和手抓。

（3）鼻大出血者应协助止血。

（4）头痛明显者应用镇静剂或止痛剂。

4. 健康教育

（1）嘱患者锻炼身体，增强体质。

（2）帮助患者树立战胜疾病的信心，鼓励患者保持乐观的情绪。

（3）坚持完成放疗过程，治疗过程中注意咬合关节的锻炼，保护口腔及鼻腔黏膜，保护局部皮肤的完整性。

（4）坚持治疗，定期复查。

七、辨证施护

1. 气血凝结

证候　鼻涕带血，耳内胀闷，或耳鸣耳聋，鼻塞，头痛；鼻咽肿块暗红，或有血脉缠绕，触之易出血，颈部或有硬质肿块；舌质暗红或有瘀斑瘀点，苔白或黄，脉弦细或涩缓。

治法　行气活血，软坚散结。

方药　丹栀逍遥散加减。

护理　鼻塞、耳闷者可用通窍之滴鼻液滴鼻。

2. 痰浊结聚

证候　鼻塞涕血，头痛头重，耳内胀闷；鼻咽肿块色淡红或有分泌物附着，颈部多有较大肿块；全身症见体倦嗜睡，恶心纳呆；舌质淡红，舌体胖或有齿痕，苔白或黄腻，脉弦滑。

治法　清化痰浊，行气散结。

方药　清气化痰丸加减。

护理　鼻出血明显者中药服用时不宜过烫。

3. 火毒困结

证候　痰涕带血较多，污秽腥臭，耳鸣耳聋，头痛剧烈；或视矇复视，鼻咽肿块溃烂；或呈菜花状，颈部或有硬实肿块；全身可见心烦失眠，口干口苦，小便短赤，大便秘结；舌质红，脉弦数。

治法　泻火解毒，疏肝散结。

方药　柴胡清肝汤加减。

护理　多饮水，保持大便通畅。

4. 正虚邪滞

证候　鼻塞涕血，耳鸣耳聋，头痛眩晕；鼻咽部肿块隆起，色红或淡红；或血丝缠绕；或脓血涕附着，颈部或可扪及恶核；全身见形体消瘦，或有盗汗，五心烦热，腰膝酸软；舌红少苔，脉细。

治法　调和营血，扶正祛邪。

方药　和荣散坚丸加减。

护理

（1）注意补充营养，但不宜过食肥甘厚腻。

（2）必要时对患者进行药物止血，镇痛。

八、结果评价

疼痛、耳鸣耳闭等症状是否减轻或消失；恐惧等心理障碍是否减轻或消失；是否能够正确对待外观的改变；对鼻咽癌防治知识的掌握程度；口腔黏膜损伤有无恢复，皮肤是否保护较好；有无低血容量发生。

第二十三章

喉科疾病护理

第一节 急性会厌炎

急性会厌炎（acute epiglottitis，AE）是一种以声门上区会厌为主的急性感染性炎症。本病可发于儿童及成人，全年均可发病，多为细菌、病毒混合感染。起病急，病情发展迅速，因发于声门上气道，故易突发喉梗阻而致窒息死亡，属耳鼻喉科急症。可归为中医急喉风范畴。

一、病因与发病机理

（一）中医病因病机

本病的形成，多因受凉劳累，肺卫失固，风寒袭表犯肺，致肺失宣肃，邪滞会厌、咽喉而发病。若风寒郁而化热，或风热邪毒侵袭亦可发病。如邪毒炽盛，痰火壅结，阻塞气道，易引起窒息危候。

（二）西医病因及发病机制

1. **感染** 为此病最常见原因，一般认为是病毒和细菌的混合感染。

2. **变态反应** 全身性变态反应（多为Ⅰ型变态反应）亦可引起会厌、杓状会厌襞高度水肿，继发感染而发病。

3. **外伤及理化因素** 异物创伤、刺激性食物、误吞化学药物、吸入热气或有害气体及受各种射线损伤，均可引起会厌黏膜的炎性病变，在炎性病变基础上常继发感染。

二、护理评估

（一）健康史

评估患者既往病史，有无受凉、疲劳、烟酒过量等诱因，近期有无急性鼻炎、扁桃体炎等上呼吸道急性感染病史，有无吸入或食入过敏性物质史以及患者的诊疗过程。

（二）临床表现

1. **症状** 起病急，患者可有畏寒乏力。体温多在 37.5℃～39.5℃之间。儿童及老年患者症状更重。局部表现多为咽喉剧痛，吞咽时加剧。讲话时语音含混不清。当会厌高度肿胀,声门变小,黏痰阻塞时,出现吸气性呼吸困难,严重者可发生窒息。患者虽有呼吸困难,但因声带很少受累,故少有声音嘶哑。

2. **体征** 患者多呈急性病容,口咽部黏膜多无明显变化。间接喉镜见会厌红肿增厚,尤以舌面为甚,严重时可呈球形,可见呼吸困难体征。声带及声门下部因会厌不能上举,故难窥见。可有颌下淋巴结肿大压痛。

（三）辅助检查

1. **实验室检查** 血白细胞计数增加,常在（10～25）×10⁹/L之间,分类计数中性粒细胞增多,可有核左移现象。

2. **检查** 喉部X线侧位片可见会厌肿大,口咽部阴影缩小,界限清楚。但临床遇危重病例,凡已明确诊断者该检查可以省略。

（四）心理社会评估

注意评估患者的年龄、性别、生活学习及工作环境,对疾病的认识及恐惧程度。

三、处理原则

（一）中医处理原则

中医治疗重在祛邪。初期邪在肺卫,以疏解为主,采取疏风散寒或疏风清热之治法为要;邪热传里,肺胃热盛,须泻热解毒,注意通大便。内服药物与局部治疗相结合,有助于提高疗效。

（二）西医处理原则

本病属耳鼻咽喉科急症,患者当立即住院治疗。监测生命体征,全身运用敏感抗生素及糖皮质激素静脉给药以抗感染、消炎与减轻局部水肿。必要时须建立人工气道以保持呼吸道通畅。

四、护理诊断

1. **急性疼痛** 与会厌急性炎症有关。
2. **吞咽能力受损** 与会厌肿胀、剧烈咽痛有关。
3. **体温过高** 由急性细菌、病毒感染引起。
4. **有窒息的危险** 与会厌充血肿胀,上呼吸道受阻,呼吸困难有关。
5. **恐惧** 与担心突发喉梗阻而致窒息有关。
6. **知识缺乏** 与缺乏急性会厌炎的防治知识有关。

五、护理目标

1. 咽痛、吞咽障碍等症状减轻或消失。
2. 体温恢复正常。
3. 呼吸道通畅,无窒息发生。
4. 能够描述引起恐惧等心理障碍的原因。

5. 能够陈述急性会厌炎的防治知识，积极配合治疗。

六、护理措施

1. 心理护理 关心体贴患者，耐心讲解急性会厌炎发生的原因、预防措施、治疗手段，消除患者的恐惧心理，积极配合治疗。

2. 休息与饮食

(1) 卧床休息，保持居室空气清新。

(2) 多饮水，进食半流质或流质清淡饮食，保持大便通畅。

3. 病情观察

(1) 注意观察体温变化，体温过高者应及时进行物理降温措施。

(2) 密切观察患者呼吸，呼吸困难患者取半卧位，给氧，并作好气管切开准备。

4. 治疗护理

(1) 给予足量敏感抗生素及糖皮质激素静脉滴注，指导患者作好局部漱口、雾化等治疗并注意观察疗效。

(2) 必要时协助医生行气管切开术，并做好术后护理。

5. 健康教育

(1) 嘱患者锻炼身体，加强营养，增强体质。

(2) 注意气温变化，避免感冒。

(3) 戒烟酒，少食辛辣，避免有害气体吸入。

七、辨证施护

1. 风寒外袭

证候 受凉感寒后，咽干疼痛，可有咽异物感；会厌肿胀，肌膜色红；恶寒，微发热，周身不适；舌质淡红，苔薄白，脉浮紧。

治法 疏散风寒，宣肺利咽。

方药 六味汤加减。

护理 不宜久煎，方药中薄荷后下，药宜温服。

2. 风热袭肺

证候 咽干灼痛，吞咽痛甚，呼吸不畅；会厌明显肿胀，肌膜色鲜红，可触及颌下淋巴结；发热重，恶寒轻，头痛，可有咳嗽，声嘶；舌质淡红，苔薄黄，脉浮数。

治法 疏风清热，解毒利咽。

方药 疏风清热汤加减。

护理 服药可频频含漱下咽。

3. 肺胃热盛

证候 咽痛剧烈，汤水难下，呼吸困难；会厌极度肿胀，肌膜赤红，颌下肿核明显，压痛；患者多烦躁不安，壮热，便秘，小便短赤；舌质红，苔黄，脉洪数。

治法 清肺泄热，消肿利咽。

方药 清咽利膈汤加减。

护理

（1）可用清热解毒，利咽消肿中药煎水含漱。

（2）取合谷、少商、尺泽、少泽、曲池等穴，每次 2～3 穴，用泻法，不留针以泻热止痛。

（3）药宜饭后凉服。

八、结果评价

咽痛、吞咽障碍是否减轻或消失；呼吸是否通畅，有无呼吸困难；体温是否恢复正常；恐惧等心理障碍是否减轻或消失；对急性会厌炎防治知识的掌握程度。

第二节 急性喉炎

急性喉炎（acute laryngitis）是病毒与细菌感染所致之喉黏膜急性卡他性炎症。是一种常见的急性呼吸道感染性疾病，好发于冬春季节。使用嗓音较多者较易发病。如反复发病或不注意声带休息，可转变为慢性喉炎。本病属中医急喉喑范畴。

一、病因与发病机理

（一）中医病因病机

本病多由风寒、风热、痰热犯肺，肺失宣肃，邪滞喉窍，声门开合不利而致病，即所谓"金实不鸣"、"窍闭而喑"。

（二）西医病因及发病机制

1. **感染** 常发生于感冒之后，先为病毒感染，后继发细菌感染。开始多为鼻腔、鼻咽和口咽急性卡他性炎症，如感染向下扩展便可引起喉黏膜的急性卡他性炎症。

2. **用声过度** 说话过多、大声喊叫、剧烈咳嗽易引发本病。

3. **其他** 吸入有害气体、粉尘或烟酒过度等亦可引发急性喉炎。

二、护理评估

（一）健康史

询问患者发病前有无感冒、受凉、用声不当、烟酒过度及有害气体吸入病史，了解患者发病时间及诊治过程。

（二）临床表现

1. **症状** 本病多继发于上呼吸道感染，故发病前多有鼻塞、流涕、咽痛等症状，起病时有发热、恶寒及全身不适等。局部表现以声嘶为主。同时患者多有喉部不适、异物感，喉部及气管前稍感疼痛，但多不影响吞咽，此点可区别于急性咽炎。患者可有干咳少痰，但一般不重。

2. 体征 可见喉黏膜弥漫性充血，尤其是声带充血。声带因肿胀而变厚。

（三）心理社会评估

评估患者的文化层次、职业、工作环境，对疾病的认识及焦虑程度。

三、处理原则

（一）中医处理原则

中医治疗重在祛邪开音利喉。风寒者，治宜疏风散寒，宣肺开音；风热者，治宜疏风清热，宣肺利喉；肺胃热盛者，治宜泻火解毒，清咽利膈。外治法多选蒸汽吸入或超声雾化等。

（二）西医处理原则

首先应嘱患者尽量少讲话，注意声带休息；以庆大霉素、地塞米松等超声雾化吸入；有明显细菌感染时可全身应用抗生素和糖皮质激素。

四、护理诊断

1. **语言沟通障碍** 与喉炎致声嘶或失声有关。
2. **舒适改变** 与喉部异物感、疼痛有关。
3. **体温过高** 与喉部急性炎症有关。
4. **有窒息的危险** 与小儿喉腔窄及喉黏膜肿胀有关。
5. **知识缺乏** 与缺乏急性喉炎的防治知识有关。

五、护理目标

1. 声嘶、喉痛、喉异物感等症状减轻或消失。
2. 体温恢复正常。
3. 无喉阻塞等症状出现。
4. 能够陈述急性喉炎的防治知识，积极配合治疗。

六、护理措施

1. **心理护理** 耐心讲解疾病的发生、治疗、预后等情况，消除患者的焦虑心理，保持乐观情绪，积极配合治疗。
2. **休息与饮食**
（1）卧床休息，少说话或禁声；小儿当由家长陪伴，避免哭闹，保持居室空气清新。
（2）多饮水，进清淡饮食，保持大便通畅。
3. **病情观察** 若患者为小儿，当密切观察其呼吸情况，呼吸困难时应给氧，作好气管切开准备。

4. 治疗护理

（1）进行雾化吸入治疗。

（2）对患儿及时静脉滴注抗生素和糖皮质激素，观察疗效及副作用。

5. 健康教育

（1）嘱患者正确用嗓，当上呼吸道感染时，避免高声讲话及哭闹。职业用嗓者要注意正确的发音方法。

（2）锻炼身体，加强营养，增强体质。注意气温变化，避免感冒。

（3）戒烟酒，少食辛辣，避免有害气体吸入。

七、辨证施护

1. 风寒袭肺

证候　猝然声音不扬，甚则嘶哑，喉微痛微痒；喉肌膜微红肿，声门闭合不全；恶寒，微发热，头身痛，流清涕，口不渴；舌质淡红，苔薄白，脉浮紧。

治法　疏风散寒，宣肺开音。

方药　三拗汤加减。

护理

（1）以苏叶、香薷、蝉蜕等煎水，取过滤液 20ml，行蒸汽雾化吸入或超声雾化吸入，每次 15 分钟，每日 2 次。

（2）取人迎、水突等主穴，配合谷、少商等，用泻法，每日针刺 1 次，不留针。

（3）中药不宜久煎。

2. 风热犯肺

证候　声音不扬，甚则嘶哑，喉痛不适，干痒而咳；喉肌膜及声带红肿，声门闭合不全；发热，微恶寒，头痛；舌边微红，苔薄黄，脉浮数。

治法　疏风清热，利喉开音。

方药　疏风清热汤加减。

护理

（1）以薄荷、黄芩、柴胡、葛根等煎水，行蒸汽雾化吸入或超声雾化吸入。

（2）以三棱针刺两手少商、商阳、三商等，每次放血 1～2 滴，每日 1 次。

（3）服药可频频含漱下咽。

3. 痰热壅肺

证候　声音嘶哑，甚至失音，咽喉痛甚，咳嗽痰黄；喉肌膜及室带、声带深红肿胀，声带上有黄白色分泌物附着，闭合不全；发热，口渴，大便秘结；舌质红，苔黄厚，脉滑数。

治法　清热泻肺，利喉开音。

方药　泻白散加减。

护理　体温过高者注意物理降温。

八、结果评价

声嘶、咽痛、全身不舒适等是否减轻或消失；体温是否恢复正常；有无喉阻塞等症状出现；对急性喉炎防治知识的掌握程度。

第三节　慢性喉炎

慢性喉炎（chronic laryngitis）是指喉部慢性非特异性炎症。临床上根据病因不同将其分为慢性单纯性喉炎、肥厚性喉炎、萎缩性喉炎。全年均可发病，病情易反复缠绵。本病属中医慢喉喑范畴。

一、病因与发病机制

（一）中医病因病机

本病多因肺肾阴虚，阴津无以上承，又因虚火上炎，致声门失健；或肺脾气虚，无以鼓动声门；或血瘀痰凝致声带肿胀或形成息肉或小结，妨碍声门开合，而致声音不扬，甚则嘶哑失音，缠绵日久。

（二）西医病因及发病机制

1. 用声过度，多见于长期用嗓的人员，如教师、营业员等。
2. 长期吸入有害气体或粉尘，如吸烟，在粉尘环境中工作等。
3. 鼻腔、鼻窦或咽部慢性炎症扩展到喉部，也可因鼻腔阻塞，外界空气未经鼻腔处理直接经口吸入刺激喉黏膜。
4. 急性喉炎长期反复发作或迁延不愈。
5. 下呼吸道慢性炎症，刺激喉部黏膜。

二、护理评估

（一）健康史

询问患者烟酒嗜好及鼻咽部炎症病史、急性炎症反复发作病史及本病的发病时间、诊治过程。

（二）临床表现

1. **症状**　声音嘶哑是最主要症状，禁声休息后声嘶症状可减轻，呈间歇性；喉部分泌物增加，常觉有痰液黏附；患者多有喉部干燥，说话时感喉部微痛。

2. **体征**

（1）慢性单纯性喉炎　喉黏膜弥漫性充血、红肿，声带失去原有的珠白色、呈粉红色、边缘变钝。

（2）慢性肥厚性喉炎　喉黏膜肥厚，以杓间区较明显。声带也肥厚，不能向中线靠紧而闭合不良，室带常肥厚而遮盖部分声带。

（3）**萎缩性喉炎**　喉黏膜干燥、变薄而发亮，杓间区、声门下常有黄绿色或黑褐色干痂，声带变薄，其张力减弱。

（三）心理社会评估

注意评估患者的年龄、职业、工作、学习环境、文化层次等，以及对疾病的认识程度。声嘶明显者，尤其是职业用嗓者应评估其焦虑的程度。

三、处理原则

（一）中医处理原则

本病多属虚证或虚实夹杂，治疗当以扶正祛邪为要，并配合利喉开音法。

（二）西医处理原则

1. 注意声音休息，减少发声。积极治疗鼻、咽、下呼吸道感染。
2. 酌情应用雾化吸入法等局部治疗方法。

四、护理诊断

1. **语言沟通障碍**　与慢性喉炎致声嘶或失声有关。
2. **焦虑**　与声嘶明显或职业用嗓者工作受到影响有关。
3. **知识缺乏**　与缺乏慢性喉炎的防治知识有关。

五、护理目标

1. 声嘶症状减轻或消失。
2. 患者对本病的焦虑减轻或消失，能积极配合治疗与护理。
3. 患者能说出慢性喉炎的防治知识。

六、护理措施

参见第二十三章第二节急性喉炎。

七、辨证施护

1. 肺肾阴虚

证候　声嘶日久，咽干微痛，喉痒干咳，痰少而黏；喉肌膜及室带、声带微红肿，声带边缘肥厚，或喉及声带干燥、变薄，声门闭合不全；全身可见颧红唇赤，头晕耳鸣，虚烦少寐，腰膝酸软，手足心热等；舌红少津，脉细数。

治法　滋阴降火，润喉开音。

方药　百合固金汤加减。

护理

（1）可用乌梅、绿茶、甘草、薄荷煎水，取过滤液约 20ml 作蒸汽吸入或超声雾化吸入。

(2) 取三阴交，用平补平泻法或补法，每日 1 次，每次留针 20 分钟。

2. 肺脾气虚

证候　声嘶日久，语音低沉，高音费力，不能持久，劳则加重；喉肌膜色淡不红，声带肿胀或不肿胀，松弛无力，声门闭合不全；全身可见少气懒言，倦怠乏力，纳呆便溏，面色萎黄等；舌体胖有齿痕，苔白，脉细弱。

治法　补益肺脾，益气开音。

方药　补中益气汤加减。

护理

(1) 雾化及蒸汽吸入方法可参见"肺肾阴虚"型。

(2) 取足三里，用平补平泻法或补法，每日 1 次，每次留针 20 分钟。

3. 血瘀痰凝

证候　声嘶日久，说话费力，喉内异物感或有痰黏着感；喉黏膜及室带、声带、杓间区暗红肥厚，或声带边缘有小结；全身可见胸胁脘腹胀闷不舒，时轻时重；舌质暗红或有瘀点，苔薄白或薄黄，脉细数。

治法　行气活血，化痰开音。

方药　会厌逐瘀汤加减。

护理　取喉周穴如人迎、水突、廉泉，每次选 2～3 穴做穴位注射，药物可选复方丹参注射液、当归注射液等，每次注射 0.5～1ml 药液，隔日 1 次。

八、结果评价

声嘶症状是否减轻或消失，焦虑等心理障碍是否减轻或消失，对慢性喉炎防治知识的掌握程度。

第四节　喉阻塞

喉阻塞（laryngeal obstruction）又称喉梗阻，系因喉部或其邻近组织病变，喉部通道阻塞而引起呼吸困难。若不及时抢救，可窒息死亡。由于幼儿喉腔较小，黏膜下组织疏松，喉部气流途径弯曲，喉部神经易受刺激而致痉挛，故更易发生喉阻塞。本病属中医急喉风范畴。

一、病因与发病机制

（一）中医病因病机

本病多由咽喉痈肿、小儿喉喑、外伤、异物、过敏等各种急性咽喉病发展所致，其病机多为热毒、痰浊或风寒痰浊互结咽喉而阻塞气道。

（二）西医病因及发病机制

1. **炎症** 如小儿急性喉炎、急性会厌炎、急性喉气管支气管炎、咽喉部脓肿等。
2. **外伤** 喉部挫伤、切割伤、烧灼伤、毒气或高热蒸汽吸入等。
3. **异物** 喉部、气管异物不仅造成机械性阻塞，还可引起喉痉挛。
4. **肿瘤** 喉癌、多发性乳头状瘤、喉咽肿瘤、甲状腺肿瘤等。
5. **水肿** 喉血管神经性水肿、药物过敏反应和心、肾疾病引起的水肿。
6. **畸形** 先天性喉喘鸣、喉蹼、喉软骨畸形、喉瘢痕狭窄。
7. **声带瘫痪** 各种原因引起的两侧声带外展瘫痪。

二、护理评估

（一）健康史

评估患者有无咽喉急性感染、异物、喉外伤、颈部手术史及药物过敏史等，以及发病时间、诊治过程。

（二）临床表现

1. **症状与体征** 吸气性呼吸困难是本病主要症状，表现为吸气运动加强，时间延长，吸气深而慢，但通气量并不增加。如无显著缺氧则呼吸频率不变，患者呼气困难并不显著；同时本病患者多有吸气性喉喘鸣，喉喘鸣的大小与阻塞程度成正相关系；病情较重者因吸气时气体不易通过声门进入肺部，胸腔内负压增加而致胸骨上窝、锁骨上下窝、胸骨剑突下或上腹部、肋间隙于吸气时向内凹陷，称此为四凹症；若病变位于声带，则患者可出现声嘶，若呼吸困难明显，患者可因缺氧而出现口唇发绀、烦躁不安，甚至休克。

2. **喉源性呼吸困难的分度** 根据病情轻重将喉梗阻分为4度。

（1）**一度** 安静时无呼吸困难，活动或哭闹时有轻度吸气性呼吸困难，稍有吸气性喉喘鸣及吸气性胸廓周围软组织凹陷。

（2）**二度** 安静时也有轻度呼吸困难、吸气性喉喘鸣及吸气性胸廓周围软组织凹陷，活动时加重，但不影响睡眠和进食，无烦躁不安等缺氧症状。脉搏尚正常。

（3）**三度** 呼吸困难明显，喉喘鸣声较响，吸气性胸廓周围软组织凹陷显著，并出现缺氧症状，如烦躁不安、不易入睡、不愿进食、脉搏加快等。

（4）**四度** 呼吸极度困难，患者坐卧不安，手足乱动，出冷汗，面色苍白或发绀，定向力丧失，心律不齐，脉搏细数，昏迷，大小便失禁等。若不及时抢救，可因窒息以致呼吸心跳停止而死亡。

（三）心理社会评估

重点评估年龄、饮食习惯，患者或家属因呼吸困难可危及生命而产生的恐惧的程度。

三、处理原则

（一）中医处理原则

本病特点为发病急，变化快，临床上对正在发作的患者，其治疗应以开关通窍，保持气道通畅为主。呼吸困难属一、二、三度者，可按辨证施治，采用中药及涌吐痰涎、烟熏、吹鼻取嚏、针刺等法，并密切注意病情变化，其中对第三度呼吸困难患者，应做好气管切开的充分准备。若病情危急，呼吸困难进入第四度，乃阴阳离决之危候，应分秒必争，立即行气管切开，以保持通气，抢救生命。病情稳定后再按辨证施治处理。

（二）西医处理原则

对于急性喉阻塞的患者，特别是严重阻塞者，必须争分夺秒，尽快设法解除其呼吸困难，改善缺氧状况。

1. **一度** 明确病因，积极进行病因治疗。

2. **二度** 因炎症引起者，用足量抗生素和糖皮质激素，大多可避免做气管切开。若为异物，应迅速取出。若病因一时不能去除，应考虑做气管切开。

3. **三度** 因炎症引起，喉阻塞时间较短者，在密切观察下可积极使用药物治疗，并做好气管切开准备。若药物治疗未见好转，全身情况较差时，宜及早行气管切开。若为肿瘤应立即行气管切开。

4. **四度** 立即行气管切开。

四、护理诊断

1. **有窒息的危险** 与喉阻塞有关。
2. **语言沟通障碍** 与喉部疾病致声嘶或失声有关。
3. **恐惧** 与呼吸困难和缺氧有关。
4. **知识缺乏** 与缺乏喉阻塞的防治知识有关。

五、护理目标

1. 窒息的危险解除，呼吸困难减轻或消失。
2. 患者声音嘶哑减轻或消失，能够进行语言交流。
3. 恐惧心理减轻或消失。
4. 患者了解喉阻塞的可能原因及预防措施。

六、护理措施

1. **心理护理** 向患者解释病情，说明经积极治疗护理多能转危为安。说明气管切开的必要性，以消除患者紧张、恐惧心理。必要时让患者书写其要求，细心照料，满足所需。

2. **休息与饮食**

（1）嘱患者静卧休息，取半卧位或平卧位。患儿要防止其哭闹。集中治疗护理以减少对患者的干扰。

（2）一度呼吸困难者尽量减少活动。二度呼吸困难者设专人护理，保持安静，绝对卧床休息，减少耗氧量。限制探视人数，减少刺激因素。调整卧位，用枕头或背架等维持舒适的半坐卧位或坐位。三度呼吸困难者保持周围环境绝对安静，减少或杜绝包括声、光、气味等在内的一切刺激。由于患者躁动不安，护士应守候在患者身边，切实注意其安全，防止坠床或碰伤。

（3）保持病室空气流通、温暖、湿润。

（4）给予易消化的高蛋白、高热量的流质或半流质饮食，多饮水，或遵医嘱暂禁食。

3. 病情观察

（1）严密监测患者生命体征，注意病情变化。

（2）注意观察其呼吸形态的改变。

（3）及时为患者吸出分泌物，保持呼吸道通畅，做好气管切开的准备。

4. 治疗护理

针对呼吸困难的程度及治疗方法的不同采取相应的护理措施。

（1）一度呼吸困难　如果为炎症所引起，应及时给予抗生素及类固醇激素治疗。由其他原因引起者，给予相应的处理。适当给予低流量（1～2 升/分钟）的氧气吸入。

（2）二度呼吸困难　①氧气吸入流量可适度增大（2～4 升/分钟）。②积极做好气管切开或异物取出的准备。③小儿以有父母陪伴为好，可减少哭闹，因为任何惊吓和活动都能增加心脏负担，加重呼吸困难，必要时给予镇静剂。④必要时作雾化吸入或超声雾化吸入，并在雾化罐内加抗生素、稀释痰液药物以及其他减轻气管、支气管痉挛性收缩的药物。

（3）三度呼吸困难　①密切观察患者的脉搏、血压、神志、呼吸及缺氧的变化。②护士应尽量保持镇静，避免临阵慌乱及手足无措，尽快作好气管切开准备。③在实施迅速解除喉阻塞措施的情况下，吸氧辅助治疗。④如果呼吸道分泌物较多，患者又无力自己咳出者，应及时将分泌物吸出，吸引时注意动作应轻柔，尽量减少刺激。

（4）四度呼吸困难　患者处于晚期，伴有多个器官的衰竭，仍须分秒必争进行抢救。①立即床边备气管切开包，并迅速做好气管切开的一切准备，必要时可先行环甲膜切开术或气管插管术。②护士应迅速、及时、准确执行各项医嘱，做到忙而不乱，特别是给予强心剂、呼吸兴奋剂或升压药时要更加仔细，准确无误。③继续严密观察生命体征、意识等变化，及时报告医生。在临床上，经常由于情况紧急而就地行气管切开术，因此，病房护士也应熟悉气管切开术的一般配合，以免由于配合不得当而贻误抢救。气管切开术后护理参见本章后所附"气管切开护理"。

5. 健康教育

（1）注意寒温，避免感冒。

（2）积极治疗上呼吸道相关疾病。

（3）避免食用辛辣刺激性食物，进食时防止异物吸入。

七、辨证施护

1. 风热外袭，热毒内困

证候　咽喉肿胀疼痛，吞咽不利，继之咽喉紧涩，汤水难下，强饮则呛，语言不清，痰涎壅盛，咽喉堵塞，呼吸困难；咽喉肌膜鲜红或紫色，声门区红肿显著；全身可见乏力，恶风，发热，头痛；舌质红，苔黄或黄厚，脉数。

治法　疏风泻热，解毒消肿。

方药　清咽利膈汤加减。

护理

（1）可用金银花、菊花、薄荷、葱白、藿香等煎煮过滤，取药汁进行雾化吸入。

（2）取合谷、少商、商阳等穴，每次2～3穴，用泻法，不留针。

（3）服药可频频含漱下咽。

2. 热毒熏蒸，痰热壅盛

证候　咽喉突然肿胀，疼痛难忍，喉中痰鸣，喘息气粗，声音嘶哑，或语言难出；咽喉极度红肿，会厌或声门红肿明显；全身可见憎寒壮热，或高热心烦，汗出如雨，口干欲饮，大便秘结，小便短赤；舌质红绛，苔黄或腻，脉数或沉微欲绝。

治法　泻热解毒，祛痰开窍。

方药　清瘟败毒饮加减。

护理

（1）可用清热解毒，利咽消肿的中药粉剂吹入患处。

（2）取少泽、曲池、扶突等穴，每次2～3穴，用泻法，不留针。

3. 风寒痰浊，凝结咽喉

证候　猝然咽喉憋闷，声音不扬，吞咽不利，呼吸困难，或兼有咽喉微痛；喉关多无红肿，会厌可明显肿胀甚至如球形，声门处黏膜苍白水肿，声门开合不利；全身可见恶寒，发热，头痛，口不渴等；舌苔白，脉浮。

治法　疏风散寒，化痰消肿。

方药　六味汤加减。

护理

（1）可用散寒化痰之中药煎水，取过滤液雾化吸入。

（2）药液应缓缓咽下。

八、结果评价

呼吸困难、窒息的危险是否解除；声音嘶哑等症状是否减轻或消失，能否进行语言交流；恐惧等心理障碍有无减轻或消失；对喉阻塞防治知识的掌握程度。

附：气管切开术后护理

预防并发症和保持气管套管通畅是气管切开术后护理的主要内容。

1. 体位

气管切开术后，患者取平卧位，头部稍低，以利气管内分泌物引流。

2. 内环境

保持温度18℃～20℃左右，相对湿度在70%以上，室内空气新鲜。

3. 生命体征的观察

急性喉梗阻患者一旦行气管切开，其血压、脉搏、呼吸等情况应明显好转，如不见改善反趋恶化，要警惕是否合并纵隔气肿或气胸，应立即向主管医师报告。

4. 必要时吸氧

最好用连接于氧管的小漏斗倒置于套管口，或用细塑料管插入套管供氧。

5. 清洗内套管

气管套管的内套管易被气管内分泌物形成的干痂所阻塞，因此，每4～6小时取出清洗1次。如果分泌物多或患者是小儿，清洗次数应增加。

6. 气道湿化

气管切开后，吸入的空气未经鼻腔生理性加湿、加温；易损害下呼吸道黏膜纤毛功能，因此有必要采取下列湿化措施。

(1) 保持体液平衡。

(2) 室内保持适当的温度和湿度。

(3) 气管内滴入湿化液，常用生理盐水，加入抗生素和稀释黏液制剂，如 α-糜蛋白酶、痰易净等。每次滴入2～3ml，每日多次。湿化液最好每日配制，以防污染。

(4) 雾化吸入。其湿化作用最好，具有湿化面积广、作用均匀等优点。

(5) 气管套管口覆盖1～2层湿纱布。

7. 吸引分泌物

气管切开后开始几天内，气管分泌物较多，应及时吸除。因下呼吸道分泌物阻塞而做气管切开的患者，只有经常将分泌物吸除才能保持气道通畅和有利于原发病的治疗。严重昏迷咳嗽反射消失的患者，更需要经常吸引气管内分泌物。吸引分泌物应注意以下几点。

(1) 无菌操作　床边备负压吸引器、一次性吸引管、盛有生理盐水的碗和消毒手套。吸引气管内分泌物与吸引口鼻腔分泌物的导管应分开。

(2) 做好心理护理，解除患者的思想顾虑，取得患者合作。如有可能，在吸引分泌物前让患者做深呼吸和咳嗽动作，或变动体位，或拍打患者背部，以促使分泌物排出。年幼患儿头向左右侧转，有助于支气管内分泌物的吸除。

(3) 控制吸引负压

①吸引器　成人1～2kPa（8～15mmHg）；儿童0.7～1.1kPa（5～8mmHg）；婴儿0.4～0.7kPa（3～5mmHg）。

②中心吸引　成人14.7～20kPa（110～150mmHg）；儿童11.3～14.7kPa（100～110mmHg）；婴儿8.0～13.3kPa（60～100mmHg）。

(4) 选用合适的吸引管　吸引管的大小应根据患者年龄和气管大小选择。一般来说，吸引管的直径不应超过气管套管内径的1/2，否则吸引时必将影响呼吸。吸引管的吸引端应有侧孔。

(5) 分泌物黏稠者，经套管先滴入生理盐水，稀释后再吸引。

(6) 吸引管插入气管内深度成人不超过15cm，婴幼儿达气管套管末端外。

(7) 吸引方法　吸引管插入气管时不做吸引，在吸气动作之末一边吸引一边将吸引管转动退出。每次吸引操作持续时间：成人不超过10～15秒，婴儿不超过5～10秒。吸引过程中应观察患者的缺氧表现，氧分压较低者，用手压式呼吸袋（100%O$_2$）作3～5次充气呼吸后再做吸引为好。

(8) 闻及患者呼吸时有"痰鸣"声，应做再次吸引。

(9) 记录每次吸引分泌物的数量、颜色及性状。

8. 更换纱布垫

气管切开处易为分泌物所污染，因此每天至少更换无菌纱布1次。如果纱布上分泌物呈绿色，应排除绿脓杆菌感染，及时做分泌物的培养和药敏试验。

9. 预防脱管的主要措施

(1) 随时调节套管系带的松紧度，以能插入一手指为宜。特别是术后并发皮下气肿者，当气肿消退后，应随之将系带收紧，否则咳嗽时套管易脱出。

(2) 套管系带应打外科结。

(3) 预防精神失常者将套管拔除。婴幼儿需约束双手。

(4) 套管系带因弄湿或污染需更换时，最好两人操作，一人固定套管，另一人更换系带。

(5) 床边备小一号的气管套管一个，一旦发生脱管可立即将其插入。

10. 气囊套管的护理

为了预防发生误吸和做正压呼吸，气管切开后应插入带气囊的套管。气囊内压力不应超过气管黏膜毛细血管的压力，而且应间隙性放气，否则易引起气管黏膜的坏死和溃疡。一般气囊压力保持在 $1.47\sim2.45$ kPa（$15\sim25$ mmH$_2$O），每 4 小时放气 5 分钟。放气前应将口咽分泌物吸除。放气后嘱患者立即做咳嗽动作，预防发生误吸。

11. 预防误吸食物

气管切开后喉上提困难，呼吸和吞咽功能失调，因此进食时有发生误吸的危险。气管切开后，声门下难以产生足够大的压力将误吸入喉部之食物咳出。预防误吸措施：嘱患者进食时取坐位或半卧位，头前倾；进食前先将套管气囊充气，每次吞咽食物前深吸气，屏住呼吸后将食物吞下；解释进食的重要性，消除进食时的紧张心理。

12. 失语护理

气管切开虽能解除梗阻或挽救生命，但随之引起语言交流障碍，必将给患者带来极大的精神创伤。为此，应做好心理护理，耐心领会患者的体态语言所表达的情感和要求，指导文字交流，并教会其恢复语言的有关方法。

13. 拔管护理

气管切开后，只要病因已去除和气管切开目的已达到，应尽早拔除套管恢复生理性呼吸。但最早也不应在气管切开后2~3天内拔管，因为这时气管切开处窦道尚未形成，拔管后易发生气吸。拔管前应先堵管24~48小时，呼吸平稳后方可拔管。堵管期间应密切观察患者的呼吸情况。若发生严重呼吸困难，应随时去除堵管。为便于观察，堵管和拔管操作均应在上午进行，床边备小一号的套管及气管切开包。婴幼儿患者由于气管小，不能常规地先堵管后拔管，而只能采用更换小号套管的方法最后拔管。拔管后消除切口处分泌物，用蝶形宽胶布将切口拉拢。数日后切口即愈。

第五节　喉　癌

喉癌（carcinoma of larynx）是头颈部常见的恶性肿瘤，其发病率居耳鼻咽喉部位恶性肿瘤的第三位，约占 7.9%～35%，占全身恶性肿瘤的 5.7%～7.6%。喉癌在我国东北地区发病率较高。喉癌的高发年龄为50～70岁，男性显著多于女性，男女发病率之比为8.4∶1～30∶1。根据肿瘤发生的部位，喉癌大致可分为三种类型：声门上型、声门型和声门下型。其中以声门型最为多见，约占 60%，一般分化较好，转移较少；其次为声门上型，约占30%，一般分化较差，早期易发生淋巴结转移，预后较差；声门下型最少见，约占 6%，易发生淋巴结转移，预后较差。该疾病的中医病名为喉菌。

一、病因与发病机制

（一）中医病因病机

多因素有痰热，复受外邪侵袭，内外邪热壅结于肺，火毒循经上炎，蒸灼咽喉，痰热交结，壅结于咽喉而成肿块；或由于饮食不节，长期嗜烟酒，过食辛辣炙煿、肥甘厚腻之品，致脾胃积热，火毒内困，交结于咽喉，痞塞脉络，形成肿块；若脾胃积热，湿浊热交夹，阻滞咽喉，亦可形成肿块；或由于情志不遂，忧思恚怒，肝气郁结，气机不畅，气郁日久，气血凝滞经络，结聚成块。

（二）西医病因及发病机制

1. **吸烟**　临床观察发现 90% 的喉癌患者有长期吸烟史。因为烟草燃烧时，产生烟焦油，其中含有致癌物质苯芘。烟草可使呼吸道纤毛运动迟缓或停止，黏膜充血水肿，上皮增厚和鳞状化生，成为致癌基础。

2. **饮酒**　声门上区喉癌可能与饮酒有关。当吸烟和饮酒共存时，可发生叠加致癌作用。

3. **空气污染**　长期大量吸入工业性粉尘或废气，如二氧化硫、芥子气、砷、镍等，喉癌发生率高。

4. **病毒感染**　许多研究表明，人类乳头状瘤病毒可引起喉乳头状瘤，后者可恶变。也有研究表明，喉癌的发生可能与单纯疱疹病毒感染有关。

5. **癌前期病变**　是指某些比正常黏膜或其他良性病变更易发生癌变的病理学变化。主要有喉白斑、喉角化症、成人慢性肥厚性喉炎等。

6. **其他**　喉癌的发生可能与性激素代谢紊乱、免疫功能缺乏、体内微量元素如锌、镁缺乏有关。

二、护理评估

（一）健康史

询问患者发病前的健康状况，有无长期慢性喉炎或其他喉部疾病，还要重点了解患者发病的危险因素，如长期吸烟、喝酒、接触工业废气等，以及诊治过程。

（二）临床表现

根据癌肿发生部位的不同，临床表现不一。

1. **声门上型** 原发部位在会厌、室带、喉室等部位的喉癌。早期无显著症状，只因有肿块存在，仅有咽部不适感或异物感。癌肿向喉咽部发展时，有喉咽部疼痛，并可放射到同侧耳部。若侵犯到梨状窝，可影响吞咽。当癌肿表面溃烂时，有咳嗽和痰中带血，并有臭味。当癌肿向下侵及声带时，才出现声嘶、呼吸困难等。由于该区淋巴管丰富，癌肿易向位于颈总动脉分叉处淋巴结转移。

2. **声门型** 多发生于声带的前、中1/3处，影响声带的闭合和发音，早期症状为声嘶，时轻时重，随着肿块增大，声嘶逐渐加重，如进一步增大，则阻塞声门，引起呼吸困难。

3. **声门下型** 即位于声带以下、环状软骨下缘以上的癌肿。因位置隐蔽，早期无明显症状，肿块增大，可出现呼吸困难，肿瘤溃烂可出现咳嗽和痰中带血，肿瘤向上侵及声带，则出现声嘶。

（三）辅助检查

1. **颈部检查** 仔细观察喉体大小是否正常，若喉体膨大则说明癌肿已向喉体外侵犯。并注意舌骨和甲状软骨间是否饱满，如饱满，则癌肿可能已侵及会厌前间隙。再触摸颈部有无淋巴结肿大，并注意其大小、数量、软硬度和活动度。

2. **间接喉镜检查** 为最实用的检查方法，借此了解癌肿的形态、大小、病变范围和喉的各部分情况，观察声带运动情况等。癌肿的形态有菜花型、溃疡型、结节型和包块型。

3. **直接喉镜检查** 能直接观察癌肿大小和基底部，同时进行活检，以便确诊。

4. **影像学检查** 常用颈侧位片了解声门下区或气管上端有无浸润。颈部和喉部CT精确检查病变范围，协助确定手术范围。

（四）心理社会评估

评估患者的年龄、性别、文化层次、职业、社会职位、压力应对方式、对疾病的认知程度、经济收入、医疗费支付方式、家庭人员、关系等。年龄越轻，社会地位和文化层次越高的患者对术后失音和形象改变可能越难以接受，因此，专业护士应根据患者的具体情况评估患者的心态，协助患者选择有效的、能够接受的治疗方案。同时有利于术后心理问题的解决。

三、处理原则

（一）中医处理原则

早期喉癌，以手术、放疗、化疗等为主，辅以中医泻火解毒、活血祛瘀、化痰散结；后期根据情况辅以中医辨证治疗，以改善全身情况，减轻放疗、化疗的反应。

（二）西医处理原则

主要包括手术、放疗、化疗和免疫治疗等。根据病变的部位、范围、扩散情况和全身情况，选择合适的治疗方案。

四、护理诊断

1. **疼痛** 与手术引起局部组织机械性损伤有关。

2. **语言沟通障碍** 与喉切除有关。

3. **吞咽能力受损** 与喉部手术有关。

4. **有窒息的危险** 术前与癌肿过大有关，术后与造瘘口直接暴露于环境中，或放疗后喉部黏膜肿胀有关。

5. **自我形象紊乱** 与喉切除引起的颈部瘘口、疤痕及语言功能改变，或放疗后头颈部皮肤颜色改变有关。

6. **皮肤完整性（口腔、鼻腔黏膜、皮肤）受损的可能** 与不能从口腔进食、插入鼻饲管、皮肤长期受压、机体缺乏营养有关，或与放射线刺激有关。

7. **自理能力缺陷** 与术后疲劳和疼痛以及静脉穿刺有关。

8. **焦虑** 与被诊断为癌症和缺乏治疗和预后的知识有关。

9. **知识缺乏** 与缺乏出院后自我护理知识和技能有关。

10. **切口感染的危险** 与皮肤完整性受损、切口经常被痰液污染、机体抵抗力下降有关。

11. **潜在并发症** 低血容量，与手术创伤、术中止血不彻底有关。

五、护理目标

1. 疼痛症状减轻或消失。

2. 患者能够用其他交流方法有效交流。吞咽功能恢复正常。

3. 手术前后均无窒息发生，呼吸道保持通畅。

4. 口腔、鼻腔黏膜、身体皮肤保持完整。

5. 术后自理需要能够得到满足。

6. 能够认识引起焦虑的原因，并能够自我控制，减轻焦虑，很好地配合手术。

7. 出院前能够掌握自我护理颈部切口和套管的有关知识和技能。

8. 无出血和感染等并发症的发生。

六、护理措施

1. **心理护理**

（1）多与患者相处，倾听患者主诉，对患者的心情和感觉表示理解和认可，使患者得到安慰。鼓励患者家属多与患者一起，给予情感支持。

（2）帮助患者学习，告知其疾病的相关知识、治疗方法和预后的信息，以及术后如何保证生活质量的信息，如有哪些可替代的交流方法、在什么情况下可恢复工作等。主动关心患者，满足其需要，给予患者足够的交流时间，帮助患者树立战胜疾病信心。

（3）教会患者所有全麻术前的准备工作，使患者能够对自己的情况进行控制，做好充分的术前准备，配合手术顺利进行。

（4）教会患者放松技巧，如肌肉放松、缓慢的深呼吸等。

（5）讲解放疗可能出现的副作用及应对方法，鼓励患者树立信心，克服放疗反应，坚持完成疗程。

2. 休息与饮食

（1）避免剧烈运动，限制活动范围。

（2）防止营养摄入不足。保证鼻饲量，鼓励少量多餐；注意鼻饲饮食中各种营养的供给，包括热量、蛋白质、维生素、纤维素等；患者鼻饲饮食发生不适，如腹胀、腹泻、打嗝等，及时处理；作好鼻饲管护理。

（3）禁烟酒和刺激性食物，保持大便通畅。

3. 病情观察

（1）注意观察呼吸情况。

（2）观察疼痛的部位、程度，疼痛的原因和持续的时间；必要时使用止痛药或镇痛泵；抬高床头 $30°\sim45°$，减轻颈部切口张力；教会患者起床时保护头部的方法；防止剧烈咳嗽加剧切口疼痛。

（3）注意观察体温、血压、心率变化。

（4）观察痰液的性状，口腔有无大量血性分泌物、引流量及颜色。

4. 治疗护理

（1）切口予加压包扎。仔细观察出血量，包括敷料渗透情况，如有大量出血，应立即让患者平卧，快速测量生命体征，用吸引器吸引出血，防止误吸，同时建立静脉通路，根据医嘱使用止血药或重新止血，必要时准备输血。

（2）吸痰动作要轻，吸痰注意无菌操作；每日消毒气管筒；气管内定时滴入抗生素药水；气管垫潮湿或受污染后应及时更换；负压引流管保持通畅有效，防止死腔形成。

（3）做好口腔护理，一周内不做吞咽动作，嘱患者有口水及时吐出。

（4）皮肤护理，放疗后局部皮肤可能有发黑、红肿、糜烂，注意用温水轻轻清洁（不要用肥皂、沐浴露等擦拭皮肤），然后涂以抗生素油膏。

（5）放疗会引起喉部黏膜充血肿胀，加重喉阻塞，如患者出现呼吸困难，可先行气管切开，再行放疗。

（6）根据医嘱全身使用抗生素。

5. 健康指导

（1）术前教会患者简单的手语，以便术后与医护人员沟通，表达个体需要；术后也可使用写字板、笔或纸，对于不能读写的患者可用图片。还可以使用其他发音方式如食道发音、电子喉等。术后向患者提供一些有关语言康复训练、参与社会活动组织如俱乐部等的信息。

（2）指导患者适应自己的形象改变，鼓励倾诉自己的感受，面对现实，调动家庭支持系统。教会患者一些遮盖缺陷的技巧如自制围巾、化妆，保持自我形象整洁等。

（3）给患者讲解新的呼吸方式，气体不从鼻进出而从颈部气管造口进出，不要遮盖或堵塞；室内湿度保持在 $55\%\sim65\%$ 左右，防止气道干燥结痂；鼓励患者深呼吸和咳嗽，排除气道分泌物，保持呼吸道通畅。

（4）教会患者或家属以下注意事项：①清洗、消毒和更换气管筒或全喉筒的方法。②外出或沐浴时保护造瘘口的方法，防止异物吸入。③自我观察、清洁、消毒造瘘口的方法。④湿化气道的方法，如何预防痂皮和清理痂皮。

（5）注意锻炼身体，加强恢复头颈部功能的锻炼，但避免剧烈运动，注意劳逸结合，增强抵抗力，不要到人群密集的地方，防止上呼吸道感染。

（6）加强营养，忌辛辣刺激性食物，如半喉切除病人进食有呛咳，须指导其正确进食的训练方法。禁烟酒。

（7）定期随访，1月内每两周1次，3月内每月1次，1年内每3个月1次，1年后每半年1次。如发现出血、呼吸困难、造瘘口有新生物或颈部扪及肿块，应立即到医院就诊。

七、辨证施护

1. 痰热郁蒸，壅结咽喉

证候　咽喉堵塞感及微痛不适，或声嘶，咳嗽痰多，或痰中带血丝；检查见咽部或喉部肿块色淡红，有分泌物附着，颈部或有恶核；舌质红，苔白或黄腻，脉滑略数。

治法　清肺泄热，化痰散结。

方药　清气化痰丸加减。

护理

（1）以六神丸等含化。

（2）药宜凉服。

2. 脾胃热盛，火毒内困

证候　咽喉疼痛，吞咽不利，头痛剧烈，或声音嘶哑，甚则失声，咳嗽痰稠，痰中带血，甚则张口困难，伸舌不便，口臭流涎，呼吸困难，气喘痰鸣；检查见咽部或喉部肿物如菜花状，表面有污秽腐物，颈部或有恶核；全身或见口干口臭，或耳鸣耳聋，小便短赤，大便秘结；舌质红或红绛，苔黄燥，脉弦滑数。

治法　泻火解毒，消肿散结。

方药　黄连解毒汤加减。

护理

（1）予麝香散等药粉吹患处。

（2）药宜凉服。

3. 肝气郁结，气滞血瘀

证候　咽喉哽哽不利，吞咽困难，头痛剧烈，声音嘶哑，痰中带血，甚则气喘痰鸣，呼吸困难；检查见咽部或喉部肿块凹凸不平，色暗红或有血丝缠绕，触之易出血，颈部或有恶核；全身症见胸闷，胁痛，耳鸣；舌质红或见瘀点、紫斑，苔白或微黄，脉弦细涩或弦缓。

治法　行气活血，祛瘀散结。

方药　会厌逐瘀汤加减。

护理

（1）疼痛明显者予止痛药物。

（2）药宜温服。

八、结果评价

疼痛症状有无减轻或消失；能否用其他方法有效交流；吞咽功能是否恢复正常；手术前后有无窒息发生；呼吸道是否保持通畅；口腔、鼻腔黏膜、身体皮肤是否保持完整；术后自理需要能否得到满足；焦虑等心理障碍是否减轻或消失；对自我护理颈部切口和套管等有关知识的掌握程度；有无出血和感染等并发症的发生。

第二十四章

气管支气管异物、食管异物

第一节　气管、支气管异物

气管、支气管异物（foreign bodies in the trachea and bronchi）有内源性及外源性两类。前者是指呼吸道内有假膜、干痂、血凝块、干酪样物等堵塞。一般所指的气管、支气管异物属外源性，即外界物质误入气管、支气管内而致的疾病。是耳鼻咽喉科常见急症之一。

多发生于 5 岁以下儿童，偶见于成人。

一、病因及发病机理

1. 年幼儿童牙齿发育不全，不能将硬食物如花生、豆类、瓜子等嚼碎，喉的保护性反射功能亦不健全，易将异物吸入气道。

2. 儿童口含物品（塑料笔帽、小橡皮盖等）玩耍，成人口含物品（针、钉）作业，尤其是仰头作业时，突然说话、哭笑、不慎跌倒时，易将异物吸入气管、支气管。用力吸食润滑的食物（果冻、海螺）也可吸入气道。

3. 全麻或昏迷病人吞咽功能不全，如护理不当，可误将异物吸入气管。

4. 鼻腔异物钳取不当，咽喉滴药时注射针头脱落也可落入气管。

异物进入气管、支气管后，所引起的病理反应与异物的性质、大小、形状及停留时间和有无感染等密切相关。①异物的性质：某些植物类异物如花生、豆类等因含游离脂肪酸，可刺激呼吸道黏膜引起急性弥漫性炎症反应，临床上有植物性支气管炎之称。金属类异物引起炎症反应较轻微。②影响管腔的阻塞程度，引起不同程度的病变。不完全性阻塞：如异物较小，局部黏膜肿胀较轻时，气道只有部分受阻，吸气时由于支气管扩张，空气可吸入，而呼气时管壁回缩，管腔变小，空气排出受阻，因此远端肺叶出现肺气肿。完全性阻塞：异物大，停留时间长，黏膜肿胀明显，使支气管完全阻塞，空气吸入呼出均受阻，远端肺叶内空气逐渐被吸收，终致阻塞性肺不张。病程长时，远端肺叶引流不畅，可并发支气管肺炎或肺脓肿。

二、护理评估

（一）健康史

了解患者在发病前有无明确的异物吸入史或异物接触史，以及昏迷病人或全麻病人的监护情况。

（二）临床表现

1. **症状**

（1）气管异物　异物经喉进入气管，刺激黏膜立即引起剧烈呛咳及反射性喉痉挛而出现憋气、面色青紫等。异物较小进入气管后，若贴附于气管壁，症状可暂时缓解；若异物较轻而光滑，如西瓜子等则常随呼吸气流在气管内上下活动，引起阵发性咳嗽，当异物被气流冲向声门下时产生拍击声，在咳嗽及呼吸末期可闻及，用听诊器在颈部气管前可听到异物撞击声，局部可触到撞击感。当异物阻塞部分气管腔时，气流通过变窄的气道可产生哮鸣音。

（2）支气管异物　早期症状与气管异物相似。异物进入支气管后，停留于内，刺激减少，咳嗽减轻。但若为植物性异物，脂酸刺激引起支气管黏膜炎症，可引起咳嗽、痰多、喘鸣及发热等全身症状。如一侧支气管异物，多无明显呼吸困难。双侧支气管均有异物时，可出现呼吸困难。肺部听诊呈肺气肿、肺不张表现，病侧呼吸音减低或消失，肺炎则可闻及湿性啰音。

（3）并发症　气管、支气管异物阻塞气道影响通气时，由于缺氧，使肺循环的阻力增加，心脏负担加重而并发心力衰竭，表现为呼吸困难加重，烦躁不安，面色苍白或紫绀，心率加快，肝增大等。此外，阻塞性肺气肿明显或剧烈咳嗽时，可使细支气管或肺浅表组织破裂，发生气胸、纵隔或皮下气肿。感染可引起肺炎或肺脓肿。

2. **体征**　肺部听诊要注意两侧对照比较。异物引起的肺部病变多偏向一侧。气管异物肺部可闻哮鸣音，活动的气管异物在咳嗽或呼气末期可有拍击声。检查时应注意有无呼吸困难及心力衰竭情况。

（三）辅助检查

影像学检查：金属等不透光的异物，胸透或拍片可以确定异物位置、大小及形状。可透光异物不能显示，若出现以下间接征象对于推断不透光异物的有无及位置有重要参考意义。

（1）纵隔摆动　异物引起一侧支气管部分阻塞时，呼吸时两侧胸腔压力失去平衡，使纵隔向两侧摆动，如异物固定，形成呼气性活瓣，因呼气时气管变窄，空气排出受阻，使病侧肺内压力大于健侧，纵隔向健侧移位，常伴有肺气肿。若为活动性异物，异物随吸气下移，形成吸气性活瓣，吸气时空气进入受阻，病侧肺含气量较健侧少，深吸气时纵隔向病侧移动。

（2）肺气肿　肺透明度增高，横膈下移。

（3）肺不张　病变肺叶或肺段密度增高，体积缩小，横膈上抬，心脏和纵隔向病侧移位，但呼吸时位置不变。

（4）肺部感染　表现为局部密度不均匀的片絮状模糊阴影。

支气管镜检查是气管、支气管异物确定诊断的最可靠方法，同时可取出异物。

（四）心理社会评估

评估患者及家属的恐惧等心理状态，年龄、文化层次、生活环境等。

三、处理原则

呼吸道异物有危及生命的可能，取出异物是唯一的治疗方法。应及时诊断，尽早行异物取出术。

四、护理诊断

1. **有窒息的危险**　与异物较大，阻塞气管或声门裂有关。
2. **有感染的危险**　由于异物刺激气管、支气管黏膜，或阻塞其远端肺叶的引流而发生继发感染。
3. **恐惧**　与异物阻塞气道，呼吸困难有关。
4. **知识缺乏**　与缺乏气管、支气管异物的防治知识有关。
5. **潜在并发症**　气胸、纵隔或皮下气肿等，与阻塞性肺气肿明显或剧烈咳嗽致细支气管或肺浅表组织破裂有关。

五、护理目标

1. 病人呼吸道通畅，紫绀、呼吸困难减轻或不出现，无窒息发生。
2. 病人无感染的症状或感染得到控制。
3. 能说出引起恐惧的原因。
4. 家长或病人能够理解并讲述有关呼吸道异物的知识。
5. 无并发症发生。

六、护理措施

1. **心理护理**　向患者解释病情、治疗方法及预后，消除患者及家属的紧张、恐惧心理，积极配合治疗。
2. **休息与饮食**
(1) 卧床休息，避免哭闹不安。
(2) 术前禁食、禁水，术后按医嘱进流质或半流质饮食。
3. **病情观察**
(1) 密切观察患者的呼吸情况，使其安静，避免哭闹不安而引起异物移位，卡在声门，增加耗氧量，引起窒息。准备好氧气、负压吸引、气管切开包等急救物品。完善术前准备，如禁饮食尽可能保持空腹、注射阿托品以减少分泌物，与手术室联系，做好气管、支气管镜检查的准备。
(2) 如呼吸困难骤然加重，应立即给予吸氧。并告知医生，及时采取必要的治疗措施，但忌用吗啡、派替啶等抑制呼吸的药物。
(3) 注意观察有无呼吸道感染的早期征象，如体温升高、咳嗽、多痰等，均提示有感染存在，应与医生联系，以便及时处理。

4. 治疗护理

（1）对于已确定将施行气管镜检查的患者，护理人员应积极配合医生做好各项术前准备工作（包括禁食水及术前用药等）。并应详尽地向患者及其家属介绍手术的过程、必要性、术中和术后可能发生的各种并发症、配合治疗及处理的注意事项等，取得同意手术的承诺，并签署手术同意书。因术中有可能出现气胸，术前要备好处理气胸的器械和 50ml 的注射器以便排出气体。

（2）对于婴幼儿患者，施行支气管镜检查并取出异物，有时术后会发生喉水肿，引起呼吸困难和声音嘶哑。因此，术后应及时给予吸氧、抗生素和激素治疗，以预防窒息、感染和喉水肿的发生。应特别注意呼吸型态，如有严重的呼吸困难发生，经药物治疗和吸氧等仍无缓解，并呈进行性加重时，应及时告知医师，予以处理，必要时需行气管切开术。

（3）全麻术后，麻醉尚未清醒前，设专人护理，头偏向一侧，防止误吸分泌物；及时吸尽患者口腔内及呼吸道分泌物，保持呼吸道通畅。

5. 健康教育

向患者及家属讲解预防气管、支气管异物发生的保健知识，如婴幼儿避免进食花生、瓜子、豆类等带硬壳的食物，小儿进食时不可嬉笑、哭闹、追逐，纠正小儿口中含物的不良习惯，以免异物误吸入呼吸道。如咽内有异物，绝不可用手指挖取，也不可用大块食物咽压，可设法诱其吐出。帮助病人及家属正确认识呼吸道异物的危险性及预后。

七、结果评价

患者呼吸道是否通畅，有无出现紫绀、呼吸困难及窒息；有无感染的症状；情绪如何；是否配合治疗；对气管、支气管异物防治知识的掌握程度；有无气胸等并发症的发生。

第二节 食管异物

食管异物（foreign bodies in esophagus）是耳鼻咽喉科常见急症。进食匆忙或注意力不集中，食物未经仔细咀嚼而咽下，易发生食道异物。本病可发生于任何年龄，但多见于老人及儿童。

一、病因及发病机理

食管异物的发生与饮食习惯、进食方式、食管有无病变、精神、神志状态等诸多因素有关。

1. 最常见的原因为注意力不集中，匆忙进食，将混杂在食物中的异物不慎咽下。

2. 儿童多因口含玩物误吞引起；老人因牙齿脱落或使用假牙，咀嚼功能差，口内感觉欠灵敏，食管口较松弛，易误吞异物。

3. 成人也有因嬉闹、轻生而吞较大物品。

4. 食管本身疾病，如食管狭窄、痉挛或肿瘤，若将较大的食团或未嚼碎的肉团咽下，易嵌塞于食管。

5. 睡眠、醉酒、昏迷或全麻时发生误吸。

异物种类繁多，以动物性最常见，如鱼刺、鸡骨、肉块等；其次为金属类，如硬币、针钉等；此外，还有化学合成类及植物类，如假牙、塑料瓶盖、枣核等。异物停留部位，最常见嵌于食管入口，其次为食管中段第二狭窄处，发生于下段者较少见。

二、护理评估

（一）健康史

了解患者在发病前有无明确的异物误入史或自服史，以及食管手术或受伤史等，并了解异物的种类、性质、时间及误入异物后有无继续进食。

（二）临床表现

临床症状、体征与异物种类、大小、形状、异物所在部位及异物误入后的时间以及有无继发感染等有关。

1. 症状

（1）吞咽困难　异物嵌顿于环后隙及食管入口时，吞咽困难明显。轻者可进食半流质或流质，重者饮水亦感困难。小儿病人常伴有流涎症状。

（2）吞咽疼痛　为食管异物的主要症状，异物较小或较圆钝时，疼痛不明显或仅有梗阻感。尖锐的异物或继发感染时疼痛多较重。异物位于食管上段，疼痛部位多在颈根部或胸骨上窝处；异物位于食管中段时，常表现有胸骨后疼痛并可放射到背部。

（3）呼吸道症状　异物较大向前压迫气管后壁，或异物位置较高，部分未进入食管而压迫喉部。幼小儿童可出现呼吸困难，甚至有窒息致死的可能。应及时处理，以保持呼吸道畅通。

（4）唾液增多　因咽下困难及迷走神经受到刺激所致。多见于较大异物，病人往往张口流涎，表情痛苦。

2. 体征

（1）间接喉镜检查　异物位于食管上段，尤其有吞咽困难的病人，有时可见梨状窝积液。

（2）颈部有时有压痛。

（三）辅助检查 X 线检查

对于鱼刺、肉骨等 X 线下不显影的异物，应行食管钡剂 X 线检查，以确定异物是否存在及所在部位。

（四）心理社会评估

评估患者的年龄、情绪状态、文化层次，对疾病的认识等。

三、处理原则

1. **及时取出异物**　经硬质食管镜取异物，是最常用的方法。

2. 手术治疗　对于一些巨大异物或嵌顿甚紧的异物，可经颈侧切开或开胸术取异物。

3. 一般处理　术前及术后应进行补液及全身支持疗法。局部感染时，应给予足量抗生素。术后应禁食 1～2 天。疑有食道穿孔者，应行鼻饲饮食。

4. 并发症的处理　出现食管周围脓肿或咽后壁脓肿者，应行颈侧切开引流。合并食管穿孔纵隔脓肿者，应请胸外科协助处理。

四、护理诊断

1. **舒适改变**　与异物嵌顿于食管，引发疼痛、吞咽困难有关。
2. **有窒息的危险**　与异物较大，向前压迫气管后壁有关。
3. **知识缺乏**　与缺乏食管异物的防治知识有关。
4. **焦虑**　与疼痛、吞咽困难及其严重并发症有关。
5. **潜在并发症**　食管周围脓肿、食管穿孔、纵隔脓肿，与异物刺破食管壁导致感染有关。

五、护理目标

1. 患者自述疼痛减轻或消失，进食通畅。
2. 能保持正常的呼吸型态，无窒息发生。
3. 能说出引起焦虑的原因，正确对待疾病。
4. 患者及家属能够理解并讲述有关食道异物的知识。
5. 患者能了解预防并发症的必要措施。

六、护理措施

1. 心理护理　大部分患者及家属，特别是患儿的父母会非常焦虑，护士应关心体贴患者，耐心讲解疾病的治疗、发展、预后等情况，消除紧张情绪和焦虑心理。

2. 休息与饮食

嘱病人注意休息，禁饮食。食管异物取出术后，怀疑有食管损伤，应置入鼻饲管供给营养。待解除食管穿孔的怀疑后方可拔除鼻饲管。

3. 治疗护理

(1) 食管异物伴有食管壁损伤或合并感染者，常规给予广谱抗生素。

(2) 对高热患者给予冰袋冷敷、酒精擦浴等物理降温措施。

(3) 对于确定进行食管镜检查者，应配合医生做好各项准备工作，包括禁饮食、术前用药等。同时向患者及家属介绍手术方式、术中应注意的事项。

(4) 静脉输液，以补充营养，维持水电解质平衡。如异物已经取出，且无其他并发症，可尽早恢复进食，保证充足的营养。

4. 病情观察

(1) 注意观察体温变化。

(2) 观察患者的呼吸情况，防止窒息的发生。一旦发现呼吸困难等表现应及时处理。

（3）警惕并发症的发生　如发现患者出现高热、全身中毒症状明显、局部疼痛严重、吞咽时呛咳及大量呕血或便血等表现时，提示有并发症发生，应立即报告医生，及时处理。

5.健康教育

向患者及家属进行有关预防食管异物发生的健康教育。如进食要细嚼慢咽，不宜过于匆忙；损坏的假牙要及时修复，以免进食时松动脱落；教育小儿改正口含物品玩耍等不良习惯；误咽异物后，切忌自行吞咽大食团、馒头等，以免加重损伤。

七、结果评价

疼痛是否减轻或消失，进食是否通畅；有无并发症的发生；焦虑等心理障碍是否减轻或消失；对食道异物防治知识的掌握程度。

下篇

口腔科护理学

第二十五章 | 口腔颌面部解剖生理

第一节 口腔应用解剖与生理

口腔是消化道的起端，具有咀嚼、味觉、消化、吞咽、语言以及辅助呼吸等功能。口腔以牙列为界，可分为口腔前庭和固有口腔（图 25-1）。

图 25-1 口腔

一、口腔前庭

牙列与唇、颊之间的潜在蹄形腔隙称为口腔前庭。两侧的口腔前庭在最后磨牙的后方与固有口腔相通，牙关紧闭或颌间固定的患者，可经此通道进食。

（一）唇

分上唇和下唇。上唇中央有一纵形的浅沟为人中。唇红与皮肤交界处为唇红缘。唇的结构分皮肤、浅筋膜、肌层、黏膜下组织和黏膜五层。

（二）颊

位于面部两侧，组成口腔两侧壁。主要由皮肤、颊部表情肌、颊脂垫、颊肌和颊黏膜组成。唇、颊移行于牙槽黏膜的皱褶处即前庭沟，此处黏膜下组织松软，是口腔局部麻醉常用的穿刺部位。在与上颌第二磨牙牙冠相对颊黏膜上有一乳头状突起，为腮腺导管的开口处。口内颊部表面的黏膜形成微凸的三角形，即颊脂垫，其尖端正对翼下颌皱襞前缘，大张口时，此尖为下牙槽神经阻滞麻醉的重要标志。在前庭沟中线处扇形的黏膜小皱襞称为唇系带。

二、固有口腔

从牙列内侧到咽部之间为固有口腔。是口腔的主要部分。

（一）腭

由硬腭和软腭形成口腔的上界和后界并借之与鼻咽部分隔。腭前 2/3 为硬腭，后 1/3 为软腭。硬腭前部正中，在两中切牙间后方的突起称腭乳头，其下为切牙孔，是阻滞鼻腭神经麻醉进针的标志。在距离硬腭后缘前约 0.5cm 及从腭中缝至第二磨牙腭侧龈缘的外中 1/3 交界处，左右各有一孔，称腭大孔，是腭前神经麻醉进针的标志。软腭呈垂幔状，前与硬腭相续连，后为游离缘，后缘正中有一小舌样突起，称为悬雍垂。

（二）舌

舌是口腔内的重要器官，司味觉并参与搅拌食物及语言、吞咽等活动。舌前 2/3 称舌体，舌后 1/3 为舌根，两者以人字沟为界。舌上面称舌背，舌下面称舌腹。舌背黏膜表面粗糙，有许多乳头状突起，称舌乳头。其结构能适应咀嚼时舌和腭之间的相互作用及舌的伸展，受纳味觉。舌乳头分四种：丝状乳头、菌状乳头、轮廓乳头、叶状乳头。舌腹黏膜平滑，在中线形成一条黏膜皱襞，称舌系带。临床上常见舌系带过短，限制舌的活动和影响舌尖部肌肉发育而致发音不清。

（三）口底

口底是指舌腹以下和两侧下颌骨体之间的口腔底部。在舌腹正中可见舌系带，舌系带两旁各有一乳头状突起，称为舌下肉阜。其中有一孔为颌下腺导管开口。由于口底组织比较疏松，当外伤或感染时，可形成较大血肿、水肿或脓肿将舌推向上后，造成呼吸困难或窒息，应特别警惕。

三、牙齿与牙周组织

（一）牙齿的数目、名称、萌出时间和顺序

人一生有两副牙齿，即乳牙及恒牙。乳牙共 20 个，上下左右各 5 个。其名称从中线起向两旁，分别为乳中切牙、乳侧切牙、乳尖牙、第一乳磨牙、第二乳磨牙，乳牙通常用罗马数字表示牙位。乳牙萌出时间和顺序见表 25-1。

表 25-1　　　　　　　　　　　乳牙萌出时间和顺序

牙 位	Ⅰ	Ⅱ	Ⅳ	Ⅲ	Ⅴ
年龄（月）	6～8	8～10	12～16	16～20	24～30

恒牙 28～32 个，上下颌的左右侧各 7～8 个，其名称从中线起向两旁，分别为中切牙、侧切牙、尖牙、第一双尖牙、第二双尖牙、第一磨牙、第二磨牙、第三磨牙，恒牙通常用阿拉伯数字表示牙位。恒牙萌出的时间和顺序见表 25-2。

表 25-2　　　　　　　　　　　恒牙萌出时间和顺序

牙 位	6	1	2	4	3	5	7	8
年龄（岁）	6	7	8	11	11.5	12	13	21

（二）牙齿的解剖形态

1. 牙齿表面各部名称　每个牙齿从外形上均可分为牙冠、牙根与牙颈三部分（图 25-2）。牙齿暴露在口腔的部分称牙冠。牙齿埋藏在牙槽骨内的部分称牙根。牙冠和牙根交界处称牙颈。每个牙齿的牙冠有五个面（前牙为四个面、一个切缘），称为近中面、远中面、舌（腭）面、唇（颊）面、咬合面。前牙的切缘由唇、舌面相交而成。

图 25-2　牙齿各部名称

2. 牙根数目　牙根的数目与形态随功能而有所不同。一般切牙、尖牙、双尖牙为单根牙，但上颌第一双尖牙多为双根牙。下颌磨牙一般为双根，上颌磨牙一般为三个根。上、下颌第三磨牙的根变异较大，亦有融合为单根者。了解牙根的数目和形态，对牙髓病的治疗和牙拔除术都有重要的临床意义。

3. 髓腔各部名称　牙齿中心的空腔叫做髓腔。相当于牙冠部分的髓腔称为髓室，髓室的形态与牙冠外形一致。髓室内与牙齿粭面相对应的壁，叫髓（室）顶。在多根牙内，髓室与根分叉相对应的壁，叫髓（室）底。位于牙根内部的髓腔细长呈管状，称为根管。髓室与根管相交界处，称为根管口。在根尖部，髓腔与牙周组织相通的孔，称为根尖孔（图 25-3）。

（三）牙齿的功能

切牙和尖牙位于口角前方，称为前牙；双尖牙和磨牙位于口角后方，称为后牙。切牙的功能是切断食物、发齿音。尖牙能够撕裂食物、支撑口角、保持口唇外观丰满。后牙则能捣碎和磨细食物。

（四）牙体组织

牙体组织包括牙釉质、牙本质、牙骨质和牙髓。前三者是钙化的硬组织；后者是软组织，居于中空的髓腔内（图25-4）。

图 25-3　髓腔各部名称　　　　图 25-4　牙齿及其周围组织剖面图

1. **牙釉质**　牙釉质在牙冠部分的外层，呈乳白色，有光泽，是半透明的钙化组织。

2. **牙本质**　构成牙体的主体，呈浅黄色，硬度仅次于牙釉质。在牙本质小管内，有由牙髓分出的神经末梢，因此牙本质受到刺激时有明显酸痛感。

3. **牙骨质**　构成牙根表层的淡黄色的硬组织。牙骨质借牙周膜将牙齿固定在牙槽窝中。

4. **牙髓**　牙髓位于牙髓腔内，是富于细胞、血管和神经的疏松结缔组织。主要功能是营养牙体组织，形成牙本质。牙髓神经只有痛觉感受器，而无定位器，因此，任何对牙髓的刺激都可引起痛觉反应，但不能定位。牙髓一旦坏死或被摘除，牙齿组织就会变得脆弱易于崩裂。

（五）牙周组织

牙周组织包括牙周膜、牙槽骨和牙龈。

1. **牙周膜**　是介于牙根和牙槽骨之间的纤维结缔组织，主要为胶原纤维，呈束状排列，其两端分别埋入牙骨质和牙槽骨中，使牙齿稳固于牙槽窝中。牙周膜还有感觉、营养牙齿及缓冲咬合力的作用。

2. **牙槽骨**　是颌骨包埋牙根的突出部分，又称牙槽突。牙槽骨的游离缘称为牙槽嵴。牙槽骨是支持牙齿的重要组织。

3. **牙龈**　是覆盖于牙槽突表面及牙颈部的口腔黏膜，呈粉红色，坚韧而有弹性。牙龈与牙颈部紧密相连，其边缘未附着的部分称游离龈，游离龈与牙齿间的空隙称龈沟，正常龈沟的深度不超过 2mm。两牙之间突起的牙龈称龈乳头。

四、口腔黏膜组织结构

口腔黏膜覆盖于口腔表面，前与唇部皮肤相连，后与咽部黏膜相接。口腔黏膜各部位的功能不同，其结构也各具特点。

（一）基本结构

1. **上皮**　上皮全层为复层鳞状上皮，由深至浅可分为基底层、棘层、粒层及角化层四层。

2. **固有层**　由纤维结缔组织构成，在口腔各部分的厚度不等。固有层与上皮相接处参差不齐，上皮伸向结缔组织的部分称为上皮钉，或称上皮基层突（上皮网角）。固有层凸向上皮部分为结缔组织，称为结缔组织乳头。乳头的高度随部位不同而有差异。在乳头层接近上皮处有毛细血管网及神经末梢，血管不分布到上皮层。游离的神经末梢从基底细胞之间穿过，进入上皮内，且有丰富的神经感受器。

3. **黏膜下层**　由疏松结缔组织构成，内含丰富的腺体、血管、淋巴管、神经及脂肪组织。黏膜下层的血管可分成细支分布到固有层的结缔组织乳头中，形成毛细血管网。上皮的营养通过基底膜扩散而来，也可通过固有层提供代谢。牙龈及腭中缝无黏膜下层。

（二）口腔各部位黏膜的结构

口腔黏膜根据其所在部位的结构和功能的差异在临床上可分为三类。

1. **咀嚼黏膜**　承受较大的咀嚼压力的摩擦，其中包括牙龈、硬腭黏膜。

2. **被覆黏膜**　作为一种保护性覆盖的黏膜，仅起覆盖的作用，不承受咀嚼的力量。如舌、颊、前庭、牙槽、口底、舌下、软腭等处黏膜。

3. **特殊黏膜**　舌背黏膜是特殊黏膜，它具有特殊结构，呈粉红色，为复层鳞状上皮，无黏膜下层，固有层内有许多舌肌纤维分布。

第二节　颌面部应用解剖与生理

口腔颌面部位于颜面部的中下 2/3。颜面部的范围：上界在发际，下界在颈部皮肤第一横纹或舌骨水平线，两侧到耳屏。通过睑裂的水平线和通过口裂的水平线，将颜面部分成三部分，口腔颌面部即为其睑裂以下的 2/3。颌面部主要由成对的上颌骨、颧骨、鼻骨、腭骨、泪骨、下鼻甲骨和单个的下颌骨以及颞下颌关节、肌肉、血管、神经、涎腺等组成。

一、上颌骨

上颌骨位于颜面中部，左右各一，互相对称，由一体部与四突起所组成。额突及颧突分别与额骨、颧骨相连接；腭突在腭中缝连合，并与其后的腭骨水平部共同构成口腔顶部的硬腭；两侧的牙槽突相连形成上牙槽弓。体中心为空腔，称上颌窦。窦的下壁与牙槽突近邻，上颌第一磨牙与第二双尖牙的牙根尖与上颌窦下壁距离最近，其根尖感染容易波及上颌窦，引起上颌窦炎。在拔牙或取断根手术时，也可使口腔与上颌窦穿通或将牙根推入上颌窦内，临床上应加以注意（图 25-5）。

图 25-5　上颌骨

二、下颌骨

下颌骨呈马蹄形，分为下颌体与下颌支两部分。下颌体的上缘为牙槽突，前牙区的牙槽骨板较后牙区疏松，后牙区的牙槽骨板，颊侧较舌侧厚，此对麻醉方法的选择及拔牙施力方向有临床意义。下颌体外面双尖牙区有一颏孔，颏神经、血管经此穿出。下颌支内侧面中央有一骨孔，称下颌孔，是下牙槽神经、血管的入口。下颌支后缘与下缘相交的部分，称下颌角。下颌支的上端有两个突起，前方是喙突，后方是髁状突。髁状突与颞骨的关节凹构成颞下颌关节。喙突与髁状突之间的凹陷称为乙状切迹（图 25-6）。

三、颞下颌关节

颞下颌关节是颌面部唯一具有转动和滑动运动功能的、左右协同统一的联动关节。具有咀嚼、吞咽、语言、表情等功能。由颞骨关节凹、髁状突、关节盘、关节囊和关节韧带构成（图 25-7）。

（一）颞骨关节凹

颞骨关节凹呈横的卵圆形，覆以纤维软骨，与颅腔仅有薄骨板相隔。关节凹的前端为颧弓根部的关节结节，是承受咀嚼压力的主要区域。关节凹较髁状突大，借关节盘和关节囊的附着以适应各种运动，并有缓冲外力的作用。

（二）髁状突

位于下颌升支上部，呈横轴形。

（三）关节盘

位于颞骨关节凹与髁状突之间，呈卵圆形。关节盘前部有翼外肌附着。

（四）关节囊

是松而薄、韧性很强的囊袋。上起于颞骨关节凹的周缘和关节结节；下连关节盘的周缘，附着于髁突颈部。关节盘将关节腔分为上、下两腔，内覆以滑液膜，分泌滑液。

内侧面观

外侧面观

图 25-6 下颌骨

图 25-7 颞下颌关节的组成

（五）关节韧带

是悬吊下颌和限制下颌于正常运动范围的结构。

四、肌肉

颌面部的肌肉可分为表情肌和咀嚼肌两大类。

（一）表情肌

位于皮下组织内，起于骨面，止于皮肤，围绕于面部各孔、裂周围，收缩时，皮肤出现皱褶，出现各种表情。

（二）咀嚼肌

分为开口肌群、闭口肌群和翼外肌三组。开口肌群包括二腹肌、下颌舌骨肌和颏舌骨肌，其着力点主要在颏部。肌肉收缩时，降下颌骨，使口张开。闭口肌群包括嚼肌、翼内肌、颞肌等，主要附着于下颌角。闭口肌群肌肉发达，收缩力强，使口闭合。翼外肌主要附着于下颌髁突颈部、下颌关节盘等，单侧收缩时，使下颌向对侧运动，双侧收缩时，使下颌前伸。

五、血管

（一）动脉

口腔颌面部的血液供应极为丰富，动脉主要来自颈总动脉的分支——颈外动脉。颈外动脉供应颌面部的动脉分支有甲状腺上动脉、舌动脉、颌内动脉、颌外动脉、颞浅动脉、耳后动脉和枕动脉。除舌动脉外，其他各支均与对侧同名动脉相互吻合。临床上进行某些手术出血较多时，常同时结扎同侧颈外动脉，以减少出血。

1. **颌外动脉或称面动脉** 发自舌动脉上方，颈外动脉前内侧。先向前、内、上方行进，沿颌下腺深面和上面走行，在嚼肌前缘越过下颌骨下缘，向上、内、前走行，至内眦与眼动脉的分支相接。

2. **颌内动脉** 位于面深部，相当于下颌骨髁突颈部的水平，自颈外动脉前内侧发出。在颞颌关节内侧发出分支营养嚼肌、颞肌、表情肌、颌骨、牙和牙槽骨。

3. **颞浅动脉** 为颈外动脉的终支。在颞颌关节后方、外耳道软骨前方上行，发出分支，营养腮腺、颞颌关节、嚼肌等，继而绕过颧弓达颞部皮下。

（二）静脉

口腔颌面部静脉由浅、深静脉网构成。

1. **浅静脉网** 由面前静脉和面后静脉组成。面前静脉收纳颌外动脉分布区的静脉血，起于内眦静脉，向下在颌外动脉后方与其平行走行，沿途与眼静脉、眶下静脉和面深静脉相交通。面后静脉由颞浅静脉和颌内静脉汇合而成。面前、面后静脉在下颌角下方汇成面总静脉，在相当于舌骨水平汇入颈内静脉。

2. **深静脉网** 为翼静脉丛，位于翼腭凹。翼静脉丛收纳面侧深部的静脉血后，主要流入颌内静脉。翼静脉丛与面前、面后静脉相交通，与眼眶、颅腔海绵窦关系密切。

面部静脉走行于肌肉中，其腔内一般无瓣膜，当肌肉收缩时，可使其中的血液倒流进入海绵窦。因此，面部尤其是两则口角至鼻根的三角区内发生的感染，如处理不当，可蔓延至海绵窦，形成严重的海绵窦血栓性静脉炎。因此，常称此区域为"面部的危险三角区"。

六、淋巴

面部淋巴极为丰富，由多数小淋巴管和淋巴结构成口腔颌面部重要防御系统。淋巴结的硬度在正常情况下与软组织相似，不易触及。但在局部发生肿瘤或炎症时，则肿大、变硬，可被触及，急性炎症时，淋巴结还有明显的压痛。与口腔颌面部有关的淋巴有环形链和纵形链两组。

(一) 环形链

包括枕淋巴结群、耳后淋巴结群、耳前淋巴结群、腮腺淋巴结群、面淋巴结群、颌下淋巴结群、颏下淋巴结群、颈浅淋巴结群和颈前淋巴结群。

(二) 纵形链

包括颈深淋巴结群。主要为颈内静脉淋巴结，沿颈内静脉前、后排列呈链状。以颈总动脉分叉为界，在分叉以上的是颈上深淋巴结群；在其下方的是颈下深淋巴结群。

七、神经

与口腔颌面部相关的主要神经，有运动神经和感觉神经两组。

(一) 运动神经

主要有面神经、舌下神经和三叉神经第三支（下颌神经）的前股纤维。

1. **面神经** 即第七对颅神经。自茎乳孔出颅后进入腮腺，穿行在腮腺之间，分支并互有吻合，交织成网，出腮腺后呈扇形分布于颌面，分为颞支、颧支、颊支、下颌缘支及颈支。支配面部表情肌的活动。在颜面作切口时，应了解面神经各支的行径，以免损伤。

2. **舌下神经** 即第十二对颅神经，分布至所有的舌肌，支配舌的运动。

3. **三叉神经第三支（下颌神经）** 其前股纤维发出的运动神经分布于嚼肌、颞肌和翼内外肌，支配咀嚼运动。

(二) 感觉神经

主要为三叉神经，即第五对颅神经。由半月神经节分出三大支。第一支为眼神经，第二支为上颌神经，第三支为下颌神经。与口腔科关系密切的是上颌神经和下颌神经（图 25-8）。

1. **上颌神经** 分出上齿槽后神经、上齿槽中神经和上齿槽前神经，分布于上颌牙、牙槽骨及颊侧牙龈。这三支神经末梢相互吻合，共同构成了上颌牙齿神经丛的外环。由上颌神经分出的腭前神经、鼻腭神经分布于上颌牙腭侧牙龈及黏膜、骨膜，这两支神经相互吻合，构成了上颌牙齿神经丛的内环。

2. **下颌神经** 含有感觉和运动两种神经纤维。前股较小，多系运动神经。后股较大，多系感觉神经。后股分出下牙槽神经、舌神经和颊神经。下牙槽神经在下颌管内相当于双尖牙区发出分支，出颏孔称为颏神经，分布于第二双尖牙以前的牙龈、下唇、颊黏膜和皮肤。舌神经自下颌支主干分出后，在下牙槽神经前内侧下行，主要分布于舌前 2/3、舌侧牙龈和口底黏膜。颊神经自下颌支分出后，沿下颌升支前缘下行，分布于下颌第二双尖牙、磨牙的颊侧牙龈及颊后部黏膜和皮肤。

眼神经
上颌神经
三叉神经根
下颌神经

鼓索
耳颞神经
面神经
舌神经
下颌舌骨神经
下牙槽神经

眶上神经
眶下神精
上牙槽前神经
上牙槽中神经
上牙槽后神经
颊神经
咀嚼肌神经

颏神经

图 25-8 三叉神经

八、涎腺

口腔颌面部大的涎腺有三对，即腮腺、颌下腺和舌下腺。

（一）腮腺

是涎腺中最大的一对，位于两侧外耳前下方和颌后窝内。腺体呈不规则的楔形，内有面神经及其分支穿过，在神经浅面者称腮腺浅部，位于外耳前下方嚼肌浅面；在神经深面者称腮腺深部，位于颌后窝，突向咽旁间隙。腮腺导管长约 5～6cm，在腺体前缘近上端发出，行至嚼肌前缘时呈直角向内穿过颊肌，开口于上颌第二磨牙相对的颊黏膜。

（二）颌下腺

位于颌下三角中，形似核桃，腺体深层延长部，经下颌舌骨肌后缘进入口底，导管长约 5～6cm，行径方向为从后下向前上，开口于舌系带两旁的舌下肉阜。

（三）舌下腺

位于舌系带两侧的口底黏膜皱襞下，是由若干小腺所组成，并有数十个单独的短小导管，直接开口于口底，亦有少数导管汇入颌下腺导管。

第二十六章

口腔科护理概述

第一节　口腔科患者的护理评估和常用护理诊断

一、口腔科患者的临床特征

（一）手术患者易感染

口腔科手术患者的手术切口多与口腔相通，手术后口腔分泌物增多，口腔机械性自洁作用受限，口腔切口的渗血渗液未及时清除，进食后食物残渣易滞留而滋生细菌，因此，易造成口腔切口感染。故口腔手术前后加强口腔护理尤为重要。术前口腔内炎症要彻底治疗，并用漱口水漱口，保持口腔清洁，术后可采用抗生素加生理盐水冲洗，避免细菌生长，对口腔内的渗血渗液及分泌物及时清除，进食后应立即漱口或做好口腔护理，防止血液或食物残渣滞留发酵促进细菌生长，避免口腔感染。

（二）与邻近器官关系密切，易引起并发症

口腔、颌面部解剖关系复杂、窦腔多，颜面部不但血液循环丰富，而且肌与肌之间、肌与颌骨之间充满着疏松结缔组织及淋巴结，与邻近器官眼耳鼻咽喉关系密切，一旦发生感染，炎症十分容易向周围组织蔓延，引起面部广泛的蜂窝织炎，严重的还会引起脓毒血症，炎症波及咽喉部，还会有窒息的危险，因此，在护理口腔疾病和口腔手术患者时，要严密观察生命体征和病情的变化，如有高热、神志改变、呼吸不畅等情况，要及时通知医生处理。

二、口腔科患者的护理评估

口腔科患者的护理评估内容包括患者健康史的采集、症状和体征的评估以及心理社会评估。

（一）健康史的采集

详细询问患者就诊的原因，疾病发生有无诱因，发展的过程，诊断和治疗经过，治疗效果如何，过去的健康状况，有无外伤史、家族史、手术史等。

（二）症状和体征的评估

1. 症状

（1）牙痛　疼痛的特点主要是自发性剧痛、自发性隐痛、激发痛和咬合痛。主要原因有龋病、牙周组织疾病、临近组织疾病、神经性疾病如三叉神经痛等。

（2）口臭　常见原因有口腔卫生习惯差，口腔内多种炎症，用硬橡皮作义齿基托者，全身疾病患者如消化不良、肝炎等。

（3）牙龈出血　与全身性疾病如维生素 C 缺乏症、血液病等以及牙周疾病如牙龈炎、牙周炎等有关。

（4）张口受限　主要原因是累及颞颌关节和闭口肌群的炎症，颞颌关节损伤、颌骨骨折或颞颌关节的恶性肿瘤等。张口度异常一般用卡尺测量上下切牙缘间的距离大小来区分轻重程度，距离约 2～3cm 为轻度张口受限，距离约 1～2cm 为中度张口受限，距离不足 1cm 为重度张口受限，距离超过 4.5cm 为张口过度。

2. 体征　通过观察或借助口腔科常用检查器械检查得到，包括视诊、触诊、听诊、探诊、叩诊和嗅诊。视诊包括对患者全身情况的观察，如患者的意识和精神状态、体质、发育和营养状况，身体及颌面部有无畸形，皮肤和口唇颜色有无苍白和青紫，有无先天性巨口症、小口症或唇裂，口唇有无肿胀、糜烂、炎症、张口和闭合是否正常等，又可观察病变部位的色泽、大小、形态和结构。牙齿的视诊主要观察牙齿的排列和𬌗的关系，牙齿的数目、形态，有无龋洞、残冠、残根等。牙龈正常为浅粉红色，牙周病患者齿龈呈紫红色，有结石和脓性分泌物。舌及口腔黏膜的视诊主要观察有无水肿、糜烂、溃疡、色素沉着以及舌苔的变化等。

触诊是检查口腔软组织、涎腺病变及颈淋巴结的重要方法。听诊是直接或用听诊器听到病变部位异常声响进行分析的检查方法。如颞颌关节开口闭口时关节的摩擦音，全口托牙制作时，平衡𬌗的失调，垂直距离过高可引起碰撞声等。探诊主要利用探针探查病变所在，如探查龋齿的部位和深浅，牙周袋的大约深度和位置等。叩诊多以口镜柄或探针叩击患者的牙冠，以检查根尖组织及牙周膜的反应。嗅诊，因口腔科的某些腐败性感染有特殊臭气，可借助嗅诊了解感染情况，如牙髓坏死有特殊腐败的气味，一般不直接嗅，可用手扇呼气的味道或标本散发出的味道来嗅诊。

常见的体征有：①口角裂纹，是皮肤黏膜交界处的辐射样线状裂沟，常由维生素 B 族缺乏引起，见于口角炎及口腔周围的梅毒性皲裂等。②牙齿松动，牙齿的活动度大于 1mm 则为病理性松动，主要原因有牙周炎、𬌗创伤、牙外伤、根尖周围炎、颌骨骨髓炎。③牙表面呈黑色或龋洞，主要为龋病引起。④牙龈充血水肿，多因牙龈炎、牙周炎引起。⑤口腔黏膜斑块、溃疡、疱疹等，多由口腔黏膜白斑、复发性口疮、疱疹性口炎、口腔白色念珠菌病等引起。

（三）心理社会评估

因口腔疾病与患者的生活习惯、口腔卫生习惯、饮食习惯、文化层次有密切关系，所以在评估口腔科患者时应特别注意对这些因素的评估，以便于采取相应的护理措施帮助患者养成良好的口腔卫生习惯,掌握口腔卫生知识,促进康复,预防疾病。很多患者对口腔疾病不够重视,认为牙病是小病,能拖则拖,所以,来就医时往往牙病已很严重,失去早期治疗的机会,引起心理紧张焦虑,另外,口腔疾病患者有时口臭明显,影响患者社交,患者常产生自卑心理,口腔颌面手术的患者常会造成明显的结构和功能的改变,导致患者自我形象紊乱,因此,护士应充分理解患者的心理,评估患者的情绪和情感、压力和压力应对方式、家庭结构和功能、家庭生活习惯、社会关系等,以便根据患者的特征提供适当的护理措施。

三、口腔科患者常用的护理诊断

1. **焦虑** 与吞咽困难、担心预后不良、环境改变有关。
2. **疼痛** 与口腔或周围组织炎症、肿胀有关。
3. **口腔黏膜改变的危险** 与手术、感染或禁食有关。
4. **体温过高的危险** 与感染和炎症有关。
5. **有窒息的危险** 与口腔黏膜或舌体肿胀阻塞呼吸道有关。
6. **有感染的危险** 与皮肤黏膜完整性受损、机体抵抗力下降有关。
7. **营养失调** 低于机体需要量的可能,与口腔手术、疾病导致进食障碍或张口受限有关。
8. **语言沟通障碍** 与口腔疾病、疼痛、口腔内填塞物、术后口腔活动受限有关。
9. **自我形象紊乱的可能** 与面部手术、先天畸形、外伤、牙齿形态异常、口臭等有关。
10. **潜在并发症** 脓毒血症,与感染未能得到及时控制有关。
11. **知识缺乏** 与缺乏相关疾病的防治知识有关。

第二节 口腔科护理管理

一、口腔科护士的素质要求

1. **高度的同情心和责任心** 口腔科患者因各种疾患可能有先天畸形如唇裂、腭裂等,面部结构和功能异常,语言交流不清晰,而炎症或肿瘤的患者会有强烈的口臭等症状,因此,口腔科护士要有极大的耐心和高度的同情心对待患者,防止无意间流露出嫌弃、不愉快、厌恶、不愿与之接触或交流的表情或姿态而给患者带来心理和情感的伤害,要以和蔼的态度和积极的语言关心和鼓励患者,帮助患者树立战胜疾病的信心。

2. **娴熟的专科技能** 口腔科护士在配合医生对患者进行诊治时,要技术娴熟、准确,如诊疗过程中要配合医生调拌各种材料和药剂,要做到准确、质优,才能配合成功的治疗。

3. **全面的理论知识** 口腔科的症状和体征有时是其他全身性疾病在口腔局部的表现,如肺部化脓性炎症或肿瘤、消化功能不良、肝炎、尿毒症等都会引起口臭,血液病、肝硬化、维生素 C 缺乏等可引起牙龈出血,心脏病有时可引起心源性牙痛。所以在评估患者时,除对专科情况进行评估外,还要对患者的全身情况进行评估。

4. **敏锐的观察力和应急反应能力** 口腔、颌面外伤或手术患者，病情多较复杂，常合并颅脑损伤或感染，鼻咽部肿胀引起呼吸道阻塞、出血、感染等并发症，因此，护士应有敏锐的观察力，发现病情异常变化，应及时报告医生处理，患者情况危急时，要有较强的应急能力，配合医生抢救患者的生命。

二、口腔科门诊的管理

（一）开诊前准备工作

1. 诊室保持清洁、整齐、通风、明亮。备好消毒洗手液、清洁毛巾等。
2. 备好诊疗用品和常用药物。
3. 备好处方、各种检查申请单等书写用品。

（二）开诊后护理配合

1. 做好分诊工作，落实便民措施，保持良好的就诊次序。
2. 做好椅旁护理，协助患者取合适体位，调整合适椅位高低和靠背，调整光源。在诊治过程中，主动及时配合医生操作，如传递器械、调拌各种材料和药剂，做到及时、质好、量当。另外，随时注意患者的需要，及时满足并给予安慰。
3. 患者结束诊疗后，应向患者介绍治疗后注意事项。
4. 需手术和特殊检查的患者，为患者做好预约和解释工作。
5. 诊疗后的器械应按规定消毒、清洗、灭菌备用，防止交叉感染。

三、口腔科病房的管理

与耳鼻喉科病房的管理任务和原则基本一致，口腔科病房管理中要特别注意消毒隔离工作的管理。

口腔中寄居大量的细菌，其数量之大，种属之多均居全身各部位之首，诊治时唾液和血液的污染，都是造成院内感染的危险因素，因此，应建立严格的口腔科消毒隔离制度，诊疗器械应一用一消毒，尽量采用一次性诊疗包，漱口杯采用一次性用杯。对用过的器械如何消毒，机头、钻头的消毒措施，患者的分泌物和敷料如何处理，医务人员诊治患者时如何做好手的消毒，诊室内的地面、家具、空气消毒方法等，都应有明确详细的规定，并督促医务人员严格执行，防止交叉感染。

第三节 口腔科患者的手术前后常规护理

一、手术前常规护理

1. **心理护理** 根据患者文化程度，采用适当方法向患者介绍手术的目的和意义，说明术中可能出现的情况、如何配合、术后的注意事项，使患者有充分的思想准备。对于肿瘤患者、术后语言交流功能受影响和面部结构可能改变的患者，要特别加强术前解释工作，使患者在充分理解和愿意接受手术的心理状态下进行手术。

2. **局部准备**

（1）术前做好口腔护理 从患者入院开始，给予漱口液含漱，保持口腔清洁，防止口腔感染，影响术后伤口愈合。

（2）口腔有炎症者，应先控制炎症，再行手术。

3. **皮肤准备**

（1）行面部手术，男患者要剃须；鼻唇部手术要剪鼻毛；眉毛是否剃除则根据病情需要。

（2）行头皮部或额瓣转移手术，需剃光头、剃须。

（3）下颌骨切除、腮腺手术等剃发至耳上及耳后三横指。

（4）颜颈部及甲状舌骨囊肿手术备皮范围自锁骨上至口周。

（5）取胸大肌、背阔肌皮瓣转移或取肋骨需行侧胸备皮，同时剃腋毛。行髂骨和股内侧取皮应剃阴毛。

4. **全麻前准备** 按全麻患者术前护理常规进行。

二、手术后常规护理

1. 全麻患者按全麻术后护理常规护理至患者清醒。

2. 注意观察切口渗血渗液情况，口腔手术患者注意使患者保持头侧位和侧俯卧位，以利渗血渗液流出，便于观察。叮嘱患者口腔内分泌物吐出勿咽下。

3. 保持各种引流管通畅，注意观察引流物的色、质、量，如有异常及时报告医生处理。

4. 做好饮食护理，饮食种类分鼻饲饮食、流质、半流质、软食和普食，根据患者病情和医嘱决定饮食的种类和量。

5. 保持口腔卫生，每日视患者需要提供口腔护理或含漱液漱口。

6. 皮瓣转移患者做好取皮处的切口护理，如制动、抬高、观察末梢循环等；同时做好植皮处护理，观察皮瓣颜色、温度等。

7. 做好心理护理，尤其对口腔和面部结构功能破坏较大者，主动关心患者，及时满足患者的身心需要，帮助建立信心，促进康复。对于有语言沟通障碍的患者，可用简单手语、卡片或写字等方式与患者沟通，满足患者需要，保持患者良好心情。

第四节 口腔科常用护理技术操作

一、银汞合金调制法

银汞合金是银合金粉与汞按比例调和后形成的合金，是永久性充填材料。其调制分手工和机器调拌两种。

（一）目的

主要用作龋病、牙髓病、根尖周病治疗后的窝洞充填。

（二）用物准备

玻璃乳钵、杵棒、白合金粉、汞。

（三）操作步骤

1. 手工调拌法

（1）根据窝洞大小取适量汞与合金粉放入玻璃乳钵内，汞与合金粉重量比为 8∶5。

（2）一手持杵棒，一手握乳钵按顺时针方向研磨，速度为 120～150 转/分钟，压力约 1.5kg，时间为 1～2 分钟。

（3）研至合金表面光亮，无游离汞，易附着于乳钵壁上，手指揉捻时有握雪或捻发音，压之有指纹时即可。

（4）使用前挤出多余汞，即可用于充填。

2. 机器调拌法　使用全自动银汞合金调制机，设定所需调拌时间和速度，合金粉与汞预先按比例称量好并封装在胶囊中，有 400mg、600mg、800mg 三种规格。根据窝洞大小选择银汞胶囊，将胶囊放入震荡卡柄内，启动机器，经高速震荡后汞化为银汞合金，待机器自动停止后取出胶囊内银汞即可使用。具有安全、方便、比例合适等优点。

（四）注意事项

1. 汞为有毒物品，易蒸发，操作中注意防止汞对环境的污染。

2. 工作室应有良好的通风设备。

3. 操作时护士应戴口罩和工作帽。调制和挤压银汞合金时戴指套，避免银汞合金与皮肤直接接触。挤出的多余汞勿撒落于桌面和地面，否则不易清除，而且增加了汞蒸发的面积。

4. 充填时，剩余的银汞合金要收集在装有饱和盐水的容器中。

5. 定期请卫生防疫部门测量诊室的汞含量，其最高允许量为 $10\mu g/m^3$，发现问题及时解决。

二、水门汀调制法

水门汀指由金属盐或其氧化物做粉剂与专用液体调和而成的非金属修复材料，口腔临床亦称粘固粉或粘固剂。主要用于各种修复体的粘接、乳牙和恒前牙的充填、暂封、衬层、盖髓、保髓、根管充填。

（一）磷酸锌水门汀

1. 调制方法　用清洁干燥的玻璃板和粘固粉调拌刀在 20℃ 以下调制。取粉、液分别置玻璃板两端，按 3g 粉配 1ml 液的比例进行调和。调拌时将粉末逐次加入液体中，平持调拌刀，用旋转推开法调拌，约 1 分钟内完成。用作窝洞垫底时，应调成面团状；用作暂时充填时，应调成稠糊状；用作黏接剂时，应调制成稀糊状，用调拌刀提起成丝状即可。

2. 注意事项

取粉、液后应盖好瓶盖，保持瓶口密封，以防液体蒸发。

（二）氧化锌丁香油水门汀调制法

在清洁、消毒的玻璃板上进行调制。粉、液重量比为 3∶1，按需要量取粉末和液体分别置于玻璃板上。将粉末大致分为 3 份，首次取全部粉末的 2/4，第二次为 1/4，第三次为剩余的 1/4，用粘固粉调拌刀将粉末逐份加入丁香油液体中，调拌刀平放于玻璃板上顺一个方向旋转调和，使粉液调至所需稠度为止。调拌在 1 分钟内完成。调好后用调刀将板上散开的氧化锌粘固粉糊剂收集在一起备用。

三、复合树脂调制法

复合树脂是一种由有机树脂基质和经过表面处理的无机填料以及引发体系组合而成的牙体修复材料，用于各类牙体缺损时直接和间接修复。按其固化方式可分为化学固化和可见光固化两类。

1. 调制方法 有双糊剂型，粉-液型复合树脂（化学固化型）两种。用干燥、清洁的塑料类调板或调刀进行调拌，以保证材料性能和质量。粉-液型复合树脂粉液重量比在 2.2∶1～2.5∶1 的范围内，两组分取量应尽量准确，充分调匀呈糊状，时间为 0.5～1 分钟；双糊剂型按 1∶1（体积比）进行调制。

2. 注意事项 调拌板、刀、粉、液切忌粘污酚类药物（如丁香油酚），因酚类药物有阻聚作用。调拌完成后，应速用酒精棉球将调拌工具擦净，浸泡消毒，擦干备用。可见光固化复合树脂为成品糊膏，不需调拌。

四、根管充填材料调制法

根管充填材料是用于根管治疗后封闭根管和髓腔的材料，临床上分为固体类、糊剂类和液体类。根管充填时常用糊剂加固体充填的方法。

1. 根管糊剂调制方法

（1）用消毒、干燥的玻璃板和粘固粉调拌刀调制。

（2）取适量粉液，调拌成稠糊状即可。供医师以根管扩大针或螺旋充填器将糊剂填入根管内。

2. 牙髓塑化液 采用酚醛树脂为塑化剂，其由三组液组成。第一液主要成分为甲醛，第二液为间苯二酚，第三液为氢氧化钠，是促聚剂，可加速酚醛树脂的聚合反应。调制时，取第一、二液各 0.5ml，加入第三液 0.12 ml，放入弯头注射器内或小塑料瓶盖中，搅拌至发热呈棕红色时即可使用。

五、制取印模法

制取印模是义齿制作的第一步，只有取到与口腔形态完全一致的模型，才能保证义齿的精确度。

（一）适应证

1. 牙体缺损、牙列缺损、牙列缺失修复治疗中的各种修复体制取。

2. 工作模的制取。

3. 制取模型检查。

（二）用物准备

1. 除初诊用物外，另备各类托盘。应根据患者修复部位的形状、大小，牙槽嵴的高度、宽度，缺牙的数目、部位以及印模材料的不同而选择合适的托盘。选用的成品托盘如边缘不合适，可根据口腔具体情况，适当地加以修改。若牙槽嵴特别大，成品托盘边缘的高度不够时，可用蜡片或印模膏加高托盘边缘。如无合适的成品托盘可选，则需专门制作个别托盘。

2. 若用藻酸盐水胶体取模，则备石膏、水、橡皮碗、石膏调刀、剪刀或手术刀。

3. 若用印模膏取模，则备瓷碗、纱布、热水。

4. 若用弹性体印模材料（硅橡胶）取模，则备调拌刀、调和材料垫纸、托盘黏附剂。

5. 若用石膏印模材料取模，则备 2%～4% 食盐水、分离剂、毛笔、凡士林、橡胶碗、石膏调拌刀。

（三）操作步骤

1. 调整体位和头位，使患者舒适地坐在治疗椅上，精神放松，肌肉松弛。调整头位。

2. 调节椅位及光源，椅位的高度应方便医生进行操作。取下颌印模时，医生位于患者的右前方，患者的下颌与医师的上臂中部大致相平，张口时下颌牙弓的𬌗平面与地平面平行；取上颌印模时，医生应位于患者的右后方，使患者的上颌与医师的肘部相平或者稍高，张口时上颌牙弓的𬌗平面与地平面平行。根据医生的操作部位调节好光源，灯距不宜过近或过远。

3. 做好解释工作，使患者对取模有充分的思想准备。告诉患者在取模时可能会出现一些不适，如恶心、欲吐等。出现这些现象时，可用鼻吸气、口呼气、头微低，不适症状可减轻，以利于医生取出完整准确的印模。

4. 制取印模

（1）根据医嘱，选择与患者口腔条件大致相似的成品托盘。

（2）调拌所需印模材料。

（3）上托盘前应将材料刮于橡皮碗一侧，反复用调拌刀挤压排气，以免形成气泡。

（4）注入托盘　注入上颌托盘时，应将材料形成圆团状于调拌刀上，从托盘远中方向向近中轻轻推入；注入下颌托盘时，将材料形成条状，从托盘的一端向另一端旋转盛入。

（5）堆放在托盘上的材料应表面光滑，均匀适量。

5. 取出印模后，用清水轻轻冲去表面唾液及残渣，经消毒处理后，连同设计卡片及时送技工室灌注（有条件者也可将印模灌注好后，用消毒柜消毒）。

6. 预约患者复诊时间，清理用物，消毒后归还原处。

（四）注意事项

1. 取印模时，要注意保持患者的体位舒适，使其合作勿动，保证所取的印模准确。

2. 应特别注意避免印模材料向后流动刺激软腭。

3. 取印模过程中，应使托盘在口腔中保持正确而稳定的位置，避免移动；同时维持一定的压力直到印模材料完全凝固为止。

4. 在调拌材料前，应了解欲修复的部位及患者失牙数量，以决定材料的用量及托盘放置材料的主要位置。

5. 在调拌藻酸钠水胶体印模材料前，必须检查橡皮碗与调拌刀是否干燥、清洁，若碗内有水则需擦干或先将材料放入碗内调匀后再加石膏（若材料经热水加热后也应将材料调和均匀再加石膏），以免石膏与游离水结合形成颗粒，影响印模的准确性。

6. 若用藻酸钾印模粉取模，则应严格按商品要求的水粉比例准确取量调拌，且严格掌握调和时间，要求在30～45秒内完成。如调和时间不足，会使印模强度下降（可降低50%左右）；反之调和时间过长，又会破坏胶凝，也会降低强度。

7. 用过的印模膏再次使用时，必须经过严格消毒，并除去杂质。

8. 弹性体印模材料（硅橡胶）的胶结剂和糊剂用后应加盖密封。

9. 依据是否有牙列存在及其用途掌握材料的稀稠度。取全口印模时，材料应稠些，便于医生取模时对黏膜加压；义齿垫底或取终印模时材料应稍稀薄，使其保持良好的流动性，量不宜太多。

10. 正确按照各类印模材料的商标说明及贮存期使用。

11. 橡皮碗与调拌刀用后均应清洗、去渣、消毒，防止交叉感染。

第五节　口腔科检查常用的基本设备

口腔科诊疗室要求整洁、安静，有充足的自然光线或日光灯照明。

口腔科最常用的检查器械包括口镜、探针、镊子，每个患者检查前应将这些器械准备好放于消毒碗盘内。

口腔科的诊疗设备包括现代化的综合口腔诊疗椅，连接清洗、吸引、漱口、照明等功能，以及进行各种口腔治疗或手术的设备。

第六节　口腔科常用的专科治疗和护理配合

一、口腔四手操作技术及护理配合

四手操作法是在口腔疾病治疗过程中，医护人员坐在特制的椅位上，患者躺在双侧可调的电动卧式手术椅上，器械、药品、材料及其他物品放置在活动器械柜的顶部，医护各有分工，密切配合，以两双手共同完成口腔疾病的治疗工作，故称四手操作法。其优点是减轻了医、护的劳动强度，极大的提高了医疗质量和工作效率。

实施四手操作法必须有精良的设备、医护人员的密切配合和素质较高的护士。

（一）四手操作法所需设备

1. **双侧可调的电动卧式手术椅**　手术椅的倾倒、回位、高度变化均由电动机带动，每一种功能都应有单独的控制键，并设在椅背的边缘，便于操作。手术椅必须具备舒适性，使患者仰卧在手术椅上轻松、舒适地接受治疗。其次，头托应具有旋转性以利于拍片或某些治疗；手术椅助手侧应设有吸引器、排唾器和三用喷枪；医师侧应设有可移动的综合治疗台、高低速涡轮机、三用喷枪、洁治器和可调式手术灯。

2. **医师用椅**　应具有可调性，使椅背顶位于腰部，底座平稳并可滑动以便调节不同的位置。

3. **护士用椅**　具有可调性且底座较高，底盘宽大稳定并设有放脚的基底，可随意滑动，前臂有一扶手。

4. **固定柜**　主要储存不常用的器具，表面可作为写字台面，也可设银汞合金机、洗涤槽等设备，这样更为方便省力。

5. **活动器械柜**　是四手操作法所必须具备的可滑动柜子。顶部为工作台，其上可放置治疗中需用的器械和材料，下面柜内放有治疗必备的各种小器械、材料和口腔常用药物。

6. **气、水三用喷枪**　是将气、水两个器械的功能合二为一，即一个键可控制两种功能，便于操作，喷头可转动360°，可接近口腔的所有区域。

7. **洗涤槽或洗手池**　洗涤槽或洗手池应具备可用脚、头控制的开关，这是口腔科必备的设备。

8. **可调手术灯**　手术灯应设有足够长及稳固的支撑臂且可向各个方向调节，使灯光聚向口腔，光照强度可调控在1900lx～2900lx。

（二）医护密切配合

根据四手操作法的原则，医、护、患均选择舒适的体位，医师和护士采用坐式操作。医师和护士组成医疗小组，协同工作，在工作中医师起主导作用，根据患者主诉，经过查体，做出正确诊断，并制定治疗计划。护士主要负责安排患者、准备治疗用品、调制材料、传递和回收器械、及时用吸引器排除口水和废屑等工作。四手操作必须最大限度地简化所有的工作，包括采用预成的材料，采用一物多用的器械，采用三用喷枪，充分发挥三用喷枪的最大效能。在简化工作的基础上，最后达到工作标准化，真正做到省时省力。

（三）护士应具有的素质

1. 口腔科护士必须具备的基本素质。详见本章第二节。

2. 熟悉专业知识，能熟练应用四手操作法，以利主动配合，参与治疗，并做好有关疾病的健康教育。

（四）四手操作法医、护、患的正确位置

患者仰卧或半卧于手术椅上，头部位置要舒适，全身放松。医师和护士采用舒适的体位各自坐在自己的椅位上。假如患者的面部位于表盘的中央，医师应坐在7～12点的区域即医师工作区；护士应坐在2～4点的区域内即护士工作区；患者位于4～7点区域，也是医护传递器械和材料的区域，又称传递区；12～2点区域可放活动柜，是静态区。

二、龋齿充填术及护理配合

治疗龋病时用手术的方法去除龋坏组织，制成一定洞形，然后以银汞合金或高分子充填材料修复缺损部分，恢复牙的形态和功能，这一系列手术称为充填术。

（一）适应证

已在牙面上形成龋洞的牙齿。

（二）用物准备

1. **器械和用物**　检查盘一套、双头挖器、各型车针、成形片和成形片夹、银汞充填器、咬合纸、橡皮轮。

2. **药品和材料**　25％麝香草酚酊、樟脑酚合剂、50％酚甘油、75％酒精、丁香油、银合金粉和汞、复合树脂、玻璃离子体粘固粉、磷酸锌粘固粉、氧化锌丁香油粘固粉、氢氧化钙。

（三）操作步骤及护理配合

1. 协助患者取舒适体位，调节椅位和光源，做好解释工作，消除患者的恐惧心理。

2. 医师制备洞型时，协助牵拉口角，用吸唾器及时吸净冷却液，保持术野清晰。

3. 备棉球或吸唾器、橡皮障，在消毒前协助医师做好隔湿。

4. 窝洞制备完后，需进行窝洞消毒。窝洞消毒用小棉球，常用消毒药物有25％麝香草酚、樟脑酚、丁香酚、75％酒精等，可根据龋洞情况或医嘱选用。

5. 遵医嘱调拌所需材料。

（1）垫底　浅龋不需垫底；中龋用磷酸锌粘固粉单层垫底；深龋则需用氧化锌丁香油粘固粉及磷酸锌粘固粉双层垫底。

（2）永久性充填　后牙多采用银汞合金，用银汞充填器把银汞分次输送入制备好的窝洞内，先邻面，后𬌗面，协助医生充填。前牙可选用复合树脂或玻璃离子粘固体。

6. 充填术完成后，嘱患者术后应注意：银汞合金充填的牙齿24小时内不能咀嚼食物，以免因银汞合金未完全硬固而造成充填物脱落。

三、窝沟封闭及护理配合

窝沟封闭是窝沟龋的有效预防方法。又称点隙裂沟封闭，是指不去除牙体组织，在𬌗面、颊面或舌面的点隙裂沟涂布一层粘结性树脂，保护牙釉质不受细菌及代谢产物侵蚀，达到预防龋病发生的目的。

（一）适应证

1. 主要用于窝沟可疑龋。

2. 有患龋倾向的深沟裂仅用封闭剂处理即可者。

（二）用物准备

1. **器械和用物**　检查盘、涂笔、橡皮杯或毛刷、牙膏、光固化灯。

2. **药品和材料** 75%酒精、窝沟封闭剂。

（三）操作步骤

1. 协助患者漱口以清除口腔内食物残渣。

2. 医师用装在弯机头上的锥形刷或橡皮杯取适量牙膏刷洗牙面及窝沟后，协助用水枪冲洗、漱口、吸唾。

3. 协助隔湿。备酸蚀剂，恒牙酸蚀1分钟，乳牙酸蚀2分钟。

4. 冲洗酸蚀的牙面时，及时吸除冲洗液，防止唾液污染酸蚀的牙釉面。

5. 调节光固化灯，以备照射光固化窝沟封闭剂。

6. 术后嘱患者2小时后方可进食，24小时内禁止用封闭牙咀嚼食物，避免咬过硬、过粗的食物。

四、可摘局部义齿制作及护理配合

可摘局部义齿是牙列缺损常规采用的修复方法，是一种由患者自行摘戴的活动修复体。义齿主要靠摩擦力、基托与黏膜之间的吸附力和大气压力，利用口内缺牙区邻近的天然牙和牙槽嵴黏膜共同作为支持和固位。

（一）适应证

1. 即刻义齿。

2. 缺牙区多而分散，余牙倾斜度大且倒凹大者。

3. 缺失后余留牙的牙周条件较差者。

4. 各类牙列缺损者，尤其是末端游离缺失者。

5. 各种原因造成的缺失牙，伴有牙槽骨、颌骨和软组织缺损者。

6. 其他不宜做固定义齿修复者。

（二）禁忌证

1. 精神病或生活不能自理者。

2. 基牙呈锥形，固位形态太差，义齿不能获得足够的固位力。

3. 口腔黏膜溃疡经久不愈者。

4. 缺牙间隙过小，义齿强度不够。

5. 对丙烯酸过敏者；对基托的异物感无法克服者。

（三）用物准备

口腔检查盘一套，酒精灯、蜡刀、橡皮碗、石膏调拌刀、印模材料、石膏、蜡片、蜡条、等分尺、面弓、𬌗架等。

（四）操作步骤和护理配合

1. 常规安排患者，备齐用物。

2. 根据牙弓的大小、形状、牙槽嵴情况、缺牙的数目及部位、不同的印模材料来选择合适的托盘。要求托盘的宽度比牙槽嵴宽2～3mm，周边高度低于黏膜皱褶处2mm，上颌托盘的后缘应盖过两侧上颌切迹，下颌托盘应盖过磨牙后垫区。如无合适的成品托盘，应按要求制作个别托盘。

3. 根据修复部位及托盘的大小，正确估计印模材料用量，掌握各种印模材料的性能和使用方法，注意调拌比例，并根据气温变化作适当调整。

4. 制取印模。

5. 医生在患者口内确定咬合关系时，用水枪冲洗咬好的蜡降温，使之变硬，取出后冲洗干净及时放回模型架上对好咬合。

6. 仔细核对模型与修复卡是否相符，以免混淆。连同设计卡和选好的成品牙送技工室。

（五）指导患者注意事项

1. 初戴合适后，指导患者如何摘戴，先适应，逐步锻炼咀嚼。

2. 如有疼痛或不适感，可暂时取下，但在复诊前2～3小时必须戴上，以便于检查和修改。

3. 注意口腔卫生，食后应将义齿取出，清洗后再戴。

4. 睡前取出义齿清洗后，浸入冷水中保存。

五、拔牙术及护理配合

拔牙术是口腔科最基本的小手术。有可能造成局部组织不同的损伤，如出血、肿胀、疼痛等反应，严重者可引起不同程度的全身反应，如体温升高、脉搏加快、血压波动等。

（一）适应证

1. 因龋坏过大不能治疗，也无法用冠修复的牙齿。

2. 因牙周病所致牙齿松动明显而影响咀嚼功能的牙齿

3. 因外伤劈裂或折断至牙颈部以下，或根折不能治疗或修复者。

4. 阻生牙反复引起冠周炎、颌面部间隙感染或造成邻牙龋坏者。

5. 错位牙及多生牙影响正常咬合、妨碍咀嚼功能、影响美观或引起食物嵌塞造成龋坏者。

6. 乳牙滞留影响恒牙萌出者。

7. 可疑为某些全身性疾病的病灶牙（如风湿病、虹膜睫状体炎等），如坏疽性牙髓炎、慢性根尖周炎等，通过治疗不能将病灶彻底清除者。

8. 因对殆牙缺失丧失功能或影响义齿修复者。

9. 恶性肿瘤在放射治疗前肿瘤以外位于放射区的不能保留的患牙或颌骨骨髓炎、上颌窦炎等病源牙。

（二）禁忌证

1. 患有严重的心脏病、血压高于180/110mmHg且伴有脑、心、肾器质性损伤者应禁忌拔牙，血压在140/90mmHg～180/110mmHg之间者，应在心电监护下拔牙。

2. 患有血友病、血小板减少性紫癜、急慢性白血病、恶性贫血、维生素C缺乏病等血液病患者。

3. 口腔恶性肿瘤患者，常因肿瘤区牙齿松动疼痛而要求拔牙，但拔牙可刺激肿瘤生长，造成医源性扩散使病情恶化，因此不宜拔牙。

4. 患有糖尿病未经控制，血糖在 8.88mmol/L 以上。

5. 患有严重肝、肾疾病且肝、肾功能损害者。

6. 患有严重的甲状腺功能亢进，病情未得到控制者。

7. 肺结核开放期未经治疗者。

8. 患有急性炎症（冠周炎、蜂窝织炎、牙槽脓肿扩散期）、高烧体弱或过敏性体质。

9. 患有急性传染病者。

10. 疲劳过度、饥饿、紧张恐惧、妇女月经期宜暂缓拔牙。

11. 易流产或易早产的孕妇，在妊娠期前 3 个月或后 3 个月最好不拔牙。

（三）麻醉药与麻醉方法

一般采用 1‰～2‰盐酸普鲁卡因加适量肾上腺素行局部浸润麻醉和阻滞麻醉。临床使用前需做过敏试验。

（四）拔牙术前准备

1. 正确掌握拔牙的适应证和禁忌证。向患者说明拔牙后可能出现的不适和合并症，消除其恐惧心理，以最佳心理状态配合拔牙手术。

2. 做好术前检查，仔细询问有关病史及药物过敏史，必要时做药物过敏试验，嘱患者避免空腹拔牙。

3. 选择合适的拔牙器械并备好所需敷料。复杂拔牙还要做好口腔卫生，常用 0.5% 的洗必泰溶液漱口，麻醉注射区应用 1% 碘酊消毒。

（五）拔牙中的配合

1. 拔牙前再次和患者核对要拔的牙齿并配合医师保持手术野清洁，随时传递医师所需器械。复杂拔牙协助医师劈牙，必要时做好缝合准备。

2. 协助医师做好拔牙创面的处理。

（六）拔牙后的健康教育

1. 嘱患者拔牙当天不能漱口，避免冲掉血凝块，影响伤口愈合。拔牙后 24 小时内，口腔唾液尚有少许淡红色血水属正常现象。

2. 嘱患者咬纱卷 30 分钟后吐出，若出血较多可延长至 1 小时，但不能留置时间过长，以免腐臭，引起感染或出血。

3. 嘱患者拔牙后不要用舌舔吸伤口，2 小时内不要进食，不可食用过烫的食物，不可在患侧咀嚼，以免造成出血。

4. 嘱患者拔牙后若有明显的大出血、疼痛、肿胀、发烧、张口受限等症状时应及时复诊，不要耽搁。若有伤口缝线，应嘱患者 4～5 天后复诊拆线。

5. 需要服用消炎药、止痛药的患者，做好用药指导。

第二十七章

口腔科病证护理

第一节　牙　痛

牙痛是口腔科临床最常见的病证，常是患者就医的主要原因。可由龋齿、牙宣、牙痈、牙龈痛等口腔局部疾病引起，也可由颌骨疾病、神经疾患和某些全身疾病引起。《内经》中已有关于牙痛的记载。本病西医作为一种症状，大部分由牙体、牙周疾病引起，也可由上颌窦炎、三叉神经痛及某些全身疾病引起。

一、病因病机

1. 外感风热、风寒之邪，侵及齿龈导致风热、风寒牙痛。
2. 素禀体热，复嗜食辛辣香燥，胃中热盛，上蒸齿龈。
3. 先天肾气不足或年老体虚，肾元亏损，虚火上炎。

二、护理评估

（一）健康史

评估有无各种牙体、牙周疾病，有无急性化脓性上颌窦炎、上颌窦肿瘤、癔病、神经衰弱等病史。评估发病时间，诊治过程。

（二）临床表现

牙齿疼痛，可为隐隐作痛或剧烈疼痛。

（三）辅助检查

牙片或全景片可有助于确诊。

（四）心理社会评估

注意评估患者的年龄、文化层次、工作环境、对牙痛的认识及焦虑的程度。

三、护理诊断

1. **疼痛**　由各种相关疾病引起。
2. **焦虑**　与疼痛反复发作有关。

3. 知识缺乏　与患者缺乏口腔卫生保健知识的信息有关。

四、护理目标

1. 患者疼痛缓解或消失。
2. 焦虑情绪减轻或消失，能配合医生治疗。
3. 患者能描述牙病早期治疗的重要性，了解有关口腔保健知识。

五、护理措施

1. 心理护理

（1）热情接待患者，主动介绍主管医生、护士。

（2）关心体贴患者，帮助消除焦虑、紧张、烦躁心理，使之心情舒畅，注意分散其注意力，避免一切不良刺激。

2. 休息与饮食

（1）提供良好的就诊环境，室内光线柔和，避免外界的干扰。

（2）饮食有节，食宜清淡，忌肥腻厚味，辛辣刺激，煎炸炙煿之品。

3. 治疗护理　患者坐在牙科椅上，根据治疗部位调整光源、椅位高低和靠背、头枕位置，使患者处于舒适体位。诊治上颌牙时，应使患者张口后的上颌牙殆平面与地面成45°角，其高度与医师肘部平齐。诊治下颌牙时，应使患者张口时下牙殆平面与地面平行，其高度与医师肘部平齐。在医师进行开髓、补牙或拔牙等治疗操作时，及时准确地传递器械及调制材料。

4. 健康教育

（1）保持口腔卫生，养成饭后漱口、早晚刷牙的习惯，尤其是睡前刷牙更为重要，以减少菌斑及食物残渣的滞留时间。

（2）定期进行口腔检查，根据需要及客观条件而定时限，一般2～12岁半年1次，12岁以上1年1次，以便早期发现龋病，及时治疗。

（3）少吃零食，建立合理的饮食习惯，限制糖的摄入。

（4）保护牙齿，不用牙齿咬坚硬带壳的食物及开启啤酒瓶盖，防止牙损伤。

（5）向患者介绍牙痛的发病原因、治疗方法和目的，以及牙病早期治疗的重要性。

六、辨证施护

1. 风热牙痛

证候　牙齿疼痛，遇风发作，牙龈红肿，患处得冷则痛减，受热则痛增；舌红，苔白干或薄黄，脉浮数。

治法　疏风清热，解毒消肿。

方药　薄荷连翘方加减。

护理

（1）指导患者用黄连、黄芩、黄柏煎水含漱，可起清热、止痛的作用。

（2）疼痛剧烈时，可用针刺止痛。取合谷、内庭、太冲、颊车、下关等穴，每次取 1～3 穴，予以强刺激，留针 30 分钟。

2. 风寒牙痛

证候 牙齿疼痛，遇寒发作，患处得热则痛减，受冷则痛增；舌苔薄白，脉浮紧。

治法 疏风散寒。

方药 苏叶散加减。

护理

（1）嘱患者进温热饮食，忌寒凉、生冷之品。

（2）以细辛、肉桂、花椒打碎置于洞内，可暂缓疼痛。

（3）疼痛剧烈时，可用针刺止痛。取合谷、迎香、颧髎、颊车、承浆、人中，中强刺激，留针 30 分钟。

3. 胃热牙痛

证候 牙齿作痛，牙龈发红肿胀；口渴而有臭气，喜饮，大便秘结，尿黄；舌红，苔黄厚，脉洪数。

治法 清胃泻火。

方药 清胃散加减。

护理

（1）可选用白芷 10g，地骨皮 10g，苦参 20g 煎汤含漱，每日 2～3 次。

（2）多饮水保持大便通畅，便秘者可食生蜂蜜，或番泻叶 10～15g，泡水代茶饮。

（3）牙龈肿痛甚者可取合谷、颊车、下关等穴强刺激，也可用三棱针局部点刺放血，以泄热止痛。

4. 虚火牙痛

证候 牙齿隐痛，牙根浮动；口干不欲饮，颧红咽干，手脚心发热，夜盗汗；舌红，苔少，脉细数。

治法 养阴清热。

方药 六味地黄汤加减。

护理

（1）饮食宜进清淡滋阴生津之品，如白木耳、红枣、莲子等，忌辛辣、烟酒食品。

（2）平素保持心情舒畅，避免恼怒、忧郁，以免加重虚火上炎。

（3）指导患者叩齿，每日早晚各 1 次，每次约 300 下。

（4）针刺可选合谷、颊车、下关等穴，中等刺激。

七、结果评价

疼痛是否消失或减轻；焦虑等心理障碍是否减轻或消失，能否配合治疗；对口腔保健知识的掌握程度。

第二节 口 疮

口疮是指以口腔黏膜出现溃疡，灼热疼痛为特征的口腔黏膜病。病名首见于《素问·气交变大论》："岁金不及，炎火乃行……民病口疮"。西医口腔学之复发性阿弗他溃疡、疱疹性口炎、球菌性口炎等口腔黏膜破溃之疾病，均属于口疮的范畴。

一、病因病机

1. 心火亢盛，循经上攻于口，而致口舌溃烂生疮。
2. 胃肠蕴热，热盛化火，循经上攻，熏蒸于口，而致口舌生疮。
3. 肝郁气滞，郁滞化火，上攻于口，而致口疮。
4. 由于素体阴虚，或久病阴伤，阴虚火旺，虚火上炎而发口疮。
5. 脾气虚损，水湿不运，或湿邪困脾，脾失健运，化生湿热而导致口疮。
6. 脾肾阳虚，阴寒内盛，寒湿上渍口舌，寒凝血瘀，久致口舌生疮。

二、护理评估

（一）健康史
询问病人最近有无消化不良、便秘、过度疲劳、感冒、精神刺激等。

（二）临床表现
口舌溃烂生疮，疼痛。

（三）心理社会评估
注意评估患者的年龄、文化层次、工作环境、对口疮的认识及焦虑的程度。

三、护理诊断

1. **疼痛** 与口腔黏膜溃烂，进食疼痛有关。
2. **口腔黏膜完整性受损** 由黏膜充血、水肿、破溃引起。
3. **焦虑** 与溃疡反复发作，进食疼痛有关。
4. **知识缺乏** 与缺乏口疮的防治知识有关。

四、护理目标

1. 患者口腔疼痛消失。
2. 溃疡愈合，口腔黏膜恢复正常。
3. 患者焦虑消除。
4. 能够陈述口疮的防治知识。

五、护理措施

1. 心理护理

向患者讲解情志与本病的密切关系，使患者控制情绪，避免过度紧张和不良精神刺激，保持心情舒畅。

2. 休息与饮食

饮食宜进清淡富有营养的半流质或软食，避免过辣、过烫、过硬、过冷食物的刺激，多喝水，多吃蔬菜及水果。

3. 治疗护理

（1）局部用口腔溃疡药膜贴敷，每日数次。

（2）视情况给予维生素类药物、抗生素、免疫调节剂、免疫抑制剂等。

4. 健康教育

加强卫生宣教，注意劳逸结合，避免过度劳累，生活起居要有规律性。饮食宜清淡，少食辛辣炙煿之品，多饮水，多吃蔬菜水果。注意保持口腔卫生。

六、辨证施护

1. 心火上炎

证候　溃疡多位于舌尖、舌前部或舌侧缘，数目较多，面积较小，局部红肿疼痛明显；伴有口干口渴，心中烦热，小便黄赤；舌尖红，苔薄黄，脉略数。

治法　清心导赤。

方药　泻心导赤散加减。

护理

（1）患处用锡类散外搽。

（2）大青叶 15g，煎汤代茶饮。

（3）针刺取合谷、足三里、人中、颊车、地仓，选 1～3 穴，中强刺激，留针 15～20 分钟。

2. 胃肠积热

证候　溃疡多位于唇、颊、口底部位，溃疡形状不规则，基底色深黄，周围充血范围较大；伴口干口臭，大便秘结，小便黄赤；舌红绛，苔黄腻，脉滑数。

治法　清胃泻火，凉血解毒。

方药　清胃散合凉膈散加减。

护理

（1）患处用冰硼散或锡类散外搽，每日 2～3 次。

（2）嘱患者保持大便通畅，便秘时可服用蜂蜜或香蕉。

（3）针刺取合谷、迎香、颊车、人中、列缺、下关等穴，泻法，留针 15～20 分钟。

3. 肝郁化火

证候　溃疡数目大小不一，周围黏膜充血发红，常随情绪改变或月经周期而发作或加重；可伴有胸胁胀闷，心烦易怒，口苦咽干，失眠不寐；舌尖红或略红，舌苔薄黄，脉弦数。

治法 疏肝理气，泻火解毒。

方药 丹栀逍遥散加减。

护理 患处用冰硼散等外搽，每日2～3次。

4. 阴虚火旺

证候 溃疡数目少，分散，边缘清楚，基底平坦，呈灰黄色，周围绕以狭窄红晕，有轻度灼痛；常伴有头晕目眩，五心烦热，口干咽燥，唇赤颧红；舌红，脉细数。

治法 滋阴补肾，降火敛疮。

方药 知柏地黄汤加减。

护理

（1）饮食宜进清淡滋阴生津之品。如白木耳、红枣、莲子、绿豆粥等食品，忌辛辣、烟酒等食品。

（2）患处用养阴生肌散涂敷，每日2～3次。

5. 脾虚湿困

证候 溃疡数目少，面积较大，基底深凹，呈灰黄或灰白色，边缘水肿，红晕不明显，常伴头身困重，口黏不渴，食欲不振，胃脘胀满，时有便溏；舌质淡，有齿痕，苔白滑腻，脉沉缓。

治法 健脾祛湿。

方药 参苓白术散合平胃散加减。

护理 予易消化之清淡食品，饮食宜温，宜食山药、扁豆、芡实等健脾利湿之品，忌食生冷瓜果、荤腥油腻之品。

6. 脾肾阳虚

证候 溃疡量少分散，表面紫暗，四周苍白，疼痛轻微，或仅在进食时疼痛，遇劳即发；可伴有面色㿠白，形寒肢冷，下利清谷，少腹疼痛，小便多；舌质淡，苔白，脉沉弱无力。

治法 温补脾肾，引火归原。

方药 桂附八味丸加减。

护理 病室宜向阳，空气清新，保持温暖。

七、结果评价

疼痛是否消失，进食是否恢复正常，口腔溃疡是否愈合；焦虑、紧张等心理障碍是否减轻或消失；对口疮防治知识的掌握程度。

第二十八章

口腔科疾病护理

第一节　龋　病

龋病（dental caries）是在以细菌为主的多种因素影响下，牙体硬组织发生慢性进行性破坏的一种疾病。发病率高，分布面广，是口腔的常见病和多发病。龋病继续向深部发展，则可引起牙髓炎、根尖周炎、牙槽脓肿等，甚至成为病灶，影响全身健康。本病相当于中医学的龋齿。

一、病因与发病机理

（一）中医病因病机

本病多因饮食后不及时清洁口腔，食物腐烂腌渍齿龈，则虫蚀牙齿，加之过食肥甘，胃肠积热，湿热上攻而致龋齿；或肾精亏损，骨髓不荣，又阴虚火旺，虚火上炎，灼蚀牙齿，则成龋齿。

（二）西医病因及发病机制

目前被普遍接受的龋病病因学说是四联因素论。即在细菌、食物、宿主与牙、时间共同作用下才会发生龋齿。

1. **细菌**　细菌的存在是龋病发生的重要因素。龋病的主要致病菌是乳酸杆菌、变形链球菌、放线菌。细菌与一些黏性基质一起沉积在牙面形成牙菌斑，细菌只有形成了牙菌斑后才能起致龋作用。由于菌斑深处缺氧，碳水化合物代谢不完全，产生乳酸、乙酸等，并且牙菌斑内致密的基质结构，使唾液的缓冲作用不能将酸性产物中和，牙面在这些酸的作用下溶解而脱矿，形成龋病。

2. **食物**　食物中与龋齿发生关系最密切的是糖类，尤以蔗糖及其他低分子量糖的作用最明显。糖的种类、食用的方式和时间都被证明与龋病发生有关。调查显示，高糖饮食比低糖饮食更易致龋。

3. **宿主与牙齿**　是指牙齿对龋病的敏感性或抵抗力，包括牙齿的形态、结构和位置、唾液及全身情况。从牙齿的形态和位置看，牙齿的窝、沟、点隙处及邻面和牙颈部最易发生龋病。此外，牙齿接触不良、错位都能造成"滞留区"成为龋齿的发病条件。从牙齿的结构看，牙的理化性质、钙化程度、微量元素的含量等因素也影响龋病的发生发展，矿化良好的牙不易患龋。釉质中氟、锌含量较高时，患龋的几率亦转低。唾液是牙齿的外环境，唾液的性质、成分、流量、流速均对牙齿的代谢有重要影响。

4. **时间** 龋病的发生和发展是一个慢性过程，从儿童牙齿上一个探针可以钩住的早期损害发展为一个临床洞，平均需要 18 个月左右。2～14 岁这段时间是乳恒牙患龋的易感期。另外菌斑从形成到具有致龋力也需要一定时间，这对开展龋病的预防工作有很重要的意义。

二、护理评估

（一）健康史

注意了解患者是否有牙齿遇冷、热、酸、甜食物疼痛史，并了解其口腔卫生及饮食习惯。

（二）临床表现

龋病的临床表现可概括为牙体硬组织色、形、质的改变，即牙齿脱矿、变软、形成龋洞、颜色改变。临床上按龋损程度分为浅龋、中龋及深龋。

1. **浅龋** 龋损只限于牙釉质或牙骨质，初期在牙表面呈白垩色点或斑，随着龋损继续发展，可变为黄褐色或褐色斑点，探诊有粗糙感或浅层龋洞形成。

2. **中龋** 龋损已进展到牙本质浅层。此时龋病进展较快，形成龋洞，洞内可有变色的牙本质和食物残渣，同时患者出现主观症状。遇冷、热、酸、甜刺激敏感，但外界刺激去除，症状即可消失。

3. **深龋** 龋病进展到牙本质深层时为深龋，临床上可见很深的龋洞，对温度变化及化学刺激较中龋更为敏感，食物嵌入洞中时压迫也可产生疼痛，但无自发性痛。

（三）辅助检查

邻面龋、继发龋或隐匿龋不易用探针查出，此时可用 X 线片进行检查。龋病在 X 线片上显示透射影像。

（四）心理社会评估

评估患者的年龄、性别、生活习惯、文化程度、经济水平、饮食习惯、食品种类、清洁口腔的习惯，了解患者对所患疾病的认识程度，保护牙齿的知识水平。患者对牙病往往不够重视，对治疗牙病又存在恐惧心理，所以护士应全面了解患者的心理状态和需求，提供适当的护理措施。

三、处理原则

（一）中医处理原则

内外兼治。以清热燥湿杀虫或滋阴补肾、益髓坚齿为基本内治法。外治以含漱、局部含药、银膏修补为主。

（二）西医处理原则

终止病变的发展，恢复牙齿的外形和功能，注意保护牙髓。对龋齿的治疗一般采用充填术恢复缺损。

四、护理诊断

1. **舒适改变** 与龋坏造成牙体对冷、热、酸、甜刺激过度敏感有关。
2. **潜在并发症** 牙髓炎、根尖周炎等，与患者抵抗力下降，对龋病治疗不及时及病变发展规律有关。
3. **知识缺乏** 与缺乏龋病的预防及早期治疗的知识有关。

五、护理目标

1. 患者牙齿的不舒适感消失，能够耐受各种饮食。
2. 龋坏得到有效控制，避免并发症发生。
3. 患者能描述龋病的防治知识，掌握正确的清洁口腔和牙齿的方法。

六、护理措施

1. **心理护理**

关心体贴患者，耐心向患者解释病情及治疗情况，清除患者的焦虑及对牙科治疗的恐惧感。

2. **休息与饮食**

（1）居室宜安静、整洁、光线充足，空气流通，保持一定的温度和湿度。

（2）饮食宜进富有营养的清淡软食或半流质，忌辛辣及过冷、过热、过甜、过酸等刺激性食物。

3. **治疗护理**

对龋病的治疗一般采用充填术恢复缺损，具体操作及配合见第二章第六节。

4. **健康教育**

（1）向患者详细讲解龋病的发生、发展和危害，引起患者的足够重视。

（2）介绍保持口腔卫生的重要性，龋病的发生与口腔卫生状况密切相关，因此应养成饭后漱口、早晚刷牙的习惯。尤其是睡前刷牙更为重要，以减少菌斑及食物残渣滞留时间。

（3）指导患者正确的刷牙方法，因正确的刷牙方法是防龋的一项重要措施。应使用保健牙刷采用上下竖刷法，才能达到清除软垢，按摩牙龈的目的。拉锯式的横刷法会导致牙龈萎缩及楔状缺损。

（4）定期进行口腔检查，根据需要及客观条件而定时限，一般儿童半年1次，成人1年1次，以便早期发现龋齿，及时治疗。

（5）养成合理的饮食习惯，限制蔗糖的摄入或使用蔗糖代用品，少吃精制的碳水化合物如饼干、糕点等，多吃粗纤维的食物。

（6）采用特殊的防护措施，如氟化水源、使用含氟牙膏、窝沟封闭等，提高牙齿的抗龋能力。

七、辨证施护

1. 胃肠湿热

证候　牙体被蚀，患牙疼痛，时发时止，遇冷、热、酸、甜刺激疼痛加剧，甚则痛不可忍；兼见烦热口渴，口有秽臭，小便短黄；舌苔黄腻，脉濡数。

治法　清热燥湿杀虫。

方药　清胃汤加减。

护理

（1）可用金银花、竹叶、黄芩煎汤含漱，每日3～4次。

（2）中药汤剂宜凉服。

2. 肾精亏损

证候　牙体被蚀，患牙酸痛，遇冷热刺激痛增，齿根易于动摇；兼见头晕眼花，腰膝酸软；舌红，少苔，脉细数。

治法　滋阴补肾，益髓坚齿。

方药　六味地黄汤加减。

护理

（1）指导患者叩齿及按摩牙龈，以促进齿槽的血液及淋巴的循环，益气活血，壮骨固齿。一般早晚各一次，力度适宜。

（2）平素提倡经常饮茶和用茶水漱口，保持口腔清洁。

（3）宜进温补、富有营养的饮食，如羊肉、猪腰、桂圆等。

八、结果评价

不适感是否消失，能否耐受各种饮食；龋坏的控制程度，有无并发症的发生；对龋病防治知识的掌握程度。

第二节　牙髓病

牙髓病是指牙髓组织发生的疾病，包括牙髓充血（pulp hyperemia）、牙髓炎（pulpitis）、牙髓坏死（pulp necrosis）和牙髓变性（pulp degeneration），其中以牙髓炎在临床上最为多见。牙髓炎多由感染引起，不仅引起牙齿剧烈疼痛，而且牙髓的感染可经根尖孔扩散到尖周组织，甚至发展成颌面部感染，影响全身健康。本病属于中医学牙痛的范畴。

一、病因与发病机理

（一）中医病因病机

本病多由于风寒热邪外袭，侵犯牙体，气血滞留，引起牙痛；或阳明胃火上蒸，伤及牙体，损伤脉络，而致本病。

（二）西医病因及发病机制

牙髓炎多由细菌感染引起，感染主要来自深龋。龋洞内的细菌和毒素可以通过牙本质小管或穿髓孔进入牙髓而引起牙髓炎。当牙周组织发生疾病，感染可通过根尖孔逆行进入牙髓，称为逆行性牙髓炎。另外，化学、物理刺激及创伤均可引起牙髓炎。

二、护理评估

（一）健康史

了解患者是否患有龋齿及牙周病，患牙近期有无受到物理及化学刺激。询问疼痛的性质、发作方式、持续时间及就诊过程。

（二）临床表现

临床上分为急性牙髓炎和慢性牙髓炎

1. **急性牙髓炎**　在临床上表现为剧烈的疼痛，疼痛具有以下特点。

（1）自发性、阵发性疼痛，呈间歇性发作。

（2）夜间疼痛加剧。在卧位时因体位改变，髓腔内压力增加，或牙髓末梢血管扩张而致疼痛加剧。

（3）温度刺激可使疼痛加剧。冷、热刺激均可使疼痛发生或加剧，一般情况下对热刺激较为敏感，临床上可见患者就诊时，口含冷水以减轻疼痛，此种现象对诊断有一定帮助。

（4）疼痛不能定位，呈放射性痛或牵涉性痛，常沿三叉神经分布区放射至同侧上牙、下牙及头、面部。

2. **慢性牙髓炎**　常为深龋的继发病变。可以起病即呈慢性过程，也可由急性炎症演变而来。常见症状有咀嚼痛，有时出现间歇性钝痛，温度改变可使疼痛加剧。检查时可见穿髓孔或牙髓息肉，有轻微叩痛。

（三）辅助检查

可以借助 X 线、牙髓活力测试确定病源牙及牙髓状况。

（四）心理社会评估

评估患者的性别、年龄、饮食习惯、食品种类、清洁口腔的习惯，生活习惯、文化程度、经济水平，了解患者对所患疾病的认识程度，有关牙齿保健的知识水平。

三、处理原则

（一）中医处理原则

内外兼治。内治以疏风清热、疏风散寒或清胃泄火为主。外治可用含漱、塞药法以达局部镇痛作用。

（二）西医处理原则

牙髓病的治疗原则是保存具有正常生理功能的牙髓或保存患牙。急性期的应急处理为开髓减压，急性炎症缓解后，应根据患牙状态、患牙的部位、患者的年龄选择适宜的治疗方法。

四、护理诊断

1. **疼痛**　与牙髓感染有关。
2. **恐惧**　与疼痛剧烈且反复发作，担心治疗效果有关。
3. **睡眠紊乱**　与疼痛干扰睡眠，患者无法获得充足休息有关。
4. **潜在并发症**　牙髓坏死、根尖周炎、颌面部感染的可能，与延误治疗时机及病情发展有关。
5. **知识缺乏**　与缺乏口腔保健知识有关。

五、护理目标

1. 患者疼痛缓解至消失，能正常入睡。
2. 病变得到有效控制，无各种并发症发生。
3. 患者能描述牙病早期治疗的重要性，掌握口腔保健知识。

六、护理措施

1. **心理护理**
介绍牙齿疼痛的原因及基本治疗方法，消除患者的恐惧心理，配合治疗。

2. **休息与饮食**
(1) 保持室内空气清新，环境安静舒适，光线柔和，注意休息，防止过度疲劳。
(2) 饮食宜清淡，不宜热、冰、酸、咸等刺激。

3. **治疗护理**
(1) 应急处理的护理　急性牙髓炎主要症状是难以忍受的疼痛，故应开髓、减压、止痛。

①开髓　即用牙钻将髓腔穿通，使髓腔内的炎性渗出物得到引流，减小压力，是急性牙髓炎的首选治疗方法。开髓前，应对患者进行解释安慰工作，说明钻牙的目的，消除其恐惧心理，以取得患者的合作。开髓后可见脓血流出，护士抽吸温盐水协助冲洗髓腔，备丁香油小棉球置于开髓洞内，开放引流。

②药物止痛　用丁香油或樟脑酚棉球置于开髓洞内暂时止痛，同时口服止痛药。

(2) 保存牙髓治疗的护理
牙髓炎疼痛缓解后，应对牙齿进行根治，以终止病变的发展，恢复牙齿的形态及功能。对于年轻恒牙或炎症只波及冠髓或部分冠髓的牙，可采用盖髓术及冠髓切断术，保存活的根髓。操作中护士应协助医师隔湿、吸唾，并准备好各种无菌器械及所需药物、材料。

(3) 保存牙体治疗的护理
由于大多数牙病变不仅仅局限于部分冠髓，因而常常需要采用以去除牙髓、保存患牙为目的的治疗方法。有干髓治疗、塑化治疗、根管治疗等，本节重点介绍干髓治疗。
干髓治疗是用失活剂使牙髓失去活力，除去冠部牙髓组织，再用干髓剂覆盖残留根髓断面，使根髓长期保持无菌干化状态，以达到保留患牙的目的。在进行干髓治疗时护士进行以下配合。

①用药物失活牙髓前，向患者说明治疗目的和用药后可能出现疼痛反应。反复交待患者按时复诊，如三氧化二砷封药时间为 24～48 小时，金属砷为 5～7 天，多聚甲醛为 10～14 天。预约患者复诊时间。

②备好器械及药物，按医嘱准备失活剂并调拌氧化锌丁香油糊剂封闭窝洞。

③复诊开髓时，协助冲洗髓腔，清除牙本质残屑及残留冠髓，吸净冲洗液。医师将干髓剂置于根管口后，调制磷酸锌粘固粉垫底，遵医嘱调制永久性充填材料作窝洞充填。

4. 健康教育

向患者宣传牙髓炎的发病原因、治疗方法和目的，以及牙病早期治疗的重要性。让患者了解到牙髓炎早期如能得到及时正确的处理，活髓可能得到保存。如牙髓死亡后，牙体失去营养而变脆易折断，容易导致牙齿缺失。

七、辨证施护

1. 风热犯齿

证候　牙齿疼痛，遇风发作，牙龈红肿；患处得冷则痛减，受热则痛增；舌红，苔薄黄，脉浮数。

治法　疏风清热，解毒消肿。

方药　薄荷连翘方加减。

护理

（1）用黄连、黄芩、黄柏煎水含漱，每日数次。

（2）针刺止痛。上牙痛取合谷、内关，下牙痛取合谷、颊车，强刺激，留针 20～30 分钟。

（3）汤药宜偏凉服用。

2. 风寒犯齿

证候　牙齿疼痛，遇寒发作，牙龈淡红不肿；患处得热则痛减，受凉则痛增；舌苔薄白，脉浮紧。

治法　疏风散寒止痛。

方药　苏叶散加减。

护理

（1）以细辛、肉桂、花椒打碎置于牙洞内可暂缓疼痛。

（2）针刺止痛。取合谷、迎香、颊车、承浆、人中，用中强刺激，留针 30 分钟。

（3）汤药宜温服。

3. 胃火上蒸

证候　牙齿疼痛难忍，夜不能寐，牙龈红肿较甚；兼见头痛，口渴欲饮，口臭，大便秘结；舌红，苔黄厚，脉洪数。

治法　清胃泻火。

方药　清胃散加减。

护理　嘱患者多饮水保持大便通畅，如便秘者可食生蜂蜜，或番泻叶 10～15g 泡水代茶饮。

八、结果评价

恐惧等心理障碍是否消失，是否配合治疗；疼痛是否消失；咀嚼功能是否正常；有无并发症发生；对牙髓病防治知识和口腔保健基本知识的掌握程度。

第三节　根尖周病

根尖周病（disease of periapical tissue）是指牙齿根尖部及其周围组织，包括牙骨质、牙周膜和牙槽骨发生病变的总称。绝大多数由牙髓病发展而来，是口腔常见病之一。病变主要表现为根尖周急慢性炎症，病变区骨质破坏。根尖周病经久不愈可成为感染病灶，影响全身健康。本病属中医牙痛范畴。

一、病因与发病机理

（一）中医病因病机

本病急性期多因阳明素有积热，复感外邪，火毒蕴热循经而上蒸于齿龈，气滞血壅，日久化腐成痈。久治不愈或失于治疗则转入慢性期，病久致虚，气虚血弱，疮口难敛，形成牙漏。

（二）西医病因及发病机制

引起根尖周病的原因很多，主要有细菌感染、物理和化学刺激、创伤以及免疫反应等，其中细菌感染是最常见因素，根管中主要致病菌为链球菌、葡萄球菌。

二、护理评估

（一）健康史

询问患者是否患过龋病或牙髓病，是否有牙外伤等。有无接受过治疗，治疗方法和效果如何等。

（二）临床表现

临床上可分为急性根尖周炎和慢性根尖周炎。

1. **急性根尖周炎**　炎症初期，患牙有浮起感，咀嚼时疼痛，病员能指出患牙，检查时有叩痛。当形成化脓性根尖周炎时有跳痛，相应部位牙龈红肿、疼痛、淋巴结肿大。若病情进一步发展，颌面部相应处肿胀、疼痛剧烈，可伴有发热、头痛、全身不适等症状。当脓肿达到骨膜及黏膜下时可扪及波动感。脓肿破溃或切开引流后，急性炎症逐渐缓解而转为慢性根尖周炎。

2. **慢性根尖周炎**　多无明显自觉症状，偶有咀嚼疼痛。多有反复疼痛、肿胀的病史。患牙多龋坏变色，牙髓坏死，无探痛而有轻叩痛，根尖区牙龈有瘘管，瘘管可长期溢脓。

（三）辅助检查

X线检查可协助诊断。急性根尖周炎晚期及慢性根尖周炎根尖区显示透射影。

（四）心理社会评估

急性根尖周炎患者疼痛剧烈，坐卧不安，心情烦躁。慢性根尖周病患者自觉症状不明显，当患牙急性发作或患者发现瘘管时才就诊。所以要注意评估患者的年龄、性别、情绪、情感、文化层次，口腔自我保健的习惯和知识。

三、处理原则

（一）中医处理原则

急性期清胃泻火，解毒消肿；慢性期补益气血，排脓托毒。局部可敷药以消肿、解毒、止痛。

（二）西医处理原则

急性期去除病因，消除急性炎症和疼痛。急性炎症消退后，根据病情再行进一步治疗。如患牙病变较大，破坏严重，无法保存修复，则予以拔除。

四、护理诊断

1. **疼痛**　牙痛，颌面部疼痛，与根尖周炎急性发作，炎性渗出物导致根尖区压力增大有关。
2. **焦虑**　与疼痛反复发作有关。
3. **体温升高**　与根尖周组织急性感染有关。
4. **口腔黏膜改变**　由慢性根尖周炎引起瘘管所致。
5. **知识缺乏**　与缺乏根尖周病的防治知识有关。

五、护理目标

1. 炎症得到控制，患者疼痛缓解或消失，体温恢复正常。
2. 患者焦虑情绪逐渐减轻或消失。
3. 患牙得到彻底根治，恢复正常形态及咀嚼功能，瘘管封闭。
4. 患者认识到早期治疗牙病的重要性。

六、护理措施

1. **心理护理**

关心体贴患者，耐心向患者解释病情及治疗情况。介绍本病相关知识和坚持治疗的重要性，增强患者对治疗的信心。

2. 休息与饮食

（1）注意休息，发热者卧床。

（2）饮食宜清淡，细软流质或半流质。禁食刺激性食物。

3. 治疗护理

（1）急性期 急性期应首先缓解疼痛，控制炎症，护士配合医生进行以下操作。

①开髓减压 是治疗急性根尖周炎的首要措施。医师打开髓腔，拔除根髓，疏通根管，使根尖周渗出物通过根尖孔向根管引流，达到止痛、防止炎症扩散的目的。护士备齐所需物品，医师开放髓腔，拔除根髓后，护士抽吸3%双氧水及生理盐水供冲洗髓腔，并备樟脑酚棉球或棉捻供医生置入开髓洞内引流。

②脓肿切开 对急性根尖周脓肿，应切开排脓。护士备齐所需药品及器械，并协助医生操作。

③告知患者按时复诊，按医嘱服用抗生素、镇痛剂等药物，并保持口腔卫生。

（2）慢性期 急性炎症消退后，必须采取根除病原的治疗方法，主要有根管治疗和塑化治疗。

①根管治疗 是通过彻底清除根管内的坏死物质，进行适当消毒，充填密封根管，达到治疗和预防根尖周病、保留患牙的目的。

②塑化治疗 是将处于液态未聚合的塑化剂导入根管内，树脂聚合后将根管系统内残余的感染物质及残髓组织包埋，凝聚变为无害物质并严密封闭根管，以达到消除病源、治疗和预防根尖周病、保留患牙的目的。

4. 健康教育

（1）向患者宣传根尖周病的发病原因及危害，提高患者对牙病的预防意识。

（2）进行各项治疗时，让患者了解治疗步骤及目的，取得患者的合作。

（3）嘱患者按时复诊，坚持完成治疗，以达到治疗的最佳效果。

七、辨证施护

1. 胃火炽盛

证候 牙痛较剧，持续性跳痛，遇热痛增，遇冷痛减，继之牙龈脓肿形成，触之波动，甚至肿痛延及口唇腮颊等；兼见头痛食少，壮热口干，便秘尿赤；舌红，苔黄腻，脉数。

治法 清胃泻火，解毒消肿。

方药 清胃汤合五味消毒饮加减。

护理

（1）可搽以冰硼散或六神丸置痛处，助其清热解毒，消肿止痛。

（2）针刺合谷、颊车、下关等穴，以疏通经络，泄热止痛。

（3）牙龈红肿痛甚者可用三棱针局部点刺放血，以泄热止痛。

2. 正虚邪实

证候 久治不愈，牙漏口常流清稀脓汁，久不收口，牙根酸软，隐隐作痛；兼见神疲乏力，声低气短，食少纳差；舌质淡白，脉细无力。

治法　补益气血，托毒排脓。

方药　托里消毒散加减。

护理

（1）饮食宜进温补气血之品，忌发物和苦寒之品。

（2）遵医嘱用小纱布裹消肿化腐散塞入瘘管内，每日换药 1 次。

八、结果评价

疼痛是否消失，体温是否恢复正常；患牙咀嚼功能及外形恢复程度，瘘管是否封闭；焦虑等心理障碍是否减轻或消失；对根尖周病防治知识的掌握程度。

第四节　牙　周　病

牙周病（periodental disease）是指牙齿周围组织，包括牙龈、牙周膜、牙槽骨及牙骨质等牙齿支持组织发生的慢性、非特异性、感染性疾病，是口腔科的常见病、多发病。牙周病以牙龈炎和牙周炎最为常见，牙龈炎是指炎症损害只局限于龈乳头和龈缘，严重时累及附着龈。牙龈炎的病变是可逆的，治疗及时，多能痊愈，否则可发展为牙周炎。牙周炎是牙周组织皆受累的一种慢性破坏性疾病，即牙龈、牙周膜、牙骨质及牙槽骨均有改变。分别相当于中医学的齿衄、牙宣。

一、病因与发病机理

（一）中医病因病机

本病主要由胃内蕴热，挟外邪化火循经上攻所致；或肾阴亏损，虚火上炎所致；或气血不足，龈失所养所致。

（二）西医病因及发病机制

局部因素多由于口腔卫生不良，如牙菌斑、牙垢和牙石堆积，以及食物嵌塞，不良修复体所引起。全身因素尚不明了，可能与营养代谢障碍、内分泌紊乱、精神因素、自主神经功能紊乱等有关。

二、护理评估

（一）健康史

了解患者身体状况，是否有血液病、糖尿病、肝炎等病史。了解患者口腔卫生及饮食习惯。

（二）临床表现

牙周病临床上以牙龈炎和牙周炎最为常见。

1. **牙龈炎**

临床表现为牙龈充血、红肿，质地松软，探查时牙龈易出血，即牙龈出现色、形、质的改变。检查常发现患者口腔卫生不良、牙垢堆积，可有口臭。

2. **牙周炎**

（1）牙龈炎表现。

（2）牙周袋形成，由于牙周膜破坏、牙槽骨逐渐吸收，牙龈与牙根面分离，龈沟加深而成为牙周袋。

（3）牙槽骨吸收，表现为牙槽骨高度降低。

（4）牙齿松动和移位。

（三）辅助检查

X 片可显示牙槽骨吸收情况，以助诊断。

（四）心理社会评估

牙周病患者常因牙龈出血、口臭影响人际交往，产生自卑心理，后期又因牙齿松动、脱落，严重影响咀嚼功能及面容而使患者十分焦虑及担忧。护士应全面了解患者的心理状态及年龄、性别、文化程度、经济水平、卫生习惯等，以便提供适当的护理措施。

三、处理原则

（一）中医处理原则

内外兼治。内治以清胃泻火，滋补肾阴，补益气血为主。局部配合药物涂布、含漱等。

（二）西医处理原则

牙周病治疗目的在于消除病变，恢复牙周组织的生理形态和功能。一般多为综合治疗，局部治疗包括龈上洁治、龈下刮治、冲洗上药、局部牙周手术等，全身可给予口服抗生素。

四、护理诊断

1. **口腔黏膜改变**　与牙龈组织炎症有关。
2. **自我形象紊乱**　与牙齿缺失、口臭影响正常的社会交往有关。
3. **知识缺乏**　与缺乏牙周病的防治知识有关。

五、护理目标

1. 患者牙龈组织恢复正常，出血、口臭症状消失。
2. 患者对自我形象恢复信心，重新鼓起正常社会交往的勇气。
3. 患者能简述牙周病的预防及配合治疗的有关知识。

六、护理措施

1. **心理护理**

让患者了解到牙龈炎治疗及时可以痊愈，出血、口臭症状也将消失，恢复患者进行社会交往的信心。

2. 休息与饮食

饮食宜清淡，忌过热、过硬、辛辣、煎炸等刺激性食物。

3. 治疗护理

（1）龈上洁治术和龈下刮治术　是去除牙结石和菌斑的基本治疗手段。其方法是用手工器械或超声波洁牙机除去龈上、龈下牙石，消除结石和菌斑对牙龈的刺激。术前，护士向患者说明手术目的及方法，取得患者的配合，并选择备好龈上洁治器、龈下刮治器、超声波洁牙机、磨光用具。术中协助牵拉口角，吸净冲洗液。

（2）冲洗上药　协助医生用3%双氧水与生理盐水冲洗龈沟，涂布碘甘油。

（3）手术消除牙周袋　常用的手术方法有龈切除术及牙龈翻瓣术，护士应备好器械并在术中协助操作。

（4）嘱患者按医嘱服药　给予口服螺旋霉素、灭滴灵等抗生素。

4. 健康教育

（1）指导患者采取正确的刷牙方法及其他保持口腔卫生的措施，如牙刷和牙线的使用，并定期复查，以巩固疗效。

（2）让患者了解牙龈炎不及时治疗会发展为牙周炎，增加患者防病意识。

（3）增强全身健康，调动机体抗病能力，指导患者加强营养，增加维生素 A、C 摄入，以利于牙周组织的愈合。

七、辨证施护

1. 胃火上蒸

证候　牙龈红肿疼痛，溢血溢脓，牙齿松动；兼见口干喜饮，胃中嘈杂易饥，大便干结；舌红，苔黄厚，脉洪数。

治法　清胃泻火，消肿止痛。

方药　清胃汤加减。

护理

（1）黄芩 10g，竹叶 10g，白鲜皮 20g，煎汤频频含漱。

（2）牙龈肿痛者可于局部敷冰硼散或珠黄散，每日数次。

（3）针刺合谷、内庭、颊车、下关，泻法。

2. 肾阴亏损

证候　牙齿疏豁松动，咀嚼无力，冷热酸痛，齿龈萎缩，齿根外露，牙龈微红微肿；兼见腰膝酸软，头晕目眩，耳鸣；舌微红，脉细数。

治法　滋阴补肾，益髓坚齿。

方药　六味地黄汤加减。

护理

（1）经常食用养阴的食物，如红枣、银耳、莲子、甲鱼等，忌烟酒，不食香燥食物。

（2）旱莲草 15g，骨碎补 15g，青盐 6g，共研细末，以牙刷蘸药粉刷牙或按摩牙龈，每日 3~4 次。

（3）可针刺合谷、颊车、下关等穴，中等刺激。

3. **气血不足**

证候　牙龈萎缩色淡白，牙根外露，牙齿松动，咀嚼无力，牙龈经常渗血，刷牙时易出血；兼见面色苍白无华，全身乏力；舌淡，苔薄白，脉沉细。

治法　调补气血，养龈健齿。

方药　八珍汤加减。

护理

（1）饮食宜进补益气血之物，如红枣、桂圆、黄芪、母鸡汤、猪肝等。忌食生冷之物。

（2）上、下牙齿对叩，节奏均匀，力度适宜，每日早晚各 1 次，每次 300 下。

八、结果评价

患者牙龈出血、口臭是否减轻或消失；患者对自我形象和社交信心恢复的程度；对牙周病防治知识的掌握程度。

第五节　复发性口疮

复发性口疮（recurrent aphthae）又称复发性阿弗他溃疡，是一种最常见的具有反复发作特征的口腔黏膜溃疡性损害。病程有自限性，一般 7~10 天可自愈。本病属于口疮的范畴。

一、病因与发病机理

（一）中医病因病理

本病病因较为复杂，多为内外因素交织所致。由于六淫的侵袭，或过食肥甘之品、肠胃积热，或情志内伤等均可引起脏腑功能失调而发口疮。可分为虚、实二证。心火上炎、胃肠积热、肝郁化火导致实证口疮，阴虚火旺、脾虚湿困、脾肾阳虚导致虚证口疮。

（二）西医病因及发病机制

病因目前尚不清楚，其发病因素可能包括以下几个方面。

1. **免疫学异常**　目前不少学者认为复方性口疮是一种自身免疫性疾病。

2. **心理因素**　临床上可见精神紧张、情绪波动、周围环境的急剧变化、严峻的考试期等有口疮发作。

3. **遗传因素**　复发性口疮的发病有明显的遗传倾向。

4. **其他**　复发性口疮还可能与感染、营养缺乏、微循环障碍、内分泌改变有关。

二、护理评估

（一）健康史

了解患者有无消化道疾病、过度疲劳、精神紧张等诱因，既往有无口腔溃疡病史及治疗情况。

（二）临床表现

复发性口疮可见于口腔内任何部位，尤好发于上、下唇内侧、两颊黏膜、舌、口底及前庭沟等角化较差的区域。溃疡特点是反复出现圆形或椭圆形溃疡，边缘整齐，溃疡表面覆盖淡黄色假膜，周围绕以红晕，单发或多发，有烧灼疼痛感。

本病有明显的复发性、自限性。复发频度可为 1 年复发几次至每月复发，甚至无间歇期。

临床根据其表现，常将其分为轻型口疮、疱疹样口疮、重型口疮三型，轻型口疮最常见。

（三）心理社会评估

了解患者的年龄、生活习惯、情绪变化，受教育的程度及对本病的了解，以给予耐心的解释及适当的护理措施。

三、处理原则

（一）中医处理原则

内外兼治。内治以虚证、实证来分，在此基础上再判断寒热并进一步落实到脏腑而进行辨证论治。局部则以散剂、含漱药剂治疗，起到消肿止痛，收敛生肌的作用。

（二）西医处理原则

西医采用局部和全身治疗达到消炎、止痛、促进愈合、延缓复发的效果。局部治疗方法包括药膜、含漱液、腐蚀法、物理疗法、局部封闭等。全身可给予肾上腺皮质激素、免疫增强剂、免疫抑制剂等。

四、护理诊断

1. **疼痛**　与口腔黏膜溃烂，食物刺激有关。
2. **口腔黏膜改变**　由黏膜充血、水肿、破溃引起。
3. **焦虑**　与溃疡反复发作，难以根治有关。
4. **知识缺乏**　与缺乏复发性口疮的防治知识有关。

五、护理目标

1. 患者疼痛消失，口腔黏膜恢复正常。
2. 患者焦虑消除或减轻。

3. 患者能陈述与本病有关的保健知识。

六、护理措施

1. 心理护理

(1) 关心体贴患者,耐心向患者解释病情及预后,消除患者的焦虑、恐惧心理。

(2) 嘱患者避免过度紧张和不良精神刺激,保持心情舒畅。

2. 休息与饮食

(1) 室内宜安静,光线充足,空气流通。

(2) 饮食宜进清淡、富有营养的半流质或软食,避免刺激性食物。

(3) 注意劳逸结合,避免过度劳累。

3. 治疗护理

(1) 遵医嘱给予全身用药,常用药物有肾上腺皮质激素、免疫增强剂、免疫抑制剂、维生素等。

(2) 擦干局部,以5%～10%硝酸银少量涂于溃疡面,以促进愈合。

(3) 对深大溃疡,持久不愈者,可用2.5%醋酸强的松龙混悬液0.5～1.0ml,加入1%普鲁卡因0.5～1.0ml,行局部封闭。

(4) 口内紫外线灯、激光等照射,可以止痛并促进溃疡愈合。

4. 健康教育

让患者了解失眠、疲劳、精神紧张等全身因素均与口腔溃疡的发生有关,嘱患者进行自我调节,去除诱因,防止复发。保持口腔清洁,注意口腔卫生。

七、辨证施护

1. 心火上炎

证候 溃疡多位于舌尖、舌前部或舌侧缘,数目较多,面积较小,局部红肿疼痛明显;伴有口干口渴,心中烦热,小便黄赤;舌尖红,苔薄黄,脉略数。

治法 清心导赤。

方药 泻心导赤散加减。

护理

(1) 吴茱萸10g研细末,醋调为糊状,睡前敷于涌泉穴,次晨取下,连用7～10天。

(2) 针刺取合谷、足三里、人中、颊车、地仓,选1～3穴,中强刺激,留针15～20分钟。

2. 胃肠积热

证候 溃疡多位于唇、颊、口底部位,溃疡形状不规则,基底色深黄,周围充血范围较大;伴口干口臭,大便秘结,小便黄赤;舌红绛,苔黄腻,脉滑数。

治法 清胃泻火,凉血解毒。

方药 清胃散合凉膈散加减。

护理

（1）患处用冰硼散或锡类散外搽，每日 2～3 次，汤药宜偏凉服用。

（2）嘱患者保持大便通畅，便秘时可服用蜂蜜或香蕉。

（3）针刺合谷、迎香、颊车、人中、列缺、下关等穴，泻法，留针 15～20 分钟。

3. 肝郁化火

证候　溃疡数目大小不一，周围黏膜充血发红，常随情绪改变或月经周期而发作或加重；可伴有胸胁胀闷，心烦易怒，口苦咽干，失眠不寐，舌尖红或略红，舌苔薄黄，脉弦数。

治法　疏肝理气，泻火解毒。

方药　丹栀逍遥散加减。

护理　患处用冰硼散等外搽，每日 2～3 次。

4. 阴虚火旺

证候　溃疡数目少，分散，边缘清楚，基底平坦，呈灰黄色，周围绕以狭窄红晕，有轻度灼痛；常伴有头晕目眩，五心烦热，口干咽燥，唇赤颧红；舌红，脉细数。

治法　滋阴补肾，降火敛疮。

方药　知柏地黄汤加减。

护理

（1）宜进清淡滋阴生津的饮食。如白木耳、红枣、莲子、绿豆粥等食品，忌辛辣等食品，戒烟酒。

（2）患处用养阴生肌散涂敷，每日 2～3 次。

5. 脾虚湿困

证候　溃疡数目少，面积较大，基底深凹，呈灰黄或灰白色，边缘水肿，红晕不明显；常伴头身困重，口黏不渴，食欲不振，胃脘胀满，时有便溏；舌质淡，有齿痕，苔白滑腻，脉沉缓。

治法　健脾祛湿。

方药　参苓白术散合平胃散加减。

护理　给予易消化清淡之品，饮食宜温，宜食山药、扁豆、芡实等健脾利湿之品，忌食生冷瓜果、荤腥油腻之品。

6. 脾肾阳虚

证候　溃疡数目少，分散，表面紫暗，四周苍白，疼痛轻微，或仅在进食时疼痛，遇劳即发；可伴有面色㿠白，形寒肢冷，下利清谷，少腹疼痛，小便多；舌质淡，苔白，脉沉弱无力。

治法　温补脾肾，引火归原。

方药　桂附八味丸加减。

护理　平素多食滋阴补肾的食物，如甲鱼、动物肝肾等。

八、结果评价

疼痛是否消失，口腔黏膜是否恢复正常；焦虑等心理障碍是否减轻或消失；对复发性口疮防治知识的掌握程度。

第六节 口腔扁平苔藓

口腔扁平苔藓（oral Lichen Planus）是口腔黏膜的慢性非感染性炎症。口腔扁平苔藓的病损特点为口腔黏膜白色丘网状角化病变，周围黏膜伴有充血发红、糜烂、渗出、水肿。该病好发于 13～80 岁，女性多于男性，病程从几个月到几十年，病情易反复。根据其临床表现，与古籍中口藓相似。

一、病因与发病机理

（一）中医病因病理

中医认为本病多由风热湿毒之邪侵袭口腔，或脾胃湿热，上蒸于口；肝气不舒、气滞血瘀，或阴虚内燥，肌膜失却濡养所致。

（二）西医病因及发病机制

本病病因尚不明确，目前多认为与免疫学因素、精神神经因素、内分泌功能紊乱、局部刺激因素关系密切。

二、护理评估

（一）健康史

了解患者的生活习惯，有无吸烟、饮酒嗜好，是否喜食辛辣及过热食物。

（二）临床表现

主要特征为珠光白色条纹。形状、范围、轻重程度各不相同，在此基础上可转变为糜烂充血和萎缩样损害，并可相互重叠。病变可累及口腔黏膜任何部位，以颊部、舌部、下唇、附着龈、移行部黏膜最多。发生于颊部的病损，往往具有左右对称性，黏膜柔软，弹性正常。患者有异物感、烧灼感或自发性疼痛。病情迁延反复，长期不愈。临床常分为斑纹型、糜烂型和萎缩型。

1. **斑纹型** 又称单纯型，表现为白色花纹及丘疹性白色损害。
2. **糜烂型** 又称混合型，在白色斑纹的基础上，呈现充血剥脱糜烂面。
3. **萎缩型** 常见于舌背，表现为圆形、椭圆形的乳头萎缩斑片。

损害除单独发生于口腔外，也可皮肤与黏膜同时或先后罹患。

（三）辅助检查

病理检查为上皮角化过度或角化不全，基底细胞坏死液化，基底膜下有大量淋巴细胞浸润。

（四）心理社会评估

评估患者的年龄、性别、生活习惯、性格、经济水平等。

三、处理原则

（一）中医处理原则

以清热利湿、解毒消肿，或疏肝理气、活血化瘀，或滋阴清热、养血润燥为治法，局部可配合含漱、敷药等以清热解毒、祛腐生肌。

（二）西医处理原则

目前尚无满意疗法。应消除精神紧张，治疗慢性病灶。西医治疗本病以肾上腺皮质类固醇及磷酸氯喹为主，并以维生素类药物促进上皮正常代谢。

四、护理诊断

1. **口腔黏膜改变**　与病损造成口腔黏膜粗糙、糜烂、灼痛有关。
2. **恐惧**　与惧怕癌变有关。
3. **知识缺乏**　与缺乏口腔扁平苔藓的防治知识有关。

五、护理目标

1. 患者病损组织恢复正常，疼痛消失。
2. 患者焦虑、恐惧等情绪缓解或消失。
3. 患者对口腔扁平苔藓的相关知识有所了解，掌握其保健知识。

六、护理措施

1. 心理护理
（1）耐心向患者解释病情及治疗情况，消除焦虑、恐惧心理，使之情志调和，配合治疗。
（2）介绍本病相关知识和治疗成功的病例，增强其治疗的信心。

2. 休息与饮食
（1）保持环境安静，光线充足，空气流通，保持一定的温度和湿度。
（2）忌辛辣、粗硬、灼烫饮食，以免刺激口腔引起疼痛。

3. 治疗护理
遵医嘱可予患者肾上腺皮质类固醇、免疫抑制剂、免疫增强剂、维生素 A、维生素 E 等。并密切观察用药反应，如出现不良反应，应迅速报告医师并协助医师进行处理。

4. 健康教育
（1）嘱患者保持精神愉快。
（2）避免辛辣、粗硬、灼烫饮食，以免刺激口腔引起疼痛，戒烟酒。
（3）保持口腔卫生。
（4）生活有规律，适当进行体育锻炼。

七、辨证施护

1. 湿热内阻

证候 两颊、舌、唇部白纹，间有形状不规则糜烂，并有黄色渗出物覆盖，局部疼痛明显；兼见口干或口苦，便结溲赤；舌红，苔薄黄或腻，脉滑数。

治法 清热利湿，解毒消肿。

方药 平胃散合二妙丸加减。

护理

（1）保持口腔卫生，可选用银花甘草液漱口。

（2）锡类散等涂敷糜烂面。

2. 肝郁血瘀

证候 口腔颊、舌、唇、龈等出现白色斑纹，中间挟有充血红斑，轻度疼痛不适，进食时局部敏感；兼见伴有性情急躁或抑郁，胸胁胀满，喜太息，月经不调；舌紫暗有瘀点，脉弦涩。

治法 疏肝理气，活血化瘀。

方药 柴胡疏肝散加减。

护理 金银花、黄芩、白鲜皮等量煎水含漱。

3. 阴虚内燥

证候 口腔两颊或舌、牙龈等部位白纹粗糙，黏膜萎缩发红，自觉局部粗涩不适感；兼见口干咽燥，头晕耳鸣，大便秘结；舌光无苔，脉细。

治法 滋阴清热 养血润燥。

方药 知柏地黄汤加减。

护理

（1）饮食宜进滋阴生津的食物，如白木耳、甲鱼、梨子等。

（2）养阴生肌散局部涂敷。

八、结果评价

口腔黏膜是否恢复正常或好转，疼痛是否消失；焦虑等心理障碍是否有所减轻或消失；对口腔扁平苔藓防治知识的掌握程度。

第七节 颌面部蜂窝织炎

颌面部蜂窝织炎（cellulitis of maxillofacial regions）是颜面、颌周及口咽区软组织化脓性炎症的总称。由于颌面部各间隙之间互相通连，一旦发生感染，容易扩散蔓延，甚至可沿神经、血管扩散，引起海绵窦血栓性静脉炎、脑脓肿、败血症等严重并发症。本病属于痈的范畴。

一、病因与发病机理

(一)中医病因病机

外感六淫之邪，热毒蓄积于局部，以致营卫不和，气血凝滞；进食膏粱厚味或七情内伤，使脏腑蕴热，循经上逆，凝聚于局部，气血失和，血败肉腐而成；因牙痛、牙齘痛、骨槽风、口咽部糜烂等感染毒邪而继发。

(二)西医病因及发病机制

颌面部蜂窝织炎均为继发性，多由牙源性感染，如化脓性根尖周炎、牙周脓肿、冠周炎、颌骨骨髓炎等所致；也可由腺源性即面颈部淋巴结感染所致；损伤性、血源性、医源性来源较少见。致病菌以金黄色葡萄球菌、溶血性链球菌最常见，也可见由产气杆菌及厌氧杆菌所致的腐败坏死性感染。

二、护理评估

(一)健康史

了解患者有无牙痛史、上呼吸道感染、劳累等。

(二)临床表现

常表现为急性炎症过程，根据感染的性质、途径、部位不同而表现不同。

一般局部表现为红、肿、热、痛、功能障碍，以及区域淋巴结肿痛等典型症状。炎症累及咀嚼肌部位导致不同程度的张口受限；如病变位于口底、咽旁可有进食、吞咽、语言障碍甚至呼吸困难。腐败坏死性蜂窝织炎的局部皮肤呈弥漫性水肿、紫红或灰白色、无弹性、有明显凹陷性水肿，由于气体存在于组织间隙可触及捻发音。感染的慢性期，由于正常组织破坏后被增生的纤维组织所代替，因此局部形成较硬的炎性浸润块或形成长期排脓的瘘口。

(三)辅助检查

血常规检查可见白细胞总数升高，波动试验及穿刺检查可协助诊断有无脓肿形成。

(四)心理社会评估

注意评估患者的年龄、性别、文化层次、压力应对方式和效果，以作为制定个性化护理方案的依据。

三、处理原则

(一)中医处理原则

早期以疏风清热，解毒消肿为主，中、晚期以清脾泄热，解毒排脓为主。局部敷药以凉血解毒消肿。

(二)西医处理原则

急性期抗炎、镇痛、切开引流，增强全身抵抗力，炎症转入慢性期后，则应及时处理病灶牙。

四、护理诊断

1. **疼痛** 颌面部疼痛，与炎症有关。
2. **吞咽能力受损** 与炎症累及咀嚼肌或口底等有关。
3. **体温过高** 与急性炎症有关。
4. **有窒息的危险** 与肿胀严重、压迫呼吸道有关。
5. **焦虑** 与全身不适及担心预后不佳有关。
6. **潜在并发症** 败血症、颅内感染等，与治疗不及时及患者抵抗力下降有关。

五、护理目标

1. 患者原有症状减轻，可正常吞咽，体温恢复正常。
2. 患者能表达焦虑原因，接受护理人员意见，积极配合治疗。
3. 呼吸道通畅，无呼吸困难。
4. 炎症得到控制，无各种并发症发生。

六、护理措施

1. 心理护理

（1）耐心向患者解释病情及治疗计划，减轻紧张情绪，消除顾虑。
（2）关心体贴患者，给予生活护理。

2. 休息与饮食

（1）提供安静舒适的环境，减少不良刺激，让患者充分卧床休息。
（2）给予高营养易消化的流质或半流饮食，张口受限者采取吸管进食。忌辛辣、油腻炙煿之品。

3. 病情观察

注意生命体征的变化，严密观察局部及全身症状并及时报告医师。脓肿形成协助医师切开引流。如肿胀严重引起呼吸困难者，应密切观察呼吸，必要时行气管切开术。

4. 治疗护理

遵医嘱给予止痛剂、镇静剂，抗生素等。对于病情严重者给予全身支持疗法，维持电解质平衡。

5. 健康指导

（1）保持口腔卫生，用温盐水或漱口液漱口，重者进行口腔护理，用3%双氧水清洗。
（2）进食清淡食物，忌辛辣油炸食品。
（3）避免挤压刺激颌面部肿痛处，以免促进炎症扩散。
（4）感染控制后，嘱患者及时处理病灶牙，对不能保留的患牙及早拔除。

七、辨证施护

1. 风热外袭

证候　局部红、肿、热、痛；全身可见发热，微恶寒；舌红，苔薄白或薄黄，脉浮数。

治法　疏风清热，解毒消肿。

方药　五味消毒饮合银翘散加减。

护理

（1）局部可予如意金黄散外敷，每日2次。

（2）嘱患者以野菊花、生甘草、薄荷煎水漱口，以疏风清热。

2. 脾胃积热

证候　局部红、肿、热，疼痛剧烈，呈凹陷性水肿，有波动感，张口受限；全身伴壮热，便结溲赤；舌苔黄腻，脉洪数。

治法　清脾泻热，解毒排脓。

方药　凉膈散合仙方活命饮加减。

护理

（1）高热者可采用放血疗法，点刺局部，以泄热止痛。

（2）脓溃后可用八二丹药线引流，外盖红油膏。

八、结果评价

局部症状是否减轻或消失，体温是否恢复正常；焦虑等心理障碍是否有所减轻或消失，是否积极配合治疗；炎症是否得到控制，有无并发症发生。

附 录

方剂汇编

二 画

【二陈汤】(《和剂局方》) 半夏 橘红 白茯苓 甘草

【二妙丸】(《丹溪心法》) 炒苍术 炒黄柏

【十灰散】(《十药神书》) 大蓟 小蓟 荷叶 侧柏叶 白茅根 茜草根 大黄 山栀 棕榈皮 牡丹皮

【十珍汤】(《审视瑶函》) 生地黄 天冬 麦冬 白芍药 当归 人参 知母 地骨皮 牡丹皮 甘草

【人参养荣汤】(《和剂局方》) 人参 白术 茯苓 炙甘草 熟地黄 白芍药 当归 黄芪 肉桂 大枣 陈皮 远志 五味子

【八珍汤】(《正体类要》) 人参 白术 白芍 当归 熟地黄 茯苓 川芎 炙甘草

三 画

【三仁汤】(《温病条辨》) 杏仁 滑石 通草 竹叶 白蔻仁 厚朴 生薏仁 半夏

【三拗汤】(《和剂局方》) 甘草 麻黄 杏仁 生姜

【大承气汤】(《伤寒论》) 大黄 芒硝 厚朴 枳实

四 画

【天麻钩藤饮】(《杂病证治新义》) 天麻 钩藤 生石决明 栀子 黄芩 川牛膝 杜仲 益母草 桑寄生 夜交藤 茯神

【五味消毒饮】(《医宗金鉴》) 金银花 野菊花 蒲公英 紫花地丁 紫背天葵

【止泪补肝散】(《银海精微》) 当归 熟地黄 白芍药 川芎 白蒺藜 防风 木贼草 夏枯草

【化坚二陈丸】(《医宗金鉴》) 陈皮 半夏 茯苓 生甘草 白僵蚕 黄连 荷叶

【丹栀逍遥散】(《内科摘要》) 柴胡 当归 白芍药 茯苓 白术 甘草 薄荷 生姜 牡丹皮 栀子

【六味地黄丸】(《小儿药证直诀》) 山萸肉 淮山药 泽泻 牡丹皮 茯苓 熟地黄

五 画

【玉女煎】(《景岳全书》) 石膏 熟地 麦冬 知母 牛膝

【玉泉丸】(《中国中成药优选》) 葛根 天花粉 生地黄 麦冬 五味子 糯米 甘草

【平胃散】(《和剂局方》)　苍术　厚朴　陈皮　炙甘草　生姜　大枣

【正容汤】(《审视瑶函》)　羌活　白附子　防风　秦艽　胆星　白僵蚕　木瓜　甘草　黄松节　生姜

【甘露饮】(《和剂局方》)　生地黄　熟地黄　石斛　天门冬　麦门冬　黄芩　茵陈　枳壳　甘草　枇杷叶

【甘露消毒丹】(《温热经纬》)　滑石　茵陈　黄芩　石菖蒲　川贝母　木通　藿香　射干　连翘　薄荷　蔻仁

【左金丸】(《丹溪心法》)　黄连　吴茱萸

【石决明散】(《普济方》)　石决明　草决明　羌活　山栀　大黄　荆芥　木贼草　青葙子　芍药　麦冬

【右归丸】(《景岳全书》)　熟地黄　山药　枸杞子　山茱萸　菟丝子　鹿角胶　杜仲　肉桂　制附子　当归

【龙胆泻肝汤】(《普济方》)　龙胆草　羌活　防风　菊花　蒺藜　赤芍　茯苓　甘草

【龙胆泻肝汤】(《和剂局方》)　龙胆草　山栀　黄芩　柴胡　泽泻　车前子　生地　当归　木通　甘草

【归芍红花散】(《审视瑶函》)　当归　大黄　山栀　黄芩　红花　赤芍　甘草　白芷　防风　生地　连翘

【归脾汤】(《济生方》)　白术　茯神　黄芪　龙眼肉　酸枣仁　人参　木香　甘草　当归　远志

【四君子汤】(《和剂局方》)　人参　白术　茯苓　炙甘草

【四苓散】(《伤寒论》)　白术　茯苓　猪苓　泽泻

【四物五子汤】(《审视瑶函》)　熟地黄　当归　白芍　地肤子　川芎　菟丝子　覆盆子　枸杞子　车前子

【四顺清凉饮子】(《审视瑶函》)　当归身　龙胆草　黄芩　柴胡　羌活　木贼草　川黄连　桑皮　车前子　生地黄　赤芍　枳壳　炙甘草　熟大黄　防风　川芎

【生脉散】(《内外伤辨惑论》)　人参　麦冬　五味子

【生蒲黄汤】(《中医眼科六经法要》)　生蒲黄　旱莲草　丹参　荆芥炭　郁金　生地黄　川芎　牡丹皮

【仙方活命饮】(《校注妇人良方》)　穿山甲　天花粉　甘草　乳香　白芷　赤芍　贝母　防风　没药　炒皂角刺　当归尾　陈皮　金银花

【白虎加人参汤】(《伤寒论》)　石膏　知母　炙甘草　粳米　人参

【白薇丸】(《审视瑶函》)　白薇　石榴皮　防风　白蒺藜　羌活

【半夏白术天麻汤】(《医学心悟》)　半夏　白术　天麻　茯苓　橘红　甘草　生姜　大枣

【半夏厚朴汤】(《金匮要略》)　半夏　厚朴　茯苓　生姜　苏叶

【宁血汤】(《中医眼科学》1986年)　仙鹤草　旱莲草　生地黄　栀子炭　白芍　侧柏叶　阿胶　白茅根

【加味肾气丸】(《济生方》)　熟地黄　炒山药　山茱萸　泽泻　茯苓　牡丹皮　官桂　炮附子　川牛膝　车前子

【加减地黄丸】(《原机启微》)　生地黄　熟地黄　枳壳　牛膝　当归　羌活　杏仁　防风

【加减驻景丸】(《银海精微》)　楮实子　菟丝子　枸杞子　车前子　五味子　当归　熟地黄　川椒

六　画

【地芝丸】(《审视瑶函》)　天门冬　生地黄　枳壳　菊花

【地黄饮】（《医宗金鉴》）　生地黄　熟地黄　首乌　当归　丹皮　玄参　白蒺藜　僵蚕　红花　甘草

【耳聋左慈丸】（《重订广温热论》）　熟地黄　淮山药　山萸肉　牡丹皮　泽泻　茯苓　五味子　磁石　石菖蒲

【百合固金汤】（《医方集解》）　生地黄　熟地黄　麦冬　百合　贝母　当归　白芍　甘草　玄参　桔梗

【托里消毒散】（《医宗金鉴》）　黄芪　皂角刺　金银花　甘草　桔梗　白芷　川芎　当归　白芍　白术　茯苓　人参

【当归补血汤】（《审视瑶函》）　生地黄　熟地黄　当归身　川芎　牛膝　防风　炙甘草　白术　天门冬　白芍药

【竹叶泻经汤】（《原机启微》）　竹叶　黄连　大黄　山栀　黄芩　升麻　泽泻　车前子　茯苓　甘草　柴胡　决明子　羌活　赤芍

【血府逐瘀汤】（《医林改错》）　桃仁　红花　当归　生地黄　牛膝　赤芍　枳壳　川芎　桔梗　柴胡　甘草

【会厌逐瘀汤】（《医林改错》）　桃仁　红花　甘草　桔梗　生地　当归　玄参　柴胡　枳壳　赤芍

【导赤散】（《小儿药证直诀》）　生地　木通　竹叶　甘草梢

【防风通圣散】（《宣明论方》）　防风　荆芥　连翘　麻黄　薄荷　川芎　白芍　白术　黑山栀　大黄（酒蒸）　芒硝　石膏　黄芩　桔梗　甘草　滑石

七　画

【杞菊地黄丸】（《医级》）　枸杞　菊花　熟地　山萸肉　干山药　泽泻　茯苓　丹皮

【苏叶散】（《冰玉堂验方》）　紫苏叶　防风　桂枝　生姜　甘草

【还阴救苦汤】（《原机启微》）　升麻　苍术　甘草梢　桔梗　柴胡　防风　羌活　细辛　藁本　川芎　当归尾　黄连　黄芩　黄柏　生地　知母　连翘　红花　龙胆草

【抑阳酒连散】（《原机启微》）　独活　生地黄　黄柏　防己　知母　蔓荆子　前胡　生甘草　防风　栀子　黄芩　寒水石　羌活　白芷　黄连

【吴茱萸汤】（《审视瑶函》）　吴茱萸　人参　生姜　陈皮　川芎　白芷　茯苓　炙甘草

【羌活胜风汤】（《原机启微》）　柴胡　黄芩　白术　荆芥　枳壳　川芎　防风　羌活　独活　前胡　薄荷　桔梗　白芷　甘草

【沙参麦冬汤】（《温病条辨》）　沙参　麦冬　玉竹　生甘草　桑叶　生扁豆　天花粉

【补中益气汤】（《脾胃论》）　黄芪　党参　白术　当归　炙甘草　陈皮　柴胡　升麻

【补阳还五汤】（《医林改错》）　黄芪　当归尾　赤芍药　川芎　桃仁　红花　地龙

【附子理中汤】（《阎氏小儿方论》）　人参　白术　干姜　炙甘草　黑附子

【驱风一字散】（《审视瑶函》）　炮川乌　川芎　荆芥穗　羌活　防风

【驱风散热饮子】（《审视瑶函》）　连翘　牛蒡子　羌活　薄荷　大黄　赤芍　防风　当归尾　甘草　川芎　栀子

八　画

【肾气丸】（《金匮要略》）　山萸肉　熟地　丹皮　泽泻　茯苓　淮山药　桂枝　附子

【明目地黄丸】（《审视瑶函》）　熟地　生地　山萸肉　淮山药　茯神　泽泻　丹皮　柴胡　当归　五味子

【知柏地黄丸】（《医宗金鉴》）　知母　黄柏　熟地黄　山萸肉　淮山药　茯苓　泽泻　丹皮

【和营散坚丸】（《医宗金鉴》）　　川芎　白芍　当归　茯苓　熟地　陈皮　桔梗　香附　白术　人参　炙甘草　海粉　昆布　贝母　升麻　红花　夏枯草

【肥儿丸】（《医宗金鉴》）　　人参　白术　茯苓　黄连　胡黄连　使君子肉　神曲　麦芽　山楂　肉芦荟　炙甘草

【定志丸】（《审视瑶函》）　　远志　菖蒲　党参　茯神

【泻心汤】（《银海精微》）　　黄连　黄芩　大黄　连翘　荆芥　赤芍药　车前子　菊花　薄荷

【泻心导赤散】（《小儿药证直诀》）　　木通　生地　黄连　灯心草　甘草

【泻白散】（《小儿药证直诀》）　　桑白皮　地骨皮　甘草　粳米

【泻青丸】（《小儿药证直诀》）　　当归　龙胆草　川芎　山栀子　川大黄　羌活　防风

【泻肺饮】（《眼科纂要》）　　石膏　赤芍　黄芩　桑白皮　枳壳　木通　连翘　荆芥　防风　栀子　白芷　羌活　甘草

【泻脾除热饮】（《银海精微》）　　黄芩　黄连　大黄　芒硝　防风　茺蔚子　桔梗　车前子　黄芪

【参苓白术散】（《和剂局方》）　　党参　白术　茯苓　陈皮　扁豆　山药　炙甘草　莲子　薏苡仁　桔梗　砂仁

【驻景丸加减方】（《中医眼科六经法要》）　　楮实子　菟丝子　枸杞子　茺蔚子　五味子　前仁　木瓜　寒水石　河车粉　参三七粉

【经效散】（《审视瑶函》）　　柴胡　犀角　大黄　赤芍　当归　连翘　甘草梢

九　画

【荆防败毒散】（《摄生众妙方》）　　荆芥　防风　柴胡　前胡　川芎　枳壳　羌活　独活　茯苓　桔梗　甘草

【栀子胜奇散】（《原机启微》）　　白蒺藜　蝉蜕　谷精草　木贼草　密蒙花　黄芩　决明子　山栀　蔓荆子　荆芥　羌活　防风　川芎　甘草　菊花

【牵正散】（《杨氏家藏方》）　　白附子　僵蚕　全蝎

【复元活血汤】（《医学发明》）　　柴胡　瓜蒌根　当归　红花　甘草　穿山甲　大黄　桃仁

【将军定痛丸】（《审视瑶函》）　　黄芩　白僵蚕　陈皮　天麻　桔梗　青礞石　白芷　薄荷　大黄　半夏

【养阴清肺汤】（《重楼玉钥》）　　甘草　芍药　生地黄　薄荷　玄参　麦冬　知母　牡丹皮

【祛瘀汤】（《中医眼科学讲义》1964年）　　川芎　当归尾　桃仁　赤芍　生地黄　旱莲草　泽兰　丹参　仙鹤草　郁金

【除风益损汤】（《原机启微》）　　熟地黄　白芍药　当归　川芎　藁本　前胡　防风

【除风清脾饮】（《审视瑶函》）　　广陈皮　连翘　防风　知母　元明粉　黄芩　玄参　黄连　荆芥　大黄　桔梗　生地

【除湿汤】（《眼科纂要》）　　黄芩　黄连　滑石　车前子　木通　茯苓　连翘　防风　荆芥　枳壳　陈皮　甘草

十　画

【真武汤】（《伤寒论》）　　茯苓　白芍　白术　生姜　附子

【桂附八味丸】（《金匮要略》）　　附片　肉桂　熟地　山药　山茱萸　泽泻　茯苓　丹皮

【桃红四物汤】（《医宗金鉴》）　　桃仁　红花　当归　川芎　熟地黄　白芍

【柴胡疏肝散】（《景岳全书》）　　柴胡　白芍　枳壳　川芎　陈皮　香附　炙甘草

【凉膈散】（《和剂局方》）　大黄　芒硝　甘草　栀子　薄荷　黄芩　连翘　竹叶

【消风散】（《外科正宗》）　当归　生地　防风　蝉蜕　知母　苦参　胡麻　荆芥　苍术　牛蒡子　石膏　木通　甘草

【逍遥散】（《和剂局方》）　当归　白芍　柴胡　白术　茯苓　甘草　薄荷　煨姜

【消翳汤】（《眼科纂要》）　木贼　密蒙花　当归尾　生地黄　蔓荆子　枳壳　川芎　柴胡　甘草　荆芥　防风

【涤痰汤】（《济生方》）　半夏　胆星　橘红　枳实　茯苓　人参　菖蒲　竹茹　甘草　生姜　大枣

【益气聪明汤】（《原机启微》）　黄芪　人参　升麻　葛根　蔓荆子　白芍　黄柏　甘草

【通窍活血汤】（《医林改错》）　桃仁　红花　赤芍　川芎　老葱　麝香　红枣　黄酒

【通脾泻胃汤】（《审视瑶函》）　麦门冬　茺蔚子　知母　玄参　车前子　石膏　防风　黄芩　天门冬　熟大黄

【桑白皮汤】（《审视瑶函》）　桑白皮　泽泻　玄参　甘草　麦门冬　黄芩　旋覆花　菊花　地骨皮　桔梗　茯苓

十一　画

【黄连解毒汤】（《外台秘要》）　黄连　黄芩　黄柏　栀子

【清气化痰丸】（《医方考》）　陈皮　制半夏　杏仁　枳实　黄芩　瓜蒌仁　茯苓　胆南星　姜汁为丸

【清胃汤】（《医宗金鉴》）　石膏　黄芩　黄连　生地黄　牡丹皮　升麻

【清胃汤】（《审视瑶函》）　山栀　生石膏　黄连　黄芩　连翘　荆芥穗　防风　枳壳　苏子　陈皮　当归尾　甘草

【清胃散】（《兰室秘藏》）　黄连　升麻　生地　丹皮　当归

【清咽利膈汤】（《外科正宗》）　连翘　栀子　黄芩　薄荷　牛蒡子　防风　荆芥　玄明粉　金银花　玄参　大黄　桔梗　黄连　甘草

【清宫汤】（《温病条辨》）　玄参心　莲子心　竹叶卷心　麦冬　连翘　犀角尖

【清营汤】（《温病条辨》）　犀角　生地黄　玄参　竹叶心　麦冬　丹参　黄连　金银花　连翘

【清瘟败毒散】（《疫疹一得》）　石膏　生地　玄参　竹叶　犀角　黄连　栀子　桔梗　黄芩　知母　赤芍　连翘　牡丹皮　甘草

【银翘散】（《温病条辨》）　银花　连翘　桔梗　薄荷　淡竹叶　甘草　荆芥　豆豉　牛蒡子　芦根

【猪苓散】（《银海精微》）　猪苓　木通　栀子　黑狗脊　滑石　萹蓄　苍术　车前子

【绿风羚羊饮】（《医宗金鉴》）　玄参　防风　茯苓　知母　黄芩　细辛　桔梗　羚羊角　车前子　大黄

十二　画

【散风除湿活血汤】（《中医眼科临床实践》）　羌活　独活　防风　当归　川芎　赤芍　鸡血藤　前胡　苍术　白术　忍冬藤　红花　枳壳　甘草

【温肺止流丹】（《疡医大全》）　人参　荆芥　细辛　诃子　甘草　桔梗　鱼脑骨

【温胆汤】（《三因极一病证方论》）　陈皮　法夏　白茯苓　甘草　枳实　竹茹

【普济消毒饮】（《东垣试效方》）　黄连　黄芩　甘草　玄参　柴胡　桔梗　连翘　板蓝根　马勃　牛蒡子　僵蚕　升麻　人参　陈皮　薄荷

【犀角地黄汤】（《备急千金要方》）　赤芍　犀角　生地黄　牡丹皮

【疏风清热汤】（《中医喉科讲义》）　荆芥　防风　牛蒡子　甘草　金银花　连翘　桑白皮　赤芍　桔

梗　黄芩　天花粉　玄参　浙贝母

十三　画

【**新制柴连汤**】（《眼科纂要》）　柴胡　川黄连　黄芩　赤芍　蔓荆子　山栀　龙胆草　木通　甘草　荆芥　防风

十四　画

【**碧玉散**】（《中医耳鼻咽喉科》）　硼砂　冰片　胆矾

【**蔓荆子散**】（《东垣十书》）　蔓荆子　生地黄　赤芍　甘菊　桑白皮　木通　麦冬　升麻　前胡　炙甘草　赤茯苓

十五　画以上

【**薄荷连翘方**】（《冰玉堂验方》）　薄荷　连翘　银花　绿豆衣　牛蒡子　竹叶　知母　生地

【**镇肝熄风汤**】（《医学衷中参西录》）　怀牛膝　生杭芍　生牡蛎　生龟板　玄参　天冬　生赭石　生龙骨　生麦芽　川楝子　茵陈　甘草

主要参考文献

1. 任重主编. 眼耳鼻咽喉口腔科护理学. 北京：人民卫生出版社. 2002 年.
2. 张龙绿主编. 五官科护理学. 北京：人民卫生出版社. 2000 年.
3. 曾庆华主编. 中医眼科学. 北京：中国中医药出版社. 2003 年.
4. 王士贞主编. 中医耳鼻咽喉科学. 北京：中国中医药出版社. 2003 年.
5. Lynda Juall Carpcnito 原著. 护理诊断手册. 北京：科学技术文献出版社. 2001 年.